▶ 国家卫生和计划生育委员会"十二五"规划教材
▶ 全国高等医药教材建设研究会规划教材
▶ 全国高等学校医药学成人学历教育（专科起点升本科）规划教材
▶ 供医学检验专业用

生物化学检验

第 2 版

主　编　钱士匀　李　艳

副 主 编　张向阳　左云飞

编　者（以姓氏笔画为序）

王　佳（江苏大学基础医学与
　　　　医学技术学院）

王玉明（昆明医科大学）

左云飞（大连医科大学）

刘继英（天津医科大学）

李　山（广西医科大学）

李　艳（吉林医药学院）

张向阳（济宁医学院）

林孟戈（福建医科大学）

郝　峰（吉林医药学院）

贾成瑶（四川大学华西临床医学院）

钱士匀（海南医学院）

常晓彤（河北北方学院）

曾玲莉（佛山科学技术学院医学院）

熊　燏（海南医学院）

U0208199

人民卫生出版社

图书在版编目（CIP）数据

生物化学检验/钱士匀等主编. —2 版. —北京：
人民卫生出版社，2013

ISBN 978-7-117-17777-1

Ⅰ.①生… Ⅱ.①钱… Ⅲ.①生物化学-医学检验-
成人高等教育-教材 Ⅳ.①R446.1

中国版本图书馆 CIP 数据核字（2013）第 253271 号

人卫社官网	www.pmph.com	出版物查询，在线购书
人卫医学网	www.ipmph.com	医学考试辅导，医学数据库服务，医学教育资源，大众健康资讯

生物化学检验
第 2 版

主　　编：钱士匀　李艳
出版发行：人民卫生出版社（中继线 010-59780011）
地　　址：北京市朝阳区潘家园南里 19 号
邮　　编：100021
E – mail：pmph @ pmph.com
购书热线：010-59787592　010-59787584　010-65264830
印　　刷：三河市尚艺印装有限公司
经　　销：新华书店
开　　本：787×1092　1/16　　印张：27
字　　数：674 千字
版　　次：2003 年 8 月第 1 版　　2013 年 12 月第 2 版
　　　　　2018 年 5 月第 2 版第 3 次印刷（总第 4 次印刷）
标准书号：ISBN 978-7-117-17777-1/R·17778
定　　价：49.00 元
打击盗版举报电话：010-59787491　E -mail：WQ @ pmph.com
（凡属印装质量问题请与本社市场营销中心联系退换）

全国高等学校医药学成人学历教育规划教材第三轮
修订说明

随着我国医疗卫生体制改革和医学教育改革的深入推进，我国高等学校医药学成人学历教育迎来了前所未有的发展和机遇，为了顺应新形势、应对新挑战和满足人才培养新要求，医药学成人学历教育的教学管理、教学内容、教学方法和考核方式等方面都展开了全方位的改革，形成了具有中国特色的教学模式。为了适应高等学校医药学成人学历教育的发展，推进高等学校医药学成人学历教育的专业课程体系及教材体系的改革和创新，探索医药学成人学历教育教材建设新模式，全国高等医药教材建设研究会、人民卫生出版社决定启动全国高等学校医药学成人学历教育规划教材第三轮的修订工作，在长达2年多的全国调研、全面总结前两轮教材建设的经验和不足的基础上，于2012年5月25~26日在北京召开了全国高等学校医药学成人学历教育教学研讨会暨第三届全国高等学校医药学成人学历教育规划教材评审委员会成立大会，就我国医药学成人学历教育的现状、特点、发展趋势以及教材修订的原则要求等重要问题进行了探讨并达成共识。2012年8月22~23日全国高等医药教材建设研究会在北京召开了第三轮全国高等学校医药学成人学历教育规划教材主编人会议，正式启动教材的修订工作。

本次修订和编写的特点如下：

1. 坚持国家级规划教材顶层设计、全程规划、全程质控和"三基、五性、三特定"的编写原则。

2. 教材体现了成人学历教育的专业培养目标和专业特点。坚持了医药学成人学历教育的非零起点性、学历需求性、职业需求性、模式多样性的特点，教材的编写贴近了成人学历教育的教学实际，适应了成人学历教育的社会需要，满足了成人学历教育的岗位胜任力需求，达到了教师好教、学生好学、实践好用的"三好"教材目标。

3. 本轮教材的修订从内容和形式上创新了教材的编写，加入"学习目标"、"学习小结"、"复习题"三个模块，提倡各教材根据其内容特点加入"问题与思考"、"理论与实践"、"相关链接"三类文本框，精心编排，突出基础知识、新知识、实用性知识的有效组合，加入案例突出临床技能的培养等。

本次修订医药学成人学历教育规划教材医学检验专业专科起点升本科教材6种，将于2013年9月陆续出版。

全国高等学校医药学成人学历教育规划教材医学检验专业

（专科起点升本科）教材目录

教材名称	主编	教材名称	主编
1. 临床检验基础	杨红英　郑文芝	4. 病原生物学检验	崔　昱
2. 免疫学检验	刘　辉	5. 血液学检验	岳保红
3. 生物化学检验	钱士匀　李　艳	6. 检验仪器分析	贺志安

第三届全国高等学校医药学成人学历教育规划教材
评审委员会名单

顾　　　　问　　何　维　陈贤义　石鹏建　金生国

主　任　委　员　　唐建武　闻德亮　胡　炜

副主任委员兼秘书长　宫福清　杜　贤

副　秘　书　长　　赵永昌

副　主　任　委　员（按姓氏笔画排序）
　　　　　　　　史文海　申玉杰　龙大宏　朱海兵　毕晓明　佟　赤
　　　　　　　　汪全海　黄建强

委　　　　　员（按姓氏笔画排序）
　　　　　　　　孔祥梅　尹检龙　田晓峰　刘成玉　许礼发　何　冰
　　　　　　　　张　妍　张雨生　李　宁　李　刚　李小寒　杜友爱
　　　　　　　　杨克虎　肖　荣　陈　廷　周　敏　姜小鹰　胡日进
　　　　　　　　赵才福　赵怀清　钱士匀　曹德英　矫东风　黄　艳
　　　　　　　　谢培豪　韩学田　漆洪波　管茶香

秘　　　　　书　　白　桦

5

前　言

　　《生物化学检验》是国家卫生和计划生育委员会教材办公室、全国高等医药教材建设研究会组织编写的医学检验技术专业专升本规划教材。

　　教材编写遵循全国高等学校医药学成人学历教育要求,遵循医学检验技术专业培养目标,充分体现现代医学教育理念和模式,坚持以临床生物化学检验为中心的指导思想,注重学生对生物化学检验的基本知识、基本理论和基本实践技能的学习掌握,注重学生主动学习和创新能力的培养。本教材供已有一定临床检验相关理论和实践基础的学生使用,教材内容具有一定的广度和深度,充分体现生物化学检验的"三基、四新、五性",力求突出"宽、精、深"的原则,同时体现简洁、够用的指导思想。

　　为适应教育部《普通高等学校本科专业设置管理规定》要求,适应检验专业由"医学检验"向"医学检验技术"转变的需求。教材在第一版的基础上对编写内容进行了部分调整。教材分十九章,增加了"生物化学检验基本技术"、"胃肠胰疾病的临床生物化学检验"章节、删减了"自由基与临床"和"自动生化分析仪在临床中的应用"章节。每一章节中增设了"相关链接"内容,旨在反映相关领域的发展,提高教材的可读性,同时在章节后附有"病例分析"和"复习题",供学生学习使用。教材编写力求突出该专业的检验技术属性,强调生物化学检验技术的应用,淡化了临床生物化学检验的诊断属性,具有内容全面、系统、新颖和实用的特点,适应新形势下检验医学教育教学使用。

　　在编写过程中编委们遵循上述编写指导思想,参阅了国内外同类教材,努力做到教材内容基本反映本学科的基本内容和相关进展。编委们以高度的责任感和使命感,以严谨的治学态度和高尚的团结协作精神,共同完成全书的编写任务。在此谨向所有被引用书的主编及所有编者表示衷心的感谢。对国家卫生和计划生育委员会教材办公室及帮助过此书编写的领导和老师们深表谢意。

　　由于医学检验专业发展迅速,内容涉及广泛,加之我们的经验和学术水平有限,本教材存在疏漏和不当之处,恳请同行专家、使用本教材的老师、学生和读者批评指正,以促使本书的编写质量不断提高。

钱士匀　李艳

2013 年 10 月

目　录

第 一 章

绪 论

生物化学检验（biochemistry test）又称临床生物化学（clinical biochemistry）。属于检验医学（laboratory medicine）的主干学科之一，是化学在临床上的应用，目前国外多采用临床化学（clinical chemistry）这一名称。生物化学检验是在人体正常生物化学的基础上，研究机体病理状态下生物化学的变化，为健康评估、疾病的预防、疾病的诊断、治疗，病情预后判断等提供生物化学信息和决策依据的一门学科。

生物化学检验涉及与医学相关的多个领域（如基础医学、临床医学、生物工程和医学信息学等），并广泛应用这些学科领域的新技术、新成就，使其成为一门理论性、实践性强，发展迅速的应用学科。

一、生物化学检验的发展简史及现状

生物化学检验是由生物化学、分析化学、临床医学等学科交叉渗透逐渐形成的一门独立学科。早在 20 世纪初，科学家就开始对人体的化学组成如蛋白质、氨基酸和糖类，以及体液相关成分含量的病理变化，进行了系列研究。1918 年，Lichtuitz 首先出版了《临床化学》专著，1931 年 Van Slyko 出版了《临床化学》教科书，这两本书概括了这段时期的临床生物化学有关成就，标志这一学科的初步形成。

20 世纪 40 年代，在蛋白质与氨基酸、营养与健康、酶的代谢调节等方面的研究成就，使生物化学进入蓬勃发展的阶段。20 世纪中期，发现蛋白质的螺旋结构形式，1953 年 Watson 和 Crick 在前人工作的基础上，提出 DNA 双股螺旋结构模型，用分子结构的特征解释了生命现象，并提出了遗传中心法则，开创了分子生物学时代。自 20 世纪 50 年代以来，光谱技术、离心技术、层析技术、电泳技术、放射性核素和免疫学技术等分析技术的陆续应用，加上全自动生化分析仪的推广应用，有力地推动了生物化学检验及其技术的发展。20 世纪 80 年代发明的聚合酶链反应（polymerase chain reaction，PCR）技术，以及随后的重组 DNA 技术的建立，这一系列辉煌成就，使生物化学检验和分子生物学得到迅猛发展。21 世纪，基因组学、蛋白组学和生物信息学的进步，必将带动生物化学检验进一步发展。

生物化学检验的任务是对组成机体的各种生理成分、代谢功能、重要脏器的生化功能、毒物分析及治疗药物浓度监测等的检验。它包括糖、脂肪、蛋白质及其代谢产物和衍生物的检验；血液和体液中电解质和微量元素的检验；血气分析和酸碱平衡的检验；血清酶学检验；激素和内分泌腺功能的检验、肝脏功能试验、肾脏功能试验、心肌损伤标志物测定、药物和毒物浓度

检测及 DNA 分析等。近 20 年来,生物化学检验的迅速发展具有以下特点:

1. **仪器的自动化**　自动生物化学分析仪、血液气体分析仪、离子选择电极、自动化学发光分析仪、自动电泳仪及流式细胞仪等已在临床广泛应用。这些检验仪器的共同特点是:①自动化:从标本识别、结果分析、报告及仪器自动清洗等全部自动进行;②多功能:同一仪器中,可以采用生物学法、生物化学法、免疫学法、干化学技术和超声分析法等方法进行检测;③多参数:检测项目多,参数可达几十余项;④精密度高:变异系数可小于 1%。

2. **试剂的多样化**　各种商品试剂盒已形成配套化、批量化、专业化和多样化。

3. **方法学的标准化**　理想的检验方法要求有国际标准化,其精密度和准确性达最佳,简便、快速能适应常规需要。

4. **床边检验的应用**　床边检验(point of care test,POCT)是指一组简单方便的试验。这种方法省去了标本转运的程序,使检测的标本新鲜、交叉污染率低,接近被检者当时的生理或病理实际状态。POCT 具有操作简便,即时可得结果,不需复杂的仪器和设备,检验者无须专门培训的特点。这类试验可在初级实验室、急诊室、医师诊所,甚至家庭等条件下进行,如干化学试剂条就是典型实例。床边检验存在的不足是没有完善的质量控制体系保证检验结果的准确性和可比性。

5. **实施全面质量管理和质量保证体系的实施**　为不断地提高检验人员的医德素质和业务素质;避免各种因素对检测结果的影响,目前各实验室均开展有严格的室内质量控制,参与室间质量控制评价,以高质量的检验准确性和可靠性来为临床医疗服务。

6. **分子生物学技术的应用**　分子生物学的发展也为生物化学检验输入了新的"血液",采用基因分析技术,使生物化学检验标本已不单限于血液、尿液等体液成分,已扩大到生物体的任何组织,如骨骼、牙齿、毛发、皮肤、脱落细胞等。监测对象已不限于出生后的患者,还可扩大到妊娠期体内胎儿。临床应用分子生物学技术有:①聚合酶链反应(PCR):由定性试验走向定量试验;②体外扩增技术:如连接酶反应(LCR)、链置换扩增技术系统(SDA)以及转录扩增系统(TAS)等技术的应用;③荧光原位杂交技术(FISH)的应用;④DNA 芯片技术:使功能基因组、蛋白质组、基因诊断进入一个崭新阶段。这些技术已在遗传性疾病、感染性疾病、肿瘤等的诊断以及法医学鉴定中得到广泛应用。

7. **循证检验医学**　循证检验医学(evidence based laboratory medicine,EBLM)是检验医学的重要内容。它强调实验方法的溯源性,要求不断地寻求和更新知识及技能,为患者的健康提供现代最新的客观证据。循证检验医学的原则,就是根据不同的疾病,对检验项目进行合理的组合,为患者提供最直接、最准确、最经济和最有意义的诊断指标,有利于疾病的诊断、提高疗效和预后评估。

二、生物化学检验的临床应用

生物化学检验是在人体正常生物化学的基础上,研究疾病状态下的人体代谢变化,进一步从生物化学代谢和分子水平,认识疾病发病机制,为临床提供实验诊断信息和病情监测信息。疾病状态下机体可发生生物化学代谢紊乱,导致人体内生理功能发生改变,因此及时检查血液、尿液、分泌物和排泄物等有助于深入了解疾病发生、解释疾病生物化学变化机制和发展规律,特别对疾病诊断、疗效观察、病情演变和预后判断具有重要的指导意义。

1. 为临床疾病的诊断和鉴别诊断提供可靠的客观依据 如血糖、血脂、肝功能、肾功能、心肌损伤标志物、血气分析等常规检测项目,可为临床提供支持诊断、鉴别诊断和确定诊断的依据。

2. 为临床疾病的治疗、药物监测和预后判断提供动态的变化的数据 如糖尿病患者应用胰岛素治疗时,必须根据尿糖或血糖的水平,及时调节胰岛素的使用剂量。若胰岛素剂量过大,血糖水平显著降低,会导致胰岛素性低血糖,预后严重;若胰岛素剂量过小,血糖水平显著升高,会导致糖尿病性昏迷,预后也严重。所以在糖尿病治疗过程中,尿糖或血糖检测是观察疗效和判断预后的重要依据。在治疗药物监测中,可监测血液及其他体液中的药物浓度,调整剂量,保证药物治疗的有效性和安全性。

3. 为预防疾病提供资料 预防为主是我国卫生工作的基本方针。例如,在老年人群中进行定期的常规身体检查,如血糖、血脂、肝功、肾功测定,及时发现疾病,进行健康指导,建立良好的生活习惯,强化防病的主动性,减少疾病的发生。

4. 为科学研究提供实验方法和实验数据 生物化学检验不仅可为科学研究提供可靠数据,而且也可提供基本实验方法和操作技能,因此,生物化学检验是医学特别是临床医学各个领域进行科学研究的一门共同的工具学科。

三、本书主要内容和学习方法

本书主要供全国高等学校医药学成人学历教育医学检验专业学生使用的教材,也可供其他医学相关专业学生及医师选用。力求给予学生有关生物化学检验的基本理论知识,基本技能和基本方法。着重对疾病的发病机制中的生物化学改变,临床生物化学检验方法的原理、方法学评价、检测结果的临床意义以及按循证医学要求合理选择相关检验指标,进行了详细阐述。生物化学检验的理论和技术,在探讨疾病的发生、诊断和治疗中,具有重要的意义。

本书主要内容包括以下几个方面:

1. 生物化学检验的基本实验技术 包括实验室水的制备,基本生物化学检验分析技术介绍,如光谱技术、电泳技术、电化学技术、层析技术、离心技术等。

2. 以人体物质代谢为专题,介绍代谢紊乱过程中出现的相关疾病的发病机制和实验诊断项目的理论依据。包括糖代谢紊乱、蛋白质及氨基酸代谢紊乱、脂蛋白代谢紊乱、血清酶学检查、体液与酸碱平衡紊乱等。

3. 以器官为专题,阐述病理状态下的生物化学变化,包括骨代谢的生物化学检验、微量元素检测、肝功能的生物化学检验、肾功能的生物化学检验、消化系统疾病的生物化学检验、心肌损伤的生物化学检验等。

4. 以疾病分类为中心,探讨疾病的发生、发展和实验诊断。如内分泌疾病的生物化学检验、神经精神疾病的生物化学检验、妊娠与新生儿的生物化学检验等。

5. 以治疗药物浓度监测为专题,介绍治疗药物检测的药动学基础及临床应用等。

6. 以质量控制为专题,系统介绍生物化学检验实验室质量控制及实验室的认可,以及提升检验质量的措施和方法。

作为医学检验专业的主干课程,生物化学检验应在明确学科定义和主要任务的基础上,学习中抓住生物化学检验项目的理论基础、检测技术方法、检测结果的合理应用这几个重要环节。提倡主动学习,学习和培养发现问题和解决问题的科学创新能力,注重动手能力的培养和创新思维的训练。

（钱士匀　李艳）

第 二 章

生物化学检验常用技术

第一节 临床实验室用水

实验室用水是生物化学检验实验室最常用的一种基本试剂,检验工作的每时每刻都离不开水,包括大型仪器用水,试剂、质控品、标准品的配制用水,特殊标本稀释、量杯及其他用品的冲洗等,水质的好坏可能直接影响检验结果的准确性。不同的检验项目需要不同质量和等级的实验室用水,水的制备及水的质量与生物化学检验结果密切相关。因此,应建立水质量监测制度,加强实验用水制备和管理,以确保实验室用水的安全与质量。

一、实验室用水的制备方法

天然水含有许多杂质,包含有不溶性杂质(泥沙、藻类、植物遗体等)、可溶性杂质(钠、钙、镁等的化合物)、胶体物质(黏土胶粒、溶胶等)、微生物和气体。实验室水源通常来自于自来水。自来水是天然水经简单的物理、化学方法处理,除去不溶性杂质和部分无机盐类而得到的。天然水和自来水经蒸馏、反渗透等处理方法除去杂质,即成实验室用水,其制备方法有以下几种。

1. 蒸馏法 将自来水(或天然水)在蒸馏器中进行加热汽化,水蒸气经冷凝后得到蒸馏水(distilled water,DW)。水经过蒸馏,挥发的组分进入蒸馏水的初始馏分中,不挥发的组分残留在容器中被除去,通常只收集馏分的中间部分,约占60%。要得到更纯的水,如对水的纯度要求很高,需要多次蒸馏。由于玻璃中含有少量能溶于水的组分,因此在进行二次或多次蒸馏时,要使用石英蒸馏器皿,才能得到很纯的水。蒸馏法优点在于操作容易,可除去非离子杂质和离子杂质。缺点是制水耗能大,产量低而成本又高。

2. 离子交换法　离子交换法是将水通过离子交换柱（内装阴、阳离子交换树脂）除去水中杂质离子,得到的是去离子水(deionized water)。当水通过阳离子交换树脂时,水中 Na^+、Ca^{2+}等阳离子与树脂中的活性基团-H^+发生交换;当水通过阴离子交换树脂时,水中 Cl^-、SO_4^{2-}等阴离子与树脂中的活性基团-OH^-发生交换。离子交换法能有效地去除杂质离子,但无法去除大部分的有机物和微生物。由于操作技术易掌握,设备可大可小,比蒸馏法成本低。

3. 活性炭吸附法　活性炭的吸附是利用活性炭的孔隙结构、巨大的比表面积及碳分子独有的吸附力达到去除有机物和氯成分的目的。活性炭的吸附率与有机物的相对分子量及分子大小有关。对于使用活性炭吸附方式来去除有机物的水纯化系统,活性炭必须定期更换,以避免有机物污染。因天然的活性炭会有少量的颗粒脱落,易污染水质,所以只适用于纯水制备的前期过滤,而人工合成的活性炭质粒均匀,对水污染小,可去除水中的有机物质,一般用于超纯水的制备。

4. 微孔过滤法　包括 3 种类型:深层过滤、筛网过滤及表面过滤。

（1）深层过滤:以编织纤维或压缩材料制成的基质（如石棉、玻璃丝）,利用随机性吸附或是捕捉方式来滞留颗粒,可去除98%以上的悬浮固体,同时可保护下游的纯化装置免遭堵塞,因此通常被作为预过滤处理。

（2）筛网过滤:具有筛子样结构,将大于孔隙的颗粒,滞留在表面上。筛网滤膜一般被用于水纯化系统中的最终使用点,去除残留的微量树脂碎片、炭屑、胶质颗粒和微生物。筛网滤膜通常用于静脉注射用液体、血清及抗生素的除菌。

（3）表面过滤:具有多层结构,当溶液通过滤膜时,比滤膜内部孔隙大的颗粒将被滞留下来,并主要堆积在滤膜表面上。表面过滤可去除99.99%以上的悬浮固体,可作为预过滤处理或澄清液体。

5. 反渗透法(reverse osmosis,RO)　反渗透是试剂级纯水系统最好的前处理方法。使用一个高压泵对高浓度溶液提供比渗透压差大的压力,水分子将被迫通过半透膜到低浓度的一边,得到的水为反渗水(reverse osmosis water)。反渗透膜的滤孔结构较超滤膜致密,可去除所有的颗粒、细菌以及分子量大于 300 的有机物（包括致热原）。它的优点是低耗、低操作成本,不需强酸冲洗,局限性是反渗透膜易堵,水质适用于二级实验室标准。

6. 电去离子法　电去离子(electro deionization,EDI)是利用混合离子交换树脂吸附水中的阴阳离子,同时这些被吸附的离子又在直流电压的作用下,分别透过阴阳离子交换膜而被除去的过程。EDI 膜堆能够连续工作,其中的离子交换树脂不会饱和,不需停下来人工再生,不会造成环境污染,并能获得高纯度的水,因而又称连续去离子(continuous deionization,CDI)。

7. 紫外线照射法(ultraviolet ray,UV)　波长在 185nm 时,会产生光氧化反应,在 254nm 时辐射强度最强,在这个波段范围细菌的 DNA 及蛋白质吸收 UV 而导致细菌死亡。同时紫外线照射不会改变水的物理及化学性质,杀菌速度快、效率高、效果好,具有显著的优越性。因此,紫外杀菌已成为降低水中有机物的有效方法之一。但该方法不能去除水中的重金属和化学物质,杀死的细菌尸体仍残留在水中,而成为致热原。

8. 超滤法　超滤膜是一种强韧、薄,具有选择性的通透膜,是一个分子筛,以尺寸为基准,让溶液通过极细微的滤膜,以达到分离溶液中不同大小分子的目的,可截留大部分某种特定大小以上的分子,包括胶质、微生物和热源。用于纯水的精制阶段或者终端。采用超滤的方法,需定期消毒、定时冲洗滤膜。

9. 超纯水制备系统 将几种水的纯化技术集中在一个纯水制备系统上。超纯水制备的基本过程依次为机械过滤、活性炭过滤、水质软化、脱气、反渗透、电去离子、紫外杀菌、超滤等水处理技术,结合自动监控系统和回流设计。一般以初级反渗水作为水源,所制备的超纯水用于要求较高的试验。本系统现在各分析实验室及临床实验室应用较多。

在实验室中,任何一种水纯化技术都有其优点和缺点,必须使用多种纯化技术组合才能得到我们所需要的实验室纯水。临床实验室大型自动化设备的不断增加导致用水量的不断增加,促进了实验室单机纯水系统和中央纯水系统的使用和推广。

二、实验室用水的等级

(一)国家标准

中国国家技术监督局于 2008 年 5 月修订我国《分析实验室用水规格和实验方法》(GB6682-2008)。该标准对我国分析实验室用水进行了规范,并将其分为三个等级,见表 2-1。

表 2-1 分析实验室用水规格(GB/T6682-2008)

名 称	一级水	二级水	三级水
pH 范围(25℃)	—	—	5.0 ~ 7.5
电导率(25℃,ms/m)	≤0.01	≤0.10	≤0.50
可氧化物质含量(以 O 计,mg/L)	—	≤0.08	≤0.40
吸光度(254nm,1cm 光程)	≤0.001	≤0.01	—
蒸发残渣(105±2℃)含量(mg/L)	—	≤1.0	≤2.0
可溶性硅(以 SiO_2 计,mg/L)	≤0.01	≤0.02	—

1. 一级水 基本上去除了溶解或胶状的离子和有机污染物,适用于最严格的分析需求如高压液相色谱分析。一级水可由二级水经过石英玻璃蒸馏水器或离子交换混合床处理后,再经 0.2μm 孔径的微孔滤膜过滤制备。

2. 二级水 无机物、有机物或胶体污染物含量非常低,适合于灵敏的分析,临床实验室大部分检测如生化和免疫分析等均应用二级水。二级水可由多次蒸馏、离子交换或反渗透后连接蒸馏而制成。

3. 三级水 适用于大部分实验室的实验及试剂制备,如一般的化学分析试验、自动化仪器的冲洗、配制微生物培养基、高压灭菌和普通洗涤等。三级水可由单级蒸馏、离子交换或反渗透制成。

国内实验室用水通常可分为去离子水,蒸馏水(双蒸水)、超纯水三个级别:①蒸馏水:将水蒸馏、冷凝的水,蒸二次的叫重蒸水,三次的叫三蒸水。水中可能含有与沸点相接近的物质,蒸馏法很难清除。一般试剂配制可用双蒸馏水。②去离子水:经过阴、阳离子交换柱除去杂质阴、阳离子。去离子水除掉的是离子化合物,没有离子化的有机物或微生物则不能被清除。一般的试验器皿器具的洗净用去离子。③超纯水:通过数次高性能的离子交换树脂处理后再经过微孔滤膜过滤,所得到水的电阻率可达 18MΩcm,接近理论纯水的 18.3MΩcm。超纯水既无离子也无微生物,可用于分子克隆、DNA 测序、细胞培养等各种精细试验。

临床生物化学检验实验室与分析实验室有许多相同之处,比如分析实验室的用水标准适用于化学分析和无机痕量分析等,临床实验室同样有化学分析和无机痕量分析,但也有其特殊的方面,如酶、微生物、蛋白质、血液等生物样品有关的。因此,有机物、微生物的污染会严重干扰临床标本的测定。而分析实验室用水标准对微生物等的污染并没有规定。基于临床实验室这一特殊性,分析实验室的用水标准不能完全适用。而我国目前尚未制定出临床实验室用水标准。

(二)国际标准

目前在我国被公认的临床实验室用水质量管理的国际标准是美国临床实验室标准化协会(clinical laboratory standard institute,CLSI)于2006年出台了C3-A4版文件《Preparation and Testing of Reagent Water in the clinical Laboratory;Proposed Guideline-Fourth Edition》。C3-A4版文件明确了责任人,纯水系统及所产生的纯水水质必须最大限度地减少对检验的影响,以保证检验结果的准确性。实验室质量管理人员需要对纯水系统及水质能否足够满足检验的需要及产生的相应检测结果负责。另外在水质定义方面改变了传统的机械分级的做法,使用者需明确不同实验对水质的需要。临床实验室试剂级纯水(clinical laboratory reagent water,CLRW)水质参数指标为:电阻率>10MΩcm(25℃),微生物<10CFU/ml,有机物<500ppb,颗粒物<1ml(经过<0.22μm过滤器过滤)。C3-A4版文件不再要求对硅的检测。

CLSI要求应根据不同的实验需要,使用不同参数的纯水或超纯水。如金属分析、PCR、DNA、RNA分析、细胞培养,免疫分析等分析需要的特殊试剂级水(special reagent water,SRW)及基于仪器厂商所推荐的仪器进水(instrument feed water,IFW)。

现在国内参与国际标准认证的和新建的临床实验室,已采用CLSIC3-A4版文件标准,但考虑到目前已在市场销售品牌的临床检验分析仪器,其使用和保养操作指南中对纯水进水明确的质量要求,多数实验室仍参考NCCLSC3-A3版文件标准,故C3-A3文件仍有现实意义。

三、实验用水监测的主要指标

实验用水的质量影响实验结果的准确度和精密度。检验实验室要建立实验室用水监测制度,规定水质检测的标准,定期检查。水质检测的频度及内容可根据实验室的原水状况及需要而有不同。实验室水质检测至少应包括电阻率/电导率及微生物培养,硅酸盐的检测应在最初进行以决定原水中是否有高浓度的硅酸盐存在;其他指标的检测可由实验室自行决定。水质检测应有完整的记录,当水质不符合要求时,应有纠正措施。

1. 电阻率/电导率 水的导电能力的强弱程度称为电导率,单位为毫·西门子·每米(mS/m)。电导率反映了水中含盐量的多少,是水的纯净程度的主要指标。水越纯净,含盐量越少,电导率越小。电阻率(ρ)是电导率的倒数($1/\rho$),单位为MΩcm。

电导率用电导仪测定,电导仪需按照仪器说明进行校准;电导率值受温度影响,一般将温度补偿到25℃作衡量标准;一级水、二级水的电导率需用新制备的水进行"在线"测定,要求每天测定并记录。先将电阻率仪/电导仪按照厂家说明书校准。电阻率值受温度影响而改变,故以25℃作衡量标准。一级水、二级水的电阻率需用新制备的水"在线"测定,要求每天进行并记录。如果电阻率不具有温度补偿功能,实验室应用可精确到0.1℃的校准温度计。

2. pH 制定酸度计操作规程,至少准备2种标准缓冲溶液、标准溶液。严格按照厂家说明进行酸度计的校正,再用标准缓冲溶液校正,互相校正的误差 pH 不得大于 0.1 单位。应注意温度 25℃±1℃ 补偿。纯水不含任何离子,显中性,没有缓冲能力,最微小的污染也会改变其 pH 值;如暴露在空气中,CO_2 会与水反应生成碳酸,pH 值下降。由于纯水是一种优良的绝缘体,在一级水、二级水的纯度下,难于测定其真实的 pH 值。所以,水质标准对一级水、二级水的 pH 值范围都不做要求。

3. 细菌菌落计数 细菌污染的水可通过酶的作用使试剂失活或改变基质或代谢物,使水中总有机物含量增加,改变水的光学特性,在光度分析中引起高背景吸收,并可能产生热源或内毒素。水中常见的微生物污染是革兰阴性杆菌,可通过常规菌落计数法进行检测,推荐平板法、过滤法和细菌采样法。不推荐校正过的 Loop 法,因在测定低于 100CFU/ml 的菌落数时此方法灵敏度低。

4. 可溶性硅酸盐 硅能影响酶、微量元素及电解质测定。当硅浓度大于 0.05mg/L(以 SiO_2 计)时可能会干扰某些分析。在一些地区水中可溶性硅酸盐是主要问题。所以应对原水进行评估。硅酸盐的检测可由参考实验室采用原子吸收法进行检测,也可使用商品试剂盒或采用钼酸盐法检测。

5. 有机物 可以使用紫外分光光度计、高效液相色谱法评估水中有机物的污染,但不适用于临床实验室日常使用。实验室应用活性炭吸附方式来去除有机物的水纯化系统,活性炭必须定期更换,以避免有机物污染。

6. 内毒素 内毒素是革兰阴性菌细胞壁上的一种脂多糖和蛋白的复合物,当细菌死亡或自溶后释放出来。实验用水中内毒素的存在对实验结果有影响,可用鲎试剂(LAI)测定水中内毒素的含量。目前尚没有一个 LAI 标准限定,某些临床实验室将临界值定为 0.25U/ml。

四、纯水系统的维护

纯水制备系统容易染菌的部位是活性炭过滤器、储水罐、输送管道。活性炭过滤器吸附的有机物易滋生细菌,故必须是可反复冲洗的,以便去除吸附的聚集物。系统应具备内部在线消毒、循环等功能,定时(5min/h)的内循环可以防止细菌的滋生。定期消毒 RO 膜、清洗水箱、及时更换耗材,每天应尽量使用纯水系统,保持纯水器的良好状态。现在一般纯水制备设备安装有智能化管理与监控系统。

五、实验用水的分装与储存

实验用水在储存期间,主要污染源是容器的金属和有机可溶成分的溶出、空气中 CO_2 和其他杂质。因此,一级水不贮存,在使用前制备。二级水、三级水可事先制备,分别储存在预先用同级水清洗过的相应容器中。没有用完的水不能倒回原储罐内。不能将水长时间贮存,因为水质在不断降低。

选择储水容器须注意:①容器不能引起新的沾污,玻璃容器在储存实验用水时可溶出钠、钙、镁、硅、硼等元素,影响这些项目测定;②容器器壁不应吸收或吸附某些待测组分,玻璃容器吸附金属,聚乙烯等塑料吸附有机物质、磷酸盐和油类;③容器不应与待测物发生反应,如测氟时玻璃可与氟化物发生反应;④深色玻璃可降低光敏作用,容器和运输管道应选用不锈钢、低溶出的聚乙烯、聚偏氟乙烯等材料。

第二节　光 谱 技 术

光是一种电磁波,光的波长可用纳米(nm)为单位来表示。人的眼睛所能感觉到的波长为 400nm 的紫色到 760nm 的红色,该段波长以外的光就不能看见,故 400 ~ 760nm 的光波称为可见光。短于 400nm 的为紫外线,短于 200nm 为远紫外线,长于 760nm 的为红外线。

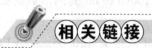

1858—1859 年间,德国化学家本生和物理学家基尔霍夫开始共同探索通过辨别颜色进行化学分析的方法。他们决定制造一架能辨别光谱的仪器。他们把一架直筒望远镜和三棱镜连在一起,设法让光线通过狭缝进入三棱镜分光。这就是第一台光谱分析仪,奠定了光谱分析法的基础。两人被公认为光谱分析法的创始人。

一、光 谱 分 类

利用物质的发射光谱、吸收光谱或散射光谱特征对物质进行定性、定量分析的技术称光谱分析技术。根据光谱产生的方式分为:①发射光谱法,是根据物质受到热能或电能等的激发后所发射出的特征光谱线来进行定性及定量分析的方法;主要有火焰光度法、原子发射光谱法和荧光光谱法等。②吸收光谱分析法,是根据溶液能吸收由光源发出的某些波长的光所形成的光谱,利用这种光谱可鉴定物质的性质和含量的方法,主要有紫外及可见分光光度法、原子吸收分光光度法和红外光谱法等。③散射光谱分析法,测定光线通过溶液混悬颗粒后的光吸收或光散射程度的一种定性或定量分析法,如比浊法等,见表 2-2。

表 2-2　光谱光度分析仪器

光谱类型	仪 器 名 称	光谱类型	仪 器 名 称
发射光谱	火焰光度计		红外光区分光光度计
	荧光比色计		原子吸收分光光度计
	分子荧光光谱仪	散射光谱	浊度计
	摄谱仪		乳光计
吸收光谱	分光光度计		生物光度计
	可见光紫外光分光光度计		

光谱分析技术在生物化学检验中是最基本和最常用的,它具有灵敏、准确、快速、简便、选择性好和不破坏样品等特点而被广泛使用。自动生化分析技术主要应用光谱分析的原理。

二、物质颜色与光的关系

物质的颜色是出于对光的吸收、反射、折射程度的不同而形成的。如果只是选择吸收某些波长的光,那么这种物质的颜色就由它所反射或透过光的颜色来决定。

三、分光光度技术的基本原理

利用物质对光的吸收作用对物质进行定性或定量分析的技术称为分光光度技术。它是光谱分析技术中最常用的一种,应用最多的是紫外-可见光分光光度法。

(一)Lambert-Beer 定律

当液层厚度不变时,溶液吸光度与溶液浓度成正比,称为 Beer 定律。利用溶液颜色的深浅来测定溶液中物质含量的方法,称比色法。

$$A = KCL$$

A 为吸光度,K 吸光系数,L 为溶液层厚度称为光径,C 为溶液浓度。

当溶液浓度以物质的量的浓度(mol/L)表示时,K 为摩尔吸光系数(Molar Extinction Coefficient),用 ε 表示,其单位为 $L \cdot mol^{-1} \cdot cm^{-1}$。$\varepsilon$ 的意义是:当液层厚度为 1cm,物质浓度为 1mol/L 时,在特定波长下的吸光度值。ε 是物质的特征性常数。在固定条件(入射光波长、温度等)下,特定物质的 ε 不变,这是分光光度法对物质进行定性的基础。ε 反映了物质对光的吸收能力,同时也反映分光光度法测定物质的灵敏度,ε 越大,方法的灵敏度越高。通过对已知浓度的溶液测定其吸光度,可求得某物质的 ε。

(二)定量计算

1. 计算公式 根据 Lambert-Beer 公式:A = KCL。假定有两种有色溶液,其中一种是已知浓度的标准溶液(standard,S),另一种是待测溶液(unknown,U)。

在标准溶液中:As = KsCsLs,在待测溶液中:Au = KuCuLu

将两式相除可得:

$$\frac{A_s}{A_u} = \frac{K_s C_s L_s}{K_u C_u L_u} \qquad \frac{A_s}{A_u} = \frac{C_s}{C_u} \qquad C_u = \frac{A_u}{A_s} \times C_s$$

在实际测定时,标准溶液和待测溶液都要加以稀释,报告结果时,多以 1000ml 中的含量来表示。因此,在实际计算时,就需要在上式中乘上稀释因数。

Lambert-Beer 定律适用于可见光、紫外光、红外光和均匀非散射的液体。

2. 计算方法

(1)比较法:每次随同测定管制备一个标准管,用已知浓度的标准液与待测液经相同条件处理,分别测定"标准管(S)"和"待测管(U)"的吸光度 A_s 和 A_u,按下式计算待测物浓度:

$$C_u = \frac{A_u}{A_s} \times C_s$$

式中 C_s 和 C_u 分别为标准溶液和待测溶液的浓度。在实际计算时还应考虑样品液的稀释因素,此法简便,但误差较大些。

使用比较法应注意:①必须严格遵守朗伯-比尔定律(吸光度与浓度成正比)情况下,方可使用;②每次测定时需要作标准管,二者同时操作,所处环境的变化完全相同,误差就可以相互抵消;③标准与测定的浓度愈接近,误差就愈小;④缺点是:每次需要作标准管,烦琐,浪费试剂;结果需要计算;标准管与测定管浓度不能相差太大。

(2) 标准曲线法:根据 Lambert-Beer 定律,溶液的浓度在一定范围内与吸光度成正比。配制一系列浓度的标准品溶液(浓度应包含高、中、低浓度范围),按标本处理方法作相同处理,在一定波长下测吸光度,以标准液浓度为横坐标,以吸光度为纵坐标,按最小二乘法的原理,将对应各点连成一条通过原点的直线,这条直线称为标准曲线。待测溶液测定吸光度后,从标准曲线上可查出其相应的浓度。标准曲线法适用于反应结果比较恒定,标准溶液不易保存的情况下,可用标准曲线查出被测标本中某种物质的含量。制作和应用标准曲线时应注意下面几点:①测定条件发生变化时,如更换标准品、试剂及仪器维修等,应重新绘制曲线;②标准品要有较高的纯度,标准液的配制应准确;③当待测溶液吸光度超过线性范围时,应将标本稀释后重新测定;④标本测定的条件应和标准曲线制作时的条件完全一致。

(3) 其他分析方法:差示法、多组分混合物分析和利用摩尔吸光系数分析等方法。

四、其他光谱分析技术

光谱分析技术的种类很多,除上面介绍的分光光度法外,还有火焰光度法、原子吸收分光光度法和荧光光度分析法。

1. 火焰光度法(flame photometry) 又称为火焰发射光谱法,是待测元素利用火焰作为激发源进行分析的方法,属于原子发射光谱分析的一种。

基本原理:待测标本中的原子为基态原子,当标本溶液和助燃气混合雾化并燃烧,标本中的原子获得热量,其原子中的外层电子发生跃迁,从基态跃迁到激发态,处于激发态的原子不稳定,跃迁到高层能级的电子回到基态,能量以光的形式释放。在一定条件下,溶液中物质浓度和发射光的强度成正比,因此,可对溶液中的物质进行定量分析。临床工作中火焰光度法主要用于体液中的钠、钾测定,钠的特征谱线为 589nm(黄色),钾的特征谱线为 767nm(深红色)。

2. 原子吸收分光光度法(atomic absorption spectrophotometry,AAS) 是利用基态原子对特征谱线的光吸收作用而进行定量分析的一种技术,属于吸收光谱分析法。在医学检验中经常用来测定微量元素及有机物。

基本原理:根据待测元素基态的气态原子能吸收其原子所发射的共振辐射,外层电子由基态跃迁到激发态而产生的原子吸收光谱。原子吸收光谱位在光谱紫外区和可见区,在一定条件下,原子的吸光度同原子蒸气中待测元素基态原子的浓度成正比。

3. 荧光分析法(fluorimetry) 通过测定物质分子产生的荧光强度进行物质的定性与定量分析的方法。荧光分析法所测量的是待测物质所发射的荧光强弱,而不是物质对光谱的吸收强弱,属于发射光谱分析。在生化检验方面可用于某些无机物与有机物的分析,如某些维生素、类固醇激素及代谢产物、单胺类神经递质和生物活性物质。

基本原理:某些物质中的分子受到激发光的照射吸收光能后,由基态跃迁到激发态,当激发光源停止照射,处于激发态的分子回到基态时所发射的光称为荧光(fluorescence)。在一定条件下,荧光发生的强度与溶液物质的浓度成正比。由此可以通过测定荧光光度计求出该物质的含量。

4. 散射光谱分析法(Scattering spectral analysis)　散射光谱分析法主要测定光线通过溶液混悬颗粒后的光吸收或光散射程度的定量方法。测定过程与比色法类同,常用法为比浊法。比浊法又可分为散射光浊法(turbidimetry)和透射浊度法(nephelometry)两类。在医学检验中使用最多的比浊法是免疫比浊法,如免疫球蛋白、载脂蛋白、补体和微生物等项目的检测大部分用免疫比浊法进行快速定量。

第三节　电泳技术

电泳(electrophoresis)是指带电荷的溶质或粒子在电场中向着与其本身所带电荷相反的电极移动的现象。利用电泳现象将多组分样品分离、分析的技术叫做电泳技术。可以实现电泳分离技术的仪器称之为电泳仪。

目前,电泳技术已广泛用于蛋白质、多肽、氨基酸、核苷酸、无机离子等成分的分离和鉴定,甚至还用于细胞与病毒的研究。临床常用的电泳分析方法主要有醋酸纤维素薄膜电泳、凝胶电泳、等电聚焦电泳、双向电泳和毛细管电泳等。

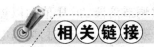

相关链接

　　1809 年,俄国物理学家 Peйce 用两根玻璃管插入一块黏土中,容器灌满水,管底放一层沙,然后封闭起来并通电。结果是连接阳极的管中原有的水层变浑浊,即带负电荷的黏土颗粒向正极移动,而连接阴极的管中的水变得清澈,同时增加了体积,显示了电渗现象。这就是第一次电泳。1909 年 Michaelis 把胶体离子在电场中的迁移定名为"电泳"。1937 年瑞典的物理化学家 Tiselius 发明了电泳技术,建立了"移界电泳法",并成功地将血清蛋白分成 5 个主要成分,即白蛋白、α_1、α_2、β、γ 球蛋白,后来又设计了电泳仪,提出了许多分析方法。为此,1948 年授予他诺贝尔化学奖。

一、电泳的基本原理

1. 溶液中粒子的带电状态　溶液中粒子须带有净电荷才能在电场中移动,如果净电荷为零,则不能移动。粒子在溶液中的带电状态主要由粒子表面的化学基团和溶液的 pH 值决定。

氨基酸和蛋白质分子既带有羧基(-COOH)、巯基(-SH)等酸性基团,又带有氨基(-NH₂)、咪唑基等碱性基团;核苷酸和核酸分子既带有磷酸基(-PO₃H₂)等酸性基团,又带有碱基氮等碱性基团。因此,它们都属于两性电解质,在溶液中发生两性电离。以蛋白质两性电离为例:

$$P\begin{smallmatrix}NH_2\\COOH\end{smallmatrix}$$

$$P\begin{smallmatrix}NH_3^+\\COOH\end{smallmatrix} \underset{+H^-}{\overset{+OH^-}{\rightleftharpoons}} P\begin{smallmatrix}NH_3^+\\COO^-\end{smallmatrix} \underset{+H^-}{\overset{+OH^-}{\rightleftharpoons}} P\begin{smallmatrix}NH_2\\COO^-\end{smallmatrix}$$

| pH<pI | pH=pI | pH>pI |
| 阳离子 | 兼性离子 | 阴离子 |

当溶液中某物质所有粒子都电离为兼性离子时,该溶液的 pH 值称为该物质的等电点(pI)。血清蛋白的等电点见表 2-3。

表 2-3　血清蛋白等电点和电泳迁移率

血清蛋白	等电点	电泳迁移率$[cm^2/(s \cdot V)]$
白蛋白	4.84	5.9×10^{-5}
α_1-球蛋白	5.06	5.1×10^{-5}
α_2-球蛋白	5.06	4.1×10^{-5}
β-球蛋白	5.12	2.8×10^{-5}
γ-球蛋白	6.85 ~ 7.30	1.0×10^{-5}

按照同离子效应,粒子在溶液中的电离状态和荷电量可以通过调节溶液的 pH 值加以控制。当 pH=pI 时,粒子全部成为兼性离子,净电荷为零,在电场中不移动;当 pH>pI 时,羧基电离加强,氨基电离减弱,粒子带负电荷,在电场中向正极移动;当 pH<pI 时,羧基电离减弱,氨基电离加强,粒子带正电荷,在电场中向负极移动。粒子的荷电量可以通过调节 pH 值与 pI 之间的差值加以控制,差值越大,粒子荷电量越多。

2. 电泳迁移率　在单位电场强度下,带电粒子的移动速度称为电泳迁移率(electrophoretic mobility)。

测定电泳迁移率一般在无支持物的自由界面电泳下进行。有支持物的区带电泳,因为支持物对粒子移动的影响因素较多,不宜用作电泳迁移率的测定。电泳迁移率是物质的特征常数,混合物各组分的电泳迁移率不同时,即可以在电场中彼此分离。血清蛋白电泳迁移率见表 2-3。

二、影响电泳的因素

1. 分子的形状和性质　蛋白质、核酸等生物大分子,在分子量接近时,球状分子比纤维状分子移动速度快,表面电荷密度高的粒子比表面电荷密度低的粒子移动速度快。

2. 电场强度　电场强度增大,电泳速度加快,但是同时电流强度也增大,产热增多。支持介质温度增高可使水分蒸发加速,甚至使蛋白质变性,因此高压电泳槽必须具有冷却降温装置。电场强度降低,产热减少,但是电泳速度减慢。电泳速度过慢,不仅电泳时间增长,而且增加了标本的扩散,导致区带模糊,分辨率下降。

为使电泳得到满意结果,要选择适宜的电场强度。电泳时的电场强度应该是支持介质的电场强度,其值等于介质两端电压降(V)/介质长度(cm),单位为 V/cm。也可用电流强度来间接表示电场强度,电流强度(I) = 电流密度(mA/cm 宽)×支持介质总宽度(cm)。

3. 电泳缓冲液 起着决定粒子荷电性质和荷电量的作用,同时起着导电的作用,电泳时对缓冲液的化学组成、pH 值和离子强度都有一定要求。

(1)缓冲溶质:缓冲对的组成常选用弱酸/弱酸盐、酸式盐/次级盐。对缓冲液的要求是化学性质稳定、缓冲容量大、电导率低、离子移动性好。按此要求,在缓冲液 pH 值确定以后,选择缓冲溶质时,要尽量选择 pKa 接近缓冲液 pH 值的弱酸成分,优先选用 1 价电解质,优先选择正、负离子移动速度相近的电解质,使缓冲液在电泳时离子分布均匀,保证电泳区带的整齐。

常用的缓冲溶质有巴比妥/巴比妥钠、柠檬酸/柠檬酸钠、NaH_2PO_4/K_2HPO_4、Tris/HCl 等。

(2)pH 值:缓冲液的 pH 值与组分 pI 之间的差值决定于溶液中粒子所带净电荷的性质及数量。pH 值与 pI 差值越大,粒子荷电量越多。以血清蛋白为例,在缓冲液 pH 值为 8.6 时,蛋白质组分荷电量由大到小的顺序为白蛋白、α_1 球蛋白、α_2 球蛋白、β 球蛋白、γ 球蛋白。虽然加大 pH 与 pI 的差值可增加粒子荷电量,使电泳速度加快,但是缓冲液不能过酸、过碱,以免使蛋白质变性,缓冲液 pH 值一般设在 4.5 ~ 9.0 为宜。

在电泳过程中,不仅标本粒子在做定向移动,缓冲液中的各种离子也在做定向移动,当它们移动到两极,因为发生氧化还原反应使缓冲液的 pH 值发生改变。结果使正极 pH 值降低,负极 pH 值升高。为了使缓冲液 pH 值保持一致,可在每次电泳后将两个电泳槽中的缓冲液重新混合,或者将两极交换。

4. 离子强度 缓冲液具有一定的导电能力。用离子强度表示,设离子强度为 I,离子种类为 i,离子活度为 C,离子价数为 Z,∑代表累加,则:

$$I = -\sum_{2}^{1} C_i Z_i^2$$

在稀溶液中,可用离子浓度近似表示离子活度,单位可用 mol/L 或 mmol/L。在计算缓冲液离子强度时,由于弱酸的电离度很小,其离子浓度可以忽略不计,只计算弱酸盐离子浓度即可。

缓冲液的离子强度影响缓冲容量、电泳速度和产热效应。离子强度大,缓冲容量大,pH 值稳定、电流强度大、电泳速度慢,产热多,时间过长,标本扩散,蒸发快。反之,离子强度小,缓冲容量小,pH 值不稳定,电泳速度快,电流强度小,产热少,蒸发慢,会导致区带不整齐、分辨率下降。为了得到较好的电泳结果,离子强度一般设在 0.05 ~ 0.1mol/L 为宜。

5. 支持介质 支持介质对电泳的影响主要表现为吸附作用和电渗作用。

(1)吸附作用:各种支持介质对标本有或多或少的吸附作用,吸附力的大小与支持介质的性质有关。纤维素、淀粉为多聚葡萄糖,琼脂糖为多聚半乳糖,分子表面具有很多羟基(—OH)。对蛋白质、核酸等具有一定的吸附能力。醋酸纤维素的侧链基团为乙酰基,聚丙烯酰胺的侧链基团为酰胺基,基本不带电荷,对标本的吸附作用很小。吸附作用可阻滞标本的移动,使电泳速度减慢,出现区带拖尾现象,因此要选择吸附作用小的支持介质。

(2)电渗作用:电场中液相对固相的相对移动称为电渗。产生电渗作用的原因是固相支持介质表面带有电荷,例如淀粉、纤维素和琼脂糖等具有很多羟基,这些基团都带有负电荷,在固相支持介质表面形成负电层,吸附缓冲液中的 H_3O^+ 离子,形成贴壁正电层,在电场作用下向负极定向移动。如果支持介质表面带有正电荷,则吸附缓冲液中的负离子,形成贴壁负电层,在电场作用下向正极定向移动。

电渗作用对混合物各组分影响相同,因此电渗作用只影响电泳速度而不影响分辨率。电渗方向与电泳方向相同,粒子移动速度等于二者速度之和;电渗方向与电泳方向相反,粒子移动速度等于二者速度之差。

6. 蒸发 对薄膜电泳的影响较大。滤纸、醋酸纤维素薄膜等支持介质液层薄、蓄液量少、电阻大,电泳时产热多,水分蒸发快。水分的蒸发导致支持介质中缓冲液浓缩,离子强度加大,标本分电流减小,电泳速度减慢。由于支持介质水分的蒸发,使虹吸作用加强,两边电泳槽中缓冲液沿着支持介质由两端向中间对流,使标本区带向中间集中并弯曲,导致分辨率下降。随着蒸发的继续,离子强度越来越大,电流强度越来越高,产热越来越多,形成恶性循环。为减少蒸发,电泳槽密闭性要好,电流强度不宜过大,必要时开启冷却循环装置。

三、电泳技术的分类

1. 根据工作原理的不同 可分为移界电泳、区带电泳、等速电泳、等电聚焦电泳、免疫电泳等。

2. 根据有无固体支持物可分为 自由电泳和支持物电泳。

3. 根据支持载体的位置或形状可分为 水平电泳、垂直电泳、板状电泳、柱状电泳、U 型管电泳、倒 V 字形电泳、毛细管电泳等。

4. 根据自动化程度的不同 可分为半自动和全自动型。

5. 根据功能的不同 可分为制备型、分析型、转移型、浓缩型等。

6. 根据用法的类型 可分为双向电泳、交叉电泳、连续纸电泳、电泳-层析相结合技术等。

7. 根据使用目的 可分为核酸电泳、血清蛋白电泳、制备电泳、DNA 测序电泳等。

第四节 电化学分析技术

电化学分析技术(electrochemical analysis)是利用物质的溶液电化学性质,测定化学电池的电位、电流或电量的变化进行分析的方法。临床检验常用的电化学分析仪器主要是血气分析仪和电解质分析仪。

溶液的电化学性质是指含有电解质的溶液在通电时,其电位、电流、电导和电量等电化学特性随化学组分和浓度而变化的性质。通过测定仪器的电极变换器,将被测物质的浓度转变成电学参数而进行检测的方法。电位分析法分为电位法(potentiometry)和电位滴定法(potentiometrictitration)两种。

一、电化学分析方法基本原理

电位分析法是利用电极电位和浓度之间的关系来确定物质含量的分析方法,表示电极电位的基本公式是能斯特方程式。单个电极电位的绝对值是无法测量,一般情况下,电位法是基于测量原电池的电动势,构成电池的两个电极,一个电极的电位随待测离子浓度而变化,能指示待测离子浓度,称为指示电极;另一个电极的电位则不受溶液组成变化的影响,具有较恒定的数值,称为参比电极。指示电极和参比电极共同浸入试液中,构成一个原电池,通过测定原电池的电动势,便可求得待测离子的浓度,这一方法亦称为直接电位法。

离子选择电极(ion selective electrode,ISE)是用特殊敏感膜制成电极的电化学传感器,它对某特定离子产生响应,在一定范围内,其电位与溶液中特定离子活度的对数呈线性关系。ISE 常用于测定某些离子的活度或浓度,离子选择电极分析法在电位分析法中发展最为迅速、最为活跃。

二、离子选择电极分类

按照离子选择电极膜电位的响应机制、膜的组成和结构特点,ISE 可分为基本电极和敏化电极。基本电极包括晶体膜电极(均相膜电极和非均相膜电极)和非晶体膜电极(刚性基质电极和流动载体电极),敏化电极包括气敏电极和酶电极。下面对几种常见的离子选择电极进行介绍。

(一)玻璃膜电极

玻璃膜电极属于刚性基质电极。敏感膜由玻璃材料制成。由于玻璃的组成不同,可制成 H^+、Na^+、K^+、Li^+ 和 Ag^+ 等离子选择电极。例如 pH 电极的组成为 SiO_2 72%、Na_2O 22% 和 CaO 6%;钠电极的玻璃组成为 SiO_2 71%、Na_2O 11% 和 Al_2O_3 18%;钾电极的玻璃组成为 SiO_2 67%、Na_2O 27% 和 Al_2O_3 5%。

pH 玻璃电极是最常见的玻璃膜电极,它的敏感膜由特殊成分的玻璃制成的厚约 0.05mm 的玻璃球,球内盛有内参比溶液,为 0.1mol/L HCl 溶液。内参比电极为 Ag/AgCl 电极,插入内参比溶液。pH 玻璃电极广泛用于溶液的 pH 测定。

(二)气敏电极

气敏电极是基于界面化学反应对气体敏感而设计的一类敏化电极,由指示电极、参比电极、透气膜和内电解质溶液组成一个完整的电化学原电池。

指示电极通常采用玻璃电极,作用是对待测气体的浓度或分压的变化作出选择性响应。参比电极一般选用 Ag/AgCl 电极。透气膜是由疏水性高分子材料制成的薄膜,将管内电解质与标本溶液隔开。透气膜紧靠选择电极的敏感膜,当气敏电极与待测溶液接触时,待测溶液中的气体能通过透气膜扩散到内电解质溶液中并建立新的平衡,此时指示电极与参比电极组成的电池电动势发生变化,根据电动势值可计算出待测气体的浓度。对于不同用途的气敏电极,其内电解质的组成不一样,要求内电解质中含有与待测气体建立化学平衡的离子。

常见的氨气敏电极内电解质为 0.1mol/L NH_4Cl 溶液,透气膜的材料为聚四氟乙烯,指示电极为 pH 玻璃电极。当氨气敏电极浸入待测溶液中,待测溶液中的 NH_3 经透气膜进入内电解质中,NH_3 和水反应生成 NH_4^+ 和 OH^-,使溶液中的 pH 值发生改变,指示电极可测定其变化,变化的程度和溶液中氨的浓度成正比,从而可得出氨的浓度。

(三)酶电极

酶电极(enzyme electrodes)的原理是将含酶的凝胶涂布于离子选择电极的敏感膜上组成酶

电极,是另一种敏化电极。当酶电极浸入溶液中,溶液中的待测物与酶接触产生化学反应,生成产物经凝胶层扩散至离子选择电极的敏感膜上,从而引起相应的电位变化,电极电位的变化与溶液中待测物的浓度成正比,可计算出溶液中待测物质的浓度。

1. 尿素电极 将含有尿素酶的凝胶涂布于氨气敏电极的敏感膜上,当电极浸入含有尿素的溶液中,尿素酶催化尿素生成氨,氨扩散至敏感膜,引起氨气敏电极的电位变化,测定电位变化可得出氨的浓度,从而计算出标本中尿素的浓度。

2. 葡萄糖电极 将含有葡萄糖氧化酶的凝胶涂布于氧气敏电极的敏感膜上,当电极浸入含有葡萄糖的溶液中,葡萄糖氧化酶催化葡萄糖生成葡萄糖酸,同时消耗氧气,用氧电极测定氧的消耗量,可定量溶液中葡萄糖的浓度。

由于酶的特异性较强、催化效率高,许多催化产物如 CO_2、NH_3 等可用离子选择电极测定,因此酶电极可广泛用于测定氨基酸、葡萄糖、胆固醇、尿酸、尿素和乳酸等物质的测定。

三、离子选择电极的分析方法

待测标本中存在离子强度、络合剂及干扰物质对 ISE 测定影响,不同的分析方法其影响大小不同。用 ISE 测定的结果均为离子活度并非浓度。极稀溶液,活度可以代表浓度,而在浓溶液中活度不可能代表浓度。所以通常在标准溶液及标本溶液中加入对待测离子无干扰的浓度较大的电解质溶液,作为总离子强度调节缓冲液(total ionic strength adjustment buffer, TISAB)。TISAB 可使标准溶液与待测溶液的离子强度达到一致,而且还有缓冲剂和消除干扰的作用。

(一)标准曲线法

配制一系列浓度的标准溶液,各加入 TISAB 后,用测得的系列电动势(E)值与浓度对数(lgC)作图,得 E-lgC 标准曲线。标本液中同样加入 TISAB 后测得 E 值,于标准曲线上找出相应浓度的对数值。

(二)标准比较法

在标准溶液、待测溶液中分别加入 TISAB 后,测定 E_s 和 E_x 值,由于标准溶液浓度 C_s 是已知的,根据比较法即可测出待测物质浓度 C_x。

(三)标准加入法

本法适用于测定体系比较复杂、待测溶液与标准溶液有较大差别。首先测定待测液的电动势(其体积为 V_x、电动势为 E_1),然后于这一体系中加入体积为 V_s 的标准溶液($V_s/V_x = 1\%$),其标准液 C_s 为待测液 C_x 的 100 倍,得到电动势为 E_2 后,依照下式计算 C:

$$C = \Delta C/(\text{anti } \lg\Delta E/s - 1)$$

标准加入法可消除基质效应和测定电位稳定性等因素的影响。

第五节 层析技术

层析技术(chromatography technology)又称色谱技术、色层分离技术。层析技术近些年发展迅速,从技术、理论到各种分离模式都取得突飞猛进的发展,并在医学、生命各学科领域得到了广泛应用。

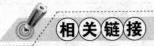

一、层 析 概 念

层析法是利用混合物中各组分的理化性质(吸附力、分子形状和大小、分子极性、分子亲和力、分配系数等)的差异,使各组分以不同程度分布在固定相和流动相,从而以不同速度移动而分离。层析与相应的光学、电学和电化学等检测设备组合,可用于定性、定量和纯化某种物质。层析法的分辨率、灵敏度、选择性均高,适合于标本含量少而杂质含量多的复杂生物标本的分析,特别适合生物标本的分离分析。

二、层 析 分 类

根据层析法中两相的性质和操作方法的不同可分为许多类型,见图 2-1。

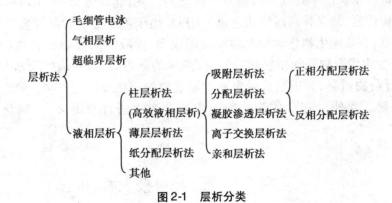

图 2-1 层析分类

三、层 析 原 理

层析技术按层析中两相的性质和操作原理不同可分为许多类型,常用柱层析(column chromatography)技术的层析原理见表 2-4。

表2-4 常用柱层析技术的层析原理

柱层析分类	层析原理
吸附层析法(absorption chromatography)	利用各组分在吸附剂表面吸附能力的差别而分离
离子交换层析(ion exchange chromatography)	利用各组分与交换剂中的离子交换能力的不同而分离
凝胶层析(gel chromatography)	利用各组分在凝胶上受阻滞的程度不同而分离
亲和层析(affinity chromatography)	利用各组分与其特异性配体间亲和力不同而分离
分配层析(partition chromatography)	利用各组分在两液相中的分配系数不同而分离

四、层析技术在检验中的应用

层析系统由固定相和流动相两相组成,固定相极性大于流动相极性的层析法称为正相层析法;流动相极性大于固定相极性的层析法称为反相层析法。正相层析由于极性化合物更容易被极性固定相所保留,流出顺序是极性小的先流出,极性大的后流出。所以正相层析法一般可用于分离纯化极性小的分子,如磷脂、甾体化合物、脂溶性维生素、前列腺素等。而反相层析流出顺序与正相正好相反,用于分离极性或弱极性化合物,如氨基酸和多肽、蛋白质、核苷酸和核酸、甾体化合物,以及儿茶酚胺类、组胺、糖及维生素的分离。离子交换层析主要用于可电离化合物的分离,如氨基酸和多肽、蛋白质、核苷酸、核苷和各种碱基的分离等。免疫层析法(im-munochromatograph)是将层析技术与免疫标记技术相结合测定抗原抗体的方法。免疫层析检测试纸具有简单、快速、特异、灵敏,不需要任何仪器设备和试剂,几分钟就可用肉眼观察到颜色鲜明的实验结果的特点,已成为当今快速、有效的检测技术之一,广泛应用于疾病的早期诊断、治疗、预防等方面。

高效液相层析(high performance liquid chromatography,HPLC)是一种分离能力强、测定灵敏度高的层析技术。由于固相填料颗粒小而均匀,会引起高阻力,采用高压输送流动相,可大大加快分析速度,故又称高压液相色谱。HPLC由于不受分析样品挥发性的限制,具有灵敏快速等优点,在临床生物化学检验领域应用较多,体液或尿液中的有机酸、糖类、无机离子以及体内生化代谢物质如生物胺、类固醇激素的分析,这对疾病的诊断和治疗具有重要的意义;进行药物监测,分析给药后血液和尿液中的药物及代谢产物,研究药物的疗效、毒性和作用机制。此外,HPLC作为临床检验的参考方法日益增多,如糖化血红蛋白的测定。

第六节 离 心 技 术

离心技术(centrifugation technology)是指根据离心沉降的原理进行物质的分析、分离、浓缩和纯化的方法。离心技术主要用于各种生物样品的分离、纯化和制备,在医学与生命科学实验的每一进程中,都离不开离心技术的运用。离心机是生命科学研究的基本设备。

一、离心技术的基础理论

1. **离心机工作原理** 是利用物体高速旋转时产生强大的离心力,使置于旋转体中的悬浮颗粒发生沉降或漂浮,从而使颗粒与溶液分离,达到浓缩或与其他物质分离目的。在医学与生命学科里的悬浮颗粒往往是指制成悬浮状态的细胞、细胞器、病毒和生物大分子等。颗粒的沉降速度取决于离心机的转速、颗粒的质量、大小和密度。离心机转子高速旋转时,当悬浮颗粒密度大于周围介质密度时,颗粒离开轴心方向移动,发生沉降;如果颗粒密度低于周围介质的密度时,则颗粒朝向轴心方向移动而发生漂浮。离心机就是利用离心机转子高速旋转产生的强大的离心力,迫使液体中微粒克服扩散加快沉降速度,把样品中具有不同沉降系数和浮力密度的物质分离开。

2. **离心力** 当物体所受外力小于运动所需要的向心力时,物体将向远离圆心的方向运动。物体远离圆心运动的现象称为离心现象也叫离心运动。离心运动是由于向心力消失或不足而造成的。

3. **相对离心力(RCF)** 是指在离心场中,作用于颗粒的离心力相当于地球重力的倍数,单位是重力加速度"g"。$RCF = 1.118 \times 10^{-5} n^2 r$,式中 r 为离心转子的半径距离,以 cm 为单位;n 为转子每分钟的转数(rpm)。

4. **沉降系数** 颗粒在单位离心力场作用下的沉降速度,其单位为秒。沉降系数与样品颗粒的分子量、分子密度、组成、形状等有关,样品颗粒的质量或密度越大,它所表现出的沉降系数也越大。

5. **沉降时间** 在离心机上的某一转速下把某一种溶质从溶液中全部沉降分离出来需用时间。如果转速已知,则需确定分离某粒子所需的时间即沉降时间。

6. **沉降速度** 指在强大离心力作用下,单位时间内物质运动的距离。

二、常用的离心方法

离心分离方法按其应用分为分离离心法和分析离心法。

(一)分离离心方法

又称制备离心法,包括差速离心法和密度递度带离心法。

1. **差速离心法(differential velocity centrifugation)** 采用不同的离心速度和离心时间,使沉降速度不同的颗粒分步离心的方法称为差速离心。操作时,将含有两种不同颗粒的混悬液以常速离心,使大的颗粒下沉,将上清液倾倒于另一离心管中,再加大离心力,离心一定时间,分离小的颗粒,反复多次分离,达到分离目的。差速离心主要用于分离大小和密度差异较大的颗粒。差速离心法的优点是:操作简单,离心后用倾倒法即可将上清液与沉淀分开,并可使用容量较大的角式转子;分离时间短、重复性高;样品处理量大。缺点是:分辨率有限、分离效果差,沉淀系数在同一个数量级内的各种粒子不容易分开,不能一次得到纯颗粒;壁效应严重,特别是当颗粒很大或浓度很高时,在离心管一侧会出现沉淀;颗粒被挤压,离心力过大、离心时间过长会使颗粒变形、聚集而失活,见表2-5、表2-6。

2. **密度递度带离心法** 样品在一定惰性梯度介质中进行离心沉淀或沉降平衡,在一定离

表2-5　三种常用的离心方法的特点

方　法	特　点
差速离心法	根据样品组分的沉降系数不同进行分离
速率区带离心法	根据样品组分的沉降系数不同进行分离
等密度区带离心法	根据样品组分的密度不同进行分离

表2-6　两种离心法的比较

方　法	相同点	不同点
等密度区带离心法	预先制备分离液	使梯度液的最大密度不超过样品在该梯度中的浮力密度,利用这类生物组分在尺寸上的差异形成的沉降速率的不同,选择某一特定离心时间,当它们中的各个纯样品区带之间的距离拉得最远时,停止离心即可以达到分离目的
速率区带离心法		是一种平衡离心法,利用被分离物的密度的差别而进行分离纯化,从梯度介质形成到样品颗粒形成等密度区带,与分离物的大小及形状无关

心力下把颗粒分配到梯度液中某些特定位置上,形成不同区带的分离方法。该法的优点是:具有很好的分辨率,分离效果好,可一次获得较纯颗粒;适用范围广,既能分离沉淀系数差的颗粒,又能分离有一定浮力密度的颗粒;颗粒不会积压变形,能保持颗粒活性,并防止已形成的区带由于对流而引起混合。缺点是:离心时间较长,需要制备梯度液,操作严格,不宜掌握。本法又分为速率区带离心法和等密度区带离心法。

(1) 速率区带离心法(rate zonal centrifugation):是根据分离的粒子在离心力作用下,在梯度液中沉降速度的不同,离心后具有不同沉降速度的粒子处于不同的密度梯度层内形成几条分开的样品区带,达到彼此分离的目的。临床常使用的分离液是 Ficoll、Percoll 及蔗糖。把静脉血中单个核细胞分离出来,前一种分离液将血液中单个核细胞(淋巴细胞和单核细胞)分为一个层,同时提出。而 Percoll 分离液将血中淋巴细胞和单核细胞分为二个梯度层,分别提取。后者分离效果优于前者,但操作烦琐。

(2) 等密度离心法(isodensity centrifugation):当不同颗粒存在浮力密度差时,在离心力场中,颗粒或向下沉降,或向上浮起,一直沿梯度移动到它们密度恰好相等的位置上(等密度点)形成区带,故称为等密度区带离心法。等密度区带离心的有效分离取决于颗粒的浮力密度差,密度差越大,分离效果越好,与颗粒的大小和形状无关,但后两者决定着达到平衡的速率、时间和区带的宽度。

(二) 分析离心法

分析性离心机都是超速离心机,主要是为了研究生物大分子的沉降特性和结构,而不是专门收集某一特定组分。因此它使用了特殊的透明离心池和光学检测方法,可连续监测物质在一个离心场中的沉降过程。

分析性超速离心法的应用范围:①测定生物大分子的相对分子重量,应用最广的是沉降速度法,用照相记录,求出粒子的沉降系数;②生物大分子的纯度估计,用沉降速度的技术来分析沉降界面是测定制剂均质性,如出现单一清晰的界面一般认为是均质的,如有杂质则在主峰的一侧或两侧出现小峰。分析型超速离心机已广泛地应用于研究 DNA 制剂、病毒和蛋白质的纯度。

三、离心机的分类

1. 离心机的分类 国际上对离心机的分类方法有三种：①按用途可分为制备型、分析型和制备分析两用型；②按转速分类可分为低速、高速、超速等离心机；③按结构可分为台式、多管微量式、细胞涂片式、血液洗涤式、高速冷冻式、大容量低速冷冻式、台式低速自动平衡离心机等。

2. 常用离心机 医学实验室习惯按离心机转速分为普通、高速、超速离心机等，见表2-7。

表2-7 制备型离心机分类

类 型	最高转速	最大相对离心力
低速离心	$<5000r \cdot min^{-1}$	6kg
高速离心	$10\ 000 \sim 25\ 000r \cdot min^{-1}$	89kg
超速离心	$>25\ 000r \cdot min^{-1}$	500kg

四、离心机的主要技术参数

（一）离心机的主要技术参数及性能见表2-8。

表2-8 离心机的主要技术参数

技术参数	意 义
最大转速	离心转头可达到的最大转速,单位是 rpm
最大离心力	离心机可产生的最大相对离心力场 RCF,单位是 g
最大容量	离心机一次可分离样品的最大体积,通常表示为 m×n,m 为一次可容纳的最多离心管数,n 为一个离心管可容纳分离样品的最大体积,单位是 ml
调速范围	离心机转头转速可调整的范围
温度控制范围	离心机工作时可控制的样品温度范围
工作电压	一般指离心机电极工作所需的电压
电源功率	通常指离心机电机的额定功率

（二）离心机的结构

1. 离心机的基本结构 主要有转子(rotor)、驱动轴、电机、调速器、定时器、离心套管与底座等主要部件构成。高速和超速离心机还具有速度控制系统、真空系统、温度控制与制冷系统以及安全保护装置。而分析式离心机比制备式的在结构上又要复杂一些,主要是增加了光学测试、照相或打印和绘图装置。下面主要介绍转头。

2. 转头 是离心机的重要部件。一般用高强度铝合金或钛合金、超硬铝、锻铝制成。离心机有多种不同形状的转头,在工作中要根据分离的要求,正确选择使用转头。

（1）离心转头的分类应用及功能,见表2-9。

表2-9 各类转头的应用及功能

转 头 名 称	应用及功能
固定角转头(fixed-angle rotor)	主要用于分离沉降速度有明显差异的颗粒样品。但具有"壁效应",在离心管内将会引起强烈的对流,影响分离纯度
甩平式转头(swing out rotor,swing backed rotor)	主要用于样品作低密度梯度离心。甩平转头有敞开式和封闭式两种,敞开式用于制备容量大,转速小于 10 000rpm,离心力场在 16 000×g 以内的分离,主要用于样品的初分离。封闭式制备容量较前者小,转速大,主要用于线粒体、细胞核等的分离和密度梯度离心应用及功能
连续流动转头(consecutive flow rotor)	主要用于悬浮介质中高速分离较小的颗粒物质,需在无菌和低温条件下,分离的组分能保持活性,回收率高,广泛应用于科研和实验室工作
区带转头(zonal rotor)	主要用于大容量的密度梯度离心,因试样与溶剂直接接触转头,所以对转头的耐腐蚀性要求高,区带转头避免了用离心管所引起的壁效应和干扰,提高了分辨率
垂直转头(vertical rotor)	垂直转头是一种固定角转头,离心管垂直放置。垂直转头分离的粒子位移距离等于离心管直径,主要用于样品在短时间作密度梯度离心,对离心管密封要求严格,需要加离心管帽或用可热封的塑料离心管

（2）常用离心机转头标记及参数,见表2-10。离心机转头的常用标记是由三部分组成:第一部分为英文字母符号,表示转头的类型;第二部分为数字,表示转头的最高速度;第三部分表示制作转头的金属材料,如不标字母,则为铝或铝合金制成的转子。例如 SW65Ti,表示该转头为水平转子,最高速度为 65 000r/min,由钛金属制成。

表2-10 常用离心机转头标记及参数

标记符号	名 称	转头参数	意 义
FA	固定角转头	R_{max}	表示从转轴中心至试管最外缘或试管底的距离
V	垂直转头	R_{min}	表示从转轴中心至试管最内缘或试管顶的距离
SW	水平转头	RPM_{max}	表示转头的最高安全转速
CF	连续转头	RCF_{max}	表示转头以 RPM_{max} 运转时,R_{max} 处的相对离心力
Z	区带转头	RCF_{min}	表示转头以 RPM_{max} 运转时,R_{min} 处的相对离心力
Ti	钛或钛合金制成	K	是衡量转头相对效率的量,K 值愈小,效率愈高,所需离心时间就愈短

五、离心机使用的注意事项

各类离心机因其转速高,产生的离心力大,使用不当或缺乏定期的检修和保养,都可能发生严重事故,因此使用离心机时都必须严格遵守操作规程。

1. 必须事先平衡离心管和其内容物,要对称放置,转头中绝对不能装载单数的管子,以便使负载均匀地分布在转头的周围。

2. 开口离心机不能装载过多溶液,以防离心时甩出,造成转头不平衡、生锈或被腐蚀。制备型超速离心机的离心管,必须将液体装满,以免离心时塑料离心管的上部凹陷变形。严禁使用显著变形、损伤或老化的离心管。

3. 每次使用前要严格检查转头孔内是否有异物和污垢,以保持平衡。每次使用后,都必须仔细检查,并用 50 ~ 60℃ 的温水及中性洗涤剂浸泡清洗或定期用消毒液消毒(每周消毒一次),最后用蒸馏水冲洗,软布擦干后用电吹风吹干、上蜡、干燥保存。每一转头都应有使用档案,若超过了该转头的最高使用时限,则须按规定降速使用。

4. 低温离心样品时,应先将空的转头在 2000rpm,预冷一定时间,预冷时温度控制在 0℃ 左右,也可将转头放在冰箱中,预冷数小时备用,离心杯可直接存放在冰箱中预冷。

5. 每隔三个月应对离心机主机校正一次水平度,每使用 5 亿转处理真空泵油一次,每使用 1500 小时,应清洗驱动部位轴承并加上高速润滑油脂,转轴与转头接合部应经常涂酯防锈,长期不用时应涂防锈油加油纸包扎。离心机平时不用时,应每月低速开机 1 次 ~2 次,每次 0.5 小时。

第七节 自动生化分析技术

全自动生化分析仪是临床实验室最常用的大型设备。自动生物化学分析技术指生化分析中的加样、加试剂、混合、保温反应、检测、结果计算、显示、打印及清洗等步骤自动化的分析检测技术。即在生化检验中用机械化的仪器设备模仿代替手工操作。自动生化分析技术提高了工作效率,减少了主观误差和系统误差,提高了检验质量。它具有灵敏、准确、快速和标准化等优点,广泛应用于临床生化的常规检测,还应用于尿液、脑脊液生化成分、各种药物与毒品、电解质、特定蛋白和激素等分析。

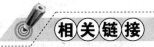

相关链接

世界上第一台自动生化分析仪是 1957 年美国 Technicon 公司按 Skeggs 医师提出的设计方案,生产了第一台单通道、连续流动式自动分析仪,称为 Autoanalyzer。因为所有的化学反应和测定均在管道的液流中完成,故称为连续流动式自动分析仪,又称管道式分析仪。

第一台干片式分析仪是 20 世纪 80 年代 Kodak 公司以其精湛的化学工艺造出了测定血清中血糖、尿素、蛋白质等的干片试剂片。

一、生化分析仪基本工作原理

自动生化分析仪(biochemical analyzer,clinical chemistry analyzer)是集自动化技术、光学、微电子技术学和计算机科学于一身,自动完成加样、稀释、混合、反应、比色、分析过程的监控、数据记录、计算、打印等功能组合在一起自动进行操作的分析仪器,简称为自动生化分析仪。生化分析的基本工作原理如图2-2。

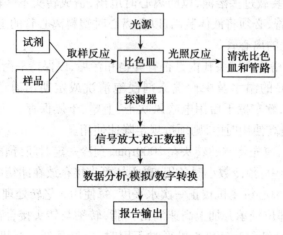

图2-2 生化分析的基本工作原理

二、自动生化分析仪

(一)分类

目前常用的分类方式大致如下:①根据仪器的结构原理不同,分为连续流动式(管道式)、分立式、离心式和干片式四类;②按照可测定项目的数量的不同可以分为单通道和多通道两类;③根据仪器的测定速度不同,分为小型生化分析仪、中型生化分析仪和大型生化分析仪及超大型(模块式)生化分析仪;④根据仪器的自动化程度不同,分为半自动生化分析仪和全自动生化分析仪;⑤可按照程序的可否更改分为程序固定和程序可变型两类。目前国内外最常用的是分立式及干片式自动生化分析仪。

(二)分立式分析仪

分立式分析仪(discrete analyzer)工作原理与手工操作相似,按手工操作的方式编排程序,以机械操作代替手工操作,用加样探针将样品加入各自的反应杯中,试剂探针按一定时间自动定量加入试剂,经搅拌器充分混匀后,在一定条件下反应。反应杯同时作为比色杯进行比色测定,比色杯依次通过光路,在不同时间内记录吸光度变化而进行测定。各环节用传送带连接,按顺序依次操作,故称为"顺序式"分析。分析程序一旦确定,工作时只要简单地输入测定项目或编码,仪器即可按编制程序自动完成测定、计算和报告。其特点是各个样品在分析过程中彼此分立,交叉污染相对较少,灵活、准确,分析项目多。

(三)干化学式自动生化分析仪

干化学式自动生化分析仪是将待测液体标本直接加到已固化于特殊结构的试剂载体上,以样品中的水将固化于载体上的试剂溶解,再与样品中的待测成分发生化学反应,用分光检测系统进行检测。检测时仅需将样品加在固相试剂上即可进行后续测定。当编有条形码的特定试验的试条、试片或袋式试剂包放进测定装置后,其贮存的信息就可转化为相应的测定功能,直至最后报出结果。干片式方法多采用反射光度法(reflectance spectroscopy)和基于离子选择电极(ion selective electrode,ISE)的差示电位法(differential potentiometry)。它是集光学、化学、酶工程学、化学计量学及计算机技术于一体的新型生化检测仪器。实际上,干化学只是相对于湿化学而言,它也是在潮湿条件下进行的化学反应。其特点是完全脱离传统的分析方法,所有测定参数存储于仪器的信息磁块中,操作简便,速度快,不需要使用去离子水,没有复杂的清洗系统,对环境污染小,灵敏度和准确性与分立式相近,适用于急诊检测和微量检测。

三、全实验室自动化分析系统

全实验室自动化(total laboratory automation,TLA)指一个临床实验室将多台自动分析仪器,标本管理与传递系统,分析流程控制软件,数据管理软件等有机地结合起来,形成的一个高度自动化系统。全实验室自动化可以实现从标本鉴别、离心、运送、检测、储存、处理和结果报告的整个工作过程的自动化。全自动生化分析仪主观误差很少,重复性和灵敏度高,分析方法多,并具有自身检测功能,从而大大提高了分析结果的准确性,并节省了劳动力。以临床实验室的自动化、标准化、系统化和网络化为特点。这是技术和管理的统一,代表高效率和高质量,也是临床实验室今后发展的方向。

第八节　新技术在生物化学检验领域中的应用

一、传感技术

传感技术是当代科学技术发展的一个重要标志。生物传感器的检测原理:将待测物质与生物活性材料(如酶、蛋白质、DNA、抗体、抗原等)接触,经分子识别,发生生物学反应,产生的信息继而被相应的物理或化学换能器转变成可定量和可处理的电、声、光等信号,再经二次仪表放大并输出,便可定性或定量的测出待测物。生物体实际上就是一个个独立的生物信息处理系统,同样具有传感器件和信息处理器件。如果利用具有不同生物特性的微生物代替酶,可制成各种不同的微生物传感器。利用各种微生物特异的基因片段制备的基因传感器或者利用其特异的抗原抗体制备的免疫传感器可用来检测体液中的病原微生物的各种生物学成分。在生物化学检验领域里,酶电极是最早研制且应用最多的一种传感器,例如目前临床上使用的血糖快速测定仪。为临床上医生的诊断提供可靠依据。另外,在法医学中,生物传感器也可作DNA鉴定和亲子认证等。

二、质谱技术

质谱(mass spectrometry,MS)是带电分子或分子碎片按质荷比的大小顺序排列的图谱。质谱分析法是通过对被测样品进行离子化,并对离子化离子的质荷比(m/e)进行测定来对样品进行定性和定量分析的一种方法。质谱仪是一种定性鉴定用仪器,但不能对混合物进行分离。而色谱仪是一种对混合物进行分离的仪器,但定性能力差。如二者结合起来,则使分离和鉴定可同时进行。在临床医学检验中质谱得到了应用,如对蛋白质、核酸、药物代谢产物的动态分析、癌细胞蛋白质的鉴定、同位素标记物的检测、寻找新的肿瘤标志物和微生物鉴定等。其中用同位素^{14}C标记的^{14}C-尿素呼吸试验和^{15}N标记的^{15}N-排泄试验已成为临床检测胃幽门螺杆菌(HP)的有效手段。在临床检验医学方面,质谱因其结果最精准,将成为更多检验项目的参考方法。

三、毛细管凝胶电泳

毛细管凝胶电泳(capillary gel electrophoresis,CGE)是将凝胶移到毛细管(内径25～100μm)中作支持物进行的一种电泳。毛细管中充入凝胶交联聚合物,起到了分子筛的作用,使质量电荷比相同的物质能够按照分子由小到大的顺序流出,从而进行了分离。分辨率高于高效液相色谱,进样量只需1～50μl,在毛细管上开一检测窗口,直接进行柱上检测,灵敏度较高,而且样品前处理非常简便,适用于大量临床样品的分析,用于病原体、肿瘤和遗传病的基因诊断,如病原体特异基因检测、基因突变检测、DNA 序列分析及基因治疗等临床分子生物学领域。

学习小结

实验用水是生物化学检验实验室最常用的基础,水质的好坏可能直接影响检验结果的准确性。不同的检验项目需要不同质量和等级的实验室用水,水的制备及水的质量与生物化学检验结果密切相关。实验用水的制备方法有:蒸馏法、离子交换法、活性炭吸附法、微孔过滤法、深层过滤、反渗透法、电去离子法、紫外线照射法、超滤法、超纯水制备等。任何一种水纯化技术都有其优点和缺点,必须使用多种纯化技术组合才能得到所需要的实验室纯水。在实验室中,任何一种水纯化技术都有其优点和缺点,使用多种纯化技术组合得到所需要的实验室纯水。在我国被公认的临床实验室用水质量管理的国际标准是美国临床实验室标准化协会(CLSI)于 2006 年出台了 C3-A。

光谱分析技术在生物化学检验中是最基本和最常用的,它具有灵敏、准确、快速、简便、选择性好和不破坏等特点而被广泛使用。自动生化分析技术主要应用光谱分析的原理,还有火焰光度法、原子吸收分光光度法和荧光光度分析法。

电泳技术已广泛用于蛋白质、多肽、氨基酸、核苷酸、无机离子等成分的分离和鉴定。临床检验常用的电化学分析仪器主要是血气分析仪和电解质分析仪。高效液相层析是一种分离能力强、测定灵敏度高的层析技术,是糖化血红蛋白测定的参考方法。目前国内外最常用的是分立式及干片式自动生化分析仪。全实验室自动化临床实验室今后发展的方向。

复习题

1. 试述实验室用水的制备方法。
2. 简述清洁液的配制原理。

3. 简述朗伯-比尔定律的适用条件。
4. 紫外-可见分光光度计常见的基本类型有哪些？
5. 离子选择性电极的工作原理是什么？
6. 离心机的工作原理是什么？
7. 什么叫相对离心力？如何换算？

（李艳 赵臣）

第 三 章

糖代谢的生物化学检验

学习目标

1. 掌握　糖尿病及其并发症的生物化学检验。
2. 熟悉　糖代谢及血糖浓度的调节机制、糖尿病的发病机制与分型、糖尿病的主要代谢紊乱及并发症。
3. 了解　低糖血症、先天性糖代谢障碍及其生物化学检验。

糖是人体的主要能量来源，是构成机体结构物质的重要组成成分。血糖是反映体内糖代谢状况的常用指标，人体内的糖是在相关激素等因素的调节下，维持与机体适应的代谢平衡。临床上常见的糖代谢紊乱主要是血糖浓度过高(高血糖症)和血糖浓度过低(低血糖症)。

第一节　血糖及糖代谢紊乱

血糖指血液中的葡萄糖。正常人血糖浓度相对恒定，在 3.89~6.11mmol/L 范围内。体内激素等因素对血糖的调节作用使机体血糖的来源及去路保持动态平衡。

一、血糖及调节

机体血糖浓度取决于血糖的来源及去路的平衡。血糖的来源主要受机体是否进食的影响，血糖的去路则主要受制于机体是否能很好地利用血糖。

(一)血糖的来源

1. 碳水化合物的消化和单糖的吸收　进食后，进入机体的淀粉和糖原首先在口腔中唾液淀粉酶的作用下生成中间产物糊精和麦芽糖。进而，酸性 pH 的胃液抑制淀粉酶的活性，但碱性的胰液可增加小肠液的 pH 值，使胰淀粉酶消化寡糖，生成麦芽糖及少量乳糖和蔗糖等二糖。再由小肠黏膜分泌的二糖酶水解生成葡萄糖、半乳糖和果糖等单糖。单糖分子经过载体主动转运入十二指肠和空肠壁扩散入血液中。其中葡萄糖和半乳糖的吸收率比其他单糖(如木糖)高数倍，在吸收过程中果糖和半乳糖可以转变为葡萄糖。所有单糖在小肠吸收后通过门静脉转运到肝脏。

2. 糖原的分解 在饥饿情况下,肝储存的糖原在葡萄糖-6-磷酸酶作用下,分解成葡萄糖入血,这是空腹时血糖的直接来源,是维持血糖恒定的重要机制。肾脏也可分解糖原,产生少量葡萄糖。但骨骼肌缺乏葡萄糖-6-磷酸酶,不能分解肌糖原产生血糖。

3. 糖异生 在空腹情况下,体内的一些非糖物质如氨基酸、乳酸和甘油可以经肝脏的糖异生作用生成葡萄糖。

(二)血糖的代谢去路

葡萄糖等己糖的代谢过程是根据机体的需要而定,主要的代谢途径(去路)有:

1. 有氧氧化 指葡萄糖或其他己糖转化为丙酮酸,进而通过三羧酸循环和线粒体呼吸链的氧化磷酸化产生能量(ATP)、生成 CO_2 和 H_2O。是血糖代谢去路的主要途径。

2. 合成糖原 指餐后葡萄糖在肝脏、肌肉等组织转换为糖原贮存的过程。

3. 转换成甘油三酯、蛋白质或氨基酸等其他非糖物质及其他糖类衍生物。

4. 当血糖浓度高于肾糖阈时,从尿中排出体外。

糖代谢的途径中还有磷酸戊糖旁路,可以生成 NADPH。NADPH 是保持红细胞膜完整性、合成脂类、合成胆固醇以及参与机体氧化还原反应的重要辅酶。

(三)血糖浓度的调节

机体的血糖在多种激素的精细调节下保持在一定的范围。降低血糖的激素主要是胰岛素。升高血糖的激素有胰高血糖素、肾上腺素、皮质醇以及生长激素等。

1. **降低血糖的激素** 胰岛素(insulin)是由胰岛 β 细胞产生的,其作用的主要靶器官是肝、骨骼肌和脂肪组织。促进这些组织细胞摄取葡萄糖、促进葡萄糖转换成糖原或脂肪、抑制肝脏的糖异生、促进蛋白质合成、抑制蛋白质分解。总效应是降低血糖。

胰岛素作用的分子作用机制尚不十分清楚。通常胰岛素首先作用于细胞膜上的胰岛素受体,该受体是由两个 α 亚基和两个 β 亚基组成的四聚体。α 亚基位于质膜的外侧,有胰岛素结合位点;β 亚基含有酪氨酸蛋白激酶,穿过细胞膜延伸至细胞内。胰岛素首先结合 α 亚基使胰岛素受体的构象发生改变,进而 β 亚基的酪氨酸蛋白激酶磷酸化而激活胰岛素受体。酪氨酸蛋白激酶的主要底物是受体自身,胰岛素受体上酪氨酸激酶的活化后致使细胞内信号转导发生。

此外,胰岛素样生长因子(insulin like growth factors,IGF)在结构上与胰岛素相似,具有类似于胰岛素的代谢作用和促生长作用,是细胞生长和分化的主要调节因子之一。

2. **升高血糖的激素** 胰高血糖素、肾上腺素、皮质醇以及生长激素等几种激素生理作用与胰岛素相反。通过促进肝糖原分解和糖异生,抑制葡萄糖的利用而升高血糖。其中胰高血糖素最为重要。当缺乏胰高血糖素时,主要是肾上腺素起作用。

(1)胰高血糖:胰高血糖素(glucagon)是由胰岛 α 细胞分泌的含有 29 个氨基酸残基的多肽。胰高血糖素具有促进肝糖原分解和糖异生、促进肝脏生成酮体的作用;胰高血糖素的另一靶器官是脂肪组织,可以促进机体的脂肪动员。胰高血糖素的分泌主要受血糖浓度调节,血糖降低可刺激其分泌;升高则反之。长期患糖尿病将会削弱 α 细胞对低血糖的反应,增加低血糖的发生。应激及运动亦可诱导其释放。而胰岛素可抑制胰高血糖素的基因表达,减少其生物合成和释放。若胰岛素不足又继发胰高血糖素浓度升高,将会增加高血糖症和酮症酸中毒发生的危险性。

(2)肾上腺素:肾上腺素(epinephrine)是肾上腺髓质分泌的儿茶酚胺类激素,可以促进肝糖原分解而升高血糖,降低血糖的利用。肾上腺素可以刺激胰高血糖素的分泌,抑制胰岛素分泌。肾上腺素在胰高血糖素分泌受损时(如1型糖尿病患者),是上调血糖水平的关键激素。运动或应激可以促进肾上腺素分泌,提高血糖水平以供能。肾上腺髓质肿瘤可通过分泌过量的肾上腺素、去甲肾上腺素引起高血糖症。

(3)生长激素:生长激素(growth hormone)是由垂体分泌的一种多肽,它主要作用是促进糖异生和脂肪分解,并且拮抗胰岛素的促组织细胞摄取葡萄糖。

(4)皮质醇:皮质醇(cortisol)是在促肾上腺皮质激素的刺激下由肾上腺皮质分泌,可以促进糖异生和糖原分解、促进蛋白质和脂肪分解。如果肾上腺皮质功能亢进患者血浆中皮质醇含量增加,可致高血糖症;相反在肾上腺皮质功能减退,由于皮质醇减少,可致低血糖症。

此外,甲状腺激素(thyroid hormone)也可刺激糖原分解,促进小肠吸收葡萄糖,但它并不直接参与糖代谢的调节。生长激素释放抑制激素(growth hormone release inhibiting hormone,GIH)又称为生长抑素,由胃肠道和胰岛δ细胞分泌的14个氨基酸残基组成的多肽,它可抑制生长激素释放。生长抑素还可调节胰高血糖素和胰岛素的分泌。

二、糖尿病及高血糖

糖尿病是一种复杂的代谢性疾病。患病率随年龄而增长,45岁后明显上升,60岁达高峰。在糖尿病中,约85%是2型糖尿病,其他型糖尿病占比例较少。

(一)糖尿病的定义

糖尿病(diabetes mellitus)是一组由于胰岛素分泌不足和(或)胰岛素作用低下而引起的代谢性疾病,其特征是高血糖症。糖尿病患者长期高血糖将导致多种器官的损害、功能紊乱和衰竭。尤其是眼、肾、神经、心脏和血管系统。两种病理过程参与糖尿病的发病机制:其一是胰腺β细胞的自身免疫性损伤;其二是机体对胰岛素的作用产生抵抗。糖尿病患者胰岛素的绝对和(或)相对不足是导致糖、脂肪和蛋白质代谢紊乱的重要基础。有时两种机制可以共存于同一患者,很难鉴别哪一个是原发性的原因。

糖尿病的典型症状为多尿、多饮、烦渴及体重减轻,有时伴随有多食和视力下降。青少年患者可出现生长发育迟缓。糖尿病可并发糖尿病酮症酸中毒昏迷和非酮症高渗性昏迷,严重时危及生命。

(二)糖尿病的分类分型

以往糖尿病的分类分型主要为糖尿病、糖耐量减退和妊娠期糖尿病三大类。其中糖尿病又分为胰岛素依赖型(insulin dependent diabetes mellitus,IDDM,1型)和非胰岛素依赖型(non-insulin dependent diabetes mellitus,NIDDM,2型)糖尿病。

现在的分类方法是根据病因将糖尿病分成四大类型,即1型糖尿病、2型糖尿病、其他特殊类型糖尿病和妊娠期糖尿病,见表3-1。

(三)糖尿病几种类型的主要特点

糖尿病被分为1型糖尿病、2型糖尿病、特殊类型糖尿病和妊娠期糖尿病四种类型。其主要特点如下:

1.1型糖尿病

(1)免疫介导糖尿病:这类糖尿病主要是因为胰岛β细胞的破坏引起胰岛素绝对不足,

表 3-1　糖尿病的病因学分类（2001 年）

1 型糖尿病
　　免疫介导　　特发性
2 型糖尿病
其他特殊类型的糖尿病
　β 细胞功能的遗传性缺陷
　7 号染色体葡萄糖激酶（MODY$_2$）、12 号染色体 HNF-1α（MODY$_3$）、20 号染色体 HNF-4α（MODY1）、线粒体
　　DNA 等
　胰岛素作用遗传性缺陷
　A 型胰岛素抵抗、Rabson-Mendenhall 综合征、脂肪萎缩性糖尿病、妖精貌综合征等
　胰腺外分泌性疾病
　胰腺炎、外伤及胰腺切除、囊性纤维化病、血色病、肿瘤、纤维钙化性胰腺病变等
　内分泌疾病
　肢端肥大症、甲状腺功能亢进、生长抑素瘤、库欣综合征、胰高血糖素瘤、嗜铬细胞瘤、醛固酮瘤等
　药物和化学品所致
　吡甲硝苯脲（vacor）、喷他脒（pentamidine）、烟酸（nicotinic acid）、糖皮质激素、甲状腺素、二氮嗪
　　（diazoxide）、β 肾上腺素受体激动剂、噻嗪类利尿剂、苯妥英钠（dilantin）、α 干扰素等
　感染
　风疹、巨细胞病毒等
　少见的免疫介导性糖尿病
　Stiffman 综合征、抗胰岛素受体抗体等
　其他可能伴有糖尿病的遗传综合征
　Turner 综合征、Worfram 综合征、Down 综合征、Klinefelter 综合征、Friedreich 共济失调、Laurence-Moon-Biedel
　　综合征、Huntington 舞蹈病、强直性肌营养不良、卟啉病、Prader-Willi 综合征等
妊娠期糖尿病（GDM）

且具有酮症酸中毒倾向。它包括病因不明但因自身免疫机制引起的 β 细胞破坏，而不包括非自身免疫的特异性原因引起的 β 细胞破坏或功能衰竭（如囊性纤维化病）。大多数这类 1 型糖尿病患者以体内存在自身抗体为特征，这些抗体的存在说明体内有破坏 β 细胞的自身免疫过程。

（2）自身抗体：β 细胞自身免疫反应的标志物是患者血清中存在的自身抗体，并且在高血糖症出现的数年前就可检出。它们包括：①胰岛细胞胞浆抗体（islet cell cytoplasmic antibodies，ICA），在 70%～80% 新近诊断 1 型糖尿病患者中可检出，正常人仅 0.5% 可出现。②胰岛素自身抗体（insulin autoantibodies，IAA）在 50% 新近诊断的 1 型糖尿病患者中可检出，正常人检出率与 ICA 相同。若同时存在 IAA 和 ICA 的个体，其发展为 1 型糖尿病的风险比单独存在任何一种的个体显著增高。③谷氨酸脱羧酶自身抗体（glutamate decarboxylase autoantibodies），MW65000，可于 1 型糖尿病发病前 10 年检出，在新近诊断的 1 型糖尿病患者中阳性率也很高。这种抗体可用来帮助诊断 2 型糖尿病是否进行性发展为 1 型糖尿病。④酪氨酸磷酸化酶自身抗体 IA-2 和 IA-2β（tyrosine phosphatases antibodies，anti-IA-2 和 anti-IA-2β），约有 85%～90% 的病例在发现高血糖时，有一种或几种自身抗体呈阳性。

（3）相关基因：该型糖尿病与人类白细胞组织相容性抗原（HLA）有很强关联，与 DQA 和 DQB 基因连锁，并且受 DRB 基因影响，这些 HLA-DR/DQ 等位基因，有些是致病因素，有些则对发病有保护作用。

（4）环境因素：涉及如病毒（风疹、流行性腮腺炎和柯萨奇病毒 B），化学品等糖尿病的致病环境因素。可能病毒蛋白质的氨基酸与 β 细胞蛋白质氨基酸有同源性，激活了体内的自身免疫反应，但遗传易感性及宿主的其他因素（如 HLA 类型）决定 β 细胞受损的进程。

特点：免疫介导糖尿病具有以下特点，①虽任何年龄均可发病，但典型病例常见于青少年；②起病较急；③血浆胰岛素及 C 肽含量低，糖耐量曲线呈低平状态；④β 细胞的自身免疫性损伤是重要的发病机制，多可检出自身抗体 ICA、IAA 和 GAD；⑤治疗依赖胰岛素为主；⑥易发生酮症酸中毒；⑦遗传因素在发病中起重要作用，特别与 HLA 某些基因型有很强关联。

特发性 1 型糖尿病：这一类型糖尿病的显著特点是具有 1 型糖尿病的表现，例如容易发生酮症，依赖胰岛素生存，但病因中缺乏自身免疫反应的证据，也无 HLA 基因型相关特点，多见于非裔及亚裔人。

2. 2 型糖尿病　这一类型患者表现为胰岛素抵抗，即患者胰岛 β 细胞对胰岛素不敏感。胰岛 β 细胞的功能减退是发病的关键。这类患者在发病初期甚至终生，其生存不需要依赖胰岛素治疗，所以过去常把它称为 NIDDM。这类患者无自身免疫损伤，也没有表 3-1 列出的明确病因。虽然尚不清楚这类糖尿病的特定病因，但随着科学的发展，可望发现明确的病因，鉴定出遗传学缺陷而确定某些新的亚型。

2 型糖尿病患者多数伴肥胖，肥胖本身可引起某种程度的胰岛素抵抗。本型患者往往伴随有感染等应激因素发生酮症酸中毒，很少出现自发性酮症酸中毒。由于这类糖尿病的高血糖症是逐渐加重，在疾病早期阶段没有明显症状，常在得病多年之后仍未确诊，这增加了并发大血管疾病和微血管疾病的风险。此型患者血浆胰岛素水平可正常或稍高，高血糖的刺激又引起更多的胰岛素分泌，因此患者的胰岛 β 细胞负荷较重，并且不足以代偿胰岛素抵抗。虽然胰岛素抵抗可随着体重减少和药物控制血糖而得到改善，但很难恢复正常。这类糖尿病的发生与年龄、肥胖、慢性炎症和缺乏体育锻炼等环境因素有关，尤易发生在既往有妊娠期糖尿病、高血压及血脂紊乱的患者。它往往比 1 型糖尿病有更强的遗传易感性，且机制更为复杂，病因尚不清楚。

2 型糖尿病特点：①典型病例常见肥胖的中老年成人，偶见于幼儿；②起病较慢；③血浆中胰岛素含量绝对值并不降低，但在糖刺激后呈延迟释放；④ICA 等自身抗体呈阴性；⑤单用口服降糖药一般可以控制血糖；⑥发生酮症酸中毒的比例不如 1 型糖尿病；⑦有遗传倾向，但与 HLA 基因型无关。

3. 特殊类型的糖尿病　①β 细胞基因缺陷：β 细胞基因缺陷性糖尿病高血糖症出现较早，常在 25 岁之前发病。第一型称为青年人中成年发病型糖尿病（简称 MODY$_3$），表现为胰岛素分泌的轻度受损和胰岛素作用缺陷，它们为常染色体显性遗传，并且在不同的染色体上发现有三个以上的基因位点突变，最常见的有 12 号染色体的肝细胞核转录因子（HNF-1α）基因发生突变。第二型简称 7 号染色体 MODY$_2$，为葡萄糖激酶基因变异，该酶主要使葡萄糖磷酸化为 6-磷酸葡萄糖，刺激 β 细胞分泌胰岛素，葡萄糖激酶基因缺陷者需较高的血浆葡萄糖刺激才能产生正常水平的胰岛素。第三型简称 MODY$_1$，变异发生在 20 号染色体上的 HNF-4α，HNF-4α 是调控 HNF-1α 表达的转录因子。其他几型虽然具有相同的临床表现，但特定的基因缺陷尚不清楚。②胰岛素作用基因缺陷：比较少见，主要是由于胰岛素受体变异所致，有些患者可伴有黑棘皮病，女性患者可有男性化表现和卵巢囊肿。如为儿童患者，胰岛素受体基因的变异可致严重的胰岛素抵抗，称为妖精貌综合征（leprechaunism）。③胰腺的外分泌疾病：包括胰腺的炎症、肿瘤、感染、损伤等均可引起继发性糖尿病。④内分泌疾病所致：有几种激素有拮抗胰岛素的作用，如生长激素、皮质醇、胰高血糖素和肾上腺素，当这些激素在体内过量产生时可致糖尿病。如肢端肥大症（acromegaly）、库欣综合征（Cushing's syndrome）、胰高血糖素瘤（glucagonoma）、嗜铬细胞瘤（pheochromocytoma），这类糖尿病在除去引起激素过度分泌的因素后，血糖可恢复正常。

4. **妊娠期糖尿病**　妊娠期糖尿病（GDM）是指在妊娠期间任何程度的糖耐量减退或糖尿病发作，不论是否使用胰岛素或饮食治疗，也不论分娩后这一情况是否持续。但已知糖尿病伴妊娠者不属此组。在分娩 6 周后，均应按复查的血糖水平和糖尿病的诊断标准重新确定为：①糖尿病；②空腹高血糖（IFG）；③糖耐量减退（IGT）；④正常血糖。其中多数 GDM 妇女在分娩后血糖将恢复正常水平。

（四）糖尿病的主要代谢紊乱

在正常情况下，人体细胞内能量代谢主要由血糖供给，多余的血糖可转化为糖原、脂肪和蛋白质贮存起来。患糖尿病后，由于胰岛素的绝对和相对不足，机体组织不能有效地摄取和利用血糖，不仅造成血糖浓度增高，而且组织细胞内三大营养物质的消耗增加，以满足机体的供能需要。

1. **糖尿病时体内的代谢紊乱**　在糖代谢上，葡萄糖在肝、肌肉和脂肪组织的利用减少，肝糖原降解和糖异生增多，引起血糖升高。在脂肪代谢上，脂肪组织摄取葡萄糖及从血浆移除甘油三酯减少，脂肪合成减少；但脂蛋白脂肪酶活性增加，血浆游离脂肪酸和甘油三酯浓度升高；当胰岛素极度不足时，脂肪组织大量动员分解产生大量酮体，若超过机体对酮体的氧化利用能力时，酮体堆积形成酮症，进一步发展为酮症酸中毒。在蛋白质代谢上，蛋白质合成减弱，分解代谢加速，可导致机体出现负氮平衡。

2. **糖尿病并发症时体内的代谢紊乱**　长期高血糖可导致多种并发症的发生，尤其是病程较长，控制较差的患者。按并发症的起病快慢，可分为急性并发症和慢性并发症两大类，急性并发症除常见的感染外，还有糖尿病酮症酸中毒、糖尿病非酮症高渗性昏迷、糖尿病乳酸酸中毒昏迷等；糖尿病的慢性病变主要是微血管病变，如肾脏病变、眼底病变、神经病变；大血管病变、心、脑、肾等的病变和高血压等。

（1）糖尿病酮症酸中毒昏迷（ketoacidosis diabetic coma）是糖尿病的严重急性并发症。常见于 1 型患者伴应激时。诱发因素为感染、手术、外伤和各种拮抗胰岛素的激素分泌增加。当机体代谢紊乱发展到脂肪分解加速，酮体生成增多，血浆中酮体积累超过 2.0mmol/L 时称为酮血症。酮体进一步积聚，发生代谢性酸中毒时称为酮症酸中毒，此时可发生一系列代谢紊乱。表现为：严重失水、代谢性酸中毒、电解质紊乱和广泛的功能紊乱。除尿酮症呈强阳性外，血酮体>5mmol/L、HCO_3^-、血 pH<7.35，病情严重时可致昏迷，称为糖尿病酮症酸中毒昏迷。

糖尿病酮症酸中毒发病的机制主要是由于胰岛素的绝对或相对不足，拮抗胰岛素的激素如胰高血糖素、皮质醇、儿茶酚胺及生长激素增多，肝糖原分解加速，糖异生加强，导致血糖增加；但机体不能很好地利用血糖，各组织细胞处于血糖饥饿状态，于是脂肪分解加速，血浆中游离脂肪酸增加，导致酮体生成增加而利用减慢，血酮体累积引起酮症。

（2）糖尿病非酮症高渗性昏迷（hyperosmolar nonketotic diabetic coma）：多见于 60 岁以上老年（2 型）轻症糖尿病及少数幼年（1 型）病者。常见的发病诱因有：口服噻嗪类利尿剂、糖皮质激素、苯妥英钠；腹膜透析或血液透析；尿崩症；甲亢；严重烧伤；高浓度葡萄糖治疗引起失水

35

过多和血糖过高;颅内压增高使用脱水剂治疗;降温疗法;急性胰腺炎;各种严重呕吐、腹泻等疾患引起的严重失水等情况。本症发病机制复杂,未完全阐明。在本症中血浆渗透压升高程度远比糖尿病酮症酸中毒明显,加上本症患者有一定量的内源性胰岛素,故在血糖极高的情况下,一般不易发生酮症酸中毒。而且脂肪分解和胰岛素拮抗激素增高不及酮症酸中毒突出。

（3）糖尿病乳酸酸中毒昏迷(lactic acidosis diabetic coma):乳酸由丙酮酸还原而成,是糖中间代谢产物,正常人乳酸/丙酮酸比值为10:1,处于平衡状态。患糖尿病后,由于胰岛素的绝对和相对不足,机体组织不能有效地利用血糖,丙酮酸大量还原为乳酸,使体内乳酸堆积增多。

由于长期高血糖使蛋白质发生非酶促糖基化反应,糖基化蛋白质分子与未被糖化的分子互相结合交联,使分子不断加大,进一步形成大分子的糖化产物,这种反应多发生在那些半衰期较长的蛋白质分子上,如胶原蛋白、晶体蛋白、髓鞘蛋白和弹性硬蛋白等,引起血管基底膜增厚、晶体浑浊变性和神经病变等病理变化。由此引起的大血管、微血管和神经病变,是导致眼、肾、神经、心脏和血管等多器官损害的基础。

三、低血糖症

低血糖(hypoglycemia)指血糖浓度低于空腹参考水平下限,通常空腹血糖浓度低于 3.33 ~ 3.89mmol/L 称低血糖。在餐后 1 ~ 2 小时可能发生一过性血糖下降,称其为餐后低血糖。低血糖的症状主要是交感神经兴奋和脑缺血。由于肾上腺素分泌增加导致多汗、恶心、轻度头痛,脉搏快,饥饿和上腹不适,这些症状是非特异性的。

生理情况下,大脑的能量供应依靠血糖,血糖低于 1.7mmol/L(30mg/dl)时,引起严重的中枢神经系统损害,出现头痛、头晕、意识模糊等症状,严重者可出现神志丧失甚至死亡。

低血糖症的病因分类方式通常根据其发病的年龄,见表 3-2,但也有交叉,如某些糖原累积性疾病可出现于 30 岁左右,激素缺乏亦可出现于儿童期。

表 3-2　低血糖症的原因

新生儿	Reye 综合征
早产和未成熟、母体糖尿病、呼吸窘迫综合征、妊娠中毒症、其他	特发性低血糖症
婴儿	成人
酮症低血糖	医源性(胰岛素、口服降糖药)
糖代谢酶的缺陷	中毒性(酒精、降糖氨酸)
糖原累积病(glycogen storage disease)	严重肝功能受损
半乳糖血症	慢性肾功能衰竭
糖异生酶的先天性缺陷	胰岛 β 细胞瘤
遗传性果糖不耐受症(hereditary fructose intolerance)	胰岛素抗体
	激素的缺乏(如糖皮质激素、生长激素)
亮氨酸敏感症(leucine hypersensitivity)	非胰腺的肿瘤
内源性胰岛素增高	败血症
	反应性低血糖

（一）新生儿婴儿低血糖症

新生儿血糖浓度远低于成人,平均约 2mmol/L 并且于出生后会快速降低,所以在没有任何低血糖临床表现下,新生儿血糖可下降到1.7mmol/L,早产儿血糖可低至1.1mmol/L。

新生儿期低血糖常见原因包括早产、母体疾病、GDM和妊娠中毒症等。新生儿低血糖通常是短暂的,然而婴儿早期发作的低血糖却较长,可能与酮症性低血糖或先天性代谢异常有关。

(二)成人空腹低血糖症

成人低血糖可能是由于肝脏葡萄糖产率降低或葡萄糖利用增加。真性低血糖常提示潜在疾病的存在,可能危及生命。目前,还没有确切阈值评估低血糖,一般血浆葡萄糖浓度低于3.0mmol/L时,开始出现低血糖相关症状,当低于2.8mmol/L时,将发生脑功能损害。其常见原因有:

1. 药源性低血糖　药物是导致低血糖最常见原因,许多药物如胰岛素等降糖药、普萘洛尔,水杨酸盐和丙吡胺都能导致低血糖,其中半衰期长的口服降糖药在药源性低血糖中最常见。

2. 酒精性低血糖　乙醇通过抑制糖异生导致低血糖。对于慢性酒精中毒的患者,可由其营养不良(低糖原贮积)导致酒精性低血糖。

3. 肝源性低血糖　在肝衰竭(如病毒性肝炎晚期,中毒性肝坏死)的患者因糖异生或糖原贮积减少而使葡萄糖生成减少,导致低血糖。当超过80%的肝功能损伤时,患者会出现低血糖,此时的低血糖可作为肝衰竭证据之一。

4. 升高血糖类激素缺乏　升血糖类激素如生长激素、糖皮质激素、甲状腺素或胰高血糖素等缺乏将导致低血糖,在儿童时期易发生。

5. 胰岛β细胞瘤　低血糖伴高胰岛素血症强烈提示胰岛β细胞瘤。为提高诊断准确度,需同时检测血糖和胰岛素浓度,因为正常人血浆胰岛素浓度在较宽范围内波动,而且只有不到50%胰岛素瘤患者会出现低血糖。诊断标准为:血浆葡萄糖浓度≤2.8mmol/L且胰岛素浓度>10μIU/ml,或胰岛素(μIU/ml)/葡萄糖(mmol/L)>3。若血糖浓度≤2.8mmol/L,C肽≥0.2nmol/L也可以确诊为胰岛β细胞瘤。最好的诊断方法为满足Whipple三联征:即有低血糖临床症状和体征;血浆葡萄糖<2.8mmol/L;服糖后症状快速减轻或消失。

6. 胰岛素自身抗体性低血糖　抗胰岛素抗体能引起低血糖,常见于Graves病、多发性骨髓瘤、系统性红斑狼疮和类风湿关节炎患者。这类抗体不同于胰岛素治疗中产生的抗体和1型糖尿病患者的自身抗体,其导致低血糖的机制尚不清楚,临床表现为餐后高血糖和空腹低血糖。实验室检查结果为低C肽和高浓度胰岛素。由于胰岛素抗体对胰岛素免疫测定法有干扰,故必须通过直接测定胰岛素抗体来诊断。

7. 非胰腺肿瘤所致低血糖　多发生于巨型间质瘤,其原因为葡萄糖过度利用和糖代谢异常的影响。例如,上皮来源的肿瘤常通过产生IGFⅡ导致低血糖。

通常诊断空腹低血糖的方法为:多次连续测定空腹血浆葡萄糖或在发作时测定血糖,其值<2.8mmol/L。对于不能排除的空腹低血糖,需进行特殊试验以阐明潜在的病因。

(三)餐后低血糖

许多因素可以导致餐后低血糖(postprandial hypoglycemia),包括药物、胰岛素抗体或胰岛素受体抗体、先天性疾病(如果糖-1.6-二磷酸酶缺陷)和反应性低血糖(也称功能性低血糖)。

反应性低血糖在过去不被认为是一种疾病,但在第三届国际低血糖学术会上,反应性低血糖被定义为:一种临床疾病,患者在日常生活中有餐后症状,毛细血管血或动脉血浆葡萄糖浓度低于 2.5~2.8mmol/L。

该症患者在餐后 1~3 小时有自觉症状,进食可缓解 30~45 分钟。目前,一些引起低血糖症的病因(如胃肠功能不全或激素缺乏)很难被发现。这类患者表现为无自觉症状但有低血糖,或血糖正常却有自觉症状。餐后低血糖较少见,在餐后出现自觉症状时有低血糖即可诊断。如果怀疑本病,则可进行 5 小时进餐耐量试验或 5 小时葡萄糖耐量试验。

(四)无症状低血糖

指血糖<2.8mmol/L 时无自觉症状。它可发生于非糖尿病患者,例如妊娠妇女,其机制可能与胎儿从母体不断摄取营养有关;也可发生 50% 的长期糖尿病患者,其原因与肾上腺素对低血糖的反应降低有关,尤其易出现于胰岛素强化治疗后血糖控制在正常水平的 1 型糖尿病患者。

(五)甲苯磺丁脲耐受试验

甲苯磺丁脲耐受试验(tolbutamide tolerance test) 降糖药甲苯胺丁脲刺激正常胰腺释放胰岛素。因此,胰腺对甲苯磺丁脲的反应可用于空腹低血糖症研究。在静注 1g 甲苯磺丁脲前采血和后 2,15,30,60,90,120 分钟分别再采血,测定其葡萄糖和胰岛素浓度。①正常人在 30 分钟时血糖浓度较基础浓度下降 50%,120 分钟时恢复到基础值(注射前);②空腹低血糖患者的最低血糖浓度会显著下降并且 120 分钟后血糖浓度不能恢复到基础值。

同时测定胰岛素浓度会提供更进一步的诊断信息。正常人 2 分钟时胰岛素浓度峰值小于 150μIU/ml,而胰岛细胞瘤患者峰值却更高,并且 60 分钟时胰岛素的浓度仍然高,此现象可作为诊断胰岛细胞瘤依据。例如,在许多情况如肝脏疾病、营养不良或肾功能不良时,血浆葡萄糖对甲苯磺丁脲的反应不能同胰岛细胞瘤区别开来,此时,测定胰岛素浓度就能明确诊断。

四、先天性糖代谢障碍

糖代谢的酶类发生先天性异常或缺陷,导致某些单糖不能转为葡萄糖,贮积于体内,从尿中排出。其多为常染色体隐性遗传。患者症状轻重不一,可伴有血浆葡萄糖降低。

(一)半乳糖代谢异常

半乳糖代谢异常(disorders of galactose metabolism)是指某些参与半乳糖代谢的酶发生缺陷导致半乳糖血症(galactosemia)。半乳糖来源于奶制品,结构类似葡萄糖,其不同点在于羟基在 C-4 上。半乳糖可通过多种酶催化转变成葡萄糖。半乳糖代谢异常常见于 1-磷酸半乳糖苷转移酶缺乏和半乳糖激酶缺乏。

(二)果糖代谢异常

果糖是食物中糖的一部分,果糖代谢异常是由其代谢相关的酶类缺乏所致。果糖代谢异常包括原发性果糖尿、遗传性果糖不耐受及遗传性 1,6-二磷酸果糖酶缺乏等。原发性果糖尿(essential fructosuria)是由于果糖激酶先天缺乏所致,为常染色体隐性遗传疾病。遗传性果糖不耐受(hereditary fructose intolerance)为罕见常染色体隐性遗传病,是由于 1-磷酸果糖醛缩酶(醛缩酶 B)缺陷所致。遗传性 1,6-二磷酸果糖酶缺乏(hereditary fructose-1,6-diphosphatase deficiency)为常染色体隐性遗传病,多在婴儿期发病。实验室检查结果为空腹低血糖、酮血症、乳酸血症和血浆丙氨酸水平增高,并可通过测定肝、肾、肠活检标本中此酶活性进行确诊。

（三）糖原累积病

糖原累积病（glycogen storage disease）包括至少 10 种罕见的遗传性组织糖原贮存异常。其中葡萄糖 6-磷酸酶糖缺乏症（Ⅰ型）最常见，病情最重，也称为 Von-Gierke 病。α 葡萄糖苷酶缺乏症（Ⅱ型）是 α-1,4-葡萄糖苷酶缺乏，主要影响心脏和骨骼肌。此外，还有淀粉-1,6-葡萄糖苷酶缺乏症（Ⅲ型）、分支酶缺乏症（Ⅳ型）、肌磷酸化酶缺乏症（Ⅴ型）、肌磷酸化酶缺乏症（Ⅴ型）、肝磷酸化酶、磷酸化激酶缺乏症（Ⅵ型）、肌磷酸果糖激酶缺乏症（Ⅶ型）等。

第二节　糖代谢的主要检测项目

检测糖尿病及其并发症相关的其他代谢紊乱产物、糖化蛋白、血糖调节物和早期微血管病变，有利于糖尿病及其并发症的早期诊断、鉴别诊断、血糖控制效果监测、病程监控、预后评估和指导临床治疗。有关遗传性缺陷所致糖尿病，其病因学诊断依赖于分子诊断，而其他继发性的糖尿病则和原发性疾病有关，不在本章讨论范畴。

一、血　　糖

空腹血糖（fasting plasma glucose，FPG）是指至少于 8h 内不摄入含热量食物后，测定血浆葡萄糖浓度。如空腹血糖浓度不止一次高于 7.0mmol/L（126mg/dl）可诊断为糖尿病。

各种体液标本均可用于葡萄糖检测，但糖尿病的临床诊断应以血糖标本为准。通过葡萄糖计和各种微创、无创的方法来检测葡萄糖浓度，主要用于血糖的自我监控，以控制饮食和调整用药。

（一）血浆标本的处理

诊断糖尿病时，临床实验室推荐以血浆为标本测定血糖浓度。由于糖酵解的存在，应该在分离血浆后尽快测定。如果不能及时测定血糖浓度，应对标本加以恰当处理。

室温下，糖酵解可使血糖减少，每小时减幅约 5%～7%。当有白细胞增多或细菌污染时，体外酵解速率会增加。通过向标本中加碘乙酸钠或氟化钠可抑制糖酵解作用，使血葡萄糖在室温下稳定 3d。氟化钠通过抑制烯醇化酶而防止糖酵解。氟化物也是一种弱的抗凝剂，但在几小时后可有血液凝集出现。因此建议使用氟化物-草酸盐混合物，例如每毫升血液加 2mg 草酸钾和 2mg 氟化钠阻止后期凝血现象。高浓度氟离子会抑制脲酶和某些酶活性，因而标本不宜用作脲酶法测定尿素，亦不适用于某些酶的直接测定。草酸钾会使细胞水分外渗，血浆稀释，这种标本不能用于测定其他物质。

（二）其他体液标本的处理

由于临床标本的多样化以及床旁检验（point of care test，POCT）的积极开展，有必要掌握其他体液标本的一些基本处理办法。

对于血细胞比积正常的个体，其空腹全血葡萄糖浓度比血浆葡萄糖浓度大约低 12%～15%。大多数临床实验室采用血浆或血清测葡萄糖浓度，而床旁测定葡萄糖的方法大多数使用的是全血。空腹毛细血管葡萄糖浓度只比静脉血高约 0.1～0.28mmol/L。而在有葡萄糖负荷时，毛细血管的葡萄糖浓度却比静脉血高 2～4mmol/L，因此使用不同的标本应采用不同的参考区间(表3-3)。

表3-3 体液空腹葡萄糖浓度参考区间

标　　本		葡萄糖浓度
血浆/血清		
成人	4.1~5.9mmol/L	(74~106mg/dl)
儿童	3.5~5.6mmol/L	(60~100mg/dl)
足月新生儿	1.7~3.3mmol/L	(30~60mg/dl)
早产新生儿	1.1~3.3mmol/L	(20~60mg/dl)
全血(成人)	3.5~5.3mmol/L	(65~95mg/dl)
脑脊液(成人)	2.2~3.9mmol/L	(40~70mg/dl)
尿液(24h尿)	0.1~0.8mmol/L	(1~15mg/dl)

　　脑脊液中可能含细菌或其他细胞,因此应立即进行测定,如果测定不得不推迟,标本离心后应冷藏于4℃或-20℃。

　　收集24小时尿标本前,容器中应加5ml冰醋酸。另外也可以加入5g苯甲酸钾,或加入双氯苯双胍乙烷+0.1%叠氮钠+0.01%氯化苯甲乙氧胺。在室温下24小时后,尿葡萄糖会丢失40%,故标本应4℃贮存。

　　(三)测定方法

　　目前血糖的测定方法主要采用酶法,基于氧化还原反应的无机化学方法已基本淘汰。

　　1. 己糖激酶法　又称HK法。葡萄糖和三磷酸腺苷(ATP)在己糖激酶(hexokinase,HK)催化下,发生磷酸化反应,生成葡萄糖-6-磷酸(G-6-P)与二磷酸腺苷(ADP)。G-6-P在葡萄糖-6-磷酸脱氢酶(G-6-PD)的催化下脱氢,生成6-磷酸葡萄糖酸(6-PGA),同时使$NADP^+$还原成$NADPH+H^+$,还原型NADPH的生成速度与葡萄糖浓度成正比。在波长340nm监测吸光度的升高速率,可计算出血清中葡萄糖浓度。

　　该法准确度和精密度高,特异性高于葡萄糖氧化酶法,适用于自动化分析,为葡萄糖测定的参考方法。轻度溶血、脂血、黄疸、氟化钠、肝素、EDTA和草酸盐等不干扰本法测定。

　　【参考区间】　3.89~6.11mmol/L(空腹)。

　　【临床意义】

　　(1)生理性高血糖可见摄入高糖食物后或情绪紧张肾上腺分泌增加时。

　　(2)病理性高血糖

　　1)糖尿病:病理性高血糖常见于胰岛素绝对或相对不足的糖尿病患者。

　　2)内分泌腺功能障碍:甲状腺功能亢进、肾上腺皮质功能及髓质功能亢进以及对抗胰岛素的激素分泌过多都会出现高血糖。

　　3)颅内压增高:颅内压增高刺激血糖中枢,如颅外伤、颅内出血、脑膜炎等。

　　(3)生理性低血糖:见于饥饿和剧烈运动。

　　(4)病理性低血糖:特发性功能性低血糖最多见,依次是药源性、肝源性、胰岛素瘤等。

　　【评价】

　　(1)己糖激酶法最大优点是特异性高,不易受其他因素的干扰。

（2）HK 对 D-葡萄糖、D-甘露糖、D-果糖、D-葡糖胺均有催化作用,来源于牛脑和酵母的 HK 的最适底物是 D-甘露糖和 D-葡萄糖。但 G-6-PD 的最适底物是 G-6-P,对 G-6-P 具有高度专一性,对 6-磷酸果糖和 6-磷酸甘露糖不起作用,因此 HK 法的特异性很强。

（3）轻度溶血、脂血、黄疸、维生素 C、氟化钠、肝素、D-甘露糖、草酸盐、谷胱甘肽及某些药物如左旋多巴、肼屈嗪等均无干扰。

（4）严重溶血（Hb2 > 5.12g/L）致使红细胞内有机磷酸酯及一些酶类释放,消耗 $NADP^+$,可使葡萄糖测定值下降 6.6% ~ 32%。

2. 葡萄糖氧化酶-过氧化物酶法　又称 GOD-POD 法。

【测定方法】　葡萄糖氧化酶（glucose oxidase,GOD）利用氧和水将葡萄糖氧化为葡萄糖酸,并释放过氧化氢。过氧化物酶（peroxidase,POD）在色原性氧受体存在时将过氧化氢分解为水和氧,并使色原性氧受体 4-氨基安替比林和酚去氢缩合为红色醌类化合物。红色醌类化合物的生成量与葡萄糖含量成正比。

【参考区间】　空腹血清葡萄糖为 3.89 ~ 6.11mmol/L。

【评价】

（1）GOD 高特异性催化 β-D-葡萄糖。而葡萄糖 α 和 β 构型各占 36% 和 64%。要使葡萄糖完全反应,必须使 α-葡萄糖变旋为 β-构型。某些商品试剂中含有变旋酶,可以加速变旋过程。也可延长孵育时间,通过自发性变旋来转化。过氧化物酶的特异性远低于 GOD。尿酸、维生素 C、胆红素、血红蛋白,四环素和谷胱甘肽等可抑制呈色反应（通过与 H_2O_2 竞争色素原受体）。

（2）GOD 法准确度和精密度都能达到临床要求,操作简便,适用于常规检验。GOD 法也适于测定脑脊液葡萄糖浓度。尿中含较高浓度可干扰过氧化反应的物质（如尿酸）,使测定值出现负偏差。因此 GOD 法不能直接用于尿标本测定,可使用离子交换树脂除去尿中干扰物再测定。

3. 葡萄糖氧化酶-极谱分析法　该法是 GOD-POD 的改良方法,它以氧电极进行极谱分析,直接测定葡萄糖氧化酶法第一步反应消耗的氧来进行定量,摒弃了特异性不高的第二步反应。结合过氧化氢酶的使用,能有效防止 H_2O_2 转变为 O_2 而影响测定结果。该法可用于血浆、血清、脑脊液及尿液标本的测定,但由于血细胞会消耗氧气,故不能用于全血标本。

4. 葡萄糖脱氢酶法　葡萄糖和 NAD^+ 在葡萄糖脱氢酶（glucose dehydrogenase,GD）作用下,生成葡糖酸内酯和 NADH。GD 高特异性催化 β-D-葡萄糖,因此商品试剂中含有变旋酶,目的是加速反应的变旋过程。该法高度特异,不受各种抗凝剂和血浆中其他物质的干扰。制作成固相酶,可用于连续流动分析,也可用于离心沉淀物分析。

二、葡萄糖耐量试验

由 WHO 推荐的口服葡萄糖耐量试验（oral glucose tolerance test,OGTT）,指口服一定量葡萄糖 2 小时前后,作相关血浆葡萄糖浓度测定,这为血糖高于正常范围但又未达到糖尿病诊断标准者提供了一种标准方法。虽然 OGTT 比空腹血糖更灵敏,但 OGTT 受多种因素影响而导致重复性很差。除非第一次 OGTT 结果显示明显异常,否则应在不同的时间作两次 OGTT 加以判断。OGTT 应严格按照 WHO 推荐的方案执行:对非妊娠成人,推荐葡萄糖负载量为

75g,对于儿童,按1.75g/kg体重计算,总量不超过75g。将葡萄糖溶于300ml水后在5分钟内口服。

OGTT联合FPG可协助诊断糖尿病前期状态:①血浆FPG<7.0mmol/L,2hPG≥7.8mmol/L但<11.1mmol/L为糖耐量减退(IGT);②血浆FPG≥6.1mmol/L但<7.0mmol/L,2hPG<7.8mmol/L为空腹血糖受损(IFG);③FPG正常,且2hPG<7.8mmol/L为正常糖耐量,见图3-1。

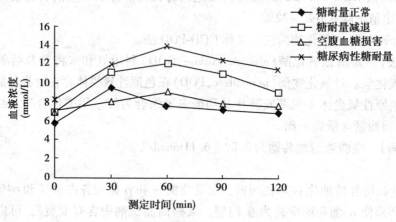

图3-1 不同人群OGTT曲线

OGTT在诊断糖尿病上不是必需的,不推荐临床常规应用。空腹血糖增加见于大多数糖尿病患者,空腹血糖<5.6mmol/L或随机血糖<7.8mmol/L足可排除糖尿病的可能,所以临床上首选测定空腹血糖。OGTT主要用于以下情况:诊断妊娠糖尿病(GDM);诊断糖耐量减退(IGT);无法解释的肾病、神经病变或视网膜病变,其随机血糖<7.8mmol/L时,可以用OGTT评价。如果此时有异常OGTT结果,不代表有肯定因果关系,应该排除其他疾病;人群筛查,用于获取流行病学数据。

静脉注射葡萄糖耐量试验(intravenous glucose tolerance test,IGTT)的适应证与OGTT相同。对某些不宜检测OGTT的患者,如不能耐受大剂量口服葡萄糖、胃切除术后及其他可致口服葡萄糖吸收不良综合征者,为避免影响葡萄糖吸收的因素,应按WHO的方案进行IGTT。

【测定方法】 口服葡萄糖耐量试验(oral glucose tolerance test,OGTT)是检测人体血液葡萄糖调节功能的一种方法。健康人一次食用一定量葡萄糖后,其血液葡萄糖浓度略有升高,但通常在2小时内即可恢复正常,该生理现象称为耐糖现象。当机体神经或内分泌失调引起糖代谢紊乱时,食入大量葡萄糖,血糖浓度明显增高,或降至正常水平所需时间延长,称为糖耐量受损。此期的血糖水平及其所伴其他代谢异常已对器官组织发生损害。

【参考区间】 空腹血糖:3.89~6.11mmol/L;2h血糖:<7.8mmol/L。

【临床意义】 OGTT在糖尿病的诊断上并非必需的,不推荐临床常规应用。OGTT主要用于下列情况:①妊娠糖尿病(GDM);②诊断糖耐量受损(IGT);③有无法解释的肾病、神经病变或视网膜病变,其随机血糖<7.8mmol/L,可用OGTT评价。在此时如有异常结果,不代表有肯定因果关系,还应排除其他疾病;④人群筛查,获取流行病学数据。

【评价】

1. 葡萄糖耐量试验的葡萄糖剂量可用100g或75g。对比研究结果表明,75g糖耐量结果比100g更明显,受检者不适感轻且少。根据WHO推荐的葡萄糖负荷量为75g。但对过低的受检者最好按每千克体重1.75g,总量不超过75g,每克溶于2.5ml水内服用,以求其准确性。

2. 受检者前三天正常饮食,停用影响OGTT的药物,如避孕药、利尿剂、β-肾上腺能阻滞剂、苯妥英钠、烟酸等。受检者试验前一天晚餐后即不再进食。试验过程中受检者不喝饮料、不吸烟、不进食、不做剧烈运动,也无须卧床。服用糖皮质激素者不易作OGTT。

3. 血样在放置过程中血糖会被细菌分解,导致血糖浓度降低。因此,每次采血后血糖标本应用氟化钠/草酸钠抗凝,立即或尽早分离血浆并测定血糖,以求其结果尽量准确。

4. 糖尿病患者应慎做此试验。如果正在使用胰岛素治疗者,则必须在试验前三天停用胰岛素。

5. 对不能承受大剂量口服葡萄糖、胃切除后及其他可致口服葡萄糖吸收不良的患者,应进行静脉葡萄糖耐量试验。

三、糖化血红蛋白

糖基化指通过非酶促作用将糖基结合到蛋白质的氨基酸基团上的过程。测定糖化蛋白(glycated protein)可为过去较长时间段的血糖浓度作回顾性评估,而减少短期血糖浓度波动的影响。因此,糖化蛋白浓度主要用于评价血糖控制效果,而不用于糖尿病的诊断。

成人血红蛋白(Hb)通常由HbA(97%)、HbA_2(2.5%)和HbF(0.5%)组成。HbA由四条肽链组成:包括两条α链和两条β链。对HbA进行色谱分析发现了几种次要血红蛋白,即:HbA_{1a}、HbA_{1b}和HbA_{1c}(统称为HbA1)、快速血红蛋白(因它在电泳时迁移比HbA快得多,故称HbA_0)。HbA1和HbA_0统称为糖化血红蛋白(glycated hemoglobins)。

HbA_{1c}由葡萄糖与HbA的β链缬氨酸残基缩合而成,首先形成一种不稳定希夫碱(前HbA_{1c}),然后希夫碱解离或经Amadori分子重排而形成HbA_{1c}。HbA_{1a}由HbA_{1a1}和HbA_{1a2}组成,两者分别由血红蛋白β链与1,6-二磷酸果糖和6-磷酸葡萄糖缩合而成。HbA_{1b}是由丙酮酸与β链氨基末端缬氨酸结合而成。HbA_{1c}约占80%,是HbA_{1c}的主要成分。若糖基化作用发生在β链末端以外的位点,如赖氨酸残基或α链时称为糖化HbA_0,不能根据电荷不同而将其与普通血红蛋白分离。

糖化Hb的形成是不可逆的,其浓度取决于红细胞寿命(平均120天)和过去一段时期内血糖的平均浓度,不受短时间内葡萄糖波动的影响,也不受运动和食物的影响,所以糖化Hb反映过去6~8周的平均血糖浓度,这可为评价血糖的控制效果提供可靠的实验室指标。血浆葡萄糖转变为糖化Hb与时间密切相关。血糖浓度急剧变化后,HbA_{1c}在起初两个月的变化速度很快,在3个月之后则进入一个动态平衡状态。HbA_{1c}的半衰期为35天。由于糖化Hb的形成受红细胞的寿命的影响,溶血性疾病或其他原因引起红细胞寿命缩短可以导致糖化Hb明显减少。同样,若近期有大量失血,新生红细胞的大量产生使糖化Hb结果偏低。糖化Hb仍可用于监测上述患者的血糖控制状况,但其测定值不与参考区间比较,而与自身以前测定值作比较。

微柱法分离糖化血红蛋白:

【测定原理】　带负电荷的Bio-Rex70阳离子交换树脂与带正电荷的HbA及HbA_1有亲和力,由于HbA_1的两个β链N-末端正电荷被糖基清除,正电荷较HbA少。因此,二者对树脂的亲和力不同。用 pH 6.7 磷酸盐缓冲液可首先将带正电荷较少、吸附力较弱的 HbA_1 洗脱下来，用分光光度计测定洗脱液中的 HbA_1 占总 Hb 的百分数，可以计算出 HbA_1 的量。

【参考区间】　HbA_1：6.59% ±0.69%。

【临床意义】　糖化血红蛋白测定可用于评定糖尿病的控制程度。当糖尿病治疗不佳时，糖化血红蛋白浓度可升高至正常 2 倍以上。因为糖化血红蛋白是血红蛋白生成后与糖类经非酶促结合而成的。它的合成过程是缓慢的，而且是相对不可逆的。其合成速率与红细胞所处环境中糖的浓度成正比。因此，糖化血红蛋白所占比率能反映测定前 1～2 个月内平均血糖水平。目前糖化血红蛋白的测定已成为反映糖尿病较长时间血糖控制水平的良好指标。

【评价】

1. 无须患者空腹，可以任意时间采血，不受进餐影响。

2. 较静脉血糖更能反映长期的血糖情况。不受短期饮食、运动等生活方式变化的影响。

3. 一些非血糖因素（如血红蛋白病）影响 HbA_{1c} 而引起的误差不常见。

4. 任何可以引起红细胞平均寿命增加的因素（如脾切除后红细胞清除率下降）都会增加 HbA_{1c} 的浓度且不依赖于血糖水平。任何可能缩短红细胞寿命的因素（如溶血性贫血）可以降低 HbA_{1c}。

5. 维生素 C、维生素 E、大剂量的水杨酸盐、促红细胞生成素治疗者及氨苯砜可使测定结果降低。

6. HbA_{1c} 的测定值存在种族差异，并且独立于血糖水平。糖尿病预防研究和糖尿病转归进展研究均发现美籍黑种人的 HbA_{1c} 比白种人高 0.4%～0.7%。不同种族间 HbA_{1c} 差异的程度还有待于进一步研究。

7. 测定结果可随样本贮存时间的延长而逐渐升高。离子交换色谱法在任何温度下稳定性相对较好。大多数检测方法的样本可在 -70℃ 保存 1 年。全血样本可在 4℃ 保存 1 周。在 37℃ 条件下，未经处理的全血样本稳定性差，有效保存时间小于 1 天。

8. HbA_{1c} 的检测结果对调整治疗后的评估存在"延迟效应"，不能精确反映患者低血糖的风险，也不能反映血糖波动的特征。

HbA1c 测定的标准化：2010 年美国糖尿病学会、欧洲糖尿病研究学会、国际糖尿病联盟、国际儿童和青少年糖尿病协会等提出了 2010 年全球 HbA_{1c} 标准化测定共识。内容包括：①HbA_{1c} 的检测必须在世界范围内标准化，包括参照系统和数值报告；②实验室医学联盟的参考系统是唯一能够满足标准化要求的方法；③将来 HbA_{1c} 以国际统一单位实验室医学联盟单位（mmol/mol）以及衍生的标准化计划单位（%）报告，使用实验室医学联盟-标准化计划换算公式；④要确保基层糖尿病中心容易获得国际统一单位（实验室医学联盟）和标准化计划单位的转换公式；⑤杂志编辑和出版物建议采用国际统一单位实验室医学联盟和标准化计划/1 型糖尿病的糖尿病控制与并发症研究双重单位报告 HbA_{1c}；⑥以 HbA_{1c} 表示糖化血红蛋白，在指南及教育材料中可以简写为 A_{1c}；⑦此共识到 2011 年有效，将在 2011 年国际糖尿病联盟会议上会再次讨论。基于上述研究背景，中华医学会糖尿病学分会建议：①应采用结合标准化的 HbA_{1c} 结果来估计平均血糖水平；②实验室应该采用离子交换高效液相色谱法检测 HbA_{1c}，需参加卫生管理部门的质控；③HbA_{1c} 仍然是糖尿病管理的关键指标，尽量避免 HbA_{1c} 参考区间的变化。

四、糖化血清蛋白

糖化血清蛋白(glycosylated serum protein,GSP)是指血中葡萄糖与血浆蛋白(约70%为白蛋白)发生非酶促化学反应的产物。各种血清蛋白质与糖的结合过程基本相似,都是蛋白质分子上非离子型的 ε 或 α 氨基与醛糖上的羧基形成不稳定化合物。由于清蛋白在体内的半衰期较短,约 17～19 天,所以 GSP 水平能反映糖尿病患者检测前 2～3 周的平均血糖水平。

果糖胺法测定糖化血清蛋白:

【测定原理】　在碱性溶液中血清白蛋白可以与葡萄糖及其他糖类进行反应,形成酮胺。酮胺与硝基四氮唑蓝(NBT)可以发生还原反应,产生紫红色甲臜,甲臜的生成量与血糖浓度成正比。以具有同样氨基-1-脱氧-2-酮糖结构的 1-脱氧-1-吗啉果糖(DMF)为标准参照物,比色测定样品的结果。

【参考区间】　1.9±0.25mmol/L。

【临床意义】

(1) 血清白蛋白在血中浓度稳定,半衰期为 19d,故本试验可有效地反映糖尿病患者近 2～3 周内的血糖总水平,亦为近期病情检测的指标。

(2) 在稳定的糖尿病患者中,本试验与前述糖化血红蛋白检查之间有较好的相关性。但是,如果在过去数周内,控制发生了显著改变,则相关性亦改变。

(3) 本试验不受临时血糖浓度波动的影响,对糖尿病患者的诊断和较长时间血糖控制水平的观察,以及同一患者前后连续检测结果的比较具有一定的价值。

【评价】

(1) 实验条件必须严格控制,如 pH 值、反应温度及反应时间等对实验结果都有影响。

(2) DMF 的合成方法:称取无水 D-葡萄糖 90g(0.5mol),吗啡啉 58g(0.67mol),加蒸馏水 1L,溶解后在 60～70℃水浴上搅拌,开始为黄色糊状物,然后颜色逐渐加深。约 20 分钟后,移去水浴,缓慢地加入丙二酸 18g。整个加入过程需在 10 分钟以上完成。再置水浴并使温度上升至 80℃,不断搅拌,其颜色会逐渐由黄绿色转变为琥珀色。10 分钟后,加入无水乙醇 70ml,维持 75℃30 分钟,加入丙酮 70ml。此时可见到结晶析出,此即为 DMF。放 4℃冰箱过夜,收集结晶,并用无水乙醇重结晶 3 次,使产物脱色纯化,干燥备用。DMF 的熔点 146～147℃,分子式 $C_{10}H_{19}O_6N$,MW249。

(3) 采用定值冻干糖化血清蛋白作标准,其测定结果更为稳定。

(4) 目前用酮化氧化酶法检测糖化血清蛋白,该法与 HPLC 参考方法有极好的相关性,不受甘油三酯、抗坏血酸、胆红素、尿酸、血红蛋白及葡萄糖的明显干扰。准确度和精密度优于果糖胺法,适用于自动化测定。

五、胰岛素及 C 肽

1. 胰岛素　目前胰岛素测定尚无高度精确、准确和可靠的方法。放射免疫分析(radioimmunoassay,RIA)是一种可选择的手段,而 ELISA、化学发光等也为一些实验室所采用。测定胰岛素的生物学活性更具生理学意义,但费时费力,难以推广。选择外源性胰岛素治疗的患者会形成抗胰岛素抗体,可与免疫法使用的抗体竞争。PEG(聚乙二醇)可沉淀内源性抗体和它结合的胰岛素,再测定游离胰岛素。用盐酸洗脱与抗体结合的胰岛素,PEG沉淀抗体,即可测定总胰岛素。除非1型糖尿病患者对胰岛素需求量明显变化,否则总胰岛素浓度通常保持恒定。

【测定方法】 将胰岛素特异性抗体固定在聚丙烯池壁上,用^{125}I标记的胰岛素与标本中胰岛素竞争性结合固定的胰岛素抗体。用γ计数仪计数与抗体结合的^{125}I。以总放射性结合百分比(B/T%)对标准品浓度在半对数坐标纸上作标准曲线,标本中胰岛素浓度可在标准曲线上得出。

【参考区间】 因测定方法不同而有所差异。空腹胰岛素水平在健康正常的非肥胖者为$2 \sim 25\mu IU/ml(12 \sim 150pmol/L)$,在葡萄糖耐量试验时胰岛素浓度可高达$200\mu IU/ml$,在非糖尿病肥胖者中较非肥胖者高。

【临床意义】 ①对存在空腹低血糖的患者进行评估。②鉴别需胰岛素治疗的糖尿病患者和仅靠饮食即可控制的糖尿病患者。例如:口服葡萄糖75g后,若血浆胰岛素水平超过$60\mu IU/ml$时,发生微血管并发症的可能性不大,这时可以选择靠饮食控制,若胰岛素峰值$<40\mu IU/ml$时,则需要胰岛素注射治疗而且很可能发生微血管病变。③预测2型糖尿病的发展趋势并可以用于评价患者状况,也可以预测糖尿病易感性。血浆胰岛素水平在1型糖尿病患者中已被用于评估剩余内源性胰岛素的分泌状况以反映残余β细胞功能。但目前用空腹和刺激后C肽测定可代替胰岛素测定。④通过测定血浆胰岛素浓度和胰岛素抗体水平来评估胰岛素抵抗机制。

【评价】 抗胰岛素抗体与胰岛素原存在部分交叉但其与C肽则无交叉反应。因此,在可能存在高浓度胰岛素原的胰岛细胞瘤和某些糖尿病患者,直接测定血浆胰岛素比实际浓度偏高。RIA最小可检出值为$1\mu IU/ml$。

2. C肽 胰岛素原被降解为胰岛素和含31个氨基酸的C肽,MW3600。C肽没有生物学活性,但为胰岛素的正常结构所必需。C肽和胰岛素以等分子分泌入血循环,由于C肽的半衰期更长(约35分钟),因此,禁食后C肽的浓度比胰岛素高$5 \sim 10$倍。C肽主要在肾脏降解,部分以原形从尿中排泄。

由于肝脏的代谢可以忽略,且C肽不受外源性胰岛素干扰以及不与胰岛素抗体反应,所以与外周血胰岛素浓度相比,C肽浓度水平可以更好地反映β细胞功能。

【测定方法】 C肽的测定均用免疫法分析,但不同测定方法间的变异很大。其原因包括不同抗体的特异性差异,与胰岛素原交叉反应的可变性以及用作标准品的C肽类型的差异。

【参考区间】 健康人空腹血清C肽为$0.78 \sim 1.89ng/ml(0.25 \sim 0.60nmol/L)$,葡萄糖或胰高血糖素刺激后可达$2.73 \sim 5.64ng/ml(0.90 \sim 1.87nmol/L)$。尿C肽为$74\pm26\mu g/L$。

【临床意义】 C肽测定的主要用途:①最主要用于鉴别空腹低血糖的原因,是由于胰岛素瘤的过度分泌还是因为患者注射胰岛素所致。β细胞瘤由于胰岛素间歇性分泌过多时,胰岛素可正常但C肽浓度升高。胰岛素注射所致低血糖时,胰岛素水平高而C肽浓度降低,这是因为药用胰岛素中不含C肽,并且外源性胰岛素会抑制β细胞的分泌功能。②评估胰岛素分泌水平:基础或刺激性(通过胰高血糖素或葡萄糖)C肽水平可用于评价患者胰岛素的分泌能力和速度。糖尿病患者在用胰高血糖素刺激后,若C肽大于$1.8ng/ml$,可能是2型糖尿病,若C

肽水平较低(<0.5ng/ml),则可能是1型糖尿病。本试验可确定那些已使用胰岛素治疗但实际仅调整饮食即可控制血糖的患者。尿和空腹血清C肽浓度在鉴别1型和2型糖尿病患者上也有诊断价值。但C肽测定对糖尿病患者的常规监测意义不大。③监测胰腺手术效果:在全胰腺切除术后,C肽在血清中检测不到,而在胰腺或胰岛细胞移植成功后C肽浓度应该增加。当需要连续评估β细胞分泌功能或不能频繁采血时,可测定尿中C肽浓度。24h尿中C肽浓度(非肾衰者,因肾衰可使C肽浓度上升)与空腹血清C肽浓度的相关性很好,并与葡萄糖负荷后连续测定血样标本的C肽浓度的相关性也很好。由于尿C肽个体差异大,限制了尿C肽作为评价胰岛素分泌能力的检测指标。

六、胰岛素原

胰岛素原(proinsulin)是胰岛素的前体及其在体内的贮存形式,其生物学活性约为胰岛素的10%。通常血循环中只有少量的胰岛素原(是胰岛素的3%)。由于肝脏清除胰岛素原的能力仅为清除胰岛素能力的25%,因此胰岛素原的半衰期比胰岛素长2~3倍,并且其血浆浓度在禁食后可达胰岛素血浆浓度的10%~15%。

【测定方法】　由于血浆中胰岛素原浓度低,难获得纯品,准确测定胰岛素较困难,故抗体制备不易;且多数抗体与胰岛素和C肽存在交叉反应(两者浓度都较高)。目前已开始生产基因重组的胰岛素原,并由此制备单克隆抗体,为胰岛素原标准品和检测方法提供了可靠的来源。

【临床意义】　胰岛素原浓度增加见于以下情况:①胰腺β细胞肿瘤:胰岛素、C肽和胰岛素原浓度的增加见于大多数β细胞瘤患者。β细胞瘤使胰岛素原不能转变为胰岛素,因此部分患者只有胰岛素原的升高。虽然胰岛素原生物学活性很低,但高浓度胰岛素原仍可能导致低血糖。②罕见的家族性高胰岛素原血症,由于胰岛素原转化为胰岛素的能力减弱所致。③存在可能与抗体起交叉反应的胰岛素原样物质。④胰岛素原比例和胰岛素原转化中间体在2型糖尿病患者中都会相应增加,并且与心血管危险因子相关联。⑤胰岛素原和裂解产物32、33胰岛素原在妊娠期糖尿病(GDM)中有明显升高的趋势。最近报道显示,胰岛素原在胰岛素样物质中所占比率的增加可作为GDM筛查的预测指标之一,比年龄、肥胖和高血糖等指标更好。胰岛素原浓度增加也可见于在慢性肾功能衰竭、肝硬化和甲状腺功能亢进患者。

七、酮　　体

酮体(ketone bodies)由乙酰乙酸、β-羟丁酸和丙酮组成,最主要来源于游离脂肪酸在肝脏的氧化代谢。正常情况下,长链脂肪酸被肝脏摄取,并重新酯化为甘油三酯而贮存于肝脏内,或被转变为极低密度脂蛋白再次进入血浆。而在未控制的糖尿病患者中,胰岛素的缺乏使得重新酯化作用减弱而脂解作用增强,导致血浆中游离脂肪酸浓度增加。胰高血糖素/胰岛素比率增加造成脂肪酸在肝脏中的氧化作用增强。酮体在肝脏生成增加而其在外周组织中代谢减少,导致乙酰乙酸在血液中堆积。其中小部分乙酰乙酸自发性脱羧生成丙酮,而大部分则转变为β-羟丁酸。

酮体三种成分的相对比例与细胞的氧化还原状态有关。在健康人,β-羟丁酸与乙酰乙酸以等分子浓度存在,二者基本构成血清中酮体的整体,丙酮是次要成分。在严重糖尿病患者,机体有大量 NADH 存在,这促进了 β-羟丁酸的生成,β-羟丁酸/丙酮的比率可增至 6∶1。目前大多数实验室仅检测乙酰乙酸,这将导致实验检测结果与临床表现不相符的情况,即当患者最初有酮症酸中毒时,测定酮体可能仅显示弱阳性;当治疗后,β-羟丁酸转变为乙酰乙酸,临床却表现为酮症加重。

酮体形成过多会导致其在血中浓度增加(酮血症)以及在尿中的排泄增加(酮尿)。这种情况可发生于糖的来源减少(饥饿或频繁呕吐等所致)或糖的利用下降(如糖尿病、糖原累积病等所致)。对于糖尿病酮症酸中毒,血中酮体的半定量检测比检测尿中酮体更为准确。尽管尿酮体排泄并不总是与血中酮体浓度成比例,但由于检测尿酮体方便易行,现已广泛用于 1 型糖尿病的病情监测。

【测定方法】　尿酮体测定:Acetest 和 Ketostix 法都用适于测定尿酮体。其特异性和灵敏度与血清测定时相同。Gerhardt 法利用氯化铁与乙酰乙酸反应,产生玫瑰红-红色化合物。由于一些物质如水杨酸盐、酚和安替比林等都可产生类似颜色,因此,该法是非特异性的,阳性反应只表示可能存在乙酰乙酸。要证明其存在,应将尿液加热,使乙酰乙酸分解为丙酮并在将丙酮去掉后的基础上,再重复进行一次试验。如结果为阴性则证明最先出现的颜色是由乙酰乙酸所致。

八、丙酮酸及乳酸

乳酸是糖代谢的中间产物,主要由骨骼肌、脑、皮肤、肾髓质和红细胞等产生。血液中乳酸浓度取决于这些组织产生乳酸的速率以及肝脏对乳酸的代谢速度,肝脏利用约有 65% 的乳酸。乳酸循环是指葡萄糖在外周组织被转化为乳酸,而乳酸又在肝脏中被转化为葡萄糖的过程。肝外乳酸可以通过骨骼肌和肾皮质的氧化作用清除。一般认为乳酸浓度超过 5mmol/L 以及血浆 pH 小于 7.25 时提示有明显的乳酸中毒。

乳酸中毒可见于以下两类临床情况:A 型(缺氧型):常见的类型,与组织氧合作用降低密切相关,如休克、低血容量和左心室衰竭等;B 型:与某些疾病状态(如糖尿病、肿瘤、肝病)、药物或毒物(如乙醇、甲醇、水杨酸)以及先天代谢紊乱(如甲基丙二酸血症,丙酮酸血症和脂肪酸氧化缺陷)密切相关,机制尚不明确,但推测可能是线粒体功能缺陷使氧的利用削弱所致。乳酸中毒较常见,约占住院患者的 1%。但其所致死亡率超过 60%,若同时存在低血压,则死亡率接近 100%。

D-乳酸中毒是一种不常见但难以诊断的乳酸中毒,其不由人代谢产生,而由肠道吸收后在体内积累。D-乳酸可以导致全身性酸中毒,常见于空回肠分流术后,表现为乳酸性脑病(意识模糊、共济失调、嗜睡),实验室检查血浆 D-乳酸浓度升高。目前基本上都使用 L-乳酸脱氢酶测定乳酸,而 L-乳酸脱氢酶不能测定 D-乳酸。D-乳酸可用气液色谱法或用 D-乳酸脱氢酶测定。

脑脊液中乳酸浓度通常与血中乳酸相同。但是当 CSF 发生生物化学改变时,其乳酸浓度的变化与血中浓度无关。CSF 中乳酸浓度增高可见于脑血管意外、细菌性脑膜炎、颅内出血、癫痫和其他一些中枢神经系统疾病。但在病毒性脑膜炎,CSF 乳酸浓度常不增加。因此,CSF 乳酸浓度可用于鉴别病毒性和细菌性脑膜炎。

【测定方法】　全血乳酸测定是在 NAD$^+$ 存在下,乳酸被乳酸脱氢酶氧化为丙酮酸。反应过程中所形成的 NADH 可在 340nm 波长下监测以定量乳酸浓度。该法因特异性高、操作简便,是测定乳酸的首选方法。

标本收集和处理:为避免或尽量减少分析前因素对乳酸浓度影响,患者应该保持空腹和完全静息至少 2 小时,以使血中乳酸浓度达稳态,标本在采血中和采血后都应严格规范操作和处理。采静脉血标本时不应使用压脉带,或穿刺入血管后即将压脉带松开,让血液流动循环几分钟再采血。动脉采血避免了上述缺点,患者在采血前和采血中应避免或尽量减少手臂的活动。如用血浆标本,需在试管中加入 NaF(10mg/ml 血)和 $K_2C_2O_4$(2mg/ml 血)抑制糖酵解发生。

【参考区间】　全血乳酸的参考区间见表3-4。

表 3-4　乳酸的参考区间

标　本	mmol/L	mg/dl
静脉血:		
静息时	0.5 ~ 1.3	5 ~ 12
住院患者	0.9 ~ 1.7	8 ~ 15
动脉血:		
静息时	0.36 ~ 0.75	3 ~ 7
住院患者	0.36 ~ 1.25	3 ~ 11
24h 尿液	5.5 ~ 22	

丙酮酸浓度的测量可用于鉴别存在先天代谢紊乱而致血清乳酸浓度增加的患者。与乳酸/丙酮酸比率增加有关的先天代谢紊乱包括丙酮酸羧化酶缺陷和氧化磷酸化酶缺陷。乳酸/丙酮酸比率增高可作为敏感指标,用于及时发现 Zidovudine 治疗所致的线粒体性肌肉毒性。乳酸/丙酮酸比率小于 25 提示糖异生缺陷,而比率增加(≥35)时则提示细胞内缺氧。

【测定方法】　全血丙酮酸测定方法是于 pH 7.5 的溶液中,丙酮酸在乳酸脱氢酶和 NADH 共同作用下,生成乳酸和 NAD,由 NADH 吸光度的下降可定量样品中的丙酮酸浓度。

标本收集和贮存:由于丙酮酸在血中不稳定,应利用高氯酸等制备无蛋白滤液测定丙酮酸。

【参考区间】　安静状态下,空腹静脉全血:0.03 ~ 0.10mmol/L(0.3 ~ 0.9mg/dl),动脉全血:0.02 ~ 0.08mmol/L(0.2 ~ 0.7mg/dl),CSF:0.06 ~ 0.19mmol/L(0.5 ~ 1.7mg/dl),尿:≤1mmol/24h。

【评价】　丙酮酸很不稳定,在采血后 1 分钟内即可出现明显的下降,而在偏磷酸滤液中,丙酮酸室温可稳定 6 天,4℃可稳定 8 天。因此,丙酮酸标准物应新鲜制备。

九、尿微量白蛋白

微量白蛋白尿是肾脏和心血管系统改变的早期指征,临床应用尿微量蛋白指标来监测肾病的发生。尿微量蛋白的检测是早期发现肾病最敏感、最可靠的诊断指标。通过尿微量白蛋白的数值,结合发病情况及症状可以较为准确地诊断病情。

【参考区间】 尿微量白蛋白参考区间为 0.49 ~ 2.05mg/mmol Cr 或 4.28 ~ 18.14mg/g Cr。

【临床意义】 尿微量白蛋白的增高多见于糖尿病肾病、高血压、妊娠子痫前期,是肾损伤的早期敏感指标。尿微量白蛋白是评估肾脏受损程度的有效指标。当发现尿微量白蛋白在 20 ~ 200mg/L 范围内。如果患者能够经过规范地修复肾单位,逆转纤维化治疗,尚可彻底修复肾小球,消除蛋白尿。而当尿中微量白蛋白超过 200mg/L 时,尿常规测试尿蛋白阳性(+) ~ (+++),此时证明机体已有大量白蛋白漏出,可能出现低蛋白血症,如果不及时进行医治,就会进入尿毒症期。

第三节 糖代谢紊乱检测项目的临床应用

一、糖尿病的筛查

FPG 为糖尿病最常用检测项目。但在 2 型糖尿病,高血糖是相对较晚才产生的,因此仅用空腹血糖这个诊断标准将延误诊断并对糖尿病患者群的流行估计过低。在临床已诊断的 2 型糖尿病患者中,有 30% 已有糖尿病并发症如视网膜病、蛋白尿和神经肌肉疾病。说明 2 型糖尿病可能至少在临床诊断前 10 年就发生了。因此对于以前存在争议的糖尿病的筛查,现在已被推荐使用表 3-5。

表 3-5 建议进行 OGTT 或者 FPG 筛查的人群(2001 年)

- 所有已年满 45 周岁的正常人,每三年重复一次
- 对于较年轻的人群,如有以下情况,应进行筛查:
  肥胖个体,体重≥120% 标准体重或者 BMI≥27kg/m²
  存在与糖尿病发病高度相关的因素
  是糖尿病发病的高危种族(如非裔、亚裔、土著美国人、西班牙裔和太平洋岛屿居民)
  已确诊 GDM 或者生育过>9kg 体重的胎儿
  高血压症患者
  HDL 胆固醇水平≤0.90mmol/L(35mg/dl) 或 TG 水平≥2.82mmol/L(250mg/dl)
  曾经有 IGT 或者 IFG 的个体

糖尿病的诊断并不困难,但须依据一定的诊断标准做出判断。特别对那些有潜在糖尿病倾向的人群应进行相关的实验室检查。

对于妊娠期糖尿病(GDM)的筛查和诊断则另有更为严格的判读标准,见表 3-6。

二、糖尿病的实验室诊断

糖尿病的诊断本身并不困难,但要准确作出诊断必须依据一定的标准,特别对那些有潜在糖尿病倾向的人群应进行相关的实验室检查。

（一）糖尿病诊断标准

糖尿病和妊娠糖尿病诊断标准见表 3-7、表 3-8。

表 3-6　妊娠期糖尿病的筛查与诊断

筛查

1. 对所有 24～28 周孕的、具中高危妊娠期糖尿病倾向的妊娠妇女进行筛查
2. 空腹条件下，口服 50g 葡萄糖
3. 测定 1h 血浆葡萄糖浓度
4. 若血糖≥7.8mmol/L（140mg/dl），则需进行葡萄糖耐量试验

诊断

1. 空腹早晨测定
2. 测定空腹血浆葡萄糖浓度
3. 口服 100g 或 75g 葡萄糖
4. 测定 3h 或 2h 内的血浆葡萄糖浓度
5. 至少有两项检测结果与下述结果相符或超过，即可诊断

时间	100g 葡萄糖负荷试验	75g 葡萄糖负荷试验
空腹	5.3mmol/L（95mg/dl）	5.3mmol/L（95mg/dl）
1h	10.0mmol/L（180mg/dl）	10.0mmol/L（180mg/dl）
2h	8.6mmol/L（155mg/dl）	8.6mmol/L（155mg/dl）
3h	7.8mmol/L（140mg/dl）	——

6. 如果结果正常，而临床疑似 GDM，则需在妊娠第三个三月期间重复上述测定

说明：100g 和 75g 葡萄糖负荷试验均可，目前尚无统一标准，但以采用 100g 的居多。

表 3-7　糖尿病的诊断标准（2001 年）

- 出现糖尿病症状加上随机血浆葡萄糖浓度≥11.1mmol/L（200mg/dl）。随机是指一天内任何时间，不管上次用餐时间。典型的糖尿病症状包括多尿、烦渴多饮和不明原因的体重下降
- 空腹血浆葡萄糖（FPG）≥7.0mmol/L（126mg/dl）。空腹指至少 8h 内无含热量食物的摄入
- 口服葡萄糖耐量试验（OGTT），2h 血浆葡萄糖（2-hPG）≥11.1mmol/L（200mg/dl）。试验应按 WHO 的要求进行，受试者服用的糖量相当于溶于水的 75g 无水葡萄糖

注：1. 以上三种方法都可以单独用来诊断糖尿病，其中任何一种出现阳性结果，必须随后用三种方法中任意一种进行复查才能正式确诊。
2. 血浆葡萄糖均指静脉血浆葡萄糖值。
3. OGTT 试验采用世界卫生组织（WHO）提出的方法，即用 75g 葡萄糖（溶于水口服），儿童按每 kg 标准体重 1.75g，总量≤75g。于口服前及后 2h 抽取静脉血测定，同时收集尿标本测尿糖。

表 3-8　妊娠期糖尿病（GDM）的诊断标准（2001 年）

	血浆葡萄糖浓度（mmol/L）	血浆葡萄糖浓度（mg/dl）
100g 葡萄糖负荷		
空腹	5.3	95
1h	10.0	180
2h	8.6	155
3h	7.8	140
75g 葡萄糖负荷		
空腹	5.3	95
1h	10.1	180
2h	8.6	155

注：1. GDM 特指仅在妊娠期发现糖尿病，在妊娠前已经有的糖尿病，不属于妊娠期糖尿病而系糖尿病伴妊娠。
2. 表中至少满足两项及两项以上指标超标才能诊断。
3. 试验前至少三天不限制饮食（≥150g 碳水化合物/天），不限制患者活动。
4. 试验于清晨进行，之前应禁食 8～14h。
5. 坐位抽血，整个试验期间禁烟。

三、糖尿病监测评价

糖尿病的实验室检测指标在糖尿病的病因分类、临床诊断、疗效评估、研究胰岛素抵抗和并发症的鉴别诊断等方面具有重要价值。

（一）糖尿病的诊断指标

糖尿病的诊断并不困难，根据临床"三多一少"症状（多饮、多食、多尿、体重减轻）和血糖浓度升高（空腹血糖≥7.0mmol/L或随机血糖浓度≥11.1mmol/L）即可诊断。实验室检测血糖的方法目前多使用酶法，其中己糖激酶法准确度和精密度较高，可作为参考方法。但其要求过于严格，且费时；葡萄糖氧化酶法是使用最多的方法，其操作简便，有一定准确度和重复性，目前被推荐为血糖测定的常规方法。虽然OGTT实验2h血糖（2hPG）≥11.1mmol/L也可诊断糖尿病，但是由于OGTT重复性差，操作烦琐，所以临床一般不用于糖尿病诊断，主要用于：①诊断妊娠糖尿病。②诊断糖耐量下降。③有无法解释的肾病、神经病变或视网膜病变，而随机血糖又<7.8mmol/L，可用OGTT评价。如有异常OGTT结果，不代表有因果关系，还应排除其他疾病。④获取流行病学数据。

（二）糖尿病常见急性并发症的实验室鉴别诊断指标

糖尿病酮症酸中毒、糖尿病非高渗性昏迷和乳酸酸中毒是糖尿病的常见急性并发症，但处理的方式截然不同，而三者的鉴别诊断主要是依据实验室检查的结果。诊断糖尿病酮症酸中毒要抓住体内酮体增加和代谢性酸中毒的特点，如尿、血酮体明显强阳性，后者定量多大于5mmol/L；血pH值和CO_2结合力降低，碱剩余负值增大，阴离子间隙增大；但血浆渗透压仅轻度上升。高渗性昏迷的诊断要抓住体内的高渗状态，实验室检查结果为"三高"，即血糖特别高（≥33.3mmol/L）、血钠高（≥145mmol/L）、血渗透压高（≥350mOsm/kgH_2O）。尿糖呈强阳性，血清酮体可稍增高，但pH大多正常。糖尿病乳酸酸中毒的诊断要抓住体内乳酸明显增加，特别是血乳酸浓度>2mmol/L，pH值降低，乳酸/丙酮酸比值>10并可除外其他酸中毒原因时，可确诊本症。

（三）糖尿病病程和疗效的实验室监控

糖尿病是一个长期存在的疾病，因此必须对其进行监控，以观察疗效和疾病进程。糖化血红蛋白可以反映测定前2～3个月的血糖平均水平，而与血糖短期波动无关，可以有效地检测糖尿病患者的长期血糖控制情况。胰岛素抗体可对某些胰岛素产生抗性、改变胰岛素的使用剂量，并且干扰对胰岛素的免疫学检测。C肽的检测比胰岛素有更多优点，因为肝脏的代谢可以忽略，所以与外周血胰岛素浓度相比，C肽浓度水平可更好地反映β细胞功能。并且C肽不受外源性胰岛素干扰，不与胰岛素抗体反应。可用来评价在胰岛素使用过程中是否产生胰岛素抵抗，指导患者用药。

四、糖尿病并发症的生物化学诊断

由于糖尿病的诊断本身并不困难，故临床实验室的任务主要是通过测定血糖水平等指标，以指导治疗、诊断并发症和评估预后。

（一）尿清蛋白排泄试验

糖尿病患者的肾脏损害风险很高。约 1/3 的 1 型糖尿病患者最终发展为慢性肾衰。在常规检查中发现尿清蛋白排泄（urinary albumin excretion，UAE）增加，持续性尿蛋白定性阳性（相当于尿清蛋白排泄率≥200μg/min），提示已有明显糖尿病性肾病。一旦发生糖尿病性肾病，肾功能会迅速恶化。此时进行治疗仅能延缓疾病进程，不能停止和逆转肾损害。

UAE 增加是微血管病变的标志，提示清蛋白经毛细血管漏出增加。对 1 型和 2 型糖尿病患者，UAE 持续>20μg/min 提示发展为明显肾脏疾病的危险性增加。UAE 的增加对预测 1 型糖尿病患者发生糖尿病肾病、终末期肾病和增生性眼病都具有价值。对于 2 型糖尿病患者，UAE 增加可以预报渐进性肾脏疾病、动脉粥样硬化和心血管死亡率。诊断 2 型糖尿病时常有 UAE 的增加，提示糖尿病已经存在一段时间。

（二）胰高血糖素的检测

胰腺 α 细胞瘤或胰高血糖素瘤的患者，胰高血糖素水平显著升高。多伴有体重减轻、高血糖症等。在最终诊断时，大部分患者已有转移。慢性胰腺炎和长期使用磺酰脲类药物可导致胰高血糖素浓度降低。

胰高血糖素的检测多用免疫法。标记的胰高血糖素与标本中的胰高血糖素竞争性结合胰高血糖素多克隆抗体。PEG 使结合的胰高血糖素沉淀，或应用二抗将结合型和游离型胰高血糖素分开。通过测定结合型胰高血糖素的标记信号而定量检测胰高血糖素。

空腹血浆胰高血糖素的参考区间为 70～180ng/L（20～52pmol/L）。如果检测值达到参考区间上限的 500 倍时，可能是自主性分泌的 α-细胞瘤患者，见表 3-9。

表 3-9　测定胰岛素、胰岛素原、C 肽、胰高血糖素的临床意义

胰岛素：评估空腹低血糖、糖尿病分类、预测糖尿病、评估 β-细胞活性、研究胰岛素抵抗
胰岛素原：诊断 β 细胞肿瘤、家族性高胰岛素原血症、确定胰岛素分析的交叉反应
C 肽：评估空腹低血糖、糖尿病分类、评估 β 细胞活性监测疗效、胰切除、胰移植（胰/胰岛细胞）
胰高血糖素：诊断 α-细胞瘤

五、病例分析

【病史】　患者，女，67 岁。因"口渴、消瘦、体重下降 2 年，乏力、口干 3 个月，心悸、意识模糊 1 天"来医院就诊。体检：T 36.6℃，P 102 次/分，R 26 次/分，BP 95/60mmHg。一般情况差，神志不清，消瘦，皮肤黏膜干燥，呼吸深、快，呼出气体有烂苹果味；双肺呼吸音粗糙，未闻及啰音；心率快，律齐，未闻及杂音；腱反射迟钝，双下肢轻度水肿。

【实验室检查】　空腹血糖 18.6mmol/L，尿糖（++），尿蛋白（++），尿酮体（+），pH 7.28。

【初步诊断】　2 型糖尿病；糖尿病酮症酸中毒；糖尿病肾病

【诊断依据】

1. 乏力、口干、意识模糊、呼吸深快有烂苹果味。

2. 神志不清，明显消瘦，下肢水肿，尿蛋白（+）。

3. 空腹血糖 17.6mmol/L，尿糖（++），尿蛋白（+），尿酮体（+），pH 7.28。

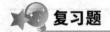 **学习小结**

糖是人体的主要能量来源,是构成机体结构物质的重要组成成分。

糖在体内主要以葡萄糖进行代谢。血糖是指血液中的葡萄糖。血糖浓度的相对恒定是通过体内激素等因素的调节作用,使血糖的来源及去路达到动态平衡的结果。

糖尿病是一组由于胰岛素分泌不足和(或)胰岛素作用低下而引起的代谢性疾病,高血糖是其特征。长期高血糖将导致多种器官的损害、功能紊乱和衰竭,尤其是眼、肾、神经、心脏和血管系统。两种病理过程参与糖尿病的发病机制:胰腺 β 细胞的自身免疫性损伤及机体对胰岛素的作用产生抵抗。糖尿病患者胰岛素的绝对和(或)相对不足是导致糖、脂肪和蛋白质代谢紊乱的基础。

根据病因将糖尿病分成四大类型,即 1 型糖尿病、2 型糖尿病、其他特殊类型糖尿病和妊娠期糖尿病。糖尿病的实验室诊断方法主要有随机血浆葡萄糖浓度测定、空腹血浆葡萄糖浓度测定和口服葡萄糖耐量试验。实验室的多种检测指标在糖尿病的病因分类、临床诊断、疗效评估、研究胰岛素抵抗和并发症的鉴别诊断等方面具有重要价值。

低血糖指低于空腹参考区间下限的血糖浓度。低血糖由多种原因引起,其症状主要是由交感神经兴奋和脑缺血所致,其诊断主要依据血浆葡萄糖浓度测定和其他相关指标。

检测糖尿病及其并发症相关的其他代谢紊乱产物、糖化蛋白、血糖调节物和早期微血管病变,有利于糖尿病及其并发症的早期诊断、鉴别诊断、血糖控制效果监测、病程监控、预后评估和指导临床治疗。

复习题

1. 试比较 1 型和 2 型糖尿病的主要特征。
2. 糖尿病的主要代谢紊乱有哪些?
3. 糖代谢的主要检测项目有哪些? 临床意义如何?
4. 试述 WHO 推荐的 OGTT 和正常糖耐量特点和意义。
5. 糖尿病及其并发症的生物化学检测有哪些?

(左云飞)

第 四 章

蛋白质及代谢产物的生物化学检验

蛋白质是人体生命活动的物质基础,几乎所有生命过程及细胞活动都离不开蛋白质。疾病发生发展过程中,体内蛋白质、氨基酸的代谢可发生改变,出现代谢紊乱。本章主要介绍体液蛋白质、氨基酸及嘌呤核苷酸代谢和代谢紊乱,蛋白质及其代谢产物的生物化学检测。

第一节　蛋白质与非蛋白含氮化合物

蛋白质(protein)占人体干重的45%,种类有10万之多。几乎所有的生理过程蛋白质都起着关键作用。疾病时蛋白质在体内的结构、种类、含量、分布和功能均有可能发生变化。因此,蛋白质及氨基酸的生物化学检测对疾病的发生发展、发病机制的阐明,或对疾病发生部位、损害程度及预后判断等具有重要的临床价值。

一、血浆蛋白质

血浆蛋白质(plasma protein)是血浆中多种蛋白质的总称,占血浆重量的7%~8%,是血浆中除水分外含量最多的一类化合物。血浆蛋白质成分极其复杂、功能广泛。目前已经分离出纯品蛋白质就有200多种。血浆中的所有蛋白质统称为血浆蛋白。正常成人血浆蛋白质的含量为60~80g/L。近年来,随着许多新技术应用于血浆蛋白质的研究,特别是个别血浆蛋白质微量检测和特异的分析技术的发展,为许多疾病的临床诊断、治疗及预后提供重要依据。

(一)血浆蛋白质的功能

血浆蛋白质的功能较多,可概括为:①维持血浆胶体渗透压;②营养及组织修复作用;③运输载体作用;④参与酸碱平衡的调节;⑤催化作用;⑥参与物质代谢调控;⑦凝血、抗凝血和纤溶作用;⑧免疫功能。

（二）血浆蛋白质的分类

血浆蛋白质分类比较复杂,可采用沉淀法、电泳法和超速离心法。

1. 根据分离方法分类

（1）盐析法:可将血浆蛋白质分为白蛋白(albumin)、球蛋白(globulin)和纤维蛋白原(fibrinogen)。

（2）电泳法:由于电泳种类的不同,可将血浆蛋白质分为不同的组分(条带)。不同的电泳分离效果差别较大。如用简便快速的醋酸纤维薄膜可将血浆蛋白质分为白蛋白、α_1 球蛋白、α_2 球蛋白、β 球蛋白和 γ 球蛋白。琼脂糖凝胶电泳将血浆蛋白质可分成 13 条蛋白区带。聚丙烯酰胺凝胶电泳将血浆蛋白质分成 30 多条蛋白带。SDS 聚丙烯酰胺凝胶等电双向电泳将血浆蛋白质分成 300 多条蛋白带。血浆蛋白质电泳种类、性质和功能见表 4-1。

表 4-1　血浆蛋白质电泳种类、性质和功能

电泳分类	蛋白质种类	参考区间 （g/L）	半衰期 （d）	MW （万）	pI	功　　能
前白蛋白	前白蛋白	0.2~0.4	0.5	5.4	4.7	营养、运载
白蛋白	白蛋白	35~55	15~19	6.63	4~5.8	营养、运载维持胶体渗透压等
α_1-球蛋白	α_1-抗胰蛋白酶	0.9~2.0	4	5.18	4.8	蛋白酶抑制剂
	α_1-酸性糖蛋白	0.5~1.2	5	4	2.7~4	免疫应答修饰剂
	甲胎蛋白	3×10^{-5}	—	6.9	—	胎儿期蛋白
	高密度脂蛋白	1.7~3.25	—	20	—	胆固醇逆转运
α_2-球蛋白	结合珠蛋白	0.3~2.0	2	8.5~40	4.1	结合血红蛋白
	α_2-巨球蛋白	1.3~3.0	5	72	5.4	蛋白酶抑制剂
	铜蓝蛋白	0.2~0.6	4.5	13.2	4.4	铁氧化酶
β-球蛋白	转铁蛋白	2.0~3.6	7	7.96	5.7	运铁到细胞内
	低密度脂蛋白	2.5~4.4		30		运胆固醇到组织
	C4	0.1~0.4		20.6		补体成分
	β_2-微球蛋白	0.001~0.002		1.18		
	纤维蛋白原	2.0~4.0	2.5	34	5.5	凝血因子
	C3	0.7~1.5		18.5		补体成分
γ-球蛋白	IgA	0.7~4.0	6	16		免疫球蛋白
	IgG	5.2~16.0	24	15	6~7.3	免疫球蛋白
	IgM	0.4~2.3	5	97		免疫球蛋白
	C-反应蛋白	0.008		11.5	6.20	炎症介质

2. 根据血浆蛋白质的来源分类　分为两类:一类为血浆功能性蛋白质。是由各种组织细胞合成后分泌入血浆,并在血浆中发挥其生理功能。如抗体、补体、凝血酶原、生长调节因子、转运蛋白等。这类蛋白质的量和质的变化反映了机体代谢方面的变化。另一类则是在细胞更新或遭到破坏时溢入血浆的蛋白质。如血红蛋白、淀粉酶、转氨酶等。这些蛋白质在血浆中的

出现或含量的升高往往反映了有关组织的更新、破坏或细胞通透性改变。

3. 根据血浆蛋白质的功能分类　运输载体、补体系统蛋白和凝血因子、免疫球蛋白、蛋白酶抑制物、血浆酶类、蛋白类激素等,见表4-2。

表4-2　血浆中主要蛋白质的功能分类

功　能　分　类		功　能　特　征
载体蛋白		运载、营养等
脂蛋白	乳糜微粒	运载外源性甘油三酯
	极低密度脂蛋白	运载内源性甘油三酯
	低密度脂蛋白	运载胆固醇到肝外组织
	高密度脂蛋白	运载胆固醇到肝脏
白蛋白		游离脂肪酸、胆红素、某些激素、阴离子类药物
视黄醇结合蛋白		结合视黄醇
甲状腺素结合球蛋白		结合甲状腺素
皮质激素结合球蛋白		结合皮质醇
类固醇激素结合球蛋白		结合类固醇激素
运铁蛋白		运输铁
铜蓝蛋白		结合铜
血红素结合蛋白		结合血红素
补体蛋白	各种补体	机体防御
凝血蛋白	除 Ca^{2+} 外的所有凝血因子	血液的凝固作用
免疫球蛋白	IgA、G、M、D、E	体液免疫
血浆酶类	血浆固有酶	物质代谢调节
	组织细胞释放进入血液的酶	无生理作用
蛋白质激素	如胰岛素、胰高血糖素等	代谢调节
蛋白酶抑制物	α_1-抗胰蛋白酶	
	α_1-抗糜蛋白酶	
	α_2-巨球蛋白等	

(三)血浆蛋白质测定的临床意义

近年由于个别蛋白质微量和特异分析技术的进展,血浆蛋白在临床医学中颇受重视,其变化对发病机制的阐明和理解有重要作用,为病理过程和疾病的诊断提供了新的信息。下面介绍几种主要临床上常用的血浆蛋白质。

1. 血浆总蛋白(total protein,TP)　是血浆所有蛋白质的总和。按其结构分为两大类,即白蛋白(albumin,ALB)和球蛋白(globulin,G),二者的增减必然伴随血浆总蛋白的变化,所以临床一般同时测定血浆总蛋白、白蛋白。用血浆总蛋白浓度减去白蛋白浓度即为血浆球蛋白的浓度。如有特殊需要可单独测定球蛋白。

【参考区间】　TP:60~80g/L,ALB:35~55g/L,G:25~35g/L,A/G:1.5~2.5。

【临床意义】

(1) 生理性波动:直立体位由于体液分布原因,血液相对浓缩,长久卧床者血液较直立活动体位时稀释,血浆总蛋白约低 3 ~ 5g/L。新生儿血浆总蛋白可比成人低 5 ~ 8g/L,随后逐月缓慢升高,大约 1 年后达到成人水平。60 岁以上老人比成人约低 2g/L。

(2) 血浆总蛋白增高:主要见于:①血液浓缩,使血浆总蛋白浓度相对增高。如严重呕吐、腹泻、高热时机体急性脱水,血浆总蛋白浓度可明显升高。休克时,由于毛细血管通透性增加,血液水分渗出血管,血液浓缩。慢性肾上腺皮质功能减退者,由于尿排钠的同时伴随排水增多,也使血液浓缩。②血浆蛋白质合成增加,主要见于球蛋白合成增加,如多发性骨髓瘤患者。

(3) 血浆总蛋白降低:主要见于:①血液稀释:血浆总蛋白浓度相对降低:如静脉注射过多的低渗溶液或各种原因引起的水、钠潴留;②摄入不足或消耗增加:长期低蛋白质饮食、慢性胃肠道疾病所引起的消化吸收不良或患消耗性疾病,如严重结核、恶性肿瘤、甲状腺功能亢进等,均可使血浆总蛋白浓度降低;③蛋白质合成障碍:各种慢性肝病,蛋白质合成减少,以白蛋白降低为显著;④蛋白质丢失过多:严重烧伤时大量血浆渗出,大量失血,肾病综合征时排出的大量蛋白尿,溃疡性结肠炎时肠道长期丢失一定量蛋白质。

(4) A/G 比值衡量慢性肝脏病变的严重程度:当 A/G 比值<1 时,称为比值倒置,为慢性肝炎或肝硬化的特征之一。一般情况下,总蛋白高,A/G 比值低是由于球蛋白偏高,原因有慢性炎症、免疫性疾病、多发性骨髓瘤、红斑狼疮等;总蛋白低,A/G 比值低是由于白蛋白偏低,见于肾病综合征、营养不良等。

(5) 血浆球蛋白变化 增高:常见于某些自身免疫性疾病,如系统性红斑狼疮、硬皮病、风湿热、类风湿关节炎等;多发性骨髓瘤;也见于细菌、病毒、寄生虫引起的感染反应如结核病、麻风病、疟疾、血吸虫病及病毒性肝炎等。降低:主要见于合成减少,如营养不良、胃肠道疾病。

2. 前白蛋白(prealbumin,PA) 由肝细胞合成,MW54000。醋酸纤维素薄膜电泳时向阳极泳动速度比白蛋白快,电泳图谱上位于白蛋白的前方,为一染色很浅的区带。半衰期较其他血浆蛋白短,约 12 小时。因此,血浆 PA 浓度比白蛋白更易反映肝脏的合成功能。PA 作可为组织修补材料和运载蛋白,可结合 T3、T4 和运载维生素 A。

【参考区间】 血浆 PA:0.18 ~ 0.45g/L。

【临床意义】

(1) 蛋白质的营养状况指标:临床评价营养不良的标准,0.2 ~ 0.4g/L 为正常,0.1 ~ 0.15g/L 为轻度缺乏,0.05 ~ 0.1g/L 为中度缺乏,<0.05g/L 为严重缺乏。

(2) 肝功能不全指标:因半衰期短,是肝脏损害的早期灵敏指标。

(3) 负性急性时相反应蛋白:急性炎症、恶性肿瘤、创伤等急需合成蛋白质的情况下,血浆 PA 均迅速下降。

3. 白蛋白 由肝实质细胞合成,MW66458,在血浆中的半衰期约为 15 ~ 19 天,是血浆中含量最多的蛋白质,占血浆总蛋白的 57% ~ 68%。其合成速度主要受血浆中胶体渗透压和蛋白摄入量的调节。在肝细胞中没有储存,在所有的细胞外液中都含有微量的白蛋白。白蛋白可以在不同组织中被细胞内吞而摄取,其氨基酸可被用为组织修补。

其生理功能包括:①维持血浆胶体渗透压。②营养作用:作为内源性氨基酸的营养源用于组织修补。③具有相当的缓冲酸碱能力。蛋白质是两性电解质,其分子结构上具有多个$-NH_2$和$-COOH$,当酸过多时,H^+与$-NH_2$形成$-NH_3^+$。当碱过多时$-COOH$变成$-COO^-$。④运输作用:很多水溶性差的物质可以通过与白蛋白结合而被运输,如胆红素、长链脂肪酸、胆汁酸盐、前列腺素、类固醇激素、金属离子(如 Cu^{2+}、Ni^{2+}、Ca^{2+} 等)、药物(如阿司匹林、青霉素)等。与白蛋白结合的激素或药物可不表现活性,当血浆白蛋白含量或 pH 值等变化时,这些激素和药物的游离型含量会随之变化,其生理活性也会增强或减弱。

【参考区间】 正常成人 ALB:35~55g/L。

【临床意义】

(1) 作为个体营养状态的评价指标。其评价标准为:>35g/L 为正常,28~34g/L 为轻度缺乏,21~27g/L 为中度缺乏,<21g/L 为严重缺乏。当 ALB 浓度低于 28g/L 时,可出现水肿。

(2) 低蛋白血症:引发低蛋白血症的常见原因有摄入减少、合成降低、丢失过多、消耗增加、分布异常。

(3) 血浆 ALB 增高:少见,严重失水时发生,对监测血液浓缩有意义。

(4) 估计其配体的存在形式和作用:在血浆白蛋白浓度明显下降时,Ca^{2+}、脂肪酸、激素和药物等与白蛋白的结合减少,而游离部分相对增加,这些游离状态的配体更易作用于细胞受体而发挥其活性作用。

(5) 遗传性变异:已发现有 20 种以上白蛋白的遗传性变异,这些个体可以不表现病症,但在血浆蛋白质电泳分析时可出现异常的 ALB 区带。

4. α_1-抗胰蛋白酶 蛋白酶可由正常细胞合成,或细胞损伤或感染的生物病原体也可释放。这些蛋白酶可以清除病原微生物、坏死组织和衰老的红细胞。但其含量过高或活性过强可使正常组织和细胞受到破坏。机体为对抗这些蛋白酶的异常作用,产生抗蛋白酶系统。

α_1-抗胰蛋白酶(α_1-antitrypsin,α_1-AT 或 AAT)是具有蛋白酶抑制作用的一种急性时相反应蛋白质,MW51000,pI4.8,含有 10%~12% 糖;在电泳中位于 α_1 区带,是这一区带的主要组分(约占 90%)。

α_1-AT 具有多种遗传表型,迄今已分离鉴定的有 33 种 α_1-AT 等位基因,其中最多见的是 PiMM 型(为 M 型蛋白抑制物的纯合子体),占人群的 95% 以上。另外还有 PiZZ、PiSS、PiSZ、PiMZ、PiMS。对蛋白酶的抑制作用以 MM 型的蛋白酶抑制能力作为 100%,ZZ 型的相对活力为 15%、SS 为 60%、MZ 为 57%、MS 为 80%,其他则无活性。

生理功能:①对蛋白酶的抑制作用。作用于胰蛋白酶、糜蛋白酶、尿激酶、肾素、胶原酶、弹性蛋白酶、纤溶酶和凝血酶等。占血浆中抑制蛋白酶活力的 90% 左右,但其抑制作用有明显的 pH 依赖性,最大活力处于中性和弱碱性,当 pH4.5 时活性基本丧失,这一特点具有重要的生理意义;②对抗由多形核的细胞吞噬作用时释放的溶酶体蛋白水解。由于 α_1-AT 的分子量较小,它可透过毛细血管进入组织液与蛋白水解酶结合而又回到血管内。α_1-AT 结合的蛋白酶复合物并有可能转移到 α_2-巨球蛋白分子上,经血循环转运而至单核-巨噬细胞系统中被降解。

【参考区间】 α_1-AT:0.83~1.99g/L。

【临床意义】

(1) 低血浆 α_1-AT 可以发生于胎儿呼吸窘迫症。α_1-AT 缺陷(ZZ 型、SS 型甚至 MS 表现型)常伴有早年(20~30 岁)出现的肺气肿。吸入尘埃和细菌可引起肺部多形核细胞的吞噬活跃,从而引起溶酶体弹性蛋白酶的释放。当 M 型 α_1-AT 蛋白缺乏时,蛋白水解酶过度作用于肺泡壁的弹力纤维而导致肺气肿的发生。α_1-AT 的缺陷,特别是 ZZ 表现型还可引起肝细胞的损害而致肝硬化,但机制未明。

(2) 急性时相反应时,α_1-AT 增高,但缺乏特异性。增高见于各类急性炎症、感染、手术后、组织坏死时;急性胰腺炎时升高更明显,还可见于长期应用可的松、雌激素类药物以及妊娠等情况。

5. α₁-酸性糖蛋白（α₁-acid glycoprotein, AAG）　含糖约45%，包括等分子的己糖、己糖胺和唾液酸，MW40000，pI 为 2.7～3.5。

AAG 主要在肝脏中合成，在某些肿瘤组织亦可以合成。AAG 是主要的急性时相反应蛋白，在急性炎症时增高，与免疫防御功能有密切关系。AAG 可以结合利多卡因和普萘洛尔等药物，急性心肌梗死时，AAG 作为一种急性时相反应蛋白升高，可使药物结合状态增加而游离状态减少，因而使药物的有效浓度下降。

【参考区间】　AAG：0.25～2.0g/L。

【临床意义】

（1）作为急性时相反应指标。在风湿病、恶性肿瘤、心肌梗死、急性炎症或外科手术时，炎症或组织坏死时伴有血浆 AAG 含量升高。AAG 增高也是活动性溃疡性结肠炎最可靠的指标之一。

（2）糖皮质激素可使 AAG 增加包括内源性的库欣综合征和泼尼松、地塞米松等药物治疗时，可引起 AAG 升高。

（3）在营养不良、严重肝脏损害、肾病综合征以及胃肠道疾病致蛋白严重丢失等情况下 AAG 降低。

（4）雌激素可减少 AAG 的合成及降低其在血浆中的含量。

6. 结合珠蛋白（haptoglobin, Hp）　又名触珠蛋白，是一种能与血红蛋白进行不可逆结合的糖蛋白。主要在肝脏合成，pI4.1，在电泳中位于 α₂ 区带。Hp 分子是由 α 链和 β 链形成的 2α2β 四聚体。α 链有 α¹ 及 α² 两种。而 α¹ 又发现有 α¹ᶠ 及 α¹ˢ 两种遗传变异体，因此个体之间可有多种遗传表现型，见表4-3。

表4-3　结合珠蛋白的遗产表型

遗产表型	亚单位结构	MW（万）	组　　成
Hp1-1	$(\alpha^{1F})_2\beta_2$	8	
	$\alpha^{1F}\alpha^{1S}\beta_2$		
	$(\alpha^{1S})_2\beta_2$		α¹链含83个氨基酸
Hp2-1	$(\alpha^{1S}\alpha^2\beta_2)$	12～20	α²链含142个氨基酸
	$(\alpha^{1F}\alpha^2\beta_2)$		β链含245个氨基酸
Hp2-2	$(\alpha^2\beta_2)n$	16～40	n 的不同在电泳中出现多条带
	n＝3～8		

Hp 的主要功能是能与红细胞中释放出的游离血红蛋白结合，每分子 Hp 可结合两分子血红蛋白，可以防止血红蛋白从肾脏丢失而为机体有效地保留铁。Hp 与血红蛋白结合后，不能重新利用，因此溶血后 Hp 含量会急剧降低。急性溶血后血浆中 Hp 的浓度一般在一周内恢复。

【参考区间】　Hp：0.5～2.2g/L。

【临床意义】

（1）血浆 Hp 含量增高：血浆 Hp 为急性时相反应蛋白，主要见于感染、组织坏死、恶性肿瘤、肾病综合征、烧伤及某些肠道疾病时血浆蛋白质的丢失,肝脏内某些蛋白质包括 Hp 的合成增加,血浆 Hp 含量增高。糖皮质激素如皮质醇、地塞米松和雄性激素可使 Hp 合成增加,也可导致血浆 Hp 含量增高。

(2) 血浆 Hp 含量降低:见于血管内溶血,如溶血性贫血、输血反应、疟疾等。严重肝病患者肝脏合成 Hp 减少,雌激素也可减少 Hp 的合成。

血浆 Hp 参考区间较宽,应多次测定,否则价值不大。

7. α_2-巨球蛋白(α_2-macroglobulin,α_2-MG 或 AMG)　是血浆中分子量最大的蛋白质,含糖量约8%。由四个亚单位组成,由肝细胞和单核-巨噬细胞系统合成,半衰期约 5 天。α_2-MG 也是蛋白酶抑制剂,突出的特性是能与多种分子和离子结合,特别是它能与蛋白水解酶(胃蛋白酶、糜蛋白酶、胰蛋白酶等)结合而影响这些酶的活性。α_2-MG 与蛋白酶的结合物中的酶并不失活,结合物导致酶不能作用于大分子的底物蛋白,而对小分子的底物蛋白不影响。因此,α_2-MG 具有选择性地保护某些蛋白酶活性的作用,这在免疫反应中可能具有重要意义。

【参考区间】　α_2-MG:1.31 ~ 2.93g/L。

【临床意义】　低蛋白血症时,α_2-MG 含量可增高,可能系一种代偿机制以保持血浆胶体渗透压。妊娠期及口服避孕药时血中浓度亦增高,但机制不明。

8. 铜蓝蛋白(ceruloplasmin,CER 或 Cp)　是一种含铜的 α_2 球蛋白,由 1046 个氨基酸残基组成的单链多肽。CER 由肝脏生成,分子中含有 6 ~ 8 个铜原子,由于含铜而呈蓝色,含糖量约10%。血浆中95%的铜与 CER 结合,在血液循环中 CER 可视为铜的无毒代谢库。细胞可利用 CER 分子中的铜来合成含铜的酶,例如单胺氧化酶、抗坏血酸氧化酶等。

CER 的主要生理功能是参与氧化还原反应:①具有氧化酶活性,对多酚及多胺类底物有氧化作用;②尤其重要的是使 Fe^{2+} 氧化为 Fe^{3+},Fe^{3+} 再结合到转铁蛋白上,使铁不具毒性,故 CER 又称亚铁氧化酶;③还具有抗氧化剂的作用,可以防止组织中脂质氧化和自由基的生成,特别在炎症时具有重要意义。

CER 稳定性较差,血液离体后,CER 可丢失分子中的铜而自行氧化。所以采集标本后应尽快分离测定,或在适宜条件下(3 ~ 4℃)储存。

【参考区间】　CER:0.21 ~ 0.53g/L。

【临床意义】

(1) 血浆 CER 测定最有意义的是协助肝豆状核变性(Wilson 病)的诊断,此病为常染色体隐性遗传病,主要由于体内铜代谢障碍所致。患者血浆 CER 含量明显降低,这是本病的特征,且伴有血浆可扩散铜的含量增加。由于血浆 CER 减少,血浆游离铜增加,铜沉积在肝可引起肝硬化,沉积在脑基底节的豆状核则导致豆状核变性,因而该病又称肝豆状核变性。

(2) CER 为一种急性时相反应蛋白,在创伤、感染和肿瘤时其血浆含量升高,妊娠期、服用含雌激素药物时血 CER 含量亦增高。

(3) 血浆 CER 含量减少主要见于肾病综合征和营养不良等。

9. 转铁蛋白(transferrin,TRF)　含糖量约6%,MW79500,单链糖蛋白,电泳时位于 β-球蛋白区带。TRF 主要由肝细胞合成,半衰期约为 7 天。TRF 能可逆地结合多价离子,包括铁、铜、锌、钴等,每一分子 TRF 可结合两个三价铁离子。血浆中 TRF 的浓度受食物铁供应的影响,机体在缺铁状态时,血浆转铁蛋白浓度上升,经铁剂有效治疗后恢复到正常水平。

TRF 是血浆中主要的含铁蛋白质,负责运载由消化道吸收的或由红细胞降解释放的铁以 TRF-Fe^{3+} 复合物的形式,通过与细胞表面的转铁蛋白受体结合进入细胞。TRF 将大部分 Fe^{3+} 转运进入骨髓,用于合成血红蛋白。小部分则运输到各组织细胞,用于形成铁蛋白,以及合成肌红蛋白、细胞色素等。

【参考区间】　TRF:2.5 ~ 4.3g/L。

【临床意义】

(1) 贫血的诊断和治疗的监测:在缺铁性低色素贫血时 TRF 含量增高,但铁的饱和度很低。相反,由于红细胞对铁的利用障碍(如再生障碍性贫血),血浆中 TRF 正常或低下,使铁的饱和度增加。

(2) 急性时相反应蛋白,在炎症、恶性病变时 TRF 常随着白蛋白、前白蛋白同时下降。

(3) 慢性肝病及营养不良时亦降低,因此可以作为营养状态的一项指标。

(4) 其他疾病:肾病综合征、慢性肾功能衰竭、严重烧伤和胃肠道疾病时,血浆中 TRF 降低。妊娠或服用雌激素类药物可使血浆 TRF 含量升高。

10. β$_2$-微球蛋白(β$_2$-microglobulin,BMG 或 β$_2$-M)　是一种低分子量(MW11800)蛋白质,因电泳时位于 β$_2$-区带而得名。它存在于所有有核细胞的表面,特别是淋巴细胞和肿瘤细胞,并随细胞代谢而脱落至体液中。β$_2$-M 是细胞表面人类淋巴细胞抗原(HLA)的 β 链(轻链)部分,分子内含一对二硫键,不含糖,半衰期约 107 分钟,可透过肾小球,但几乎完全在肾小管被重吸收,并在肾小管细胞被代谢降解为氨基酸。

【参考区间】　血浆 β$_2$-M:1.0 ~ 2.5mg/L。

尿中 β$_2$-M:0.03 ~ 0.37mg/L。

【临床意义】

(1) 肾功能衰竭、炎症及肿瘤时血浆浓度可升高。主要的临床应用在于监测肾小管功能,特别用于肾移植后,如有排斥反应影响肾小管功能时,可出现尿中 β$_2$-M 含量增高。

(2) 急性白血病和淋巴瘤有神经系统浸润时,脑脊液中 β$_2$-M 亦可增高。

11. C-反应蛋白(C-reactive protein,CRP)　一种能与肺炎球菌细胞壁 C 多糖结合的急性时相反应蛋白,由肝细胞所合成,MW11.5 万 ~ 14 万,由 5 个相同亚基构成圆盘状多聚体。电泳移动分布在 β 区带后 γ 区带前,它广泛分布于人体,如胸水、腹水、心包液、关节液、血液等处。

CRP 在钙离子存在下,可以结合卵磷脂和核酸。结合后的复合体具有补体系统的激活作用,作用于 C$_{1q}$。CRP 可以引发对侵入细胞的免疫调理作用和吞噬作用而表现炎症反应。

【参考区间】　CRP:0.8 ~ 8.0mg/L(免疫扩散法或免疫浊度法)。

【临床意义】

(1) 急性时相反应指标:临床上最有用的一个敏感指标,CRP 在急性心肌梗死、创伤、感染、外科手术、肿瘤浸润时迅速升高,可达到正常水平的数千倍。

(2) 某些疾病的监测和随访指标:评估炎症性疾病的活动度,监测系统性红斑狼疮、白血病和外科手术后并发的感染,监测肾移植后的排斥反应等。

二、体液氨基酸

(一)正常体液中氨基酸组成及含量

1. 血液　食物蛋白质经消化吸收后,以氨基酸的形式经血液循环而进入全身各种组织。

组织蛋白质分解成氨基酸。这两种不同来源的氨基酸混在一起,共同组成体内氨基酸的"代谢库"。此外,机体还可合成部分非必需氨基酸。体内氨基酸的主要功能是合成蛋白质,也可以合成某些多肽及其他含氮物质。另一方面,氨基酸可通过脱氨基作用分解成为α-酮酸及氨,也有一小部分氨基酸通过脱羧基作用分解成胺和二氧化碳。这些合成与分解代谢构成动态平衡,所以血液中氨基酸的含量在一定范围内是恒定的。

在血浆中除缬氨酸外,其他氨基酸含量的相对比例与骨骼肌相类似。其中必需氨基酸的组成是氨基酸总量的1/3。大约有70%的色氨酸和血浆白蛋白相结合。

血浆氨基酸浓度比血浆高得多,是由凝血过程中,从血细胞释放出氨基酸所致,其中尤以牛磺酸和二羧基氨基酸较为明显,但其变化的数值是不定的。溶血时,由于红细胞释放氨基酸,同样显著影响血浆中大部分氨基酸的浓度。

2. 尿液　正常成人在24h尿液中氨基酸的排泄量是恒定的,平均为200mg,不受尿量及饮食中大部分蛋白质的影响。尿中必需氨基酸的排出很少,当某种原因引起的肾小管重吸收功能障碍时,尿中氨基酸的含量可以增高。

3. 脑脊液　脑脊液中氨基酸约有20种,正常含量极微,总量约 $1 \sim 3mg/100ml$。血浆中的氨基酸在脑脊液中大部分都存在。脑脊液中大部分氨基酸的浓度,仅是它们各自血浆浓度的 $5\% \sim 15\%$,谷氨酰胺、天门冬酰胺、苏氨酸和丝氨酸的浓度,大约是血浆浓度的1/2。谷氨酰胺是脑脊液中主要的氨基酸。

三、嘌呤核苷酸

嘌呤核苷酸的分解代谢主要在肝脏、肾脏和小肠中进行,因为这些组织中黄嘌呤氧化酶活性较强。嘌呤核苷酸经代谢依次生成次黄苷和次黄嘌呤,后者再经过黄嘌呤氧化酶氧化生成黄嘌呤。黄嘌呤经黄嘌呤氧化酶的作用进一步生成尿酸(uric acid)。尿酸是嘌呤的代谢产物。化学名称为2,6,8-三羟基嘌呤。结构见图4-1。

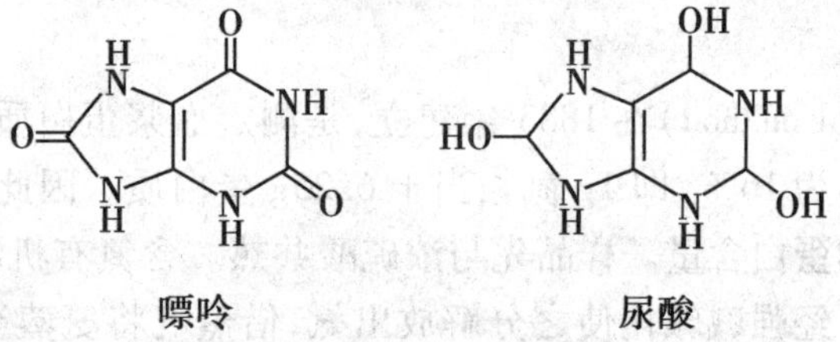

嘌呤　　　　　　　尿酸

图4-1　嘌呤及尿酸结构图

尿酸最初由尿结石中发现,为白色结晶,难溶于水,弱酸性,较稳定,不被稀酸和稀碱破坏,对紫外线有强烈吸收能力。人体内尿酸主要有两个来源:①内源性,由氨基酸、磷酸核糖及其他小分子合成及核酸分解代谢而来;②外源性,由食物中核苷酸分解而来。血尿酸参考区间为:$0.118 \sim 0.236mmol/L$。当尿酸生成增多或尿酸排泄减少时,均引起血中尿酸升高。在大多数哺乳动物体内,尿酸能进一步分解为尿囊素排出体外,而人类及其他灵长类动物的尿酸不能继续氧化分解,因此尿酸由尿排出体外。

生理条件下,正常人血浆尿酸主要以尿酸及其钠盐的形式存在,它们的溶解度都较低,一般当血尿酸含量超过 8mg/ml 时,尿酸就以钠盐形式沉积于关节、软组织及软骨等处。由于人尿液中尿酸的比例较血浆中高,故尿酸排泄增多时,可在泌尿道形成尿酸结石。在临床上,血浆中的尿酸含量作为痛风症的诊断指标。痛风症的原因与嘌呤核苷酸代谢缺陷有关。

第二节 蛋白质及非蛋白含氮化合物的检测方法

一、体液总蛋白测定

蛋白质测定是利用其特有的结构或性质进行:①重复的肽链结构,如双缩脲法;②酪氨酸和色氨酸残基,如酚试剂法或紫外光吸收法;③与染料特异结合能力,如染料结合法;④与有机酸结合,如比浊法或光折射法;⑤分子中含有氮原子,如凯氏定氮法。上述这些原理适合于生物样品中总蛋白及蛋白质组分的测定。

(一)双缩脲法

【测定方法】 双缩脲(Biuret)($H_2N—OC—NH—CO—NH_2$)由两个分子尿素缩合后生成。在强碱性溶液中,双缩脲与 Cu^{2+} 形成紫色络合物。蛋白质中的两个相邻肽键(—CO—NH—)在碱性溶液中也能与 Cu^{2+} 作用,产生相似稳定的紫红色络合物。因此,将蛋白质与碱性铜反应的方法称为双缩脲法(biurea method)。凡分子中具有两个肽键(—CO—NH—)的化合物都具有双缩脲反应。紫色络合物颜色的深浅与蛋白质浓度成正比,而与蛋白质分子量和氨基酸种类无关,故可用来测定蛋白质含量。

【评价】 该法的优点是快速、稳定、干扰物质少,试剂单一,方法简便,便于自动化分析。主要缺点是灵敏度差,检测范围为 10~120g/L。对蛋白质含量很低的标本如脑脊液、胸腹水和尿液等不合适。

(二)凯氏定氮法

凯氏定氮法(Kjeldahl method)在 1883 年建立,是测定血浆蛋白质的经典方法。根据蛋白质含氮量较为恒定,平均为 16%,即 1g 氮相当于 6.25g 蛋白质。因此只要测定样品中的含氮量,既可推算出样品中的蛋白含量。样品先与浓硫酸共热。含氮有机物即分解产生氨,氨又与硫酸作用,变成硫酸铵。经强碱碱化使之分解放出氨,借蒸气将氨蒸至酸液中,根据此酸液被中和的程度计算样品的氮含量。所得结果为样品总氮量。样品总氮量减去非蛋白氮量即为蛋白质含氮量,再乘以 6.25 即得样品中蛋白质的含量。本法是公认的参考方法,用于标准蛋白质的定值和校正其他方法,适用于各种形态(固体和液体)样品中蛋白质的测定。该法准确性好,精密度高,灵敏度高,但因方法操作复杂、费时,影响因素较多,不适合血清总蛋白常规检测。

(三)Folin—酚试剂法(Lowry 法)

最早由 Folin 在 1921 年首创,用于酪氨酸和色氨酸测定,后来吴宪将它用于蛋白质定量。酚试剂法是蛋白质中酪氨酸和色氨酸残基能使酚试剂中的磷钨酸-磷钼酸还原生成起蓝色化合物的反应原理。Lowry 将酚试剂法进行了改良,先用碱性铜溶液与蛋白质反应,再加入酚试剂,则铜-肽键络合物中的酪氨酸和色氨酸使磷钨酸和磷钼酸还原为钨蓝和钼蓝,在 745 ~ 750nm 产生最大吸收峰,使呈色灵敏度大大提高,达到双缩脲法的 100 倍左右,有利于检出较微量的蛋白质。

各种蛋白质中酪氨酸和色氨酸的含量不同,如白蛋白含色氨酸 0.2%,而球蛋白含色氨酸 2% ~3%。因此,本法适合单一蛋白质测定,如组织中某一蛋白抽提物、血清黏蛋白。该法比双缩脲法灵敏得多,缺点是费时较长,易受还原性化合物的干扰,如带-SH 的化合物、糖类、酚类及 Tris 等。

（四）考马斯亮蓝法（Bradford 法）

1976 年由 Bradford 建立的考马斯亮蓝法,是根据蛋白质与染料相结合的原理设计的。该方法应用广泛。是目前灵敏度最高的蛋白质含量测定方法。

考马斯亮蓝 G-250 染料,在酸性溶液中与蛋白质结合,使染料的最大吸收峰的位置由 465nm 变为 595nm,溶液的颜色也由棕黑色变为蓝色。染料主要是与蛋白质中的碱性氨基酸 (特别是精氨酸)和芳香族氨基酸残基相结合。在 595nm 下测定的吸光度值 A_{595},与蛋白质浓度成正比。Bradford 法的突出优点是灵敏度高,据估计比 Lowry 法约高四倍,其最低蛋白质检测量可达 1mg。该方法测定快速、简便,只需加一种试剂。完成一个样品的测定,只需要 5 分钟。干扰物质少。干扰 Lowry 法的 K^+、Na^+、Mg^{2+} 离子、Tris 缓冲液、糖和蔗糖、甘油、巯基乙醇、EDTA 等均不干扰该法测定。其缺点是:由于各种蛋白质中的精氨酸和芳香族氨基酸的含量不同,因此 Bradford 法用于不同蛋白质测定时有较大的偏差。

（五）紫外吸收法

蛋白质分子中色氨酸、酪氨酸和苯丙氨酸含有苯环的共轭双键,在 280nm 有吸收峰,其吸光度与蛋白质含量成正比。此外,蛋白质溶液在 238nm 的光吸收值与肽键含量成正比。尿酸和胆红素在 280nm 附近有干扰,所以不适合血清等组成复杂的蛋白质溶液测定,常用于较纯的酶、免疫球蛋白等测定。生物样品也常混有核酸,核酸最大吸收峰为 260nm,在 280nm 也有较强的光吸收,因而测定蛋白质可采用两个波长的吸光度予以校正,即蛋白质浓度（g/L）= $1.45A_{280}-0.74A_{260}$（mg/ml）。本法未加任何试剂和处理,可保留制剂的生物活性并可回收,但准确度较差,干扰物质多。

（六）比浊法

比浊法（turbidimetry）是基于某些酸如三氯乙酸、磺基水杨酸等能与蛋白质结合产生沉淀,由此引起的悬浮液浊度与蛋白质浓度成正比。

该法的优点是操作简便、灵敏度高,可用于测定尿液、脑脊液等含蛋白质较低的样品。缺点是影响浊度的因素较多,如加入试剂的的手法、混匀技术、反应温度等。且各种不同的蛋白质形成的浊度亦有较大的差别。苄乙氯胺在碱性条件下与蛋白质形成稳定的沉淀物,在 660nm 进行比浊测定,是比浊法中最好的。也可用于自动化分析。

二、体液白蛋白测定方法

体液白蛋白的测定方法较多,主要有染料结合法、电泳法、免疫法和盐析法。

（一）染料结合法

染料结合法最常用,白蛋白具有与阴离子染料溴甲酚绿（bromcresol green,BCG）和溴甲酚紫(bromcresol purple,BCP)结合的特性,而球蛋白基本不结合这些染料,故可直接测定血浆白蛋白。BCG 法和 BCP 法灵敏度高、操作简便、重复性好,能自动化。其中 BCG 法为推荐的方法,虽然 α 和 β 球蛋白与 BCG 也能起慢反应,但缩短反应时间即能去除此非特异性反应,自动化分析仪的普遍应用使比色能在反应 10～30 秒后立即进行,因而使该法变得很实用。BCP 法无球蛋白的非特异性干扰,但与牛、猪等动物血浆白蛋白的反应性比与人的反应性低,而质控血浆往往是动物血浆,故其应用受限。

溴甲酚绿测定血清白蛋白的原理:血清白蛋白在 pH 4.2 的缓冲液中带正电荷,在有非离子型表面活性剂存在时,可与带负电荷的染料溴甲酚绿结合形成蓝绿色复合物,在波长 630nm 处有吸收峰,其颜色深浅与白蛋白浓度成正比例,与同样处理的白蛋白标准比较,可求得血清中白蛋白含量。

（二）免疫化学法

免疫法中有免疫比浊法、速率散射比浊法和免疫扩散法等,其中免疫扩散法在临床实验室已淘汰。前两种方法特异性好、灵敏度高,且白蛋白易纯化因而其抗血浆容易制备,但成本较高,适合于尿液和脑脊液等微量白蛋白的测定。

（三）盐析法

盐析法是用一定浓度的中性盐(硫酸铵)沉淀球蛋白,再用总蛋白测定方法测定上清液中的白蛋白,该法因操作烦琐,又不易于用于自动分析,现已基本不使用。

三、血清蛋白电泳

血浆蛋白质电泳(serum protein electrophoresis,SPE)是临床实验室中一种常用的蛋白质分析技术,其中醋酸纤维薄膜(CAE)和琼脂糖凝胶是目前最广泛采用的蛋白质电泳方法。近年来毛细管电泳在临床的应用越来越多。利用血浆蛋白质电泳能帮助诊断和鉴别诊断各种疾病以及监视疾病的治疗效果和预后。

（一）醋酸纤维素薄膜电泳

【测定方法】 醋酸纤维素薄膜电泳(cellulose acetate electrophoresis,CAE)是以醋酸纤维素薄膜作为支持介质的电泳技术,利用电荷效应分离具有不同电泳迁移率的蛋白质。醋酸纤维素对蛋白质样品吸附性小,能消除纸电泳中出现的拖尾现象,分离速度快,电泳时间短,样品用量少。其缺点是醋酸纤维素薄膜的吸水性差,电泳时水分容易蒸发。该电泳特别适合于病理情况下微量蛋白的检测。

醋酸纤维素薄膜电泳典型的正常血浆蛋白质电泳图谱,主要包括五个区带,即白蛋白、α_1、α_2、β、γ 球蛋白区带。见图 4-2。

【参考区间】 醋酸纤维素薄膜电泳测

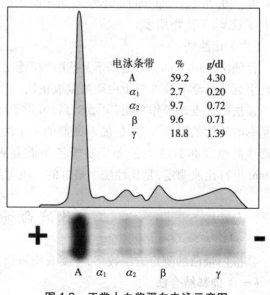

电泳条带	%	g/dl
A	59.2	4.30
α_1	2.7	0.20
α_2	9.7	0.72
β	9.6	0.71
γ	18.8	1.39

图 4-2 正常人血浆蛋白电泳示意图

得血浆各区带蛋白质的百分含量见表4-4。

表4-4　醋酸纤维素薄膜血浆蛋白质电泳条带百分含量

血浆蛋白质电泳条带	百分含量
白蛋白	57% ~68%
α_1 球蛋白	1.0% ~5.7%
α_2 球蛋白	4.9% ~11.2%
β 球蛋白	7% ~13%
γ 球蛋白	9.8% ~18.2%

（二）凝胶电泳

主要有聚丙烯酰胺凝胶电泳、琼脂糖凝胶电泳、等电聚焦电泳、毛细管电泳。

【测定方法】　毛细管电泳近年越来越受到重视，它是一种新型的区带电泳方法。利用电流和电渗的电动力学原理，在高压电场中，以毛细管为通道进行混合物的分离，具有极高的分辨率。其特点是：热量分布均匀、散热快，无须载体、操作简单，可观察样品电泳状态；灵敏度高，进样 2μl，浓度 5ng/μl，灵敏度可达 pg 水平，消除了电渗现象。由于它具有无法比拟的高效和快速性。

毛细管电泳的分离模式有以下几种：①毛细管区带电泳（CEZ）；②毛细管凝胶电泳（CGE）；③毛细管等速电泳（CITP）；④毛细管等电聚焦电泳。毛细管等电聚焦电泳分离蛋白质结果见图4-3。

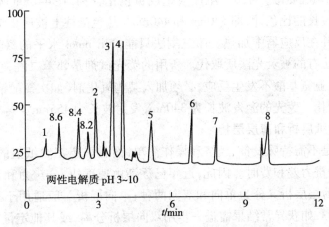

图 4-3　毛细管等电聚焦电泳分离蛋白质

毛细管柱：14cm×0.1nm i. d. 的聚丙烯酰胺涂层毛细管；等电聚焦介质：2% Bio-LYte5/7，PI8 ~ 10；聚焦电压：4kV/cm；检测波长：280nm；峰序：8.6、8.4、8.2—分别代表流出的两性电解质；1—外源凝集素；2—人血红蛋白 A（7.5）；3—人血红蛋白 A（7.1）；4—马肌红蛋白（7.0）；5—马肌红蛋白（6.8）；6—人碳酐酶（6.5）；7—牛碳酐酶（6.0）；8—β-乳球蛋白 B（5.1）

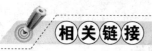

相关链接

　　蛋白质组的概念是1994年由Wilkins和Williams提出。一个生物、一个细胞或一种组织所表达的所有蛋白质,称为这种生物、这种细胞或这种组织的蛋白质组。随着科学的发展,越来越多的研究表明,一种疾病发生、发展并非只与某一种蛋白质有关。常常是两种以上的蛋白质发生改变,因此多种蛋白质的联合检测非常重要。蛋白质组的检测才能解析蛋白质表达与功能的全貌,才能够更好地阐明疾病发生、发展机制。蛋白质组的最常用检查方法是二维凝胶电泳技术,SDS-聚丙烯酰胺凝胶电泳和等电聚焦电泳。另外,质谱技术、蛋白质芯片均可用于蛋白质组的检测。

四、体液氨基酸的检测方法

　　氨基酸种类繁多,理化性质相似,并同时存在于各种生物样品中,因此检测各个氨基酸时必须先将它们分离再分别检测。现在血浆氨基酸检查法有层析、高效液相色谱及氨基酸分析仪。随着技术的进步,氨基酸自动分析仪在临床中的应用,使分析一个样品的时间从1周减少到1小时左右,样品用量从mmol减少到nmol,使灵敏度提高千、万倍。

(一)自动分析法

　　氨基酸分析仪是利用氨基酸与茚三酮加热产生紫色产物的原理,产物在570nm吸收最强,亚氨基酸(脯氨酸和羟脯氨酸)与茚三酮反应生成黄色化合物,在440nm吸收最强,所以多数分析仪是带有两种波长的比色计,即570nm和440nm。从色谱柱上被逐步洗脱的氨基酸,随即与茚三酮试剂混合并在反应器中加热。茚三酮法只能检出nmol水平的氨基酸。70年代以后检测系统中的比色法有的被荧光法所取代。所用的荧光试剂是邻苯二醛,它可检出pmol水平的氨基酸,但缺点是亚氨基酸不发生反应,必须加入某些氧化剂(如次氯酸钠)后才发生荧光反应,使仪器结构复杂化。荧光的激发波长为340nm,发射波长为455nm。

(二)氨基酸的纸层析和薄层层析

　　纸层析的优点是不需特殊设备、经济和操作简单,而且采集在滤纸上的标本可以邮寄,其缺点是灵敏度低、分辨力差和费时。因此,近年已逐渐由速度快、分辨力和灵敏度高的薄层层析代替。纸层析和薄层层析又分为单向和双向两种;单向层析一般适用于某一个或一组氨基酸增高时的筛选检测,如获异常结果需进一步用双向层析分离,或其他定量方法证实。双向层析法能分离全部氨基酸,可作为确诊的参考。

(三)氨基酸的化学法测定

　　1. 尿液氨基酸测定　磷酸酮试剂与尿液中氨基酸和肽类生成蓝色络合物,尿液中肽类极微,所以主要为氨基酸的反应物。蛋白质、尿素和氨等在此条件下不产生反应,用尿液对照管可减去尿液色素的影响。本法对多种氨基酸均有反应,但色氨酸、亮氨酸和异亮氨酸反应不佳,因它们在尿液中含量较少,故可忽略不计。通常需留24h尿液,也可用一次尿液同时测定肌酐,以μmolAA/μmolCr表示,简称AA/Cr或尿氨基酸排泄率。

　　2. 色氨酸测定　色氨酸与甲醛缩合,并被三氯化铁氧化,形成具有荧光的去甲哈尔曼

（noreharman），用荧光分光光度计测定其荧光可做色氨酸定量。

3. 尿液羟脯氨酸测定 尿中羟脯氨酸主要以多肽形式存在,是体内胶原蛋白的分解产物。先用盐酸加热使结合型的羟脯氨酸水解成为游离的羟脯氨酸,再用氯胺 T 氧化使成为吡咯类化合物。后者与对二甲氨基苯甲醛作用生成红色化合物。

（四）氨基酸的酶法分析

1. 苯丙氨酸测定 有两类酶法分析。

（1）L-苯丙氨酸氧化酶:是用 L-苯丙氨酸氧化酶氧化 L-苯丙氨酸,产生的 H_2O_2 与 4-氨基安替比林和 N,N'-二甲苯胺生成醌亚胺,550nm 测定吸光度。

（2）L-苯丙氨酸脱氢酶:是利用 L-苯丙氨酸脱氢酶催化 L-苯丙氨酸,同时 NAD^+ 被还原成 NADH,检测 340nm 吸光度的增加速率可反映苯丙氨酸含量;利用同一个反应的逆反应,检测 340nm 吸光度的下降速率,则能测定苯丙酮酸含量。

2. 谷氨酰胺测定 在谷氨酰胺酶作用下分解为谷氨酸,后者被谷氨酸脱氢酶催化,有 NADH 的生成,因而可检测 340nm 的吸光度。

3. 支链氨基酸测定 支链氨基酸包括亮氨酸、异亮氨酸和缬氨酸均可被亮氨酸脱氢酶催化氧化脱氨生成相应酮酸,同时 NAD^+ 被还原成 NADH,可检测 340nm 的吸光度。

第三节 蛋白质及代谢产物的生物化学诊断

一、血浆蛋白质代谢紊乱的生物化学诊断

机体在疾病状态时血浆蛋白质的含量均会发生改变。

（一）急性时相反应蛋白

在急性炎症性疾病时如大手术、重度创伤、心肌梗死、严重感染、肿瘤等,血浆某些蛋白浓度可明显升高或降低,这种现象称为急性时相反应（acute phase reaction,APR）,这些血浆蛋白质统称为急性时相反应蛋白（acute phase reaction protein,APRP）。

急性时相反应蛋白种类较多,在急性时相反应时其血浆浓度变化不一,当血浆浓度在炎症、创伤、心肌梗死、感染、肿瘤等急性时相反应情况下显著上升;血浆浓度增加超过25%的称为正相急性时相反应蛋白。如 AAT、AAG、Hp、CER、CRP、C_4、C_3、纤维蛋白原等。相反,急性时相反应时血浆浓度下降25%以上的称为负性急性时相反应蛋白。如 PA、ALB、TRF 等。

急性时相反应是机体对炎症的一般反应,不是对某一疾病的特异性反应,这是机体防御机制的一部分,其详细机制尚未十分清楚。当机体处于损伤和炎症状态时,细胞释放某些生物活性物质,如白介素、肿瘤坏死因子 α 及 β、干扰素等,引起肝脏对急性时相反应蛋白的合成与分泌增加,而对 PA、ALB 及 TRF 的合成减少。

各种 APRP 升高的速度不同,APRP 通常在 2~5 天内达到最高峰。急性时相反应时一些蛋白质浓度的变化见图4-4。

这些变化与炎症及创伤的时间进程相关,可用于鉴别急性、亚急性与慢性病理状态。在一定程度上与病理损伤的性质和范围也有相关性。因此,检测 APRP 有助于对炎症进程的监测

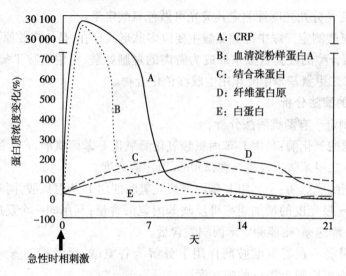

图 4-4　急性时相反应蛋白变化特点

和对治疗反应的判断。

（二）异常血浆蛋白电泳图谱

　　疾病情况下，由于蛋白质的合成、分泌以及细胞组织的功能改变，血浆蛋白质可以出现多种变化。根据它们在电泳图谱上的异常特征，血浆蛋白质电泳图谱可分为以下几种类型，以有助于临床疾病的判断，见表 4-5。

表 4-5　常见疾病血浆蛋白电泳变化表

疾病	TP	Alb	α_1	α_2	β	γ
低蛋白血症	↓↓	↓↓	N 或↑	N	↓	N 或↑
肾病	↓↓	↓↓	N 或↑	↑↑	↑	↑或 N 或↓
肝硬化	N 或↑或↓	↓↓	N 或↓	N 或↓	B-γ↑	（融合）
弥漫性肝损伤	N 或↓		↑			
慢性炎症		↓	↑	↑	↑	
急性时相反应	N	↓或 N	↑	↑		N
M 蛋白血症	在 α～γ 区带中出现 M 蛋白区带					
高 α(β)球蛋白血症		↓		↑↑	↑	
妊娠	↓或 N		↑		↑	
蛋白质缺陷	个别区带出现特征性缺陷					

　　急性时相反应型常以 α_1 及 α_2 增高为特征。慢性炎症则同时有 ALB 降低，α_1、α_2 及 γ-球蛋白的增加。如甲胎蛋白含量较高时，可在白蛋白与 α_1 区带间出现一条新带，有人称为肝癌型。C-反应蛋白异常增高后，出现特殊的 γ 区带。单核细胞白血病可出现 γ 后区带等。妊娠型以 α_1 区带增高为特征，伴有 β 区带的增高；以 α_2 区带增高为特征的图谱常见于风湿病等免疫反应性疾病。

　　在大剂量使用青霉素或水杨酸等药物时，由于药物与白蛋白的结合，可导致白蛋白电泳迁移率加快而引起区带状的改变。

常见的典型异常血浆蛋白质电泳图谱主要有：肾病综合征、肝硬化和多发性骨髓瘤的血浆蛋白质电泳图谱。最具有特征性，临床诊断意义最大。

肾病型见于急慢性肾炎、肾病综合征、肾功能衰竭等，表现为 ALB 降低，α_2、β 升高。肝硬化型见于慢性活动性肝炎、肝硬化等，ALB 降低，β、γ 增高，可出现 β 和 γ 难分离而连接一起的"β-γ 桥"，此现象是由于肝脏纤维增生导致 IgA 增高所致。M 蛋白血症主要见于多发性骨髓瘤，电泳时可在 β 和 γ 之间出现一条色泽深染较窄的区带，称 M 区带，可能因异常浆细胞克隆增殖，产生大量单克隆免疫球蛋白（主要是 IgG 或 IgA）或其轻链或重链片段所致。见图 4-5。

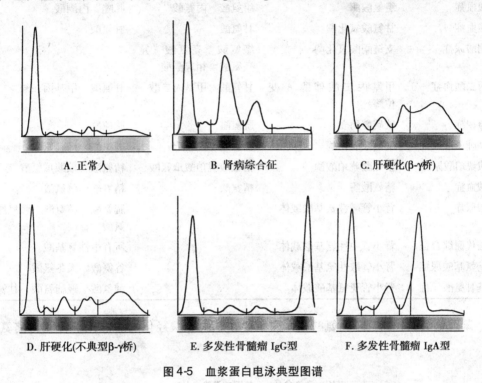

A. 正常人　　　　B. 肾病综合征　　　　C. 肝硬化(β-γ桥)

D. 肝硬化(不典型β-γ桥)　　　E. 多发性骨髓瘤 IgG型　　　F. 多发性骨髓瘤 IgA型

图 4-5　血浆蛋白电泳典型图谱

二、氨基酸代谢紊乱的生物化学诊断

氨基酸代谢紊乱，分为遗传性和获得性两大类。氨基酸及其代谢产物的代谢紊乱导致在血液中增高，称为氨基酸血症（aminoacidemia）。血浆中增高的氨基酸及其代谢产物，可以经过肾小球滤过，如果超出肾小管的重吸收能力，就会由尿排出，称为氨基酸尿症（aminoaciduria）。分析血、尿氨基酸及其代谢产物，检测有关酶的活性和氨基酸负荷试验，多能明确诊断。遗传性氨基酸代谢紊乱种类较多，是由相关基因突变所致，可利用现代基因分析技术，检查其基因突变情况。

（一）常见的氨基酸代谢紊乱

常见的氨基酸代谢紊乱病见表 4-6。

（二）苯丙酮尿症

苯丙酮尿症（phenyl ketonuria，PKU）是一种先天性氨基酸代谢紊乱的遗传病，常见染色体隐性遗传。主要是患儿体内肝脏缺乏苯丙氨酸羟化酶（phenylalanine hydroxylase，PAH），使苯丙氨酸不能转化为酪氨酸，而在血液中积聚。本病在我国新生儿中的发病率为 1/10 000～1/16 000。

表 4-6 常见氨基酸代谢病及其体液检测

疾病名称	缺乏的酶	血浆中增高的成分	尿液中增高的成分
苯丙酮酸尿症	苯丙氨酸羟化酶	苯丙氨酸、苯丙酮酸	苯丙氨酸、苯丙酮酸
Ⅰ型酪氨酸血症	延胡索酸乙酰乙酸酶	酪氨酸、甲硫氨酸	酪氨酸、对羟苯丙酮酸
尿黑酸尿症	尿黑酸氧化酶	尿黑酸	尿黑酸
同型胱氨酸尿症	胱硫醚-β 合成酶	胱氨酸 甲硫氨酸	胱氨酸 甲硫氨酸
组氨酸血症	组氨酸酶	组氨酸 丙氨酸	咪唑 丙酮酸
甘氨酸血症	甘氨酸氧化酶	甘氨酸	甘氨酸
支链酮酸尿症	支链酮酸氧化酶	缬氨酸 亮氨酸 异亮氨酸 相应酮酸	
甲基丙二酸血症	甲基丙二酸辅酶 A 变位酶	甘氨酸 甲基丙二酸	甘氨酸 甲基丙二酸
胱硫醚尿症	胱硫醚酶	胱硫醚	胱硫醚
Ⅰ型高脯氨酸血症	脯氨酸氧化酶	脯氨酸	脯氨酸 羟脯氨酸
精氨酸琥珀酸尿症	精氨酸琥珀酸酶	精氨酸琥珀酸瓜氨酸	精氨酸琥珀酸瓜氨酸
精氨酸血症	精氨酸酶	精氨酸	精氨酸 胱氨酸
胱氨酸尿症	肾小管碱性氨基酸载体		胱氨酸 精氨酸 赖氨酸 鸟氨酸
色氨酸代谢综合征	肾小管中性氨基酸载体		所有中性氨基酸
二羧基氨基酸尿症	肾小管酸性氨基酸载体		谷氨酸 天冬氨酸
亚氨基甘氨酸尿症	肾小管亚氨基酸载体		脯氨酸 羟脯氨酸 甘氨酸

1. 苯丙氨酸的代谢 苯丙氨酸在体内主要在苯丙氨酸羟化酶的催化下转变为酪氨酸,见图 4-6。

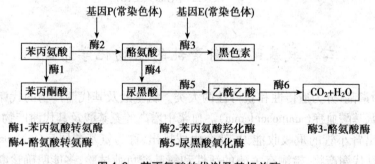

酶1-苯丙氨酸转氨酶 酶2-苯丙氨酸羟化酶 酶3-酪氨酸酶
酶4-酪氨酸转氨酶 酶5-尿黑酸氧化酶

图 4-6 苯丙氨酸的代谢及其相关酶

在遗传性苯丙氨酸羟化酶缺乏或不足时,苯丙氨酸不能正常转变成酪氨酸,使体内的苯丙氨酸蓄积,并可经转氨基作用生成苯丙酮酸等代谢产物。于是血中苯丙氨酸极度升高,可超过 1.2mmol/L(20mg/dl),正常仅为 0.12mmol/L 以下,苯丙酮酸浓度可达 0.1~0.5mmol/L,尿中大量排出苯丙酮酸,称为苯丙酮尿,此外尿中还有苯乳酸、苯乙酸和苯乙酰谷氨酰胺等物质。

少数苯丙酮尿症个体是由于苯丙氨酸羟化酶的辅酶四氢生物蝶呤生成不足,即二氢蝶呤还原酶缺陷引起。

2. 苯丙酮尿症检查诊断　由于患儿在早期不出现症状,因此,必须借助实验室检测。在苯丙酮尿症的典型症状出现以后,诊断并不困难,但已为时过晚,因已失去预防脑损伤的时机。必须强调症状前诊断,即在宫内或新生儿早期确诊。

(1) 新生儿筛查:在刚出生经哺乳后72小时由新生儿的足跟部针刺取血,送至筛查实验室。其苯丙氨酸浓度可以采用Guthrie细菌生长抑制试验半定量测定;亦可在苯丙氨酸脱氢酶作用下进行比色定量测定,后者的假阴性率较低。如超过4mg/dl时,就要复查采静脉血测定血苯丙酮尿浓度,如超过20mg/dl时,即可诊断为苯丙酮尿症。

(2) 化学呈色法检测:对疑似本病的年长儿,可用化学呈色法检测其尿中的苯丙酮酸。①三氯化铁(FeCl$_3$)试验:在新鲜尿液5ml加入0.5ml的FeCl$_3$,尿呈绿色为阳性;②2,4-二硝基苯肼试验:在1ml尿液中加入1ml的DNPH试剂,尿呈黄色荧光反应为阳性。

这两种试验阳性反应也可见于枫糖尿症,胱氨酸血症,故并非为PKU特异性试验,需进一步做血苯丙氨酸测定才能确诊。由于其特异性欠佳,有假阳性和假阴性的可能,一般用作对较大儿童的初筛。

(3) 血苯丙氨酸测定:①Guthrie细菌抑制法:参考区间<120μmol/L(2mg/dl),PKU>1200μmol/L;②苯丙氨酸荧光定量法:参考区间同细菌抑制法。

(4) 苯丙氨酸负荷试验:对血苯丙氨酸浓度大于参考区间,<1200μmol/L者口服苯丙氨酸100mg/kg,服前、服后1,2,3,4小时分别测定血苯丙氨酸浓度。血苯丙氨酸>1200μmol/L诊断为PKU,<1200μmol/L,为高苯丙氨酸血症。

(5) 血浆游离氨基酸分析和尿液有机酸分析:血浆和尿液的氨基酸、有机酸分析不仅为本病提供生化诊断依据,同时也可鉴别其他可能的氨基酸、有机酸代谢缺陷。可选用的方法有氨基酸自动分析仪、气相层析(GC)、高压液相层析(HPLC)或气-质联用等(GC-MS)。

(6) HPLC尿蝶呤图谱分析:10ml晨尿加入0.2g维生素C,酸化尿液后使8cm×10cm新生儿筛查滤纸浸湿,晾干,寄送有条件的实验室分析尿蝶呤图谱,进行四氢生物蝶呤缺乏症的诊断和鉴别诊断。应用高压液相层析(HPLC)测定尿液中新蝶呤和生物蝶呤的含量,可以鉴别各型PKU。PAH缺乏的患儿尿中蝶呤总排出量增高,新蝶呤与生物蝶呤比值正常。DHPR缺乏患儿呈现蝶呤总排出量增加,四氢生物蝶呤减少。6-PTS缺乏患儿则呈现新蝶呤与生物蝶呤比值增高,新蝶呤排出量增加。GTPCH缺乏患儿呈现蝶呤总排出量减少。

(7) 口服四氢生物蝶呤负荷试验:BH4缺乏者,当给予BH4后,因其苯丙氨酸羟化酶活性恢复,血Phe明显下降,PTPS缺乏者,血Phe浓度在服用BH4后4~6小时下降至正常;DHPR缺乏者,血Phe浓度一般在服BH4后8小时或以后下降至正常;经典型PKU患者因苯丙氨酸羟化酶缺乏,血Phe浓度无明显变化。

(8) DNA分析:目前对PAH和DHPR缺陷可用DNA分析方法进行基因诊断。但由于基因的多态性众多,分析结果须谨慎。

(9) 酶学分析:PAH仅存在于肝细胞中,取材检测其活性比较困难;其他3种酶的活性都可采用外周血中红、白细胞或皮肤成纤维细胞测定。

(10) 其他检查:①约80%病儿有脑电图异常,可表现为高峰节律紊乱、灶性棘波等;②CT和MRI检查,可发现有不同程度脑发育不良,表现为脑皮质萎缩和脑白质脱髓鞘病变,后者在MRI的T$_1$加权图像上可显示脑室三角区周围脑组织条形或斑片状高信号区;③智力测定,评估智能发育程度。

三、高尿酸血症与痛风的生物化学诊断

痛风(gout)是体内慢性嘌呤代谢障碍引起的疾病。由于尿酸生成增加及(或)排泄减少,在体内沉积引起的病理生理改变。表现为高尿酸血症、痛风性急性关节炎、痛风石、尿酸性肾病,严重者呈关节畸形及功能障碍。仅有高尿酸血症,或高尿酸血症合并尿酸性肾结石病,尚不定义为痛风。目前我国高尿酸血症者约有 1.2 亿,高发年龄男性为 50~59 岁,5%~12% 的高尿酸血症会发展为痛风。

人体内尿酸有两个来源:①从富含核蛋白的食物中核苷酸分解而来的属外源性;②从体内氨基酸、磷酸核糖及其他小分子化合物合成和核酸分解代谢而来的属内源性。对高尿酸血症的发生,内源性代谢紊乱较外源性因素更为重要。同位素示踪研究表明体内尿酸池平均为 1200mg,每天产生约 750mg,排出 500~1000mg,约 2/3 经尿排泄,另 1/3 由肠道排出,或在肠道内被细菌分解。在正常人体内,在血循环中 99% 以上以尿酸钠盐(简称尿酸盐)形式存在。

(一)病因和发病机制

高尿酸血症与痛风大多原因未明。现发现先天缺陷有以下两种类型:①多基因遗传缺陷,引起肾小管分泌尿酸功能障碍,使尿酸排泄减少,导致高尿酸血症;②酶及代谢缺陷,为 X 染色体显性遗传,如 1-焦磷酸-5-核糖焦磷酸(PRPP)合成酶活性增强,次黄嘌呤-鸟嘌呤磷酸核糖转移酶(HGPRT)缺陷症,均可使嘌呤合成增加,导致尿酸生成增加。

血浆中尿酸盐以单钠尿酸盐形式存在,其溶解度很低。在体温 37℃,血液 pH 为 7.4 时,尿酸钠的溶解度约为 420μmol/L,超过此浓度时血浆尿酸已成过饱和状态。饱和状态的尿酸钠,与血浆特异性 α_1、α_2 球蛋白结合,仍具有一定的稳定性。若浓度增高持久不降,遇有下列情况即可使尿酸钠呈微小结晶析出:①血浆白蛋白及 α_1、α_2 蛋白减少;②局部 pH 降低;③局部温度降低。尿酸盐结晶易沉淀在血管较少、基质含黏多糖较丰富的结缔组织、软骨和关节腔内。运动使这些组织容易发生缺氧,于是出现糖酵解加速,乳酸产生增多,pH 降低,导致局部尿酸钠结晶析出。

(二)临床表现

1. 高尿酸血症,是痛风的重要标志。

2. 痛风性关节炎,是尿酸钠盐在关节及关节周围组织以结晶形式沉积引起的急性炎症反应。下肢关节为痛风性关节炎的好发部位。

3. 痛风石,是尿酸盐沉积为细小针状结晶,产生慢性异物反应,周围被上皮细胞、巨核细胞所包围,有时还有分叶核细胞的浸润,形成异物结节。常发生于关节软骨、滑囊、耳轮、腱鞘、关节周围组织、皮下组织和肾脏间质等处,引起相应症状。

(三)实验室生物化学诊断

1. 血浆尿酸测定　血浆酶法:男性 210~416mmol/L,女性 150~357mmol/L,绝经后接近男性。血中 98% 的尿酸以钠盐形式存在,在 37℃,pH 7.4 时,尿酸盐溶解度约为 420μmol/L,血尿酸>416μmol/L 为高尿酸血症。影响血浆尿酸的因素较多,应反复测定。

2. 尿尿酸测定　尿酸酶法,正常人 24h 尿尿酸排出量 1200~2400μmol/d。在限制嘌呤饮食 5 天后,尿尿酸仍超过 3570μmol/d,提示尿酸生成增多,此型占少数。尿尿酸<3570μmol/d,

为排泄减少型。

3. 尿酸清除率(Cua) 参考区间:6.6～12.6ml/min。

$$肾尿酸清除率 \ Cua = \frac{尿尿酸浓度 \times 尿量(ml/min)}{血清尿酸浓度}$$

4. 尿酸清除率与肌酐清除率比值测定 >10%为生成过多型,<5%属于排泄减少型。

$$肾尿酸清除率与肌酐清除率比值 = \frac{尿尿酸/血尿酸}{尿肌酐/血肌酐} \times 100\%$$

5. 随意尿的尿酸/肌酐比值 >1为生成过多型,<0.5属于排泄减少型。

正常人肾尿酸清除率为4.6%～16.0%,如<4.6%提示肾尿酸排泄减少。

四、病 例 分 析

患者,男,50岁,农民。近1个月乏力、腹胀、不适,最近一周皮肤瘙痒,皮肤及眼睛发黄。

【病史】 既往有慢性肝炎22年,时好时坏。没有进行系统检查和治疗。

查体:T 37.8℃,R 24次/分,P 86次/分,BP 110/68mmHg。一般状况较差,消瘦,皮肤干燥、发暗无光泽,面部及上胸部可见蜘蛛痣,皮肤及巩膜黄染。腹部膨隆,腹水征阳性;肝脾触诊不满意。心肺无明显异常异常。

【实验室检查】 血液生化检查:TP50g/L,ALB20g/L,GLB30g/L;蛋白电泳 ALB0.40,α_1 0.03,α_2 0.07,β 0.15,γ 0.35。ALT 243U/L,AST 186U/L,ALP 470U/L,GGT 98U/L,MAO 120U/L,STB 180mmol/L,CB 85mmol/L。

腹水检查:比重1.020,蛋白31g/L,细胞数600×10^{12}/L,N0.89,L0.11,癌细胞(+)。

免疫学检查:HBsAg(+),抗 HBs(-),HBeAg(+),抗 HBe(-),抗 HBc(+),AFP(+)。

【思路】

1. 结合病史及临床检查,应考虑为哪方面的疾病?

2. 根据临床及实验室检查结果,该患者的初步诊断是什么? 为什么?

3. 你认为还需要增加哪些实验室检查项目?

【病例分析】

1. 该患者应考虑是肝胆系统的疾病。

2. 根据临床及实验室检查结果,诊断依据:

(1) 临床病史、症状、体征及有20余年慢性肝炎的既往史,均符合上述诊断腹胀、皮肤瘙痒、皮肤及眼睛发黄;有蜘蛛痣;腹部膨隆、腹水征阳性。

(2) 临床化学检查提示为肝实质损伤并有胆汁淤积及黄疸:TP和ALB减低,A/G比值倒置;ALT、AST、ALP、γ-GT和MAO均升高;STB和CB升高。

(3) 肝炎免疫学血浆标志物检查结果表明为乙型病毒性肝炎,有很强的传染性。

(4) 腹水检查结果是渗出液:比重、蛋白、细胞数及N都增高;并查到了癌细胞。

【初步诊断】

1. 乙型肝炎

2. 肝硬化

3. 肝癌

【建议】 为了进一步明确诊断,还应该补查以下实验室检查项目:

1. 尿胆红素和尿胆原。

2. CEA,排除转移性肝癌。

3. AFP 亚型:明确其升高是由于肝癌引起还是肝硬化引起。

学习小结

　　血浆蛋白质种类多,功能复杂。血浆蛋白质异常可反映体内许多病理情况。血浆、尿液等体液蛋白质的检测,对许多疾病的诊断具有重要作用。血浆蛋白电泳区带的特征性改变,对肾病、肝硬化、多发性骨髓瘤等具有非常大的诊断价值。部分血浆蛋白质含量异常在临床上也有诊断意义:PA 可作为营养不良和肝功能不全的指标。低 ALB 血症常见于白蛋白合成降低、丢失、分解增加和分布异常等。AAT 缺陷者可发生年轻人肺气肿、新生儿或成年人肝硬化、胎儿呼吸窘迫综合征等。AAG 增高是活动性溃疡性结肠炎最可靠的指标之一。Hp 为急性时相反应蛋白,溶血性疾病时含量明显下降。β_2-M 含量改变可作为评价肾小球、肾小管疾病的敏感指标。CER 为急性时相反应蛋白,主要意义是协助肝豆状核变性的诊断。TRF 用于贫血的诊断、鉴别诊断和治疗监测,也可作为营养状态的指标。CRP 作为急性时相反应的一个灵敏指标,也可用作某些疾病的监测和随访。

　　氨基酸代谢紊乱分为遗传性和继发性。多数是由于缺乏某种酶引起。酶缺陷导致被催化的氨基酸在血循环中增加,引起氨基酸血症,从尿中排出,引起氨基酸尿症。苯丙氨酸羟化酶缺陷可致苯丙酮酸尿症。临床氨基酸营养对患者非常重要,对外科患者特别要重视手术前后蛋白质和氨基酸的营养供给。

　　临床上血浆总蛋白常用双缩脲法测定,血浆 ALB 多用 BCG 法测定。其他血浆蛋白质基本上采用免疫比浊法等免疫化学方法测定。血浆蛋白醋酸纤维素薄膜或琼脂糖电泳,尤其毛细管电泳技术的临床应用,在蛋白质的分类检测上具有重要的作用。利用氨基酸自动分析仪或高效液相色谱仪可检测出血尿等体液的各种氨基酸,单相和双向的薄层层析也可定性地检测氨基酸的异常变化,个别的血尿氨基酸可用化学法和酶法测定。

复习题

1. 简述血浆蛋白质的分类。

2. 血浆蛋白醋纤膜电泳的五个蛋白区带各含哪些主要蛋白质?

3. 肝硬化、肾病综合征和 M 蛋白血症患者血浆蛋白电泳有何特征?

4. 血浆白蛋白有哪些功能,测定血浆白蛋白有哪些临床意义?

5. 简述血浆蛋白质检测方法。

6. 简述急性时相反应的概念及临床意义。

7. 简述氨基酸代谢紊乱的原因及生物化学诊断。

8. 简述高尿酸血症和痛风的生物化学诊断。

(张向阳)

第 五 章

脂蛋白代谢的生物化学检验

学习目标

1. 掌握　血浆脂蛋白的分类和功能；LDL致病机制和HDL抗动脉粥样硬化机制；常用血脂检测指标和参考区间。
2. 熟悉　载脂蛋白的分类和功能；脂蛋白代谢途径；脂蛋白受体的种类和代谢；代谢综合征的诊断标准；我国高脂蛋白血症治疗目标值。
3. 了解　高脂蛋白血症的分型；血脂监测的临床应用原则；基因多态性检测在血脂代谢紊乱中的机制和发展。

　　血浆脂质代谢异常与动脉粥样硬化的发生发展有密切的关系，尤其在冠心病急性事件的发生过程中起重要作用，近年来有关血浆脂质与脂蛋白在体内代谢的研究取得较大进展，脂质代谢异常与生理作用关系密切。血浆脂质、脂蛋白及载脂蛋白的检验已成为动脉粥样硬化和心、脑血管疾病诊断、治疗和预防的重要实验室指标。

第一节　血浆脂质和脂蛋白

一、血浆脂质和脂蛋白概念

　　血清（浆）中所含脂类简称血脂。血脂有两个来源：一是肠道吸收的外源性食物脂类；二是由肝、脂肪细胞以及其他组织合成释放入血的内源性脂类。血脂含量受膳食、年龄、职业及代谢等因素的影响，在一定范围内保持动态平衡。血脂的主要成分包括有甘油三酯（triglyceride，TG）、总胆固醇（total cholesterol，TC）、磷脂（Phospholipid，PL）、糖脂、游离脂肪酸等。其中总胆固醇包括游离胆固醇（free cholesterol，FC）和胆固醇酯（cholesterol ester，CE）。由于脂类不溶或微溶于水，因此，无论是外源性或内源性脂类均以溶解度较大的脂蛋白（lipoprotein，LP）复合体形式在血液循环中运输。血浆脂蛋白根据密度不同分为高密度脂蛋白（high density lipoprotein，HDL）、低密度脂蛋白（low density lipoprotein，LDL）、极低密度脂蛋白（very low density lipoprotein，

VLDL)、乳糜微粒(chylomicrons,CM)等。

二、血浆脂蛋白结构与分类

脂蛋白属于一类微溶于水的脂类复合物,因结构及组成的差异,有多种存在形式。这类脂蛋白复合物具有许多共同的形态特征,一般是以不溶于水的 TG 和 CE 为核心,表面覆盖有少量蛋白质和极性的 PL、FFA,它们的亲水基团暴露在表面突入周围水相,从而使脂蛋白颗粒能稳定地分散在水相血浆中,见图5-1。

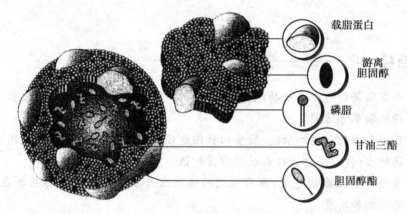

图 5-1 脂蛋白结构示意图

血浆脂蛋白的构成不均一,难以按理化性质进行分类。目前主要依据超速离心法和电泳法进行分类。超速离心法是根据各种 LP 在一定密度的介质中进行离心时,因漂浮速率不同而进行分离的方法。通常可将血浆 LP 分为乳糜微粒(CM)、极低密度脂蛋白(VLDL)、中间密度脂蛋白(intermediate density lipoprotein,IDL)、低密度脂蛋白(LDL)和高密度脂蛋白(HDL)。

根据脂蛋白表面电荷量大小以及分子量大小不同,脂蛋白在电场中其迁移速率也不同,以

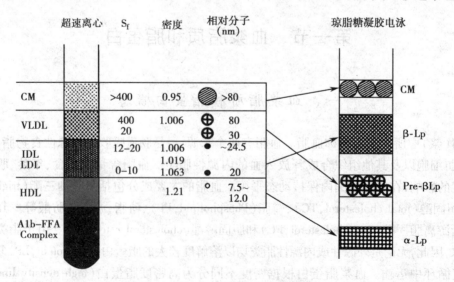

图 5-2 超速离心法与电泳法分离血浆

此可将血浆 LP 分为乳糜微粒、β-脂蛋白、前 β-脂蛋白和 α-脂蛋白等四种。超速离心法的 LP 种类与电泳分类法的 LP 分类相应关系,见图 5-2 所示。

各种脂蛋白的物理化学性质和组成成分不相同,血浆脂蛋白的特征,如表 5-1 所示。

表 5-1　人血浆脂蛋白的特征

种　类	CM	VLDL	IDL	LDL	HDL	Lp(a)
密度(g/ml)	<0.95	0.95~1.006	1.006~1.019	1.019~1.063	1.063~1.210	1.040~1.130
电泳位置	原点	前 α	α-和前 α 之间	α-	β-	前 β-
主要脂质	外源性 TG	内源性 TG	内源性 TG、CE	CE	PL	CE、PL
主要 Apo	A I B48 C I C II C III	B100 C I C II C III E	B100 E	B100	A I A II D	(a) B100
合成部位	小肠黏膜细胞	肝细胞	血浆	血浆	肝、肠、血浆	肝细胞
功能	转运外源性 TG	转运内源性 TG	转运内源性 TG、CE	转运内源性 CE	逆向转运 CE	

三、载　脂　蛋　白

脂蛋白分子中的蛋白部分称为载脂蛋白(apolipoprotein,apoprotein,Apo)。Apo 在脂蛋白代谢中具有重要的生理功能,Apo 构成并稳定 LP 的结构,修饰并影响与脂蛋白代谢有关的酶的活性,参与脂蛋白与细胞表面脂蛋白受体的结合及其代谢过程。

(一)载脂蛋白结构与功能

Apo 种类很多,一般分为 5~7 类,其氨基酸序列大多数已阐明,Apo 种类的命名是按英文字母顺序编码,即 ABC 顺序,每一大类还有亚类。人血浆主要 Apo 特征,见表 5-2 所示。

表 5-2　人血浆主要 Apo 的特征

Apo	MW(万)	血浆浓度(g/L)	LP载体	功能	合成部位	增　加	减　少
A I	2.9	1.00~1.60 (>1.2)	HDL,CM	LCAT 辅因子激活其活性	肝、小肠	运动,饮酒,遗传性高 HDL 血症	肥胖,I、II b、IV 型高脂血症
A II	1.74	0.30~0.40	HDL,CM	激活 HTGL,抑制 LCAT 稳定 HDL	肝、小肠	长寿综合征	
B100	51.27	0.60~1.12 (<1.2)	VLDL,IDL,LDL	转运 TG、TC 识别 LDL 受体	肝、小肠	II a、II b、IV 型高脂血症 肾病综合征	无 β-脂蛋白血症

续表

Apo	MW（万）	血浆浓度（g/L）	LP载体	功能	合成部位	增加	减少
B48	24			输运 TG			
CⅡ	0.89	0.03~0.05	CM,HDL,VLDL	LPL 辅因子激活其活性	肝	Ⅱb,Ⅳ型高脂血症	CⅡ缺乏症
CⅢ	0.88	0.08~0.12	CM,HDL,VLDL	抑制 LPL 活性	肝	Ⅰ,Ⅱb,Ⅲ,Ⅳ型高脂血症 肾病综合征	低β-脂蛋白血症
E	3.4	0.03~0.06	CM,HDL,VLDL	促进 CM 残粒和 IDL 摄取,运输 TG	肝、巨噬细胞	Ⅲ型高脂血症 糖尿病	低β-脂蛋白血症
(a)	18.7~66.2	0~1.0	Lp(a)	抑制纤维溶酶活性	肝	遗传性高脂血症家系	

（二）载脂蛋白基因结构与表型

人血浆中 Apo 的结构及功能,经过近二十年的深入研究,已了解得较为清楚。大部分 Apo 的基因和 cDNA 都已得到分离和确定,其核苷酸顺序也得到了确定。人类几种 Apo 基因的染色体定位,见表5-3 所示。

表5-3　人体 Apo 基因的染色体定位表

基因	染色体	染色体区段 *
AⅠ	11	q23-q 末端
AⅡ	1	q23-q23
AⅣ	11	q23-q 末端
(a)	6	q26~27
B	2	p23-p24
CⅠ	19	q13.2
CⅡ	19	q13.2
CⅢ	11	q23-q 末端
D	3	q27-q 末端
E	19	q13.2
H[1]	17	q23-q 末端
J[2]	8	p21

*:q 代表长臂,p 代表短臂;数字代表区段

在研究高脂血症评定心脑血管疾病的危险因素方面,以 Apo 多态性为手段进行研究有重要的临床意义,尤其是 ApoE 基因型。ApoE 基因位于 19 号染色体长臂 13 区,基因全长 3597bp,含有 4 个外显子和 3 个内含子。1975 年首先观察到 ApoE 的多态性。ApoE 多态性主要有三种异构体(isomer),即 E2、E3 和 E4。这三种异构体由位于一个基因位点上的 3 个等位基因即 ε2、ε3 和 ε4 所控制,存在 6 种不同的表型:三种纯合子 ApoE(2/2,3/3,4/4)和三种杂合子 ApoE(2/3,2/4,

3/4),其中ApoE3/3型在人群中分布频率最高(0.72),又称为野生型。人群调查发现ApoEε4等位基因的一般作用是可以显著地升高健康人的总胆固醇浓度,使之易患动脉粥样硬化;相反,ApoEε2等位基因的一般作用是降低胆固醇浓度。ApoE等位基因变异还与血浆ApoB浓度、甘油三酯及血管收缩压有关。现认为ApoEε2等位基因对冠状动脉硬化的发展有防护作用,许多研究结果证明,ApoE多态性是动脉粥样硬化早期及发展过程中个体差异的主要原因。

Apo基因表达功能受多种调控机制的影响,一种基因多态性也可能与其毗邻的Apo基因的多态性或遗传特征有关。基因结构和遗传表型的研究是深入了解LP代谢缺陷症的分子生物学基础。

四、脂蛋白受体

脂类在血液中以LP形式进行运送,并可与细胞膜上存在的特异受体相结合,被摄取进入细胞内进行代谢。LDL受体、清道夫受体及VLDL受体,这三种受体的氨基酸序列、构象以及与配体的结合部位都已阐明。脂蛋白受体在决定脂类代谢途径、参与脂类代谢、调节血浆LP水平等方面起重要的作用。

(一)LDL受体

1. 结构和分布　LDL受体是一种多功能蛋白,由836个氨基酸残基组成的36面体结构蛋白(MW115),由五种不同的区域构成,见图5-3。从细胞膜内到细胞膜外,其功能结构区域名称依次为:配体结合结构域、EGF小鼠上皮细胞生长因子(epidermal growth factor,EGF)前体结构域、糖基结构域、跨膜结构域和胞液结构域。LDL受体基因位于19号染色体短臂,含18个外显子和17个内含子。LDL受体广泛分布于肝、动脉壁平滑肌细胞、肾上腺皮质细胞、血管内皮细胞、淋巴细胞、单核细胞和巨噬细胞,各组织或细胞分布的LDL受体活性差别很大。

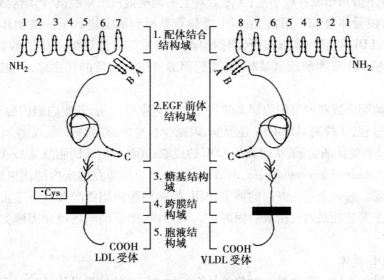

图5-3　LDL受体与VLDL受体结构示意图

2. 功能　LDL是运输胆固醇的主要脂蛋白,其功能是将胆固醇转运到外周组织。当血浆中LDL与LDL受体结合后,受体聚集成簇,将LDL内吞入细胞与溶酶体融合,LDL受体则重新回到膜上再循环。LDL 受体对含 ApoB100 的 LDL,含 ApoE 的 VLDL、β-VLDL、VLDL 残粒均有高亲和性。LDL 受体能特异识别和结合含 ApoB100 或 ApoE 的脂蛋白,在细胞结合、摄取和降解 LDL 及其他含 ApoB100、ApoE 的脂蛋白代谢过程中起中介作用,这种代谢过程称为 LDL 受体代谢途径,该途径依赖于 LDL 受体介导的细胞膜吞饮作用完成,如图 5-4 所示。

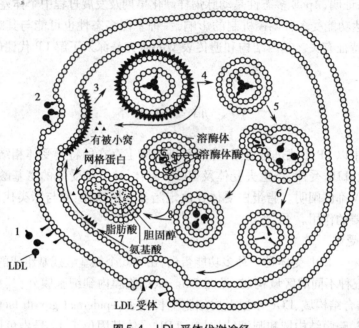

图5-4　LDL 受体代谢途径

其吞饮过程:①当血浆中 LDL 与细胞膜上有被区域的 LDL 受体结合;②使其出现有被小窝;③接着从膜上分离形成有被小泡;④随后其上的网格蛋白解聚脱落,再结合到膜上;⑤其内的 pH 值降低,使受体与 LDL 解离;⑥LDL 受体重新回到膜上进行下一次循环。有被小泡与溶酶体融合后,LDL 经溶酶体酶作用,胆固醇酯水解成游离胆固醇和脂肪酸,甘油三酯水解成甘油和脂肪酸,B100 水解成氨基酸,游离胆固醇再进入胞质的代谢库,供细胞膜等膜结构利用。

细胞内游离胆固醇在调节细胞胆固醇代谢上具有重要作用,若胞内胆固醇浓度升高,可能出现下述调节过程:①抑制 HMGCoA 还原酶,以减少自身的胆固醇合成;②抑制 LDL 受体基因的表达,减少 LDL 受体的合成,从而减少 LDL 的摄取;③激活内质网脂酰基 CoA 胆固醇酰转移酶(Acyl-CoA cholesterol acyltransferase, ACAT),使游离胆固醇在胞质内酯化成胆固醇酯贮存,以供细胞的需要。通过上述三方面的调节作用,控制细胞内胆固醇含量处于正常动态平衡状态。LDL 受体主要功能是通过摄取胆固醇进入细胞内,用于细胞增殖和固醇类激素及胆汁酸盐的合成等。

（二）VLDL 受体

1. 结构特点　VLDL 受体是一种仅能结合配体 ApoE 的特异受体,VLDL 受体结构与 LDL 受体类似,由与 LDL 受体结构相同的五部分组成,即配体结合结构域、EGF 前体结构域、含糖基结构域、跨膜结构域和胞液结构域。VLDL 受体仅对含 ApoE 的脂蛋白 VLDL、β-VLDL 和 VLDL 残粒有高亲和性结合,对 LDL 则为显著的低亲和性。VLDL 受体广泛分布在代谢活跃的心肌、骨骼肌、脂肪组织等细胞。

2. 生理功能 LDL 受体受细胞内胆固醇负反馈抑制,VLDL 受体则不受其负反馈抑制;当 VLDL 受体的 mRNA 量成倍增加时,不受 LDL 乃至 β-VLDL 的影响。这是因为 VLDL 的配体关系使 β-VLDL 的摄取不受限制。这一点对单核细胞来源的巨噬细胞,其泡沫化在早期动脉粥样硬化的斑块形成中有重要意义。

(三)清道夫受体

清道夫受体(scavenger receptor,SR)分布于胎盘、肝、脾等单核吞噬细胞系统,主要存在于巨噬细胞表面,介导氧化反应产生的变性 LDL 从血液循环中清除。

1. 清道夫受体结构 清道夫受体共有两种亚基,以三聚体形式存在的糖蛋白(MW220)。该受体 C 末端为半胱氨酸的为 I 型,具有短肽结构的为 II 型。近期研究提示 SR 是一个大家族,至少可分为 SR-A、SR-B、SR-C、SR-D、SR-E 和 SR-F 六大类,研究最多的是 SR-A 和 SR-B。清道夫受体 I、II 型均由六个区域部分组成,见图5-5,包括胞质域、跨膜域、间隔域、α-螺旋域、胶原蛋白样域、C 端侧特异域。

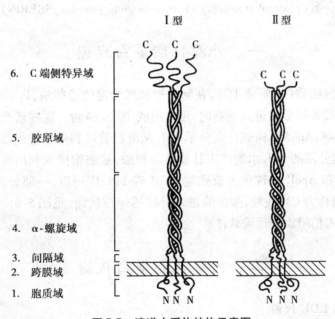

图5-5 清道夫受体结构示意图

2. 清道夫受体配体 清道夫受体配体谱广泛,有:①乙酰化或氧化等修饰的 LDL;②多聚嘌呤核苷酸;③多糖如硫酸右旋糖酐;④某些磷脂,如丝氨酸磷脂,但卵磷脂不是配体;⑤细菌脂多糖,如内毒素等。这些配体均为多阴离子化合物。I、II 型清道夫受体尽管其 C-末端结构不同,但有相同功能,并且 II 型清道夫受体比 I 型具有更高的亲和力去结合和介导内移修饰 LDL 作用,配体谱也很广,故推测其结合域在胶原蛋白样域。

3. 清道夫受体功能 清道夫受体的功能还不十分清楚,现在认为,人体内脂质过氧化反应导致的变性 LDL 可被巨噬细胞无限制地摄取入细胞内,导致胆固醇堆集最终转变成泡沫细胞。另一方面,清道夫受体参与清除细胞外液中的修饰 LDL 以及过多脂质和病毒毒素等物质,是机体的一种防御功能。

第二节　脂蛋白代谢

脂蛋白是血液中脂质的运输形式,脂蛋白代谢可分为外源性脂质代谢和内源性脂质代谢,均以肝脏为中心。外源性代谢是指从食物中摄取的胆固醇和 TG 在小肠中合成 CM 及代谢过程。内源性代谢则指 VLDL、LDL 和 HDL 的代谢过程:①肝脏合成的 VLDL 进入血浆后与其他脂蛋白进行组分交换,部分转变为 IDL 和 LDL,并进入各自的代谢途径;②HDL 参与胆固醇逆向转运。

脂蛋白代谢主要关键酶有脂蛋白脂肪酶(lipoprotein lipase,LPL)、肝脂酶(hepatic lipase 或 hepatic triglyceridase,HL 或 HTGL)、卵磷脂胆固醇酯酰转移酶(lecithin-cholesterol acyl transferase,LCAT)、HMGCoA 还原酶(HMGCoA reductase)。参与脂类代谢的特殊蛋白质有胆固醇酯转移蛋白(cholesterol ester transfer protein,CETP)、LDL 受体相关蛋白质(LDL receptor related protein,LRP)、微粒体甘油三酯转移蛋白(microsomal triglyceride transfer protein,MTTP)、胆固醇调节元件结合蛋白(sterol regulatory element binding proteins,SREBPs)。

一、外源性脂蛋白代谢

从食物中摄取的脂质(主要是 TG),在肠内被胰腺分泌的脂肪酶(lipase)水解成脂肪酸和甘油一酯(MG),由肠黏膜吸收进入细胞内,再重组成 TG 及磷脂。这些新产生的 TG 与少量的胆固醇、磷脂、ApoB48、ApoA I 构成巨大分子 CM,从淋巴管经胸导管进入血液循环。CM 中的 TG 被血管上皮细胞分泌的 LPL 水解产生甘油及脂肪酸,被细胞摄取利用或贮存,血液中 CM,从 HDL 获得 ApoC 和 ApoE 而转化为成熟型。CM 经 LPL 作用后,一部分转移给高密度脂蛋白,剩下的残留物被称为 CM 残粒,随血液进入肝脏迅速被代谢,见图 5-6。CM 是由食物而来的外源性脂质进入末梢组织的运输载体。

二、内源性脂蛋白代谢

(一) VLDL 和 LDL 代谢

肝脏是脂质代谢的主要器官,也是合成脂蛋白的起始部位。由内源性 TG(体内合成)、ApoB100、C、E 等在肝脏合成大分子颗粒 VLDL 后,释放入血液。VLDL 是内源性脂质进入末梢组织的脂质运输载体。血液中 CM 经 LPL 作用,其内 TG 被水解后变成残粒,由肝细胞的 ApoE 受体结合摄取进入细胞内代谢,见图 5-6。VLDL 中的 TG 在血液中经血管壁的 LPL 水解生成脂肪酸被末梢组织利用,同时从其他的脂蛋白得到胆固醇,当脂蛋白中 TG 和胆固醇含量相等时,则称为 IDL。IDL 有两条代谢途径:一是直接经肝脏 ApoE 受体结合摄取进入肝细胞代谢;二是再经 HTGL 作用转变成以 ApoB100 和游离胆固醇为主要成分的 LDL,经末梢组织的 ApoB (LDL)受体(LDLR)结合进入细胞内,进行代谢。血液中富含 TG 的 LP(CM、VLDL)的代谢途径基本类同。

(二) HDL 代谢

HDL 由肝和小肠合成,属未成形 HDL。HDL 在 CM、VLDL 颗粒的甘油三酯水解过程中获

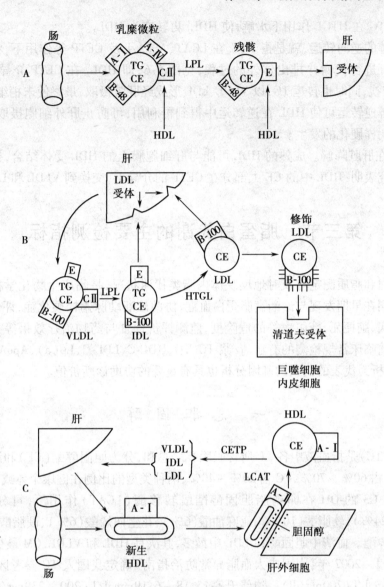

图 5-6　脂蛋白代谢示意图

取表面的 ApoA I、ApoA II、ApoA IV、C 以及磷脂和胆固醇而产生新生 HDL。HDL 按密度大小又分为 HDL_1、HDL_2 及 HDL_3，正常人血浆中主要是 HDL_2 及 HDL_3。

　　新生的 HDL 呈圆盘状，其中的游离胆固醇不断地经血浆中的 LCAT 的作用转变为 CE，生成的 CE 转入 HDL 核心。随着 HDL 内核 CE 逐渐增多，使双脂层的盘状 HDL 被逐渐膨胀为单脂层的球状 HDL，同时其表面的 ApoC 和 E 又转移到 CM 及 VLDL 上，最后新生 HDL 转变为成熟的 HDL，见图 5-6。

　　LCAT 由肝实质细胞合成，分泌入血后发挥作用。HDL 表面的 ApoA I 是 LCAT 的激活剂。在 LCAT 作用下，新生 HDL 先转变成 HDL_3，随着胆固醇酯化增加以及 CM 和 VLDL 的 TG 水解过程中释出的磷脂、ApoA I、ApoA II 等转移到 HDL 上，形成密度较小，颗粒较大的 HDL_2。因此，血浆中 HDL_2 含量与 CM 与 VLDL 的水解密切相关，当 LPL 活性增加时，HDL_2 含量较高，反之，则降低。高 TG 血症时，由于 CETP 的作用，VLDL 中的 TG 与 HDL_2 中的 CE 交换。同时，

85

HDL 核心中的 TG 在 HTGL 作用下水解,使 HDL_2 再转变为 HDL_3。

所谓胆固醇的逆向转运,就是指 HDL 在 LCAT、ApoA I 及 CETP 等作用下,将胆固醇从肝外组织转运到肝进行代谢并排出体外的过程,见图 5-6,即 HDL_2 在 CETP 介导下,与 VLDL、LDL 进行 CE 交换,同时也转运 TG,以 VLDL、LDL 形式经肝脏摄取,最终使末梢组织的 FC 输送到肝脏。胆固醇逆转运可使 HDL 在逆转运中得到再利用,可防止肝外细胞摄取过多的 LDL,从而防止动脉粥样硬化的发生。

HDL 主要在肝脏降解。成熟的 HDL 可能与肝细胞膜上的 HDL 受体结合,被摄入细胞内代谢。最近研究表明,HDL 中的 CE 大部分在 CETP 的介导下,交换到 VLDL 和 LDL 后被清除。

第三节 脂蛋白代谢的主要检测指标

血浆脂蛋白和脂质测定可及时地反映体内脂类代谢状况,是临床生物化学检验常规分析指标。血脂检测在早期发现与诊断高脂蛋白血症,协助诊断动脉粥样硬化症,评价动脉粥样硬化疾患如冠心病、脑梗死、糖尿病等的危险度,监测评价饮食与药物治疗效果等方面有重要的应用价值。目前临床常规检测的有血清/浆 TC、TG、HDL-C、LDL-C、Lp(a)、ApoA I、ApoB。以 ApoE 基因型分析为代表的血脂的基因分析也具有重要的协助诊断价值。

一、总 胆 固 醇

总胆固醇(TC)是指血液中各 LP 所含胆固醇之总和,分为胆固醇酯(CE)和游离型胆固醇(FC),其中 CE 占 60% ~70%,FC 占 30% ~40%,两种类型的比例在健康个体或个体之间是恒定的。FC 中的 C3 的-OH 在卵磷脂胆固醇酯酰转移酶(LCAT)作用下,可分别与亚油酸(43%)、油酸(24%)、软脂酸(10%)、亚麻油酸(6%)、花生四烯酸(6%)、硬脂酸(3%)等脂肪酸结合成胆固醇酯。血清中胆固醇在 LDL 中最多,其次是 HDL 和 VLDL,CM 最少。

【参考区间】 2007 年《中国成人血脂异常防治指南》确定我国人 TC 参考区间为:合适范围:低于 5.18mmol/L(200mg/dl)。边缘升高:5.18 ~6.19mmol/L(200 ~239mg/dl)。升高:高于 6.22mmol/L(240mg/dl)。

【临床意义】 TC 浓度增高,冠心病等心血管疾病发生的危险性增高。但由于 TC 主要由 LDL 和 HDL 两种 LP 形式转运,而两者在脂类疾病发病机制中作用相反。因此,检验指标在实际运用中,要充分考虑其胆固醇在脂蛋白中的分布情况,并非血浆胆固醇值越低越好。

①新生儿 TC 很低,哺乳后很快接近成人水平,之后常随年龄而上升,但到 70 岁后不再上升甚或有所下降。中青年期女性低于男性,女性绝经后 TC 水平较同年龄男性高。②长期高胆固醇、高饱和脂肪酸摄入可造成 TC 升高。③与 LP 代谢相关酶或受体基因发生突变,是引起 TC 显著升高的主要原因。

【评价】 血浆中胆固醇测定方法可分为两大类:一类是化学法包括抽提法和直接测定法;另一类是酶法测定,方法敏感特异快速,并能自动化分析。化学测定法种类多,目前公认的参考方法是 Abell-Kendall(L-B 反应)法。另外,三氯化铁-硫酸反应法(Zak 法)具有显色稳定、操作简便、灵敏度高等特点,缺点是特异性差,干扰因素比 L-B 法多。酶法测定血清胆固醇的方法已被广泛采用,国产试剂已能满足临床的需要。目前临床上常用的是胆固醇氧化酶法测定血清总胆固醇(CHOD-PAP法)。

二、甘 油 三 酯

甘油三酯(TG)是构成脂肪组织的重要原料,参与TC,CE合成及血栓形成。甘油三酯根据其甘油骨架上含有的脂肪酸数量,可分为甘油三酯(TG)、甘油二酯(DG)和甘油一酯(MG)。血清中90%~95%是TG,TG中结合的脂肪酸分别为油酸(44%)、软脂酸(26%)、亚油酸(16%)和棕榈油酸(7%)。

【参考区间】 血浆TG水平受生活习惯、饮食条件等影响,TG水平在个体内和个体间差异较大。《血脂异常防治建议》的标准规定,TG合适范围:1.7mmol/L(150mg/dl)以下;边缘升高:1.7~2.25mmol/L(150~199mg/dl);升高:≥2.26mmol/L(200mg/dl)。TG水平在个体内和个体间差异较大,测定必须在空腹12~16小时后进行,多次测定持续增高者才能确定为TG增高。

【临床意义】

1. 生理性改变 高脂肪饮食后TG升高,一般餐后2~4小时达高峰,8小时后基本恢复空腹水平;运动不足、肥胖可使TG升高。TG受生活条件和饮食方式、年龄、性别等影响,人群中血清TG水平呈明显的正偏态分布。

2. 病理性改变 轻至中度升高者,即2.26~5.63mmol/L(200~500mg/dl),患冠心病的危险性增加;重度升高者,即≥5.63mmol/L(500mg/dl)时,常可伴发急性胰腺炎。

3. 低TG血症 指血浆TG<0.56mmol/L水平,原发性者见于无β脂蛋白血症和低β脂蛋白血症,为遗传性疾病;继发性者见于继发性脂质代谢异常,如消化道疾病、内分泌疾患、癌症晚期、恶病质及肝素等药物的应用。

【评价】 TG的测定可以分为化学法和酶法两大类,化学法采用有机溶剂从血清中抽提出三酰甘油,再经过皂化、氧化、显色反应进行测定。变色酸显色法是美国CDC推荐的TG检测的参考方法,化学法曾经是临床常规使用的TG测定方法,但目前已经基本被酶法取代。酶法测定甘油三酯具有简便、快速、微量且试剂较稳定等优点,适用于手工和自动化测定。

当高TG同时伴有TC、LDL-C增高,HDL-C减低,并同时存在冠心病其他危险因子(如冠心病家族史、饮酒、吸烟、肥胖等)时,对动脉粥样硬化和冠心病诊断更有意义;多项研究结果发现,TG水平与胰岛素抵抗有关,是糖尿病的独立危险因子。

三、血浆脂蛋白测定

脂蛋白(LP)是一种既含有蛋白质又有胆固醇、磷脂等脂质成分的大分子复合体,通常较难直接定量测定。目前用于测定血浆LP的方法有:超速离心分离纯化法、电泳分离法、血浆静置实验和血浆脂蛋白胆固醇测定法。由于LP分子中胆固醇含量较为稳定,因此目前以测定脂蛋白中胆固醇总量作为临床实验室脂蛋白的定量测定方法,即测定HDL、LDL或VLDL中的胆固醇,并分别称为高密度脂蛋白-胆固醇(HDL-C)、低密度脂蛋白-胆固醇(LDL-C)或极低密度脂蛋白-胆固醇(VLDL-C)。

（一）高密度脂蛋白胆固醇

高密度脂蛋白胆固醇（HDL-C）是血清中颗粒最小密度最大的一组 LP，被视为人体内具有抗动脉粥样硬化的 LP，大量的流行病资料表明，血清 HDL-C 水平与冠心病发病成负相关，因而 HDL-C 被称为"好的胆固醇"。HDL-C 低于 0.9mmol/L 是冠心病的危险因素，其增高被认为是冠心病的"负"危险因素。

【参考区间】 HDL-C 合适范围为>1.04mmol/L（40mg/dl），1.55mmol/L（60mg/dl）以上为升高，1.04mmol/L（40mg/dl）以下为降低。2001 年 NCEP ATP Ⅲ 报告认为：HDL-C 的合适范围为>1.04mmol/L（40mg/dl）。

【临床意义】 随着 HDL-C 水平降低，缺血性心血管病发病危险增加，HDL-C<1.04mmol/L 的人群与 HDL-C≥1.55mmol/L 的人群相比，缺血性心血管病危险增加 50%。

【评价】 由于目前尚无 HDL-C 测定的决定性方法及一级参考材料，使 HDL-C 标准化工作难度大。CDC-NHLBI 的标准化程序对 HDL-C 检测的可接受的目标进行了规定，要求检测准确度在 CDC 参考区间（RV）的±10%以内。

影响血浆 HDL-C 水平的因素很多，主要有：①年龄和性别：儿童时期男女 HDL-C 水平相同；青春期男性开始下降，至 18～19 岁达最低点，以后男性低于女性，女性绝经后与男性接近。②饮食：高糖及素食时 HDL-C 降低。③肥胖：肥胖者常有 TG 升高，同时伴有 HDL-C 降低。④饮酒与吸烟：饮酒使 HDL-C 升高，而吸烟使 HDL-C 减低。⑤运动：长期足量的运动使 HDL-C 升高。⑥药物：睾酮等雄性激素、降脂药中的普罗布考（probucol）、β 受体阻断剂（普萘洛尔）、噻嗪类利尿药等，可导致 HDL-C 降低；雌激素类药物、烟酸和苯氧乙酸类降脂药、洛伐他丁、苯妥英钠等，可导致 HDL-C 升高。

（二）低密度脂蛋白胆固醇

低密度脂蛋白胆固醇（LDL-C）可供选择的测定方法主要有：表面活性剂清除法（SUR 法），过氧化氢酶清除法（CAT 法），杯芳烃法（CAL 法），可溶性反应法（SOL 法）和保护性试剂法（PRO 法）。应用 Friedewald 方程（LDL-C 含量（mmol/L）= TC−HDL-C−TG/5）也可以得到 LDL-C 浓度，但研究认为，对于血清甘油三酯低或总胆固醇过高的患者，Friedewald 方程可能会过高估计 LDL-C 浓度。因此要用线性回归修正的公式计算。超速离心法为低密度脂蛋白胆固醇测定的参考方法。

【参考区间】 LDL-C 合适范围为<3.37mmol/L（130mg/dl），边缘升高（危险阈值）为 3.37～4.12mmol/L（130～159mg/dl），升高为>4.14mmol/L（160mg/dl）。NCEP ATPⅢ明确要求，高脂血症患者血 LDL-C 的治疗目标值定为 2.6mmol/L（100mg/dl）以下。随着年龄的升高，LDL-C 水平呈上升的趋势，青年与中年男性高于女性，老年前期与老年期女性高于男性。

【临床意义】 目前以 LDL 中胆固醇（LDL-C）为定量 LDL 的依据，LDL-C 水平与 TC 一样，是判断高脂血症、预防动脉粥样硬化的重要指标。近年来，许多学者认为 LDL-C 水平更能说明胆固醇的代谢状况，LDL-C 水平与冠心病发病率呈正相关，所以临床推荐 LDL-C 为血脂检测必查指标之一。

LDL-C 水平与缺血性心血管病发生相对危险及绝对危险上升趋势及程度与 TC 相似。LDL-C 水平增高见于家族性高胆固醇血症（TC 增高，LDL-C 增高，伴有 HDL-C 减低），Ⅱa 型高脂蛋白血症（TC 增高，LDL-C 增高，TG 正常或轻度增高）。

【评价】 临床实验室测定 LDL-C 的测定方法与 HDL-C 的测定相似，大致也可分为三类。

第一类为化学沉淀法,常用方法为肝素-枸橼酸钠法、聚乙烯硫酸沉淀法(PVS 法)和多环表面活化阴离子法等。第二类方法分两种:一种为免疫分离法,即用 PEG 和结合有羊抗人 ApoE、ApoA I 多克隆抗体的胶乳珠分离试剂除去 HDL(含 ApoA I/E)、IDL(含 ApoE)、VLDL 及 CM,直接进行 LDL-C 测定水平。此法精密度好,准确度高,特别是对于低 LDL-C 浓度的测定结果准确。第三类为匀相测定法(直接法),标本用量少,不需沉淀处理,可用于自动生化分析仪制定,在准确度和精密度方面都可达到 NCEP 的分析目标。

Friedewald 公式计算法是目前应用较广的估测 LDL-C 的方法,具有简便、直接、快速等优点,但使用中要注意对于 TG 低或 TC 高的血样,需要用线性回归修正的公式计算。

(三) 脂蛋白 (a)

脂蛋白(a)[lipoprotein,Lp(a)]　Lp(a)是密度介于 HDL 和 LDL 之间,并与两者重叠的一种特殊的脂蛋白,其脂质组成和结构与 LDL 极其相似。Lp(a)是目前学术界公认的动脉粥样硬化的危险因素,其作为动脉硬化的独立因子而日益受到人们的重视。目前尚无公认的血清 Lp(a)测定的参考方法。临床实验室测定血清 Lp(a)常用的方法,主要有免疫浊度法和 ELISA,其中以免疫透射比浊法(ITA)最为常用。

【参考区间】　人群中血浆 Lp(a)水平呈偏态分布,个体差异很大,其健康人群血浆含量可达 0~1000mg/L 范围。血浆 Lp(a)水平主要决定于遗传因素,同一个体 Lp(a)水平变化相对较小,也不受环境、饮食、药物的影响。健康成人血清 Lp(a)<300mg/L。

【临床意义】　Lp(a)水平高低主要由遗传因素决定,基本不受性别、年龄、饮食、营养和环境影响;亦有报道女性闭经后有上升趋势,新生儿为成人水平的 1/10,6 个月后达成人水平;妊娠期妇女 Lp(a)出现生理性变动。

Lp(a)病理性增高可见于:①缺血性心、脑血管疾病;②心肌梗死、外科手术、急性创伤和急性炎症,Lp(a)和其他急性时相蛋白一样增高;③肾病综合征和尿毒症;④除肝癌以外的恶性肿瘤;⑤糖尿病肾病。由于 Lp(a)合成部位在肝脏,Lp(a)病理性减低可见于肝脏疾病(慢性肝炎除外)。

【评价】　Lp(a)测定有两类方法,一是以免疫化学原理测定所含 Apo(a),结果以 Lp(a)质量表示。另一类是测定 Lp(a)所含胆固醇,以 Lp(a)-C 表示。

Lp(a)测定的最大难题是在方法学上难以达到标准化。早期的研究注意到了所用抗体(多克隆抗体或单克隆抗体)必须与 PLG 及 ApoB 无交叉反应。近来在方法学研究时注意到了 Lp(a)颗粒大小的多态性和结构的复杂性,上述诸因素导致实验室之间测定值差异较大。选出一种可靠的参考血清(二级标准)是推进标准化的关键。

(四) 脂蛋白电泳分型

不同脂蛋白因蛋白质含量不同,其电荷量不同,故可用电泳方法进行分离,并根据血浆脂蛋白电泳迁移率不同予以判断确认。临床检验中主要采用琼脂糖凝胶电泳,经扫描后计算出各电泳区带的百分比含量。血浆脂蛋白琼脂糖凝胶电泳自阴极起,位于加样原点处的是 CM,依次为 β-脂蛋白、前 β-脂蛋白和 α-脂蛋白。正常人常无 CM 带。

【参考区间】　电泳法:α-脂蛋白占 26%~45%,β-脂蛋白占 43%~58%,前 β-脂蛋白占 6%~22%。

【临床意义】　用于高脂蛋白血症的诊断分型的参考。

四、载脂蛋白测定

载脂蛋白是血浆脂蛋白的蛋白质部分,各类脂蛋白中均含有一种或几种不同的特异性载脂蛋白,目前已经发现的载脂蛋白有 20 余种。血浆载脂蛋白常规检测项目包括 ApoA I 、A II 、B100、C II 、C III 、E 和 Lp(a),血清中 Apo 均结合于脂蛋白中,测定时要加用解链剂,使脂蛋白中 Apo 暴露再进行测定。目前测定血清中 Apo 的含量的方法是利用相应特异抗体试剂进行测定,临床测定的主要方法是免疫比浊法。

(一)载脂蛋白 A- I

载脂蛋白 A- I (Apolipoprotein, ApoA- I)主要存在于高密度脂蛋白(HDL)中,在 CM、VLDL 和 LDL 中也有少量存在。ApoA- I 主要的生理功能是组成脂蛋白并维持其结构的稳定与完整性,并可通过激活 LCAT 催化胆固醇酯化。

【参考区间】 正常人群空腹血清 ApoA- I 水平多在 1.20 ~ 1.60g/L 范围内,女性略高于男性。国人 ApoA- I 危险水平临界值为 1.20g/L。

【临床意义】 血清 ApoA- I 水平反映血液中 HDL 的数量,与 HDL-C 呈明显正相关,与冠心病发生危险性呈负相关。apoA- I 是 HDL 的主要 Apo,反映的是 HDL 的颗粒数,缺乏时可出现严重低 HDL-C 血症。

(二)载脂蛋白 B

载脂蛋白 B(Apolipoprotein B,ApoB)可分为两个亚类,即 Apo B48 和 Apo B100。前者主要存在于乳糜微粒(CM)中,参与外源性脂质的消化、吸收和运输;后者存在于低密度脂蛋白(LDL)中,参与极低密度脂蛋白(VLDL)的装配和分泌,在血液中,VLDL 可代谢转化为富含胆固醇的 LDL。

【参考区间】 正常人群血清 Apo B 水平多在 0.80 ~ 1.10g/L 范围内。国人 Apo B 危险水平临界值为 1.00 ~ 1.10g/L。

【临床意义】 血清 Apo B 水平反映血液中 LDL 的数量。有研究结果提示,血清 Apo B 浓度升高与冠心病发生危险性呈明显正相关。apoB 是 LDL 的主要 Apo,反映的是 LDL 的颗粒数。apoB 可介导 LDL 的摄取,apoB 升高与 CHD 发生有关。

【评价】 临床上测定血清的 ApoA- I 和 ApoB 一般同时进行。为了达到准确测定的目的,ApoA- I 和 ApoB 的免疫比浊测定(终点法),必须按曲线回归方程计算结果。用单点标准计算结果偏差较大,不符合免疫比浊法原理,使测定结果不能准确反映浓度的高低。

有研究发现 TC/HDL-C、TG/HDL-C、ApoB/ApoA- I 、LDL-C/HDL-C 比值可能比单项血脂检测更具临床意义,而 ApoB/ApoA- I 可能是其中最具说服力的指标。

五、磷　脂

磷脂(PL)是含有磷酸基和多种脂质的一类物质的总称。血清中 PL 包括:①磷脂酰胆碱(70% ~ 75%)和鞘磷脂(18% ~ 20%);②磷脂酰丝氨酸和磷脂酰乙醇胺等(3% ~ 6%);③溶血卵磷脂(4% ~ 9%)。PL 测定并不能为血浆脂蛋白异常的检测提供帮助,但是在 PL 浓度,组成和脂蛋白分布异常(包括梗死性黄疸、高密度脂蛋白缺乏症、低 β-脂蛋白血症和 LCAT 缺陷)

的情况下,它可以用于描述总 PL,评估个体 PL 水平。血浆磷脂参考区间:1.3~3.2mmol/L。

血清 PL 与胆固醇密切相关,二者多成平行变动,正常人的胆固醇与 PL 的比值平均为0.94。高胆固醇血症时也常有高 PL 血症,但 PL 的增高可能落后于胆固醇;甘油三酯(TG)增高时 PL 也会增高。PL 增高常见于胆汁淤滞(可能与富含 PL 成分的 Lp-x 增高有关)、原发性胆汁淤积性肝硬化、高脂血症、脂肪肝、LCAT 缺乏症、肾病综合征等。

六、游离脂肪酸

临床上将 C_{10} 以上的脂肪酸称为游离脂肪酸(free fatty acid,FFA)或非酯化脂肪酸(non-esterified fatty acid,NEFA)。与其他脂质比较,NEFA 在血清中浓度很低,其含量水平易受脂代谢、糖代谢和内分泌功能的影响,故测定采用方法必须是灵敏的方法,同时还需要避免脂肪水解产生脂肪酸的干扰。血中游离脂肪酸半衰期为 1~2 分钟,其半衰期极短。血清中的 FFA 是与白蛋白结合进行运输,测定 FFA 方法较多,有滴定法、比色法、原子分光光度法、高压液相层析法和酶法,一般多以酶法测定。

【参考区间】　0.4~0.9mmol/L;儿童和肥胖成人稍高。

【临床意义】　正常情况下,FFA 在血浆中与白蛋白结合,含量极微,而且易受各种生理和病理变化的影响,当饥饿、运动、情绪激动可使 FFA 降低,故 FFA 检测时必须注意各种影响因素,以早晨空腹安静状态下采血为宜。

病理性升高:甲亢;未经治疗的糖尿病患者(可高达 1.5mmol/L);注射肾上腺素或去甲肾上腺素及生长激素后;任何能使体内激素(甲状腺素、肾上腺素、去甲肾上腺素、生长激素等)水平升高的疾病;药物如咖啡因、磺胺丁脲、乙醇、肝素、烟酸、避孕药等。

病理性降低:甲状腺功能低下、胰岛素瘤、垂体功能减低、艾迪生病及用胰岛素或葡萄糖后的短时间内,某些药物如阿司匹林、氯贝丁酯、烟酸和普萘洛尔等。

【评价】　非酶法测定 FFA 方法包括滴定法、比色法、原子分光光度法、高压液相层析法。前三方法准确性较差;高压液相层析法仪器昂贵,操作复杂,不适于批量操作。一般多用酶法测定。正常人血浆中存在 LPL,可使 FFA 升高,因此采血后应注意在 4℃ 条件下分离血清并尽快进行测定;肝素可使 FFA 升高,故不可在肝素治疗时(后)采血,也不可利用抗凝血作 FFA 测定;不能立即检测时,标本应冷冻保存。FFA 水平易受各种因素影响,应动态观察。

七、其他检测项目

近年来,随着对脂质代谢研究的深入,反映脂质代谢状况的新检测指标不断出现,新的检测指标为临床血脂代谢紊乱和心血管疾病的正确诊断提供新的帮助。

新的检测指标有:脂肪酸结合蛋白(fatty acid binding proteins,FABPs)、载脂蛋白 E(Apolipoprotein,ApoE)、小而密低密度脂蛋白(small Dense low density lipoprotein,sd LDL)、过氧化脂质(lipid peroxide,LPO)、氧化低密度脂蛋白(oxidatively modified LDL,ox-LDL)、卵磷脂胆固醇酯酰转移酶(lecithin-cholesterolacyltransferase,LCAT)、脂蛋白-X(lipoprotein-x,Lp-x)及血清脂蛋白谱、脂蛋白代谢相关基因检测等。

新的检测在细胞膜的结构和功能损伤、内皮细胞内脂质过氧化损伤、泡沫细胞形成以及内皮源性舒张机制障碍等环节,对血脂代谢紊乱的研究做出了新的诠释,为临床相关疾病诊断和动脉粥样硬化的发生发展研究提供了帮助。

八、血脂测定注意事项

(一)血脂测定标准化

血脂测定标准化并非要求统一测定方法,而是要求实验室测定结果达到所制定的技术目标。做到测定结果准确,使实验室之间的测定值有可比性,使常规测定的准确性可溯源于公认的参考系统。要求测定值落入可允许的"不精密度"(CV)及不准确度(偏差)范围内。

对 TC、TG、HDL-C 及 LDL-C 四项指标,目前国内外要求不精密度(用变异系数 CV 表示)应分别不大于 3%、5%、4% 和 4%。不准确度(用偏差表示)应尽量不大于 ±3%、±5%、±5% 和 ±4%。总偏差应分别不大于 9%、15%、13% 和 12%,总误差 = 偏差% ±1.96CV(与参考血清的靶值比较)。

(二)血脂分析前变异与标本采集

1. 血脂分析前变异 产生变异因素有:①生物学因素,如个体差异、年龄、性别、种族;②生活方式,如饮食、吸烟、运动等;③疾病及使用药物;④标本采集与处理方式,包括采血时间、部位、抗凝剂等。上述诸多因素的影响下,个体在不同时间内测出的血脂值会有波动,各项血脂水平变异情况大致如下:

(1) TC 最稳定,日内的 CV<3%,但日间 CV 最高可达 11%。有季节性变化特征,冬天可比夏天高 2.5%。女子随月经周期有波动,排卵期增高,经期降低。

(2) TG 变异明显,空腹日间平均 CV 可达 23%。餐后波动更大,24h 变动可在 30%。

(3) HDL-C 变化较小,CV 多在 10% 以内。季节性变化不明显。

(4) LDL-C 不论直接测定或计算得来,平均 CV 为 9.5%。与 TC 一样,有季节性变化和妇女月经周期性波动。

2. 标本采集与处理 减少分析前变异,对提高血脂测定准确性十分重要。标本采集与处理应注意以下环节:

(1) 采血前受检者的准备:①采血前数天应维持日常的生活习惯,但采血前 12 小时内不要饮酒与咖啡,避免剧烈运动;②急性疾病一般应在疾病恢复后检测血脂;③注意某些药物对结果的影响,原则上能停药的应在停药后数天或数周采血。

(2) 空腹采血:高脂饮食引起血中 TG 水平显著升高,LDL-C 稍有下降,影响可持续 9h,但 TC、ApoA I、A II 和 Lp(a)不受进食影响。国外初筛试验 TC 和 HDL-C 可用非空腹血测定。国内建议空腹 12h 后抽血。饥饿一周后 TC 与 TG 可上升,但长期饥饿则下降。

(3) 抗凝剂:国外多采用 EDTA 抗凝血浆测定血脂,国内建议用血清。EDTA 由于渗透作用使血浆稀释,使 TC、TG 测定值偏低,故血清值=血浆值×1.03。肝素适用于 TC 测定,但具有激活 LPL 作用,不适用 TG 测定。

(4) 血液浓缩:血液浓缩与受检者体位和使用止血带时间长短有关。建议坐位 5 分钟后取血,使用止血带不应超过 1 分钟。

(5) 由于血脂的个体变化较大,最好测 2~3 次(间隔一周)取平均值。

（6）血标本应尽快送实验室,室温下静置30分钟后离心,及时吸出血清,密闭小管保存。4℃冰箱中3天内4项测定值稳定。长期储存置置–70℃以下,以避免脂蛋白之间的脂质分布改变。血清不可反复冰冻、融化。

第四节　脂蛋白代谢紊乱

脂蛋白代谢是血中脂质、脂蛋白、载脂蛋白及其受体和众多酶类相互作用的动态过程。并受饮食、运动等生活方式以及其他物质代谢和激素等生物活性物质的影响,任何环节发生障碍都将导致脂蛋白代谢紊乱。

一、高脂蛋白血症

脂肪代谢或运转异常使血浆一种或多种脂质高于正常称为高脂血症。高脂血症是一种全身性疾病,指血中总胆固醇(TC)和(或)甘油三酯(TG)过高或高密度脂蛋白胆固醇(HDL-C)过低,现代医学称之为血脂异常。脂质不溶或微溶于水,必须与蛋白质结合以脂蛋白形式存在,因此,高脂血症通常也称为高脂蛋白血症(hyperlipoproteinemia)。除高脂蛋白血症外,临床上还可见到低脂蛋白血症。

从原因分类,脂蛋白代谢紊乱可分为原发性和继发性两大类。原发性是由遗传缺陷所致,如家族性高胆固醇血症。继发性则是由一些生理及病理因素所致,在临床上远较原发性脂蛋白代谢紊乱常见。

（一）高脂蛋白血症的分型

1970年世界卫生组织(WHO)将高脂蛋白血症分为六型,见表5-4,该分类方法主要基于血浆脂蛋白及血脂的改变而进行分型,不涉及病因学,故称表型分类。

表5-4　高脂蛋白血症(WHO)分型

表型	血浆4℃过夜外观	TC	TG	CM	VLDL	LDL
I	奶油上层,下层清	↑→	↑↑	↑↑	↑→	↓→
IIa	透明	↑↑	→	→	→	↑↑
IIb	透明	↑↑	↑↑	→	↑	↑↑
III	奶油上层,下层混浊	↑↑	↑↑	→	↑	↓
IV	混浊	↑→	↑↑	→	↑↑	↓→
V	奶油上层,下层混浊	↑	↑↑	↑↑	↑↑	↓→

↑示浓度升高;→示浓度正常;↓示浓度降低

高脂蛋白血症分为六型,在临床诊治疾病过程中有重要的意义。近年来随着分子生物学的迅速发展,人们对高脂蛋白血症的认识已逐步深入到基因水平。现已发现一部分高脂蛋白血症患者存在单个或多个基因缺陷,具有明显的家族聚集性和遗传倾向,临床上称之为家族性高脂血症。

（二）继发性高脂蛋白血症

某些原发性疾病在发病过程中导致脂质代谢紊乱,进而出现高脂蛋白血症,称为继发性高脂蛋白血症。引起继发性高脂血症或高脂蛋白血症的病因是多方面的,如糖尿病、肾病及某些内分泌紊乱等疾患,当这些疾病治疗取得一定效果后,部分高脂血症患者血脂水平可以恢复正常。继发性高脂血症主要有以下几种原因。

1. 糖尿病　在肝脏,由于游离脂肪酸合成 VLDL 亢进,胰岛素缺乏的状态下,LPL 活性降低,CM、VLDL 的分解量减少,出现以高 TG 血症和低 HDL 血症为特征的继发性高脂血症。另外,胰岛素依赖性糖尿病因为胰岛素的严重缺乏,导致糖利用障碍从而引起脂肪组织分解加剧引起显著的高 TG 血症。

2. 甲状腺功能低下症　肝脏 LDL 受体减少出现高胆固醇血症为特征,LPL 和 HTGL 活性降低,使 IDL 升高。

3. Cushing 综合征　糖皮质促进脂肪分解,使肝脏合成 VLDL 增加,血中 VLDL、LDL 浓度升高,多以Ⅱa、Ⅱb、Ⅳ型高脂血症出现。

4. 肾病及肾病综合征　因低白蛋白血症的原因,使白蛋白、ApoB 合成亢进,从而使 VLDL 合成也增加,血中 VLDL 及其代谢物 LDL 产生增加,多以Ⅱ型高脂血症出现。另外,慢性肾功能不全,因 LPL 活性降低,出现以 VLDL 升高为主的高脂血症,呈现Ⅳ型高脂血症。

5. 饮食与肥胖　饮食质与量对血脂影响明显。一般而言,摄入高热量及富含饱和脂肪酸或高胆固醇的饮食会使体重增加,血中 TG、总胆固醇(TC)、LDL-C 升高。游离脂肪酸增加与抗胰岛素作用促使胰岛素分泌亢进,出现 VLDL 增加。肥胖指标为体重指数(body mass index,BMI),单位为体重 $kg/(身高\ m^2)$。BMI $20 \sim 24kg/m^2$ 为正常、$24 \sim 25kg/m^2$ 属超体重,$25kg/m^2$ 以上为肥胖。有些肥胖的发生是与其体内内分泌功能状态异常有关。

二、脂蛋白代谢紊乱与动脉粥样硬化

动脉粥样硬化(atherosclerosis,AS)是指动脉内膜的脂质、血液成分的沉积,平滑肌细胞及胶原纤维增生,伴有坏死及钙化等不同程度病变的一类慢性进行性病理过程。AS 是心脑血管系统中最常见的疾病之一,严重危害人类健康。

AS 的发病机制尚未完全阐明,有多种学说并涉及诸多因素。主要学说有:脂源性学说、内皮细胞损伤学说、受体缺失学说、细胞因子学说、病毒学说和癌基因学说等。目前认为由于高脂血症、高血压、吸烟等因素导致血管内皮细胞损伤、血管壁通透性增加,血浆脂蛋白主要是 LDL 和 VLDL 进入内膜,引起血管壁平滑肌细胞增生和巨噬细胞的清除反应,巨噬细胞摄入大量胆固醇而形成泡沫细胞,图 5-7 为泡沫细胞的透射电镜图。此外,内皮细胞损伤后,血小板聚集,释放凝血因子,导致血管收缩和微血栓形成,上述多种原因综合作用导致动脉粥样硬化斑块形成。

脂蛋白代谢紊乱与 AS 之间有密不可分的关系,高脂血症是 AS 的独立危险因素。凡能增加胆固醇内流和沉积的 LP 如 LDL、β-VLDL、oxLDL 等,是致动脉粥样硬化的因素;凡能促进胆固醇外运的 LP 如 HDL,则具有抗动脉粥样硬化性作用,称之为抗动脉粥样硬化性因素。

（一）引起动脉粥样硬化的脂蛋白

动脉粥样硬化病因绝非一种因素所致,可能为多种因素联合作用引起。引起 AS 主要危险

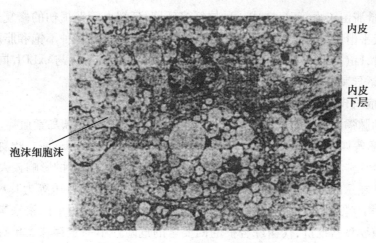

内皮

内皮下层

泡沫细胞沫

图5-7 泡沫细胞透射电镜图

因素有:①高脂血症;②高血压;③吸烟;④性别;⑤内分泌因素;⑥遗传因素等。研究发现,上述危险因素中高脂血症、高血压、吸烟是促进 AS 发病全过程的三大主要因素,尤其是脂蛋白代谢异常,脂蛋白的质和量的改变。

1. 脂蛋白残粒 富含 TG 的 CM 和 VLDL 经 LPL 水解后生成脂蛋白残粒沉积于血管壁,具有致 AS 作用。Ⅲ型高脂血症出现异常脂蛋白残粒即 β-VLDL,因为肝脏的残粒(ApoE)受体结合率降低,ApoE2/2 和 ApoE 缺失等使血中滞留的 LP 转变成异常脂蛋白 β-VLDL,经清道夫受体介导摄取进入巨噬细胞引起动脉粥样硬化的增强作用。

2. 变性 LDL LDL 的蛋白组分经化学修饰,使其正常的立体构象发生改变,生物学活性也有相应的变化,这种经化学修饰的 LDL 称为变性 LDL 或修饰 LDL(modified LDL)。目前发现的变性 LDL 包括乙酰 LDL、oxLDL 和糖化 LDL。乙酰 LDL 是 LDL 中的 ApoB100 赖氨酸残基被乙酰化,这种变性的 LDL 可激活巨噬细胞,经清道夫受体介导,摄取乙酰 LDL 而转变成泡沫细胞,促进 AS 形成。LDL 能通过动脉内膜积聚于内膜下,在活性氧作用下,氧化成 oxLDL。oxLDL 可被清道夫受体大量摄取,此过程不受细胞内胆固醇含量的调控,从而导致胆固醇积聚而逐渐形成泡沫细胞。

3. B 型 LDL 大量研究表明,血中 LDL-C 升高以及 LDL 被氧化是 AS 发生的前提条件,但有部分冠心病患者血清 LDL-C 在正常范围。亚组分分析显示 LDL 一般分为 A 型和 B 型,其中 B 型是小而密的 LDL(small,dense LDL,SD-LDL),是 AS 发生强危险因素。流行病学调查发现,含 B 型 LDL 为主的个体较含一般 LDL 者有三倍发生心肌梗死的危险性。

SD-LDL 形成可能与遗传有关,同时 TG 含量也起一定作用。通常高 TG 的患者会有高 SD-LDL 和低 HDL 的表型,因为血浆中过高的 TG 会通过 CETP 转移到 LDL 和 HDL 中,在 LPL 作用下 TG 不断被水解,LDL 颗粒被转化为 SD-LDL。SD-LDL 不易通过 LDL 受体介导途径从循环中清除,在血浆中停留,且抗氧化性弱,更易发生氧化,被巨噬细胞摄取,促进 AS 的发生。

4. Lp(a) Lp(a)致 AS 的机制的研究不断深入,目前已发现 Apo(a)基因位点中至少有26 个等位基因与多态性有关。血液中 Lp(a)浓度在 300mg/L 以上是 AS 的独立危险因素。Lp(a)合成于肝脏,其组成类似 LDL,Lp(a)参与动脉粥样硬化形成的可能机制是:①Lp(a)在血管内皮细胞存留:中性粒细胞分泌的 α-防御素(α-defensins)能促进 Lp(a)结合于内皮细胞基质,使 Lp(a)大量滞留于血管壁,造成一种抗纤溶环境,延缓血管壁损伤的修复,促进泡沫细胞脂肪斑块形成及平滑肌细胞增生;②Lp(a)自身氧化:Lp(a)含有多种不饱和脂肪酸,在机体抗氧化能力降低时,Lp(a)也可被氧化修饰成氧化 Lp(a),氧化 Lp(a)与 oxLDL 同样可被清道夫受体识别结合,诱导刺激单核细胞分化为巨噬细胞并进一步泡沫化。

(二)高脂血症与代谢综合征

有报道认为动脉粥样硬化与胰岛素抵抗性、糖耐量异常有关。高胰岛素血症、高 TG 血症、低 HDL-C 和高血压等四要素同时出现称为代谢综合征(metabolic syndrome),也称为高脂血症并发症。代谢综合征涉及糖、脂及能量代谢等多方面障碍,受遗传因素的影响较大。

代谢综合征所显示的上半身肥胖、糖耐量异常、高脂肪血症及高血压等为其重要特点。这些因素相互作用、相互促进,可加快动脉粥样硬化的形成,单独从某一个因素来考虑则无统计学意义。例如仅有胰岛素抵抗,代谢综合征的四要素的危险性不一定存在。单纯脂肪组织过剩堆积的代谢紊乱与高血脂、高血压无直接的关系,仅仅是属于脂肪分布异常症。只有在胰岛素抵抗出现的前提下,才考虑属于与动脉粥样硬化发生相关的代谢综合征及严重致命的四要素。

代谢综合征个体特征是腹部肥胖、动脉粥样硬化性血脂异常(TG 升高、小而密 LDL 颗粒增多、HDL-C 降低)、高血压、胰岛素抵抗(伴有或不伴有葡萄糖不耐受)以及血栓形成和炎症状态,对肥胖的患者进行脂肪分布分析,测量身高、体重,进行折算,与皮下脂肪相同厚度的正常人相比,内脏脂肪面积平均增加了 2 倍。分析表明,体重正常者,内脏脂肪的堆积也是动脉粥样硬化形成的危险因素。内脏脂肪组织中,脂肪、糖的摄取、储存过程、能量代谢诸方面等更易受遗传因素的影响。2004 年中华医学会糖尿病学会提出了中国人代谢综合征诊断标准的工作定义即 CDS 标准为以下 5 项具备 3 项者:①男性腰围≥85cm;女性腰围≥80cm;②血压:SBP≥130mmHg 和(或)DBP≥85mmHg;③血清甘油三酯:≥150mg/dl;④高密度脂蛋白胆固醇:<40mg/dl;⑤空腹血糖:≥110mg/dl。

三、高密度脂蛋白的抗动脉粥样硬化功能

血浆 HDL 作为一种"好脂蛋白"具有抗动脉粥样硬化功效,HDL 水平与 AS 性心脑血管疾病的发病率呈负相关,HDL 通过参与体内胆固醇酯逆转运起到抗动脉粥样硬化作用,同时 HDL 还具有对 LDL 氧化抑制、中和修饰 LDL 配基活性以及抑制内皮细胞黏附分子的表达等功能。

在胆固醇酯逆转运中,HDL 与 ApoAⅠ将来自外周细胞的胆固醇运出,转移给 HDL,再运至肝脏,最后胆固醇通过转变胆汁酸从胆道排出,维持血中胆固醇的正常水平。根据体外 HDL 胆固醇外流实验证明,HDL 的作用可分成两种,即脱泡沫化作用和抗泡沫化作用。前者是指形成的泡沫细胞脱去胆固醇,后者是在修饰 LDL 处理巨噬细胞的实验体系中,同时加入 HDL,使泡沫细胞的形成受到抑制。HDL 具有多种抗氧化成分,能有效地防止由高价金属离子和细胞诱导的 LDL 氧化修饰,使 oxLDL 产生量减少。一旦 HDL 被氧化成 oxHDL,则失去这种抑制作用。

HDL 的抗氧化作用还涉及血清中的一种酯酶即对氧磷酶(paraoxonase),对氧磷酶是一类高密度脂蛋白相关性酯酶,它具有心血管保护作用,能催化磷酸酯键水解,保护 LDL 不受氧化修饰,降低体内的 oxLDL 水平,在有机磷和抗 AS 中起到重要作用。

第五节　高脂血症的防治策略

高脂血症对患者的生活质量有长期影响,若不及时诊断或治疗,可导致 AS 发生。近年来经过大量流行病学调查确认,通过改变不良生活方式和使用降脂药物以减少外源性脂质的摄入和体内胆固醇的合成,可使急性心血管事件明显减少。为此降低血 TC、TG、LDL 和升高血 HDL 是防治 AS 性心脑血管疾病的重要措施。

一、高脂蛋白血症治疗目标值

(一)中国治疗目标值

中华心血管病学会组织国内专家于 2007 年制订了我国"血脂异常防治指南",其中血脂危险水平划分标准和我国高脂血症开始治疗标准和治疗目标值划分建议,如表5-5、表5-6 所示。

表5-5　血脂危险水平划分标准(mmol/L)

	TC	TG	LDL-C	HDL-C
合适范围	<5.20	≤1.70	<3.1	≥1.03
临界值边缘	5.2~5.66		3.13~3.60	
危险阈值	≥5.70	>1.70	≥3.62	≤0.9

表5-6　高脂血症患者开始治疗标准和治疗目标值(mmol/L)

		饮食疗法 开始标准	药物治疗 开始标准	治疗 目标值
AS 疾病(-)	TC	>5.70	>6.21	<5.70
(其他危险因素,-)	LDL-C	>3.64	>4.14	<3.62
AS 疾病(-)	TC	>5.20	>5.70	<5.20
(其他危险因素,+)	LDL-C	>3.10	>3.64	<3.10
AS 疾病(+)	TC	>4.70	>5.20	<4.70
	LDL-C	>2.60	>3.10	<2.60

(二) 国际治疗目标值

为了预防动脉粥样硬化心脑血管疾病的发生,减少发病率,提高健康水平。美国 1985 年提出了"国家胆固醇教育计划(NCEP)",其目的是提高全社会对高胆固醇血症是冠心病的主要危险因素的认识,从降低人群血清胆固醇水平入手达到降低冠心病发病率与死亡率的目的。从 1988 年发表了第一个成人治疗计划(ATP I),到 1993 年 ATP II,在预防 AS 性心脑血管疾病及其急性事件中起到一定作用。而在 2001 年实施了新的 ATP III 计划,LDL-C 最适值降至 2.6mmol/L 以下,HDL-C 升至 1.0mmol/L 以上,加大了对 LDL-C 的降低力度。ATP III 采用的 LDL-C 划定值,见表5-7 所示。

表 5-7 血浆 LDL-C、HDL-C、TC 的评估值（mmol/L）

	LDL-C	TC	HDL-C
最适值	<2.6	<5.17	
接近最适值	2.6 ~ 3.3		
边缘临床界高值	3.36 ~ 4.11	5.17 ~ 6.18	
高值	4.13 ~ 4.89	≥6.20	≥1.55
极高值	>4.9		
低值			<1.0

现在多数学者主张冠心病患者 LDL-C 水平降至 2.6mmol/L 作为治疗的目标值。临床研究表明,LDL-C 降得越低,临床患者会受益越大,低 LDL-C 水平可明显减少急性冠状动脉事件发生。

（三）高甘油三酯血症治疗目标值

近年来,高甘油三酯血症与动脉粥样硬化关系的研究提示,高甘油三酯同样是冠心病的一个独立危险因素,美国"国家胆固醇教育计划"ATP Ⅲ 中明显表明对高 TG 的重视,国内在冠心病的防治中也开始重视 TG 的目标值。高 TG 血症划分为 4 种水平,即:正常水平为 1.7mmol/L 以下;临界水平为 1.7 ~ 2.25mmol/L;高水平为 2.26 ~ 5.64mmol/L;极高水平为 ≥5.65mmol/L。

对高脂血症的及时合适治疗,是预防和减少动脉粥样硬化性心脑血管病发生的重要环节。

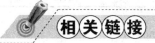 相 关 链 接

国家胆固醇教育计划(The National Cholesterol Education Program,NCEP)

2012 年由原卫生部支持的中国胆固醇教育计划(CCEP)启动仪式在京举行。我国自从 1985 年开始该工作,NCEP 坚持两项原则,即:建立强大的科学基础,与私人及公共部门的其他组织广泛合作。

国家胆固醇教育计划在改善心血管病预防及治疗方面发挥促进作用的最好范例。计划的目标是减少高胆固醇血症的发生,降低冠心病的发生率和死亡率。计划希望通过对保健工作者、患者以及公众的积极教育,提高人们对高胆固醇血症危险性以及降低胆固醇作用的认识。NCEP 希望借助有关科学进展,继续向强有力的降低胆固醇的目标不断前进。

（四）儿童高脂血症的监测

动脉粥样硬化可始发于胎儿,我国随着生活水平的提高,肥胖低龄化趋势明显,儿童的高脂血症引起全社会的高度关注。在儿童高脂血症监测中,血清 TC 最佳值为<4.4mmol/L,临界值为 4.4 ~ 5.1mmol/L,≥5.2mmol/L 属于高值;血清 LDL-C 最佳值为<2.8mmol/L,临界值为 2.8 ~ 3.3mmol/L,≥3.3mmol/L 属于高值。结合我国国情,在中等以上城市,预防高脂血症和动脉粥样硬化病的发生,应该考虑从儿童时代开始监测血浆脂质水平。

二、血脂监测的临床应用原则

血浆脂质、脂蛋白、载脂蛋白测定广泛应用于心血管疾病流行病学研究与临床,其主要作用在于评估血脂水平对 AS 性疾病发生的危险度。目前以动脉粥样硬化为基础的缺血性心血管病(包括冠心病和缺血性脑卒中)发病率正在升高。为此,对血脂异常的防治必须及早给予重视,时时监测血脂变化情况,从而达到控制血脂水平、降低心脑血管疾病的发生率。

(一)血脂检测在健康体检中的应用原则

健康体检是血脂异常检出的重要途径,为了及时发现和检出血脂异常,建议 20 岁以上的成年人至少每 5 年测量 1 次空腹血脂,包括 TC、LDL-C、HDL-C 和 TG 测定。对于缺血性心血管病及其高危人群,则应每 3~6 个月测定 1 次血脂。

1. 项目选择　血脂的基本检测项目为 TC、TG、HDL-C 和 LDL-C。对于任何需要进行心血管危险性评价和给予降脂药物治疗的个体,都应进行此 4 项血脂检测。有研究结果提示,TC/HDL-C 比值可能比单项血脂检测更具临床意义,但相关的临床研究结果报道并不多,尚需进行更多的研究,尤其是需要直接比较 TC/HDL-C 比值与 LDL-C 或 HDL-C 单项检测的临床预测价值。

2. 血脂检查的重点对象　①已有冠心病、脑血管病或周围动脉粥样硬化病者;②有高血压、糖尿病、肥胖、吸烟者;③有冠心病或动脉粥样硬化病家族史者,尤其是直系亲属中有早发冠心病或其他动脉粥样硬化性疾病者;④有皮肤黄色瘤者;⑤有家族性高脂血症者。建议 40 岁以上男性和绝经期后女性应每年均进行血脂检查。

(二)冠心病脂类危险因素指标的选择

目前用于评价 AS 和冠心病危险度的血浆脂质、脂蛋白和载脂蛋白的指标有:TC、TG、LDL-C、HDL-C、Lp(a)、ApoB100、ApoA I。血清静置试验也是常用试验方法。

1. 临床监测指标　血脂检测的基本项目为 TC、TG、HDL-C 和 LDL-C。在冠心病临床中也可根据实验室条件选用 ApoA I、ApoB100 及 Lp(a)。Lp(a)测定虽然在方法学上还需改进以使实验数据在不同的实验室间更具可比性,但它与其他血脂指标都无明显相关,是一项可以选用的独立变量。代表 HDL 与 LDL 的各种试验中,ApoA I、B100 测定在冠心病危险性判别中可能与 HDL-C、LDL-C 测定不相上下。HDL-C 反映 HDL 运载脂质的代谢状态,而 ApoA I 反映的是 HDL 颗粒的合成与分解代谢,二者有不可替代性,在 ApoA I 测定技术不过关的情况下,以首选 HDL-C 为宜。AS 形成中,SD-LDL 致 AS 作用极强,故有人主张 ApoB100 作为首选指标。但 ApoB100 和 LDL-C 同时测定能从 LDL 合成状态和颗粒脂质组分来反映 LDL 代谢,有利于临床判断。

随着临床生物化学和分子生物学基础理论研究不断深入,新的生化监测指标和分子生物学监测指标逐步应用于脂代谢紊乱的研究和高脂蛋白血症的诊断,如 oxLDL、SD-LDL、脂蛋白-X、non-HDL-C、血清脂蛋白谱、致动脉粥样硬化脂蛋白谱及载脂蛋白多态性分析等。

2. 相关基因检测指标

(1) ApoE 多态性分析:人类 ApoE 是一种多态性蛋白质,同一基因位点上存在着三个主要复等位基因:ε2、ε3、ε4,编码产生 3 种基因产物即 E2、E3、E4,因此 ApoE 共有 6 种主要表型:三种纯合子(E2/2、E3/3、E4/4)和三种杂合子表型(E2/3、E3/4、E2/4)。ε3 等位基因在群体中出现的频率最高,因此ApoE3也是最常见的一种表型。随着研究的深入,新发现了其他少见的异构体(E5,E7)和一些ApoE的突变体,E7可能与高脂血症和动脉粥样硬化有关。在研究高脂血症评定心脑血管疾病的危险因素方面,以ApoE多态性为手段进行研究有重要的临床意义。

(2) ApoCII微卫星DNA多态性分析:国外文献报道,ApoCII微卫星DNA(TG)n(AG)m某些等位基因与冠心病具有一定的相关性。

(3) Apo(a)基因多态性分析:Apo(a)仅存在于Lp(a)中,是一种高分子量的糖蛋白,研究表明,Apo(a)PNR基因多态性与血浆Lp(a)浓度及AS发生有关。

脂蛋白代谢紊乱是罹患冠心病的重要原因,脂蛋白代谢异常有一定的家族性和遗传性,属于多基因病,是多基因协调作用及环境因素共同作用的结果。目前多采用关联分析方法研究候选基因多态性与疾病的关系,通过分子生物学技术、遗传统计学和生物信息学技术,最终寻找出易感基因。

三、病 例 分 析

【病史】 男性,49岁,因"多饮、多尿、体重增加"入院就诊。患者身高170cm,体重78kg,体重指数(BMI)为27,血压156/96mmHg,呼吸心率正常。平素有吸烟史,20支/日;每日饮酒2个乙醇单位。

【实验室检查】 患者血浆标本外观浑浊,空腹血糖10.9mmol/L,TC 6.9mmol/l;TG 11.2mmol/l;HDL-C 1.68mmol/l;LDL-C 9.63mmol/l;肝肾功能正常。

【诊断依据】 根据患者表现,①BMI指数超标;②空腹血糖高(10.9mmol/L),多饮、多尿;③血脂检验发现TC、TG、LDL-C升高;④血压156/96mmHg高。这些症状综合起来即明确诊断为代谢综合征。

【临床诊断】 代谢综合征。

学习小结

血浆中脂类包括FC、CE、TG、PL、FFA,由于不溶于水或微溶于水,均以脂蛋白形式存在。用超速离心法进行分类,可分为HDL、LDL、VLDL及CM。CM主要运输外源性TG和TC,VLDL主要转运内源性TG,LDL主要将肝脏合成的内源性胆固醇运转至肝外组织,而HDL则参与胆固醇的逆向转运。

载脂蛋白是构成和稳定脂蛋白结构的重要组成部分,修饰并参与脂蛋白代谢有关的活性,作为脂蛋白的受体的配体参与脂蛋白代谢。脂蛋白受体在决定脂类代谢途径、参与脂类代谢、调节血浆脂蛋白水平等方面起重要作用。

脂蛋白代谢紊乱主要表现为高脂蛋白血症和动脉粥样硬化。WHO以临床表型为基础将高脂蛋白血症分为六型。高脂蛋白血症有原发性和继发性之分。动脉粥样硬化的病因是非常复杂的多基因的遗传倾向性疾病,目前引起人们关注的与动脉粥样硬化有关的脂蛋白有脂蛋白残粒、变性LDL、B型LDL和Lp(a)。抗AS因素有HDL。动脉粥样硬化与胰岛素抵抗性。高胰岛素血症、高TG血症、低HDL-C和高血压等四要素同时出现称为代谢综合征。

　　临床常规检测的有血清/浆 TC、TG、HDL-C、LDL-C,必要时检测血浆(清)Lp(a)、ApoAI、ApoB 含量。以 ApoE 基因型分析为代表的血脂的基因分析也具有重要的协助诊断价值。对高脂蛋白血症的治疗以及预防动脉粥样硬化的发生和发展,其重点是降低血浆 TC 和 LDL-C 水平。血脂异常的防治必须及早给予重视,时时监测血脂变化情况,控制血脂水平,可降低心脑血管疾病的发生率。

 复习题

1. 简述血浆脂蛋白的分类和各脂蛋白的基本功能。
2. 试述载脂蛋白的种类、结构特点和生理功能。
3. 简述三种脂蛋白受体的代谢途径和功能。
4. 简述外源性和内源性脂蛋白代谢途径。
5. 何谓高脂血症,试述高脂血症的分型和特征。
6. 何谓动脉粥样硬化? 哪些脂类是引起动脉粥样硬化的危险因素?
7. 简述 HDL 抗动脉粥样硬化的原理。
8. 试述我国血脂危险水平划分标准。
9. 何谓代谢综合征? 试述我国代谢综合征诊断标准。

(钱士匀)

第 六 章

诊 断 酶 学

学习目标

1. 掌握　酶活性测定的原理、测定方法及临床常用血清酶测定方法的原理。
2. 熟悉　血清酶变化的病理机制、酶活性测定的主要影响因素和同工酶及亚型的分析；酶质量测定的方法及优缺点；临床常用血清酶测定的临床意义。
3. 了解　其他体液酶的种类及临床意义。

第一节　酶测定的基本知识

　　酶是活细胞产生的，具有极高的催化效率和高度专一性的一类生物催化剂，在生物体的各种物质代谢中发挥着重要的作用。人体中的酶分布广泛，在人体组织细胞（心、肝、肾、肌肉等）、体液（血、尿、脑脊液等）以及分泌液中都含有不同种类、不同数量的酶及酶谱。有些酶特别是同工酶具有较强的组织器官特异性，因此，临床上把具有疾病诊断价值的酶称之为诊断酶。通过测定诊断酶的量和活性的改变，为临床疾病的诊断、治疗及判断预后提供有用信息。

　　近年来，利用酶具有极高的催化效率、对底物高度特异性及反应条件温和的特点，建立了一系列以酶作为试剂测定体内代谢物和酶活性的酶学分析法，其在医学检验中得到了广泛的应用。

　　本章以诊断酶为中心，着重介绍酶浓度测定（活性和质量）的原理及方法，临床常用的血清酶、同工酶及亚型的测定方法；其检测结果在疾病的诊断、疗效观察及预后判断上的应用价值。

一、酶活性浓度

　　酶活性是指酶具有的催化能力的大小，用酶促反应速度来表示，即在规定条件下单位时间内底物的减少量或产物的生成量。设底物浓度为（S），产物浓度为（P），时间为 t，反应速度为 v，则：$v = -d(S)/dt$ 或 $v = d(P)/dt$。酶活性浓度以每单位体积所含的酶活性单位数表示。

　　（一）酶活性浓度的表示方法

　　1. 酶活性单位　酶活性单位指在特定条件下，使酶促反应达到某一速度时所需要的酶量。

酶活性单位是一个人为规定的标准,有惯用单位、国际单位和 Katal 单位。

(1) 惯用单位:20 世纪 60 年代前,国际上对酶单位没有统一的标准,都是酶活性测定方法的建立者人为规定的惯用单位,因此造成了同一种酶因为测定方法不同,单位定义不同,参考区间也不同,不同方法之间的结果无法比较。

(2) 国际单位:1963 年国际酶学委员会推荐以国际单位作为表示酶活性单位的标准。即在规定条件下(25℃,最适 pH,最适底物浓度),每分钟催化 1μmol 底物发生反应所需的酶量定为一个国际单位(international unit,IU)。一直以来对于温度的规定大家颇有争议,酶学委员会 1972 年取消了反应条件中对温度的规定,1976 年对 IU 重新作出规定:1IU 指在规定条件下,每分钟转化 1μmol 底物的酶量。目前临床酶学测定时,考虑到 37℃ 与人体体温接近,因此国内外实验室反应温度大都选择 37℃,并将国际单位省略为 U/L。

(3) Katal 单位:为了和国际单位制(SI)相一致,酶学委员会于 1979 年又提出了酶的 Katal 单位。SI 单位制规定物质的量用摩尔(mol)表示,时间用秒(s)表示。1Katal 指在规定条件下,每秒钟转化 1mol 底物的酶量。Katal 单位与国际单位之间的换算为:

$$1Katal = 60 \times 10^6 IU, 1IU = 1/(60 \times 10^6) Katal。$$

因血清中酶量不高,Katal 单位显得过大,因而目前国内外实验室都使用国际单位(U/L)表示酶活性浓度。

2. 正常上限升高的倍数 酶作为生物催化剂具有不稳定性,许多因素影响酶活性的测定,测定方法和测定条件的变化,都会引起酶活性的改变,使得参考区间很难统一。例如碱性磷酸酶的测定,可因使用缓冲液的不同,测定结果可相差 1 倍以上。因此有学者建议使用正常上限升高的倍数(upper limits of normal,ULN)来表示酶活性。所谓 ULN 是将测得的酶活性浓度单位除以正常参考区间上限,这样无论实验室使用什么方法,临床医生都可以直观地了解患者酶活性升高的程度。

3. 酶活性浓度单位的计算 首先要明确测定方法对于酶单位定义,按照酶单位定义确定物质量、体积和时间的单位,然后进行计算:

$$酶单位/升 = \frac{产物的增加量}{每单位规定的产物增加量} \times \frac{每单位规定的反应时间}{实际反应时间} \times \frac{1000(ml)}{实际样品用量(ml)}$$

连续监测法进行酶活性测定时,根据摩尔吸光系数进行酶活性浓度(U/L)的计算。摩尔吸光系数(ε)的定义为:一定波长时,溶液的浓度为 1mol/L,光径为 1cm 时的吸光度值。ε 越大,表明该溶液吸收光的能力越强,相应的分光光度法测定的灵敏度就越高。半自动或全自动生化分析仪可以直接测定出在线性范围内每分钟吸光度的变化($\Delta A/min$),计算公式为:

$$U/L = \frac{\Delta A}{min} \times \frac{V \times 10^6}{\varepsilon \times \nu \times L}$$

式中:V—反应体系体积(ml) ε—摩尔吸光系数($cm^2 \cdot mol^{-1}$)

ν—样品量(ml) L—比色杯光径(cm)

$\triangle A$—吸光度变化 10^6—将 mol 换算成 μmol

(二) 系数 K 值的计算及应用

在实际工作中,特别是应用自动生物化学分析仪测定同一酶时,由于测定条件相同,V、v 和 L 均为固定值,ε 为常数,上述公式可简化为:

$$U/L = K \times \Delta A \qquad K = \frac{V \times 10^6}{\varepsilon \times \nu \times L}$$

一般称 K(或 F)为酶活性浓度定量系数(或称为常数),主要用于临床酶活性测定的计算与校正。例如连续监测法测定血清中 LD 活性浓度,已知 NADH 的 ε 为 6.22×10^3 L/(cm·mol),血清量为 $50\mu l$,底物液为 1cm,比色杯光径为 1cm,则 $F = 1.05 \times 10^6 / 6.22 \times 10^3 \times 0.05 \times 1 = 3376$。

1. 系数 K 值的意义 K 值对于酶的测定非常重要,过高线性较宽,但重复性差,过低则虽然精密度好,但检测线性窄。因此,应根据实际情况进行合理的设置。设置时应该从测定酶的参考区间上限及测定时间两个方面来考虑,这些均与仪器测定的噪音有关。若要改变 K 值(或F)最简单的方法就是改变标本的稀释倍数。

2. 系数 K 值的计算 在连续监测法测定酶活性的试剂盒说明书中,一般标明指示剂的理论 ε,有些试剂盒还根据公式计算给出系数 K 值(一般称为理论 K 值)。同一测定项目的同一方法,各厂家试剂盒 K 值的差别,主要是由于设置的样本与试剂体积比不同产生。理论 K 值只能供用户通过计算式及求实测 K 值时参考,不能直接用于酶活性浓度的计算。常用指示物的摩尔消光系数($cm^2 \cdot mol^{-1}$)与用途见表 6-1。

表 6-1 常用指示物的摩尔消光系数($cm^2 \cdot mol^{-1}$)与用途

指 示 物	主 波 长	次 波 长	用 途
NADH	$\varepsilon_{340nm} 6.22 \times 10^3$	$\varepsilon_{380nm} 1.33 \times 10^3$	测 ALT、AST、LD、α-HBD 等
NADPH	$\varepsilon_{340nm} 6.22 \times 10^3$	$\varepsilon_{380nm} 1.33 \times 10^3$	测 G6PD、CK
对硝基苯酚	$\varepsilon_{405nm} 18.5 \times 10^3$	$\varepsilon_{476nm} 0.20 \times 10^3$	测 ALP
对硝基苯胺	$\varepsilon_{405nm} 9.9 \times 10^3$	$\varepsilon_{476nm} 0.0 \times 10^3$	测 γ-GT
5-硫代-2-硝基苯甲酸	$\varepsilon_{405nm} 13.6 \times 10^3$	$\varepsilon_{476nm} 2.80 \times 10^3$	测 ChE

目前有些自动化分析仪已有相应的软件和试剂进行 K 值检验。对一些性质稳定的物质如硝基酚、对硝基苯胺,可用高纯试剂配成标准或直接购买可靠的校标品,将它们作为标本进行酶的测定,根据已知标准品的浓度和吸光度的变化,计算出实际 K 值,此法不适合于测定与NAD(P)H反应有关酶测定的 K 值。

二、酶活性浓度测定的原理

(一)酶促反应底物动力学

1902 年 Henri 在研究蔗糖酶水解蔗糖的反应中发现,反应速度与底物浓度之间成矩形双曲线关系,如图 6-1 所示。

根据这一实验结果,Henri 提出了中间产物学说。即酶促反应进行时,酶首先与底物结合为中间复合物,然后再催化底物反应生成产物。用 E 代表酶,S 代表底物,ES 代表中间产物,P代表产物,即:

$$E+S \leftrightarrows ES \rightarrow E+P$$

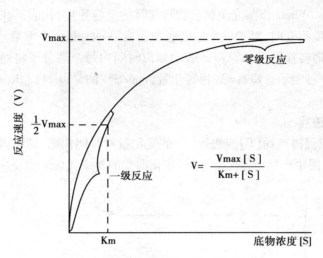

图 6-1 底物浓度对酶促反应速度的影响

从上述反应式发现,酶浓度和底物浓度是决定酶促反应速度的两个关键因素。当酶浓度一定时,反应速度与底物浓度有关,学者将反应速度与底物浓度的关系曲线分为三个阶段。①底物浓度很小时,只有很少的酶分子与底物结合,溶液中有很多游离的酶分子,反应速度与底物浓度成正比,酶促反应为一级反应;②随着底物浓度的增加,大部分酶分子与底物结合,游离的酶分子很少,反应速度与底物浓度不成正比的增加,此一阶段为混合级反应;③底物浓度增加到一定程度时,酶分子全部被底物所饱和,反应速度达到最大值,这时再增加底物浓度,反应速度也不再增加,酶促反应呈零级反应,此时酶促反应速度与酶活性浓度之间成正比关系,它是建立准确测定酶活性方法的基础。

1913 年 Michaelis 和 Menten 根据中间产物学说对酶促反应速度与底物浓度关系进行了数学推导,提出了著名的米-曼方程,即:

$$v = \frac{Vmax[S]}{[S]+Km}$$

式中 v 代表反应速度,Vmax 代表最大反应速度,[S]代表底物浓度,Km 称为米氏常数。

1. Km 的意义及应用 根据米氏方程可得 Km 值等于酶促反应速度为最大反应速率 Vmax 一半时的底物浓度,即 V = 1/2Vmax 时,则 Km =[S]。Km 是酶的特征性常数之一,Km 大小只与酶的结构有关,而与酶的浓度无关,它在酶学分析中具有重要应用价值。

(1)Km 值可近似地反映酶与底物亲和力的大小:Km 值越大,表示酶与底物的亲和力越小,反之亦然。

(2)根据 Km 值确定酶的最适底物:不同的酶,Km 值不同。同一个酶有几种底物时,则对每一种底物的 Km 值也不同,其中把 Km 值最小的底物作为该酶的最适底物或天然底物。

(3)根据 Km 值选择酶的最适底物浓度:Km 可用来计算不同底物浓度时酶促反应速度相当于最大反应速度的百分率,当底物浓度为 10 ~ 20Km 时,反应速度可达到最大反应速度的90% ~ 95%。

(4)根据 Km 值计算工具酶用量。

(5)根据 Km 值鉴别来源不同,但可催化相同反应的酶是同一种酶还是同工酶。

2. Vmax 的意义 Vmax 指酶完全被底物饱和时的反应速度,代表了在一定酶量下的最大反应速率,当酶的浓度不变时,对于一个特定底物而言,Vmax 是一个常数。可以利用 Vmax 来计算酶的催化常数,即转换数 Kcat。Kcat 表示单位时间内每个酶分子将底物分子转换成产物的分子数,用分子数/秒表示。Kcat=底物转化量(mol/S)/酶量(mol)。Kcat 越大,则表示酶的催化效率越高。

(二)酶促反应进程

如果将酶促反应测得产物[P]或底物[S]的变化量对时间作图,即可得到酶促反应的时间进程曲线(图6-2)。图中产物[P]或底物[S]变化曲线的斜率代表酶促反应速度。

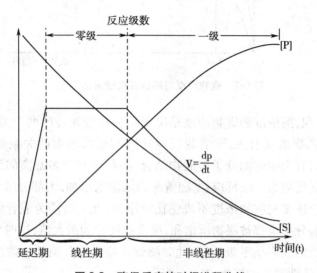

图6-2 酶促反应的时间进程曲线

一个典型的酶促反应进程一般包括三个时期:

1. 延滞期 指从酶促反应开始达到最大速度所需要的时间,由于反应刚开始,酶与底物分子解离,彼此相互诱导,相互结合,[ES]生成的很少,反应速度很慢,底物或产物的变化量与时间不成正比,延滞期的时间一般为数秒钟到数分钟。

2. 线性期 指酶促反应速度最大并保持恒定的时间,这一时期,底物或产物的变化量与时间成正比,反应速度与底物浓度无关,也就是图6-1中的零级反应期。

3. 非线性期 随着底物的减少和产物的增加,由于底物趋于耗尽,逆反应不断增强等因素使反应速度减慢,酶促反应速度与酶活力不成正比,这一时期称为非线性期。

综上所述,在测定酶活力时,只有选择线性期测得的反应速度才可以准确地反映出真实酶活力的大小,即在过量底物存在下的零级反应期的速度,此时反应速度与酶浓度[E]之间存在线性关系,而应避开延滞期和非线性期。

三、酶活性测定的方法

按照酶促反应时间的不同可将酶活性浓度测定方法分为定时法(fixed time assay)和连续监测法(continuous monitoring assay)。依据监测底物或产物的性质和测定原理不同,酶活性测定的方法又分为直接法和间接法。

（一）定时法

定时法又称固定时间法，指酶与底物作用一段时间，人为终止反应，然后测定底物或产物变化的总量，计算酶促反应平均速度。如果测定酶促反应达到平衡时产物变化的总量，此法又称为终点法；如果测定反应过程中某段时间产物的变化量此法可称为两点法。该法的优点是比较简单，所用仪器无须恒温装置，显色剂的选择也可不考虑对酶活性的影响。缺点是如果不做预实验，无法知道选定测定的时期是否处于线性期，否则测定结果会有较大误差。

如图 6-3 所示定时法中酶促反应的三种可能过程。虽然从 t_1 到 t_2 三种反应所生成的产物量相同，但实际反应过程却有很大差别。曲线 1 说明酶促反应速率到 t_2 时已经减慢，曲线 2 说明在反应早期存在一个延滞期，只有曲线 3 时，用定时法可以准确测定代表酶活性浓度的反应速率。因此，用定时法准确测定酶活性浓度，必须了解不同酶促反应速率和时间的关系，应先做预试验找出酶促反应速率恒定的时期，确定线性时间范围，然后在这段时间进行测定，避开延滞期和一级反应。

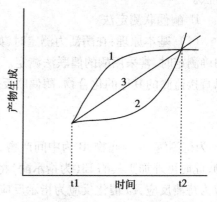

图 6-3　定时法三种不同反应过程

（二）连续监测法

连续监测法又称速率法或动力学法，指在酶促反应过程中用仪器连续监测某一反应产物或底物的浓度随时间的变化量，求出酶促反应的最大速度，间接计算酶活性浓度的方法。该法的优点是不需终止酶促反应，不必添加其他显色试剂，就能将反应产物变化的多点测定结果连接成线，很容易地观察到整个反应过程，选择线性反应期来计算酶活性，结果准确可靠，如图 6-4 所示。

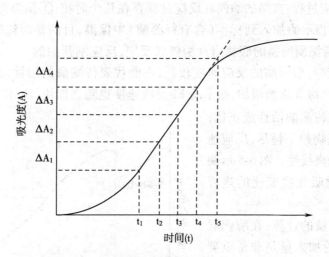

图 6-4　连续监测法测定酶活性的反应过程

连续监测法要求检测仪器具有恒温装置及自动检测功能，目前临床使用的半自动或全自动生化分析仪都能达到这些要求，因此定时法测定酶活性的方法趋于淘汰。

（三）直接法

这类方法基于待测酶催化的酶促反应的底物或产物本身具有某些特殊的性质和特征，通过自动生化分析仪直接测定反应体系中底物或产物的变化,如吸光度、荧光、旋光性、耗氧量、pH、电导率等,从而计算酶活性浓度的方法。

(四)间接法

间接法的设计基于待测酶催化的酶促反应的底物和产物本身没有可以直接监测的特征性理化性质,必须借助于其他反应,将底物或产物转化为具有特殊性质的可以监测的化合物,从而间接计算酶活性浓度。目前,酶偶联测定法是间接法测定酶活性浓度的主要方法。

1. 酶偶联测定法

(1)基本原理:在酶活力测定时,如果待测酶催化反应的底物或产物不能直接测定或难于明确测定时,常采用酶的偶联法测定。即在反应体系中借助于工具酶将底物或产物转化为可以直接监测的其他的化合物,酶偶联反应最简单(单底物,一个工具酶)的模式为:

$$A \xrightarrow{Ex} B \xrightarrow{Ei} C$$

Ex 为待测酶,A 为底物,B 为中间产物。A、B 两种物质没有特征性理化性质的变化无法直接监测,此时可外加工具酶 Ei(为指示酶)将底物 B 转化为可以直接监测的产物为 C。Ex 催化的反应为待测反应,Ei 催化反应为指示反应,当指示反应的速度与待测反应速度达到平衡时,指示酶的反应速度即可代表待测酶的活性。在实际工作中,有些待测酶活性的测定需要借助于两个以上的工具酶,才能实现检测,如:

$$A \xrightarrow{Ex} B \xrightarrow{Ea} C \xrightarrow{Ei} P$$

一般习惯上将最后一个工具酶称指示酶 Ei,其他外加的工具酶都称为辅助酶(Ea),这种酶促反应系统称为酶偶联体系。

(2)酶偶联反应过程:典型的酶偶联反应过程存在几个时相:①预孵育期:酶偶联反应法测定酶活力时,先将指示酶加入到标本(含有待测酶)中保温,目的是消耗标本中的内源性干扰;②延滞期:加入待测酶所需的底物启动酶偶联反应,反应刚开始的一段时间,产物 B(指示酶的底物)生成的较少,指示酶的反应速度较低,不能代表待测酶的活性,这一时期称为延滞期;③恒态期:随着产物 B 逐渐增加,指示酶 Ei 反应速度也随之加快,Ex 和 Ei 反应速率相等,此时 Ei 反应速率与待测酶活性成正比;④非恒态期:随着底物趋于耗尽,反应速度减慢,反应曲线偏离线性。图 6-5 示酶偶联法测定 ALT 时吸光度变化的进程曲线。

(3)指示酶用量的计算:在酶偶联测定法中,指示酶的加入量是非常重要的。计算方法为:①根据 Vx/(Km)x = Vi/(Km)i 的比值来计算指示酶的用量 Vi,式中 Vx 为测定酶的测定上限,(Km)x 和(Km)i 分别代表测定酶和指示酶的米氏常数;②根据米-曼方程进行计算。

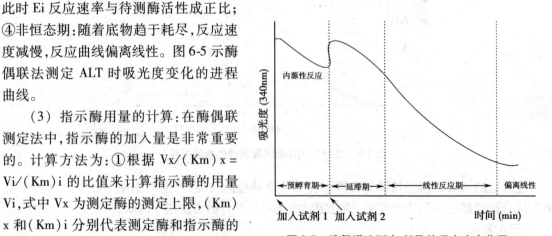

图6-5 酶偶联法测定 ALT 的吸光度变化图

指示酶催化反应速率 Vi 的计算公式为：

$$Vx = \frac{Vi \times P}{P + (Km)i} \quad 可换算为 \quad Vi = Vx\left[1 + \frac{(Km)i}{P}\right]$$

式中 Vx 为测定酶的测定上限，(Km)i 为指示酶的米氏常数，P 为中间产物浓度。

2. 工具酶与常用的指示酶系统 作为试剂用于测定化合物浓度或酶活性的酶称为工具酶。在酶偶联体系测定中，指示酶和辅助酶都属于工具酶。常用的工具酶大多数为氧化还原酶类，见表6-2。

表6-2 常用工具酶种类

缩写符号	名　　称	缩写符号	名　　称
LD	乳酸脱氢酶	GOD	葡萄糖氧化酶
G6PD	葡萄糖-6-磷酸脱氢酶	COD	胆固醇氧化酶
HK	己糖激酶	POD	过氧化物酶
MDH	苹果酸脱氢酶	GK	甘油激酶
GLHD	谷氨酸脱氢酶	UR	脲酶

酶学分析中，常用的指示酶系统有两类。

（1）过氧化氢（H_2O_2）偶联过氧化物酶（POD）及其指示系统：这类系统多用于体液代谢物（如葡萄糖、胆固醇、甘油等）测定。基本原理为分别利用相应的氧化酶将其氧化产生 H_2O_2，POD 可催化 H_2O_2 与某些色素原反应产生有色化合物。例如 H_2O_2 与 4-氨基安替比林（4-AAP）和酚反应，将其氧化为红色的醌亚胺，最大吸收峰在 500nm。这一反应由 Trinder 提出，故称为 Trinder 反应。

（2）$NAD(P)^+$-$NAD(P)H+H^+$偶联脱氢酶及其指示反应：$NAD(P)^+$-$NAD(P)H+H^+$作为许多脱氢酶的辅酶，成对出现在反应系统中，利用 $NAD(P)H$ 在 340nm 有特征性光吸收的性质，通过分光光度法直接测定正或逆反应中 $NAD(P)H$ 的变化量（增加或降低），如 ALT、AST、CK 等测定。另外，$NAD(P)H+H^+$ 在紫外光激发下可以发射荧光，可用 365nm 波长紫外光激发 $NAD(P)H$，使其发射 460nm 强烈荧光加以测定。

3. 酶循环法 利用两类工具酶进行循环催化反应，使被测物放大扩增，从而提高检测灵敏度，目前已应用于临床常规的总胆汁酸测定。

四、酶质量浓度的测定方法

绝大多数酶的化学本质是蛋白质，因而，可以直接对酶蛋白进行定量分析。20 世纪 70 年代以来，随着免疫学技术的发展，利用酶蛋白的抗原性，通过抗原抗体反应建立了一系列测定酶蛋白质量浓度的免疫化学的分析技术。

酶的免疫化学测定包括放射免疫测定（RIA）、免疫抑制法、化学发光免疫测定（CLIA）、酶免疫测定（EIA）、荧光酶免疫测定（FEIA）等。免疫化学法的结果报告方式有两种：一种是用酶活性浓度单位，如免疫抑制法测定 CK-MB 酶活性，结果常以 U/L 报告；另一种是用质量浓度单位,如用免疫学方法测定 CK-MB 酶质量(mass)(蛋白量),结果常直接用 ng/ml 或 μg/L 报告。

血清酶活性与酶质量的变化是不平行的,可分为酶蛋白和酶活性同步变化及酶蛋白未变而酶活性变化两种情况。酶在一些病理条件下或受操作条件的影响而失活,或在一些激活物或抑制物的作用下而变化,因此酶活性常不能正确反映酶蛋白含量,出现酶活性与酶蛋白绝对量不一致的情况。如在 AMI 时比较测定 CK-MB 活性与 RIA 法测定 CK-MB 质量的结果,发现二者之间存在着不平行关系。CK-MB 活性升高持续时间较短(3 天左右),而 CK-MB 质量升高持续时间却在 7 天左右。因此国内外公认在 CK-MB 测定方法中,免疫学方法测定酶质量的结果诊断价值明显优于测定酶活性的方法。

免疫化学法的优点主要包括:①灵敏度高,样品中少量或痕量酶都能测定;②特异性高,与酶活性测定相比,影响因素较少,几乎不受激活剂、抑制剂、药物的干扰;③能测定一些不表现酶活性的酶蛋白,如各种酶原或去辅基酶蛋白,或因遗传变异而合成的无活性酶蛋白;④特别适用于测定同工酶,与传统的电泳法比较,具有简便、快速、灵敏、特异、重复性好等优点。

免疫化学测定也有局限性,主要表现在:①要制备足够量的提纯酶作为抗原和高效的酶抗体有一定难度且工作量大;②与活性法对比测定步骤多,操作烦琐;③测定成本高。因此,只有制备出高质量、高效价的酶抗体,降低试剂盒成本,才能保证测定结果的准确及在临床上的广泛应用。

在某些情况下,如能把酶活性与酶蛋白的定量分析相结合,将为临床提供更多的具有应用价值和研究价值的信息,这也是诊断酶学的一个研究方向。

第二节 酶活性浓度测定的主要 影响因素及控制

一、标 本 因 素

1. 溶血 临床上酶活性测定的样品以血清最为常用,有些酶在红细胞中含量非常丰富,如红细胞中 LD、ALT 和 AST 的活性分别是正常血清的 100、7 和 15 倍,轻度溶血这些酶就从红细胞内大量释出,引起测定结果明显增高。另外,溶血时红细胞释放的血红蛋白,在 300~500nm 波段内干扰分光光度法的测定。因此,血标本采集、处理过程要规范操作,采血后及时分离血清避免溶血。

2. 标本储存 酶活力检测的标本储存的时间和条件与各种酶的稳定性有关。一般来说应在血清分离后的当天进行酶活性测定,否则应放冰箱冷藏。但个别酶在低温时反而不如室温稳定如 LD。常用体液酶在不同温度下的储存时间,见表 6-3。

3. 副反应 在酶促反应体系中,除待测酶外还存在其他各种酶和物质,因而在实际测定中可能会出现一些副反应或旁路反应,这对测定均可产生干扰,可通过加入副反应抑制剂或采用双试剂底物启动模式来消除。

表 6-3 常用体液酶在不同温度下的稳定性

酶	室温(25℃)	冷藏(0~4℃)	冰冻(−25℃)
LD	1 周	1~3 天[§]	1~3 天[§]
γ-GT	2 天	1 周	1 月
ALT	2 天	5 天	不稳定[*]
AST	3 天	1 周	1 月
CK	1 周	1 周	1 月
5'-NT	24 小时	1 周	3 月
ALP	2~3 天	2~3 天	1 月
ACP	4 小时[※]	3 天[#]	3 天[#]
ALD	2 天	2 天	不稳定[*]
ChE	1 周	1 周	1 周

[*] 酶不耐融化;[§] 与同工酶类型有关;[※] 标本未酸化;[#] 标本加枸橼酸或醋酸至 pH 5

二、方法学因素

1. 监测方法的选择　正如前面所述,连续监测法可以很容易避开延滞期,选择线性期的反应速度来计算酶活性,测定结果可靠,是首选的方法,应尽可能选用连续监测法。

2. 检测底物或产物的选择　酶活性浓度的测定,无论是定时法还是连续监测法都是通过测定底物或产物的变化量来计算的。原则上最好选择测定产物的生成量来表示酶活性浓度,因为它比检测底物消耗量的灵敏度高。另外,还要从检测的方便性,反应系统是否存在内源性干扰等方面综合考虑来确定。

3. 反应系统启动模式的选择　目前临床上酶活力测定的商品化试剂盒通常有两种启动模式,①底物启动模式:样品先与试剂 1(缺乏某种底物)预孵育一定时间后,再加入试剂 2(某种底物),开始启动样品中待测酶催化的酶促反应,优点是在预孵育期,可以除去某些内源性干扰物或外源性干扰物,这种模式需要双试剂剂型,也是 IFCC 推荐的模式,但需要注意的是并非双试剂剂型都具有消除内源性干扰的作用,有时只是起到稳定试剂的作用;②样品启动模式:反应所需的试剂先混合在一起,然后加入样品启动待测酶催化的酶促反应,只是在延滞期去除部分干扰物,这种模式可采用单一试剂剂型。

4. 正向反应和逆向反应　选择正向反应还是逆向反应,首先要从底物与酶之间的亲和力与酶催化效率高低方面来考虑,其次还要考虑测定底物或产物的难易程度、底物的稳定性、成本高低及内源性干扰等因素。

5. 试剂的干扰作用　试剂的干扰作用主要来自工具酶中杂酶的污染、试剂不稳定等因素。如 ALP 测定使用的底物硝基酚酯类衍生物在水溶液中会自发水解,释放出硝基酚,造成 ALP 测定结果的增高,解决上述干扰的方法之一是通过试剂空白来消除干扰。

三、测定条件的优化

1. 底物种类和浓度的确定　底物选择时最好选择与酶亲和力最大的（K_m最小的底物）、特异性强、溶解度高的底物。根据米氏方程确定底物浓度，最好选择 $10\sim20K_m$，这样酶促反应速度可以达到最大反应速度的90%以上。

2. 酶的浓度　在特定条件下，当底物浓度足够时，酶浓度与反应速度成正比，因此当待测酶活力超出可测范围时，应将标本稀释后重新测定。

3. 缓冲液种类及pH　理想的缓冲液应具备：①有足够的缓冲容量；②不含抑制酶活性的物质；③对酶有稳定的作用；④温度数小。不同酶有不同的最适pH，应选择最适pH测定酶活性。

4. 温度　不同酶有不同的最适温度，体液中酶大多数酶的最适温度在 $37\sim40℃$，国内外酶活力测定的温度尚未统一，目前大多数实验室选择37℃。但需要注意的是使用的温度不同，参考区间应随之变化。

第三节　同工酶及其亚型的检测技术

同工酶（isoenzyme）是催化相同的化学反应，而酶蛋白的分子结构、免疫学及理化性质不同的一组酶。根据国际生化学会建议，同工酶是由不同基因位点或等位基因所编码的多肽链单体、纯聚体或杂化体。它存在同一种属或同一个体的不同组织之间，或存在于同一细胞的不同亚细胞结构之间。表6-4列出了人体内较重要的一些同工酶。

表6-4　人体中几种重要的同工酶

酶	同工酶种类	相 关 疾 病
CK	CK-BB，CK-MB，CK-MM（CK_1，CK_2，CK_3）	心梗、肌病、颅脑损伤、肿瘤
LD	LD_1，LD_2，LD_3，LD_4，LD_5	心梗、肌病、肺梗死、肝病、肿瘤
ALP	肝型，小肠型，骨型，胎盘型，肾型	骨病、肝胆疾病、妊娠、结肠炎
ACP	红细胞型，前列腺型，溶酶体型	前列腺癌、血液病、骨肿瘤
GGT	GGT_1，GGT_2，GGT_3，GGT_4	肝癌、梗阻性黄疸
ALT	ALTs，ALTm	肝病、心肌梗死
AST	ASTs，ASTm	心肌梗死、肝病

由于同工酶及亚型一级结构的不同，使其在理化性质、催化性质、生物学性质等方面存在明显的差异，根据这些差异用各种物理、化学方法将其分离测定（表6-5）。

表 6-5　常用同工酶及其亚型的分析方法

方　法	分析原理	适用的同工酶及亚型
电泳法	电荷差异	所有同工酶及亚 CK、LD 等
离子交换层析	电荷差异	CK、LD、ACP、ALP、AMY
免疫化学分析法	特异性抗体的反应性不同	
动力学分析法		
底物特异性分析法	底物与酶亲和力不同	CK、LD、ACP
抑制剂分析法	抑制剂特异性不同	LD(草酸)、ACP(L-酒石酸)等
pH 分析法	酶促反应最适 pH 不同	LD、AST
热失活分析法	热稳定性不同	LD、ALP
蛋白酶水解法	对蛋白酶敏感度不同	LD、AST

一、电 泳 法

电泳法是同工酶分析最常用的方法,其分离的原理与其他蛋白电泳相似。该法一般不会破坏酶的天然状态,且简便、快速、分离效果好。支持介质一般选用醋酸纤维素薄膜或分辨率更高的琼脂糖凝胶、聚丙烯酰胺凝胶等,采用高压或常压电泳进行各种同工酶及其亚型的分离与鉴定。此外还可利用等电聚焦及毛细管电泳等技术进行分析。测定步骤主要包括:同工酶分离、活性显色和检测结果等。

1. 同工酶分离　分离原理与操作同蛋白质电泳(图 6-6)。

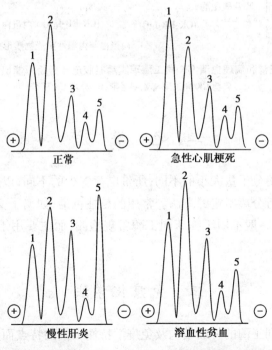

图 6-6　正常和病理血清 LD 同工酶琼脂糖凝胶电泳分离扫描图谱

2. 活性显色　电泳分离后区带显色是电泳法分析的关键步骤。首先对电泳分离的各同工酶区带进行酶促反应,利用底物、产物及衍生物等的颜色变化或它们与染料结合后的颜色变化进行显色。常用的显色系统:①重氮试剂染料:人工合成的萘酚或萘胺衍生物,在酶促反应后产生的萘酚或萘胺与偶氮染料,如固蓝 B 等生成难溶于水的有色的重氮化合物。如 ALP、GGT 同工酶的测定;②电子传递染料:脱氢酶反应产生 NAD(P)H,其中 H⁺经 PMS 传递给四氮唑盐生成不溶性有色的甲臜化合物,如 LD 同工酶的测定。

3. 检测结果　一般可直接采用光密度计或荧光计扫描定量,而颜色的深浅应与同工酶活性成正比。

若有巨分子酶存在时,常可出现电泳图谱显示的区带数与同工酶数不一致。巨分子酶产生的原因主要包括:①酶与免疫球蛋白形成复合物,如 CK-BB-IgG、CK-MM-IgA、LD-IgA 等;②酶与其他蛋白质形成复合物,如 LD-β-脂蛋白等;③酶亚基或酶分子之间形成聚合物,如 CK-Mt 聚合物、LD 亚基自身聚合等(图6-7)。因此,应特别加以注意,避免造成对同工酶测定结果的错误判断和临床误诊。

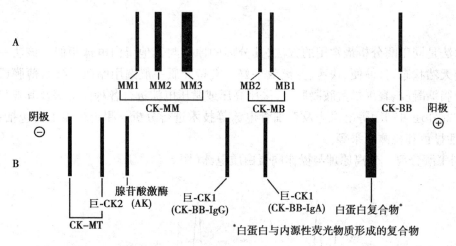

图6-7　正常和病理血清 CK 同工酶琼脂糖凝胶电泳分析可能出现的图谱
A. 典型 CK 同工酶与亚型区带;B. 异常 CK 区带

二、色 谱 法

色谱法是利用同工酶分子量大小的不同,所带电荷多少的不同,以及受某些离子交换剂吸附的强弱程度不同来进行分离鉴定的方法。常用的是柱色谱,如离子交换色谱和亲和色谱等,但因操作方法费时烦琐,一般不用于临床同工酶常规检测,而主要用于同工酶的分离、制备及纯化。

三、免 疫 化 学 法

免疫化学法是根据同工酶的一级结构及免疫学特性不同的特点而建立的一类方法。包括免疫抑制法、免疫沉淀法、酶联免疫分析法和化学发光免疫测定法等。目前临床上以免疫抑制法和化学发光免疫测定法较为常用。

1. 免疫抑制法　根据同工酶的某一种亚基与相应的抗体结合后,酶活性受到抑制,而不含这种亚基的同工酶则不受影响,测定加与不加抗体前后样品中酶活性的变化,即可算出该型同工酶的活性。近年来,国内一些实验室就利用此法测定血清中 CK-MB 同工酶。先用足量的抗 M 亚基的抗血清将 CK-MM 完全抑制,CK-MB 抑制 50%,而 CK-BB 不受影响。当血清中无 CK-BB 或仅有痕量时,则不加抗 M 亚基的抗血清时,样品的 CK 活性等于 CK-MM 与 CK-MB 活性之和;加入抗 M 亚基的抗血清时,样品的 CK 活性等于 50% CK-MB 的活性;所测结果乘以 2 即得 CK-MB 的总活性。

此法简便快速,适合急诊标本分析,但准确性稍差,需要注意的是当样品中含较多 CK-BB 或巨 CK 存在时,结果判断要慎重,否则会影响临床诊断。

2. 免疫沉淀法　该法利用分离提纯的同工酶作为抗原制备的抗体与含该型同工酶的待测样品混合,在一定条件下形成抗原抗体复合物沉淀,离心后测定上清液中其他型的酶活性。利用加入抗体前测得的总酶活性减去上清液中的酶活性,即可算出被沉淀的同工酶的活性。

3. 其他免疫学方法　利用酶是蛋白类抗原但含量极微的特点,可应用灵敏度较高的免疫电泳、RIA、EIA 和 CLIA 等方法。这类方法的最大特点就是与酶活性无关,而是测定酶的质量。

四、动力学分析法

测定动力学参数是同工酶研究中不可缺少的步骤,并且有些动力学分析法因其简便易行而用于临床实验室。

1. 底物特异性分析法　米氏常数(Km)是鉴定同工酶的一个重要数据,利用不同的同工酶对底物的 Km 及亲和力的差异即可进行分析。如人的 LD_1 对 α-羟丁酸的亲和力较大,Km 为 0.84mmol/L,而 LD_5 对 α-羟丁酸的亲和力较小,Km 为 10mmol/L。

2. 抑制剂分析法　利用同工酶之间结构的不同而对同一种抑制剂有不同的亲和性和反应性来进行分析。

3. pH 分析法　利用不同的同工酶可有不同的最适 pH 进行分析。如 AST 的最适 pH 为 7.4,当 pH 降为 6.5 时,血浆 AST(ASTs)活性明显降低,而线粒体 AST(ASTm)则仍保持活性。

4. 热失活分析法　利用不同同工酶的耐热性不同来进行分析与鉴定。如 ALP 同工酶对热的反应差异很大,胎盘 ALP 在 65℃高温下酶活性几乎无变化,而骨 ALP 在 55℃10 分钟活性则丧失过半。

五、蛋白酶水解法

利用不同的同工酶对蛋白水解酶的敏感度不同,选择合适的蛋白酶浓度和反应时间,将某些同工酶水解而使其丧失活性,另一些同工酶则不受影响。如 LD 同工酶、AST 同工酶等。此法简便、快速、易于自动化。

第四节 组织和体液中的酶

人体内已知的酶有 2000 种以上,这些酶在体内的分布状况不同,大多数酶分布于机体各种组织细胞中,而且不具备组织器官特异性。但有些酶在组织中有明显的器官特异性和严格的细胞定位,正常生理情况下,体液中的酶活性较低,细胞内外酶活性具有显著的差异。

一、正常血浆中的酶

(一)血浆酶的来源

根据酶的来源以及在血浆中发挥催化功能的不同,可将血浆(清)酶分成两大类:血浆特异酶和非血浆特异酶,后者又分为外分泌酶和细胞内酶。

1. 血浆特异酶　血浆特异酶是血浆蛋白的固有成分,在血浆中发挥特定的催化作用,也称血浆固有酶。凝血因子及纤溶因子等一系列与凝血有关的酶或酶原、胆碱酯酶、铜氧化酶及脂蛋白脂肪酶等都属于此类。它们大多数由肝脏合成并以酶原形式分泌入血,在一定条件下被激活,从而引起相应的生理或病理变化。当肝功能减退时,血浆中这些酶的活性会降低。

2. 非血浆特异酶　非血浆特异酶在血浆中不发挥作用且浓度低,根据来源可分为两种:①外分泌酶:指由外分泌腺及消化腺合成并分泌进入血浆的酶,包括胰淀粉酶、胰蛋白酶、胃蛋白酶及前列腺酸性磷酸酶等,它们在血液中的含量与相应分泌腺的功能及疾病有关,如急性胰腺炎时,血中淀粉酶就会升高;②细胞内酶:指存在于细胞内催化物质代谢的酶,随着细胞的不断更新可少量释入血液。这类酶根据其分布可分为一般代谢酶和器官专一性酶,当这些酶大量出现于血清中时,提示酶的来源组织细胞受损,因此这类酶最常用于临床诊断,见表6-6。

表6-6　血清常用诊断酶的组织来源

血　清　酶	符号	来　源
丙氨酸氨基转移酶	ALT	肝、肾、心
天门冬氨酸氨基转移酶	AST	心、肝、骨骼肌
γ-谷氨酰转肽酶	γ-GT	肝、胆、肾、小肠
碱性磷酸酶	ALP	小肠、胎盘、肝、肾
5′-核苷酸酶	5′-NT	肝、胆道
单胺氧化酶	MAO	肝、肾、脑
酸性磷酸酶	ACP	前列腺、红细胞、血小板
乳酸脱氢酶	LD	心、肾、骨骼肌、肝、肺
肌酸激酶	CK	骨骼肌、心、脑
淀粉酶	AMY	胰、唾液腺
脂肪酶	LPS	胰
鸟氨酸氨基甲酰转移酶	OCT	肝
卵磷脂胆固醇酰基转移酶	LCAT	肝
谷氨酸脱氢酶	GLDH	肝
山梨醇脱氢酶	SDH	肝
异柠檬酸脱氢酶	ICD	肝、胎盘、心

（二）血清酶的去路

有关酶从血中的清除，一般认为清除方式与其他蛋白质类似，但具体清除途径尚不明了。

1. 血清酶的半衰期　酶失活至原来活性一半时所需时间称为酶的半衰期（T），一般以半衰期来代表酶从血中清除的快慢。半衰期长的酶，在血清中持续时间长。表6-7为常用血清酶及同工酶的半衰期与分子量。如表所示血清酶及同工酶的半衰期与分子量有明显的差异。

表6-7　常用血清酶的半衰期与分子量

酶	半衰期	MW（万）
ALT	37～57h	11
AST	12～22h	—
ASTs	约14h	12
ASTm	约6h	10
CK	约15h	—
CK$_1$（CK-BB）	约3h	8.8
CK$_2$（CK-MB）	约10h	8.7
CK$_3$（CK-MM）	约20h	8.5
LD	—	
LD$_1$	53～173h	13.5
LD$_5$	8～12h	13.5
ALP	3～7d	12
肠ALP	<1h	—
骨ALP	约40h	—
胎盘ALP	约170h	—
GLD	约16h	35
AMY	3～6h	—
LPS	3～6h	4.8
GGT	3～4d	—

2. 血清酶的失活和排泄　酶的清除与血浆蛋白的清除途径并不完全相同，主要是在血管内失活或分解。用放射性核素标记纯酶的实验证明，血清酶受蛋白酶水解而产生的低分子多肽或氨基酸可经小肠黏膜排至肠腔，再彻底分解成氨基酸后被重吸收，其中大部分氨基酸可被组织利用，不能利用的氨基酸则随尿排出体外。

（三）血清酶的生理变异

1. 性别　大多数血清酶的性别差异不大，但少数酶如CK、GGT性别之间有显著差异，CK和GGT都是男性高于女性。这可能因为CK主要存在于肌肉组织中，一般男性肌肉比女性发达，所以男女之间差异较大，GGT男性高于女性可能与雌激素抑制其合成有关。因此，这些酶的正常参考区间应该有性别的差异。

2. 年龄　许多血清酶的活性随年龄而变化。随年龄变化最明显的是ALP，新生儿血清ALP略高于成年人，至5岁时可增至成人的2～3倍，随后逐渐下降，10～15岁，又开始升高，可增至成人的 3～5 倍,20 岁以后可逐渐降至成人水平。这可能与儿童期成骨细胞代谢活跃密切相关。年龄差异也见于同工酶,如儿童尤其是新生儿,常出现 $LD_1 > LD_2$。有些酶在进入老年期也可有变化,如 ALP 和 GGT 到老年时可有轻度升高。

3. 进食　多数血清酶不受饮食的影响,但过量饮酒可使血清 GGT 明显升高,因为乙醇可诱导 GGT 的合成。

4. 运动　剧烈的肌肉运动可使多种血清酶活性升高,如 CK、LD、AST、ALD 和 ALT 剧烈运动后都有不同程度的升高,其升高的幅度与运动量、运动持续时间、运动频率及骨骼肌所含的酶量有关。因此,抽血前应避免剧烈运动。

5. 妊娠　妊娠过程中随着胎盘的形成和长大,胎盘组织可分泌一些酶进入母体血液,如耐热 ALP、LD、LAP 和 ALT(少数)等,引起血清中这些酶活性升高。

6. 其他　一些酶活性与体重、身高的增长、体位改变、昼夜变化等因素有关。另外,血清中有些酶与同工酶还存在种族差异,如 G6PD 的缺陷和变异。

二、血浆酶的病理性变化

正常情况下,血清酶活性保持相对恒定,这取决于酶在细胞内的合成、释放、转运及从血清中清除的相互平衡。当某个环节发生异常时,就可导致血清酶水平的改变。

(一)酶合成异常

1. 合成减少　大多数血浆特异酶由肝脏合成,当肝功能受损时,其合成酶的能力下降,血清中相应酶减少,慢性肝病时更为显著,如胆碱酯酶、卵磷脂胆固醇酯酰转移酶等。如果酶基因变异也可引起特定酶合成减少,如肝脑豆状核变性患者血中铜氧化酶可明显下降。

2. 合成增多　血清酶合成的增加或酶的诱导作用均可使血清酶活性升高。如成骨肉瘤时,可因成骨细胞增生合成分泌更多的 ALP。此外,乙醇、巴比妥类及哌啶类药物均可诱导肝细胞合成 GGT 的增加。

(二)酶释放增加

正常生理情况下,细胞内酶释放入体液的量很少,这依赖于细胞膜的完整性和通透性。当某些因素损伤细胞膜的完整性和通透性时,就会引起细胞内酶外流。细胞酶从病变细胞释放的增加是疾病发生时大多数血清酶增高的主要机制。影响细胞酶释放速度的主要因素有:

1. 细胞内外酶浓度的差异　不同的酶组织分布不同,而且细胞内外酶浓度的差异有所不同,特别是非血浆特异酶在细胞内、外可差千倍以上,如肝细胞内 ALT 是血清的 2000 倍以上,肝细胞内 AST 是血清的 7000 倍以上,这种差异影响酶释放的速度。肝细胞只要有少量受损,酶从细胞内释出,就可使血液中酶明显升高。

2. 酶蛋白分子量的大小　酶从细胞内释出的速度与酶的分子量成反比。分子量愈小的酶从细胞中释出的速度也愈快,可能因分子小易从膜孔逸出所致。见表 6-7 所示,LD 分子量大于 CK,当心肌梗死时,LD 在血液中升高的时间迟于 CK。

3. 酶在细胞内的定位和存在形式　相同的酶因细胞内定位的不同,其释放入体液的速度也不同,不难理解当肝细胞受损时,胞液中 ALT 比线粒体中的更容易释放入血,而肝细胞线粒体中的 ALT 常在细胞坏死时才释放入血。另外有些酶在细胞内可能和结构蛋白结合,常以复合物的形式存在,因而较难释出细胞。

(三)酶的清除异常

有少部分分子量小于 60 000 的酶可从肾小球滤过,如 AMY,当肾功能减退时,血中 AMY 活性升高,说明酶排泄障碍而导致其在血液中滞留。另外胆道梗阻时,梗阻区 ALP 合成加强,同时 ALP 排泄受阻而逆流入血,造成血液中 ALP 升高。

三、其他体液中的酶

(一)尿液酶

正常尿液中的酶含量很少,它们可来自血液、肾实质和泌尿生殖道,但主要来自肾小管细胞,当肾脏疾病、特别是肾小管细胞受损时,肾组织中的多种酶可出现在尿液中。如 N-乙酰-β-氨基葡萄糖苷酶(N-acetyl-β-glucosaminidase,NAG)、溶菌酶(lysozyme,LZM)、丙氨酸氨基肽酶(alanine aminopeptidase,AAP)、β-葡萄糖苷酸酶(β-glucuronidase,GRS)、亮氨酸氨基肽酶(leucine aminopeptidase,LAP)、LD、ALP、γ-GT 等。上述酶的检测及临床价值,详见第十章。

中性粒细胞、嗜酸性粒细胞、嗜碱性粒细胞、单核细胞和淋巴细胞均含有白细胞酯酶。当泌尿系统感染时,尿白细胞酯酶(leucocyte esterase)活性升高(或定性试验阳性),如肾盂肾炎、膀胱炎、尿道炎和前列腺炎等。

(二)浆膜腔积液酶

人体胸腔、腹腔和心包腔、关节腔统称为浆膜腔(serous cavity),病理情况下浆膜腔内有大量液体潴留而形成浆膜腔积液(serous effusion),根据产生的原因和性质又可分为漏出液和渗出液。已发现浆膜腔积液中酶有数十种之多。浆膜腔积液中的酶学检查有助于鉴别积液来源,并对疾病诊断和治疗监测具有重要意义。

1. 胸腔积液酶　胸腔积液简称胸水,鉴别诊断以漏出液-渗出液鉴别为基础,漏出性胸腔积液较常见病因有心功能不全、肾功能不全及肝硬化等,而大多数渗出性胸腔积液是由肺炎、恶性肿瘤或肺部栓塞等原因诱发。利用胸腔积液酶鉴别漏出液和渗出液及良性积液和恶性积液的鉴别见表6-8。

表 6-8　胸腔积液酶对胸水性质的鉴别

胸腔积液酶	良性	恶性	漏出液	渗出液
胸水 LD	<500U/L	>500U/L	<200U/L	>200U/L
胸水 LD/血清 LD	<3	>3	<0.6	>0.6
ADA	>45U/L	<45U/L		
胸水 ADA/血清 ADA	>1	<1		
胸水 LZM	>1	<1		
NSE	<13μg	>13μg		
ACE	>30U/L	<25U/L		
胸水 ACE/血清 ACE	>1	<1		

注:腺苷脱氨酶(adenosine deaminase,ADA)
血管紧张素转化酶-Ⅰ(angiotensin-Ⅰcoverting enzyme,ACE)
神经元特异性烯醇化酶(neuron specific enolase,NSE)

2. 腹腔积液酶　腹腔内出现过多积液称为腹水(ascites),腹水 LD 与血清 LD 比值大于 1 时,应怀疑为癌性腹水,但需排除血性腹水的影响。腹水淀粉酶同工酶测定时,如唾液型增加为主,则提示卵巢癌及肺癌的可能,如胰腺型增加为主,则提示胰腺癌的可能。结核性腹膜炎腹水中腺苷脱氨酶(ADA)活性显著增高,10 倍于其他腹水和癌性腹水,因而 ADA 活性测定对于它们的鉴别有重要意义。

3. 心包积液酶　正常情况下,心包囊内含 20ml 左右清澈淡黄色液体,若液体超过 50ml,则视为心包积液(pericardial effusion)。心包积液 LD 参考区间:<200U/L(漏出液),>200U/L(渗出液)。另外,心包积液 ADA>50U/L、溶菌酶>80mg/ml 时,提示结核性心包积液。

(三)脑脊液酶

正常脑脊液中含有多种酶,但其活性远低于血清中的水平,当血脑屏障损伤,细胞膜通透性增加时,脑脊液内酶量随之增加。

1. CSF-AST　伴有脑组织坏死及血脑屏障通透性增高的疾病,AST 从脑组织释放到脑脊液中使其活性增高。多见于脑血管病、脑萎缩、中毒性脑病、中枢神经系统转移癌。另外,研究发现 CSF-AST 在 AD 组患者中明显升高,且高于其他原因引起的痴呆。如果采用微管相关蛋白与 AST 联合检测可提高对 AD 诊断的特异性。

2. CSF-LD　正常 CSF-LD 约为血清酶活性的 1/10,新生儿略高。CSF-LD 升高常见于:①细菌性脑膜炎,同工酶以 LD_4 和 LD_5 为主,病毒感染时 LD 多为正常,同工酶以 LD_1 和 LD_2 为主;②脑血管病急性期 LD 明显升高。

3. CSF-NSE　NSE 是中枢神经特异的蛋白质,存在于脑灰质神经细胞和末梢神经元。正常情况下,CSF 中 NSE 含量极低,当神经元及血-脑屏障受损,存在于神经元和神经内分泌细胞中的 NSE 被释放入脑脊液。CSF-NSE 升高见于:①急性脑血管病,升高程度与病灶大小、脑损伤程度相关;②癫痫发作后脑损伤:癫痫发作 60 分钟 CSF-NSE 可升高至基础值的 3～4 倍,而血清 NSE 不敏感;③缺氧缺血性脑病:研究发现 CSF-NSE 是早期估计脑低氧-缺氧损伤的指标,血清中 NSE 没有价值;④Alzheimer's(AD)病患者认知缺损、血管性痴呆(VD):患者 CSF-NSE 水平升高,可作为疾病诊断及判断预后指标。

4. CSF-ADA　ADA 可催化腺苷水解生成次黄嘌呤核苷和氨,其活性升高与 T 细胞对结核杆菌抗原的细胞免疫反应有关。结核性脑膜炎患者脑脊液中 ADA 增高程度明显高于其他性质的脑脊液,因此测定脑脊液中 ADA 可用于结核性脑膜炎的诊断及鉴别诊断。

5. CSF-LZM　溶菌酶主要来自中性粒细胞、单核细胞及吞噬细胞。脑脊液溶菌酶升高常见于细菌性脑膜炎。结核性脑膜炎时 CSF-LZM 明显高于化脓性脑膜炎 CSF-LZM,且随病情变化而改变,因此测定脑脊液中溶菌酶含量有助于结核性脑膜炎的鉴别诊断。

6. CSF-CK、CSF-CK-BB　脑脊液中 CK 主要成分为 CK-BB,在伴有脑实质破坏的中枢神经系统疾病时,脑组织中 CK 释放到脑脊液中,使 CSF-CK、CSF-CK-BB 活性增高。

7. CSF-α_1-AT　α_1-AT 是一种急性炎症反应性糖蛋白,正常人 CSF-α_1-AT 活性极低,当中枢神经系统疾病时,CSF-α_1-AT 可有不同程度的增高。化脓性脑膜炎时增高最为显著,可达正常上限的 175 倍,结核性脑膜炎时,可升至正常上限的 65 倍。CSF-α_1-AT 可作为中枢神经系统鉴别及血脑屏障完整性的诊断指标之一。

第五节 临床常用酶的测定

氨基转移酶是一组催化氨基在氨基酸与α-酮酸间转移的酶类,简称转氨酶。体内有60多种氨基转移酶。

一、丙氨酸氨基转移酶的测定

丙氨酸氨基转移酶(alanine aminotransferase,ALT)又称为谷丙转氨酶(GPT),以磷酸吡哆醛(维生素 B_6)作为辅基。血清中除了含有活性的全酶外,还存在部分不含辅基的酶蛋白。

ALT 属于细胞酶,细胞内外浓度差异较大,正常时血清中酶活性很低。广泛存在于多种组织和器官中,按含量多少排序,依次为肝、肾、心、骨骼肌、十二指肠、脾、肺等,尤其以肝脏中最丰富。ALT 有两种同工酶,一种为可溶性胞浆 ALT(ALTs),含量较多;另一种为线粒体 ALT(ALTm),含量很少。

【测定方法】 目前国内外实验室使用较多的是 IFCC 推荐的连续监测法。在最适条件下,在 340nm 连续监测 NADH 吸光度下降速度,根据线性反应期吸光度下降速率($-\Delta A/min$),计算 ALT 的活力单位,即 NADH 的氧化速率与酶活性成正比。

【参考区间】 连续监测法(37℃)男性为 5~40U/L;女性为 5~35U/L。

【临床意义】 ALT 主要用于肝脏疾病的诊断,肝细胞中 ALT 浓度比血液约高 2000 倍以上,因而肝细胞有轻度损伤 ALT 就进入血液,使血清中 ALT 升高,故 ALT 是反映肝细胞损伤的一个非常灵敏的指标,详见第九章。

【评价】 转氨酶的测定方法有多种,过去多用比色法如赖氏法、金氏法等,其不同之处在于单位的定义和标准曲线的绘制方法有差异。在比色法中又以赖氏法最常用,此法仪器设备要求不高,试剂价廉易得,操作简便,但该法易受到内源性高浓度酮酸以及严重脂浊、溶血的干扰,操作步骤多而不宜进行自动化,主要是一些小型实验室仍在使用。

二、天冬氨酸氨基转移酶及其同工酶的测定

天(门)冬氨酸氨基转移酶(aspartate transaminase,AST)又称谷草转氨酶(GOT),在体内主要催化天冬氨酸和α-酮戊二酸之间氨基转移反应,也是一种重要的转氨酶。

AST 广泛存在于全身各组织中,以含量多少为序依次为心、肝、骨骼肌、肾等。AST 有两种同工酶,分别存在于可溶性的细胞质(ASTs)和线粒体(ASTm)中。正常血清所含 AST 的同工酶主要为 ASTs,而 ASTm 含量甚微。当细胞受到轻度损伤时 ASTs 显著升高,若血清中出现大量的 ASTm,则表示细胞严重受损。

【测定方法】 AST 测定方法及方法的进展与 ALT 相似,目前国内外实验室使用较多的是 IFCC 推荐的连续监测法。在最适条件下,连续监测 340nmNADH 吸光度下降速度,根据线性反应期吸光度下降速率($-\Delta A/min$),计算 AST 的活力单位,即 NADH 的氧化速率与标本中酶活性成正比。

【参考区间】 连续监测法(37℃)8~40U/L。

【临床意义】 血清中 AST 活性升高,多来自心肌或肝脏损伤;肾脏或胰腺细胞损伤时,AST 活性也可出现升高,详见第九章和第十一章。

三、γ-谷氨酰基转移酶及其同工酶的测定

γ-谷氨酰转移酶(L-γ-glutamyltransferase,γ-GT 或 GGT)又称 γ-谷氨酰转肽酶(γ-Glutamyl-transpeptidase,γ-GTP 或 GGTP),是一种含巯基的线粒体酶。其作用是催化 γ-谷氨酰基从谷胱甘肽(GSH)或其他含 γ-谷氨酰基物质中转移到其他合适的受体上,如氨基酸或肽。该酶主要参与体内谷胱甘肽的代谢。

GGT 组织分布以肾脏含量最多,其次是胰、肺、肝、肠和前列腺等。GGT 在细胞中有膜结合型(疏水型)和可溶型(亲水型)两种,其中可溶型存在于胞浆中,而膜结合型则主要结合在细胞膜上。血清中 GGT 主要来源于肝胆系统,以多种形式存在,肝脏中的 GGT 主要分布在肝细胞的毛细胆管侧和整个胆管系统,因此,肝内 GGT 合成增多或胆管系统病变时,胆汁排泄受阻时,均可引起血清 GGT 增高。红细胞中几乎无 GGT,故溶血对其测定结果影响不大。

【测定方法】 国内外实验室多采用 IFCC 推荐连续监测法。在 410nm 波长处连续监测吸光度增加的速度计算 GGT 的活性。

GGT 同工酶分析目前主要采用电泳法,但因使用支持物的不同,分离出来的同工酶区带数量和位置有所不同。

【参考区间】 连续监测法(37℃)男性:11~50U/L;女性:7~32U/L。

【临床意义】 血清中 GGT 主要用于肝胆系统、酒精性肝损害和原发性肝癌的诊断,详见第九章。

四、碱性磷酸酶及其同工酶的测定

碱性磷酸酶(alkaline phosphatase,ALP)ALP 是一组底物特异性较低,在碱性条件下(最适 pH 为 10 左右)能水解很多天然和人工合成的磷酸单酯化合物的酶。ALP 是一种含锌的糖蛋白,金属离子在维持酶分子结构的稳定性和酶的催化性能上是必不可少的组分。

ALP 广泛分布于机体各器官组织中,定位于细胞膜表面,其含量依次为肝、肾、胎盘、小肠、骨骼等。成人血清中的 ALP 主要来源于肝脏,少部分来源于骨骼。在肝脏 ALP 主要分布于肝细胞的血窦侧和毛细胆管侧的微绒毛上,经胆汁排入小肠;生长期儿童血清中 ALP 多数来自成骨母细胞和生长中的骨软骨细胞,少量来自肝。

根据 ALP 的来源不同可以分为小肠(IAP)、胎盘(PALP)、生殖细胞(GCAP)和非特异性组织型(TUAP)四种同工酶。TUAP 经过翻译后不同的加工修饰可形成肝型、胆型、肾型、骨骼型等多种形式。在病理情况下还可出现"高分子 ALP",以及一些和肿瘤有关的变异 ALP,如 Regan、NagaoALP 等。

【测定方法】 ALP 为非特异性水解酶类,可催化多种磷酸酯水解,因而其测定方法也较多。在我国应用较多的方法有两类:一类是磷酸苯二钠比色法(King-Amstrong 法),测定 ALP 水解底物产生的酚。另一类是目前国内应用较多的连续监测法,该法因体系中无机磷酸被受

体接受,从而避免了无机磷对 ALP 的抑制,使线性范围扩大,加之酶促反应时间短、结果准确,因此被 IFCC 正式推荐为参考方法。4-NP 在碱性溶液中为黄色。在波长 410nm 处连续监测吸光度增高速率,计算 ALP 活性。

【参考区间】 磷酸对硝基苯酚法:男性,1~12 岁<500U/L,13~15 岁<750U/L,25 岁以上40~150U/L;女性,1~12 岁<500U/L,15 岁以上 40~150U/L。

【临床意义】 临床测定 ALP 主要用于骨骼、肝胆系统疾病的诊断和鉴别诊断,尤其是黄疸的鉴别诊断。对于原因不明的高 ALP 血清水平,还可测定同工酶以协助明确其器官来源。

五、肌酸激酶及其同工酶的测定

肌酸激酶(creatine kinase,CK),是人体能量代谢过程中的一种重要酶。CK 催化肌酸和 ATP 之间高能磷酸键的转移,生成磷酸肌酸和 ADP 的可逆性反应,所产生的磷酸肌酸含高能磷酸键,是肌肉收缩时能量(ATP)的储存形式。CK 为巯基酶,Mg^{2+} 是其必需激活剂,但金属离子 Ca^{2+}、Cu^{2+}、Zn^{2+}、Mn^{2+} 等对其有抑制作用。

CK 主要分布于肌肉组织和脑组织,其中骨骼肌中含量最高,其次是心肌和脑组织,另外还存在于一些含平滑肌的组织中,肝或红细胞中含量极微甚至没有。

CK 是由两种不同亚基(M 亚基和 B 亚基)组成的二聚体。按电泳速率的快慢分为:CK-BB(CK_1)、CK-MB(CK_2)、CK-MM(CK_3)和 CK-Mt(CK_4)四种同工酶。其中前三种存在于细胞质中,而 CK_4 则存在于细胞线粒体内即所谓的线粒体 CK。CK 同工酶具有较高的组织器官特异性,正常人 CK-BB 在脑和脊髓内含量最高且均匀分布,称为脑型 CK。CK-MB 主要存在于心肌细胞内,骨骼肌内的含量小于 5%,因而称为心型 CK;另外,骨骼肌中几乎全部为 CK-MM,而少量存在于其他器官,故称为肌型 CK。

各种 CK 同工酶还可根据所带电荷和等电点的不同进一步分离成数目不等的亚型。正常组织中的 95% 为 $CK-MM_3$(组织型),进入血液后很快被水解末端的赖氨酸为 $CK-MM_2$(中间型),最后再切掉赖氨酸成为 $CK-MM_1$。电泳后 $CK-MM_1$ 相对靠近阳极,$CK-MM_2$ 次之,而 $CK-MM_3$ 则靠近阴极一侧。$CK-MM_3/CK-MM_1$ 的比值为 0.15~0.35。同样 CK-MB 分为 $CK-MB_2$ 和 $CK-MB_1$ 两种亚型。CK-BB 分为氧化型 CK-BB,中间型 CK-BB 和还原型 CK-BB 三种,其中氧化型 CK-BB 与 IgG 的亲和力高于其他二型,易形成巨 CK_1,电泳时位于 CK-MB 和 CK-BB 之间。可按电泳迁移率和分子量分为向阴极移动快的大分子型、较慢的单分子型和与 CK-MM 迁移率相同的第三型。它可以双聚体出现,也可以寡聚体合成大分子团出现,CK-Mt 的寡聚体就称为巨 CK_2。

【测定方法】 CK 的测定方法有比色法、酶偶联法和荧光法等。可以测定正向反应产物也可测定逆向反应产物。由于以磷酸肌酸为底物的逆向反应速度快,约为正向反应速度的 6 倍,同时敏感性较高,因而逆向反应成为目前国内推荐的主要方法,也是 IFCC 推荐的参考方法。连续监测 NADPH340nm 处吸光度增加的速率,计算 CK 的活性。

【参考区间】 酶偶联法(37℃)血清 CK 总活性:男性为 80~200U/L,女性为 60~140U/L。

CK-MB 活性<15U/L,CK-MB 质量为<5μg/L。

CK-MB 百分相对指数(CK-MB percent relative index,CK-MB% RI)。

即 CK-MB 质量(μg/L)/CK 总活性(U/L)比值<5%。

CK-MB 活性/CK 总活性比值(%CK-MB)<4%。

【临床意义】 血清 CK 及其同工酶主要用于心肌疾病和骨骼肌疾病的诊断和预后判断。

【评价】 CK 同工酶的测定方法较多,常用电泳法和免疫抑制法。但两法均会受溶血和巨 CK 的干扰,免疫抑制法会受到 CK-BB 的干扰。因此推荐用免疫化学方法直接测定 CK-MBmass,可不受溶血和巨 CK 的干扰。CK 同工酶亚型(CK-MM 亚型和 CK-MB 亚型)多用琼脂糖凝胶高压电泳和等电聚焦电泳等方法进行分析。

六、乳酸脱氢酶及其同工酶的测定

乳酸脱氢酶(lactate dehydrogenase,LD 或 LDH)以 NAD^+($NADH$)为辅酶,催化乳酸与丙酮酸之间的可逆性氧化还原反应,此反应是无氧酵解途径的最终反应,反应平衡点因环境 pH 不同而有差异。

LD 位于细胞质中,是一种含锌的糖酵解酶,广泛分布于人体各组织中,以肾、心肌、骨骼肌最为丰富,其次是肝、脾、胰、肺及红细胞。LD 是由 H(心型)和 M 型(肌型)两种亚基组成的四聚体,形成 5 种结构不同的同工酶,按电泳向阳极泳动的快慢分别命名为 LD_1(H_4),LD_2(H_3M),LD_3(H_2M_2),LD_4(HM_3)和 LD_5(M_4)。不同组织中同工酶组成有差异,LD_1 主要分布在心肌,占该组织总 LD 活性50%以上,其次为肾、红细胞等;LD_5 主要存在于横纹肌和肝脏等;LD_3 存在于脾、肺等组织。

【测定方法】 根据 LD 催化反应方向,测定方法分为两类:①在 pH7.4~7.8 的环境中,LD 催化丙酮酸生成 L-乳酸(P→L 反应),同时氧化 NADH 为 NAD^+,以连续监测法观察 NADH 的变化反映 LD 活性;②根据 pH 8.8~9.8 环境中,LD 催化 L-乳酸(L)生成丙酮酸(P)(L→P 反应),并将 NAD^+ 还原为 NADH,以连续监测法观察 NADH 的变化(IFCC 推荐方法),故临床上以 LD-L 的应用较为普遍。通过测定 340nm 处 NADH 反应增加的速率,计算 LD 的活性。

LD 同工酶常用的测定方法包括电泳法、免疫沉淀法和免疫抑制法等。目前以琼脂糖凝胶电泳法应用最多。因方法差异,报告结果出入较大,但有如下规律:一般成年人的 LD 同工酶相对浓度为:$LD_2>LD_1>LD_3>LD_4>LD_5$,部分正常儿童血中可见 $LD_1>LD_2$。

【参考区间】 LD 总活性(连续监测法)109~245U/L(LD-L 法),200~380U/L(LD-P 法)。

LD 同工酶(琼脂糖电泳):LD 为 28.4%±5.3%,LD_2 为 41.0%±5.0%,LD_3 为 19.0%±4.0%,LD_4 为 6.6%±3.5%,LD_5 为 4.6%±3.0%。

【临床意义】 临床上测定 LD 及其同工酶常用于诊断和鉴别诊断心、肝和骨骼肌系统疾病。

【评价】 LD 除催化 L-乳酸外还可催化 α-羟丁酸、γ-酮丁酸进行脱氢反应。利用 LD 中两种亚基对 α-羟基丁酸亲和力的不同,可测定 H 亚基的活性。因为 H 亚基能够催化 α-羟基丁酸脱氢,所以又称为 α-羟基丁酸脱氢酶(α-HBD),实际上就是测定的 LD_1 和 LD_2 活性之和,但因采用的底物不同,其活性并不等于以乳酸为底物时 LD_1 和 LD_2 的活性。所以 α-HBD 并不是一种独特的酶,而是 LD 的 H 亚基作用于另一种底物的反映,以心、肾和红细胞的含量最高。

七、酸性磷酸酶及其同工酶的测定

酸性磷酸酶(acid phosphatase,ACP)是一组对底物专一性不强、在酸性条件下水解各种磷酸单酯的酶。ACP的催化反应性质和作用的底物与ALP相似,但其反应的最适pH在7.0以下。

ACP主要存在于体内所有细胞的溶酶体中,血清中ACP主要来源于前列腺,称为前列腺ACP(PAP),可被酒石酸抑制,其活性约为其他组织中酶活性的100倍;来自于骨、肝、脾、红细胞、血小板的称为非前列腺ACP,它不被酒石酸抑制。正常男性血清中的ACP约有$1/3 \sim 1/2$来自前列腺,其余则与女性血中的ACP一样可能来自血小板、红细胞、白细胞及破骨细胞。

【测定方法】 ACP的测定采用化学法和免疫法。国外根据前列腺ACP对磷酸百里酚酞亲和力高的特点,多推荐使用磷酸百里酚酞为底物的比色法。

【参考区间】 血清PAP连续监测法$0 \sim 3U/L$,磷酸麝香草酚酞法$0.5 \sim 1.9U/L$。

【临床意义】

1. 前列腺疾病 前列腺癌变时血清PAP活性显著升高,血清PAP测定是诊断前列腺癌最重要的指标之一。在前列腺肥大、前列腺炎、急性尿潴留时亦可升高。酒石酸抑制试验可区别PAP与非PAP。

2. 骨病 恶性骨肿瘤、变形性骨炎、多发性骨髓瘤、骨质疏松、代谢性骨病等此酶可轻度增高。

3. 血液病 溶血性疾病、白血病、血小板疾病等,ACP均有不同程度的升高。

【评价】 由于ACP不稳定,血标本采取后必须尽快分离血清并立即测定,否则测定结果偏低。血清置室温$1 \sim 2$小时ACP活性下降50%,PAP置室温1小时即下降50%。目前多推荐采用免疫学方法测定ACP,可提高检测的特异性和灵敏度。

八、淀粉酶及其同工酶的测定

α-淀粉酶(α-amylase,AMY或AMS)为多糖化合物的水解酶,如淀粉、糖原、糊精等,是一种不均一的钙依赖性金属蛋白酶,AMY作用的最适pH在$6.5 \sim 7.5$,卤素和其他阴离子对其有激活作用($Cl^- > Br^- > NO_3^- > I^-$)。除肝素外,其他抗凝剂如柠檬酸、草酸盐及EDTA等对AMY都有抑制作用。

人和动物体内只含有α-AMY,主要存在于胰腺和唾液中。根据来源的不同分为两种同工酶,即唾液型同工酶(S-AMY)和胰型同工酶(P-AMY)。利用醋酸纤维薄膜电泳或琼脂糖电泳可将S-AMY分为S_1、S_2、S_3和S_4四个亚型,P-AMY分为P_1、P_2、P_3三个亚型。淀粉酶分子量小,可以从肾小球滤过出现在尿液中,但P-AMY和S-AMY可单独或联合与抗淀粉酶自身抗体以非共价形式结合,形成高分子循环复合物,称为巨淀粉酶(macroamylase,M-AMY)。研究证明,M-AMY中的抗AMY自身抗体可为IgA、IgG或IgA、IgG兼有。这种M-AMY的分子量较大,不易从肾小球滤过,因此容易造成高淀粉酶血症。

【测定方法】 AMY总活性测定主要有化学法(以碘-淀粉比色法)和以麦芽多糖为底物的

酶偶联法。如 2-氯-对硝基苯麦芽三糖苷（CNP-G$_3$）和亚乙基封闭的对硝基苯麦芽庚糖苷（4NP-G$_7$）法（亦称 EPS 法），以后者最常用，也是 IFCC 的推荐方法。

同工酶测定临床上以检测 P-AMY 应用较多，常用方法包括琼脂糖电泳法、免疫抑制法。因测定方法不同，参考区间差异较大。

【参考区间】

1. AMY 总活性碘-淀粉比色法　血清 AMY 为 80 ~ 180U，尿液 AMY 为 100 ~ 1200U。酶偶联（4NP-G7）法：血清为 ≤220U/L（37℃）；尿液 AMY 为 ≤1200U/L。

2. AMY 同工酶免疫抑制法　血清 P 型为 30% ~ 55%，S 型为 45% ~ 70%；尿液 P 型为 50% ~ 80%，S 型为 20% ~ 50%。

【临床意义】　血清 AMY 活性主要用于急性胰腺炎的诊断，详见第十四章。

九、脂　肪　酶

脂肪酶（lipase，LPS）是一组特异性较低的脂肪水解酶类，又称三脂酰甘油酯酰水解酶或甘油三酯酶。LPS 可被巯基化合物、胆汁酸、Ca^{2+} 及辅脂肪酶等激活剂激活，而被重金属、丝氨酸所抑制。

血清中 LPS 主要来源于胰腺的腺泡细胞，少量来自胃及小肠。

【测定方法】　测定 LPS 的方法可分为三类：测定产物（游离脂肪酸）的增加（如滴定法、比色法、分光光度法、荧光法和 pH 电极法等）；测定底物的减少量（如比浊法、扩散法等）；测定 LPS 的实际质量（双抗体夹心免疫分析法、乳胶凝集法）。在国内大多实验室主要以比浊法和分光光度法为主。目前采用的分光光度法主要是酶偶联显色比色法。

【参考区间】　血清 LPS 参考区间呈偏态分布。偶联法脂肪酶活性：1 ~ 54U/L；色原底物法脂肪酶活性：13 ~ 63U/L；比浊法脂肪酶活性：单侧 95% 上限为 7.9U/L。

【临床意义】　血清 LPS 主要用于诊断胰腺疾病，详见第十四章。

【评价】　目前采用的分光光度法主要是酶偶联显色比色法，该法特异性高，但由于测定的是甘油生成量，因而必须考虑内源性甘油的干扰，目前通过双试剂的应用基本上可解决内源性甘油的干扰问题。

十、胆碱酯酶测定

胆碱酯酶（cholinesterase，ChE）是一类催化酰基胆碱水解的酶类。人体内 ChE 主要有两类，乙酰胆碱酯酶（AChE）和拟胆碱酯酶（PChE）。有机磷杀虫剂对两种 ChE 均有抑制作用。临床常规检查的为 PChE，因血清中主要含此酶故称为血清 ChE。

AChE 主要分布于神经组织、肌肉、红细胞、肺等。ChE 主要由肝脏合成，分布于胰腺、心、小肠黏膜、血浆等处。

【测定方法】　临床常规测定 ChE 主要有两类方法，一类是以乙酰胆碱为底物，利用 ChE 水解乙酰胆碱释放的乙酸使体系 pH 降低，采用间-硝基酚或溴百里酚蓝作为指示剂进行比色测定。据此法设计的纸片法简便快速，适用于急诊有机磷中毒的快速筛查。但这类方法的准确度较差。另一类是以人工合成的底物测定胆碱衍生物的生成。丁酰硫代胆碱法是目前测定血清 ChE 最常用的方法。

【参考区间】 丁酰硫代胆碱法:5000 ~ 12000U/L。

【临床意义】 主要用于肝脏损伤和有机磷中毒的诊断。

1. 有机磷中毒 两种 ChE 活性均减低,因为有机磷与 ChE 活性中心结合,使其丧失催化能力。一般以 AChE 活力降低作为诊断依据:有急性接触史而无明显临床症状者,降至正常均值的 70%;ChE 活性在 50% ~70% 为轻度中毒;30% ~50% 为中度中毒;30% 以下为重度中毒。亚急性及慢性中毒,AChE 可降至 0,而症状体征不明显或不严重,此时应结合病史及临床表现综合判断。

2. 肝实质损害 肝脏具有合成胆碱酯酶的功能。肝实质性损伤时,ChE 合成降低;当肝功能恢复后,ChE 合成亦随之逐渐转为正常。如急慢性肝炎、肝硬化、肝癌、肝脓肿等肝功能不全时,ChE 明显减低。

3. 其他 肾病综合征、脂肪肝、甲亢、糖尿病等可出现 ChE 的增高。

【评价】 丁酰硫代胆碱法是目前测定血清 ChE 最常用的方法。该法简便、快速,易于自动化,但只能测定血清 ChE,而不能测定红细胞 AChE。

十一、酶学检测项目的选择与评价

本节主要讨论了临床常用的血清酶及同工酶,他们分别对肝脏疾病、心脏疾病、胰腺疾病等诊断及病程评估有重要的临床意义。临床上可结合患者的具体情况,正确地选择酶学检查项目,进行综合分析。有关酶学检测项目的选择及应用参见表6-9。

表6-9 常用诊断酶检测项目的选择及应用

疾 病	常用诊断酶种类选择
肝实质性病变	ALT、AST、ChE、LD_5
肝胆疾病	ALP、GGT、5'-NT
酒精性肝损害	GGT
肝癌	GGT 及同工酶、ALP
心肌疾病	CK、CK-MB、AST、ASTm、LD、LD_1
急性胰腺炎	AMY(血、尿)、LPS
骨骼系统疾病	ALP
肌肉系统疾病	CK、CK-MM
前列腺癌	PAP
有机磷中毒	ChE

临床上仅根据某一酶的活性变化,往往很难作出诊断。若同时测定组织来源相同,但性质、含量及细胞定位不同的一组酶,综合分析几种酶活性变化的幅度、出现的早晚,持续时间等因素,将大大提高诊断的灵敏度、特异性及准确率。临床上常把这样的一组酶称为组织酶谱。如心肌酶谱、肌酶谱、肝酶谱、肿瘤酶谱和胰酶谱等。

1. 肝胆系统疾病酶检测指标的应用 ALT 与 AST 均为肝细胞损害的标志。轻、中度损伤以 ALT 升高为主，重度损伤以 AST 升高明显。ChE 也是反映肝实质细胞功能的指标，肝实质损害致肝功能不全及有机磷中毒时，ChE 减低，急性黄疸性肝炎时 LD_5 明显升高。

ALP 与 GGT 二者均为胆汁淤滞的酶指标，在胆汁排泄受阻的肝胆疾病时可升高。但 GGT 的特异性高于 ALP。

2. 心肌损伤酶检测指标的应用 AMI 时 CK 与 CK-MB 出现变化及达峰值时间早，但持续时间短；CK-MB 敏感性高于 CK；AMI 时 AST 可升高，其变化晚于 CK 和 CK-MB，而早于 LD 及 LD_1，因此，AST 作为 AMI 诊断指标意义不大。但 ASTm 的升高可反映心肌细胞损伤的程度。AMI 时 LD 及 LD_1 升高，持续时间长，但升高晚于 CK、AST。LD 及 LD_1 作为 AMI 的诊断意义不大，但对病程的监测有一定的参考价值。心肌酶谱的临床价值随着心肌肌钙蛋白的临床应用而有所减弱。

3. 胰腺疾病酶检测指标的应用 血、尿 AMY 的升高可反映急性胰腺炎、慢性胰腺炎急性发作、胰腺癌和胰腺导管阻塞。血 AMY 变化早于尿液，但尿 AMY 升高持续时间长。急性胰腺炎时 AMY、LPS 均可增高，但 LPS 增高持续的时间长，增高的幅度也高于 AMY，而且特异性高，因此 LPS 对于急性胰腺炎的诊断优于 AMY。

4. 骨骼系统疾病酶检测指标的应用 ALP 主要由成骨细胞合成，任何引起成骨细胞增生或活跃的疾病都可以使 ALP 活性增高。

5. 前列腺酶检测指标的应用 血清 ACP 升高对于前列腺癌的诊断具有重要价值，另外骨病、肝病和血液病时，ACP 也可升高。

学习小结

酶浓度的定量分析主要有两类方法：①酶催化活性测定：通过测定酶促反应的速度来间接计算酶的催化活性，按照监测的时间分为定时法和连续监测法，后者按原理来分可分为色素原底物、脱氢酶指示系统、氧化酶指示系统等。连续监测法结果准确、可靠，方法简便、快速、经济，是酶活性浓度定量的主要手段。但测定时要注意自动生化分析仪参数的正确设置。②酶蛋白定量测定：根据酶是蛋白质的特性，利用免疫学方法直接测定酶蛋白质量。这类方法具有灵敏度高、特异性强等优点，特别适用于一些不表现酶活性或无活性的酶和同工酶及其亚型的分析，但测定成本高，高质量的试剂盒种类有限，随着免疫学技术的发展，将有更多的酶蛋白检测项目应用于临床，这也是诊断酶学发展的方向。

血清酶及同工酶的检测已成为临床常规检测项目，根据需要可测定其他各种体液（如尿液、胸水、腹水、脑脊液等）中的酶和同工酶及亚型。体液中仅凭某一酶浓度的变化，临床很难做出判断。通常同时测定组织来源相同，但性质、含量及细胞定位不同的一组酶，综合分析几种酶活性变化的幅度、出现的早晚，持续时间的长短等因素，将大大提高诊断的灵敏度、特异性及准确率。因此，应用时需结合临床实际，合理地选择体液酶检测的指标。另外，随着新的更具组织特异性项目的应用，要注意新指标和传统项目的之间联系，最好是扬长避短，联合应用。

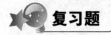**复习题**

1. 按时间来分酶活性测定的方法有哪两类？各有何特点？

2. 何谓工具酶？简述酶学分析中工具酶参与主要的指示反应。

3. 血清酶变化的病理机制是什么？影响酶释放速度的因素有哪些？为什么？

4. 结合临床实际简述哪些指标对良性和恶性胸腔积液有意义？如何鉴别？

5. 联系临床实际简述目前连续监测法测定酶活性的方法设计分为哪几类？各自的原理是什么？

6. 以 CK-MB 活力测定和 CK-mass 质量测定为例，说明其各有何特点，实际工作中你发现有何问题吗？如何解释？

（刘继英）

第 七 章

电解质和酸碱平衡的生物化学检验

体液(body fluid)是指体内所存在的液体,包括水和溶解于其中的电解质、小分子有机物和蛋白质等物质。电解质(electrolytes)是指体液中存在的离子,包括无机物和部分以离子形式存在的有机物,具有维持体液渗透压、保持体内液体正常分布的作用。正常情况下,机体通过完善的缓冲和调节系统,维持水、电解质和酸碱平衡。当体液平衡受到体内外各种因素的影响而被破坏,将引起水、电解质和酸碱平衡紊乱。因此,通过对水、电解质和酸碱平衡的生物化学检验可为临床许多疾病的诊断和治疗提供重要的信息。

第一节　体液水和电解质的平衡

一、水　平　衡

水平衡是指每天进入机体的水,经机体代谢在体液间转移交换,最后等量地排出体外,使各部分体液维持动态平衡的过程。水平衡由水增加和水排出两方面的调节作用来维持。正常情况下,机体水通过体外摄入、体内物质氧化产生及肾小管重吸收等途径来增加,通过尿液、呼吸、皮肤蒸发及消化道等途径排出。两者的平衡通过神经内分泌调节来实现。

(一)体内水的分布

人体内水含量以总体水(total body water,TBW)表示,与年龄、性别、疾病等密切相关。年龄越小,水含量越多;男性高于女性;肌肉、肝、神经、结缔等组织含水量多,脂肪、骨等组织含水量少。

以细胞膜为界,将体液分隔成细胞内液(intracellular fluid,ICF)和细胞外液(extracellular fluid,ECF)两大部分。后者又可划分为血浆和细胞间液(包括淋巴液)。TBW 占总体质量的 60%,三分之二为 ICF,三分之一为 ECF。ECF 中血浆占四分之一,细胞间液占四分之三。细胞膜是半透膜,对物质通过具有高度选择性。水、尿素、O_2、HCO_3^-、肌酐等可以自由通过,而 K^+、Na^+、Ca^{2+}、Mg^{2+}、蛋白质等不能自由通过,使 ECF 与 ICF 的化学成分相差很大。

(二)水平衡的调节

水平衡是通过神经内分泌系统的调节实现的,主要通过口渴中枢、抗利尿激素(antidiuretic hormone,ADH)和肾的作用而完成调控。当机体水分不足、血浆晶体渗透压增高、血管紧张素 Ⅱ增高、疼痛、精神紧张等因素刺激分布在下丘脑及颈内动脉的渗透压感受器,引起口渴中枢兴奋及 ADH 释放。渴感导致饮水,而 ADH 改变肾集合管的通透性,增加重吸收,减少水的排出,使机体保留较多的水。反之,若水摄入过多、血浆渗透压降低则抑制口渴中枢和 ADH 的释放。此外,心房利钠肽(atrial natriuretic peptide,ANP)和水通道蛋白(aquaporins,AQP)也是调节水平衡的重要体液因素。

二、电解质平衡

(一)体液电解质的分布及含量

体液中的电解质分有机电解质和无机电解质两部分,前者包括蛋白质和有机酸等,后者主要是无机盐。形成无机盐的主要阳离子为 K^+、Na^+、Ca^{2+}、Mg^{2+},主要阴离子为 Cl^-、HCO_3^-、HPO_4^{2-}、$H_2PO_4^-$、SO_4^{2-} 及乳酸和蛋白质等有机阴离子。临床工作中常称的电解质主要是指体液中的无机离子。正常人细胞内液和细胞外液电解质分布及含量见表7-1。

表 7-1　体液中各种电解质的含量

电 解 质	细胞内液	细胞间液	血浆
水(L)	28(TBW=42)	10.5	3.5
阳离子			
Na^+(mmol/L)	15	147	142
K^+(mmol/L)	150	4	5
Ca^{2+}(mmol/L)	2	2.5	5
Mg^{2+}(mmol/L)	27	2.0	2
阳离子总量(mmol/L)	194	155.5	154
阴离子			
Cl^-(mmol/L)	1	114	103
HCO_3^-(mmol/L)	10	30	27
HPO_4^{2-}(mmol/L)	100	2.0	2
SO_4^{2-}(mmol/L)	20	1.0	1.0
蛋白质(mmol/L)	63	1.0	16
有机酸(mmol/L)	—	7.5	5
阴离子总量(mmol/L)	194	155.5	154

（二）体液电解质平衡

各部分体液中阳离子当量总数和阴离子当量总数相等，保持电中性。阴离子常随阳离子总量的改变而变化，而某一种阴离子的减少会使另一种阴离子增加来维持电中性。体液中的主要电解质在细胞内、外液间的分布存在显著差异。细胞外液中的阳离子主要是 Na^+，阴离子主要是 Cl^-，其次是 HCO_3^-。细胞内液的阳离子主要是 K^+，其次是 Mg^{2+}，阴离子以无机磷酸根和蛋白质为主。依赖细胞膜上钠钾泵的主动转运机制可将 Na^+ 从细胞内泵出到细胞外，同时将细胞外的 K^+ 转运至细胞内。因此，钠钾泵在维持细胞内、外液电解质的平衡发挥重要的作用。

第二节　水和电解质平衡紊乱的生物化学检验

在正常情况下，机体所含水分和电解质通过生理机制的调节处于动态平衡，而当各种致病因素的作用超过机体的调控能力，就会造成水和电解质的平衡紊乱。通过体液电解质检测，有助于对水和电解质平衡紊乱性质的判断。

一、水平衡紊乱

水平衡紊乱的基本原因为水排出和水摄入不相等，不能维持体内水的动态平衡，多伴有体液中电解质的改变及渗透压的变化。水平衡紊乱可表现为总体水过多（水肿）、总体水过少（脱水）以及总体水变化不大，但水的分布有明显差异，即细胞内水减少而细胞外水增多，或细胞内水增多而细胞外水减少。

（一）脱水

机体总体水量减少称为脱水（dehydration），原因为水来源减少或水排出过多。根据血浆钠浓度的不同，临床上将脱水分为高渗性脱水、等渗性脱水和低渗性脱水三种。

1. 高渗性脱水　细胞外水丢失多于 Na^+ 丢失，使总体水减少，血浆渗透压增高，水从细胞内液向细胞外液转移，出现细胞内脱水。常见于水摄入不足，或经呼吸道、皮肤及肾脏丢失增多等。临床表现为口渴、体温上升、尿少及各种神经精神症状。高渗性脱水的主要特点为：①体液电解质浓度增加，血浆［Na^+］>150mmol/L；②细胞外液量和细胞内液量均减少，尿量减少。

2. 等渗性脱水　细胞外液水和电解质的丢失基本平衡，细胞外液渗透压仍维持在正常水平。常见于大面积烧伤、消化液丢失、胸腔积液或腹腔积液引流等。临床表现为少尿，严重者可发生休克。等渗性脱水的特点为：①血浆钠浓度仍维持在 130～150mmol/L；②细胞外液量减少，细胞内液量无明显变化。

3. 低渗性脱水　细胞外液电解质丢失多于水的丢失，造成细胞外液渗透压降低。常见于长期过量应用排钠性利尿剂、丢失体液后只补充水而不补充电解质。临床表现为恶心、呕吐、四肢麻木、无力以及神经精神症状。低渗性脱水的特点为：①血浆［Na^+］<130mmol/L；②细胞外液中的水向细胞内转移，细胞内液量增加，甚至发生细胞内水肿。

（二）水过多和水中毒

当机体摄入水过多或排出水过少，使体液中水增多，血容量增多以及组织器官水肿。若过多的水进入细胞内，导致细胞内水过多则称为水中毒。一般水增加使体液超过体质量10%以上时,即可出现水肿症状。根据水肿时血浆渗透压的变化,可将水肿分为高渗性、等渗性和低渗性水肿三种类型,见表7-2。

表7-2 不同类型水肿比较

水肿类型	特点	原因	临床表现
高渗性	血钠浓度增高、血浆渗透压增高、细胞脱水、血容量明显增多	医源性钠摄入过多(高浓度钠盐补液)、原发性钠潴留(原发性醛固酮增多症、Cushing综合征)	血压增高、心脏负荷增加、四肢水肿等
等渗性	水和钠以等比例增多、血钠浓度和血浆渗透压均在参考区间内	肾小球滤过减少(急性肾小球肾炎、肾病综合征、充血性心衰等)、肾小管重吸收增多(醛固酮及ADH分泌增多、房钠肽分泌减少)	组织间液和血容量增多、血液稀释、可出现全身性水肿
低渗性	ECF和血容量增加致血钠浓度因稀释而降低、血浆渗透压降低,亦称水中毒	ADH分泌过多(恶性肿瘤异源性ADH分泌、脑膜炎、肺炎等)、肾排水功能减退(肾功能不全少尿期、严重心衰、肝硬化等)	厌食、恶心、呕吐、肌无力、颅内压增高

二、钠、氯平衡紊乱

(一)钠、氯代谢及调节

正常成人钠、氯的来源主要是食物中的NaCl,随食物进入消化道的NaCl几乎全部以离子形式被人体吸收,每天NaCl的需要量约为4.5~9.0g。Na^+和Cl^-主要通过肾脏排泄,少量通过汗液排出。肾脏对钠的排泄主要是通过肾小管的重吸收来调节,Na^+的排泄随摄入Na^+量的多少而变化。

Na^+是细胞外液中的主要阳离子,具有维持细胞外液容量和液渗透压、参与酸碱平衡调节、维持神经、肌肉应激性等重要作用。Na^+的平衡主要是通过细胞外液量和血浆钠的浓度变化进行调节。当细胞外液量减少或血浆钠浓度降低时,可通过激活肾素-血管紧张素Ⅱ-醛固酮系统增强远端肾小管对Na^+的重吸收,减少Na^+的排泄。当细胞外液容量增加时,可刺激心房、中枢分泌心房肽抑制肾小管Na^+的重吸收而产生利钠作用。细胞外液Na^+浓度改变可由钠、水任一含量的变化引起,二者关系密切,因此钠平衡紊乱常伴有水平衡紊乱。

(二)高钠血症

血清Na^+浓度大于145mmol/L称为高钠血症(hypernatremia)。引起高钠血症的原因有:①水摄入不足;②水丢失过多而无相应的钠丢失,如尿崩症、水样泻、大汗、糖尿病非酮症高渗性昏迷、肾脏浓缩功能障碍等;③钠排泄障碍,如肾上腺皮质功能亢进、特发性高钠血症(渴感减退)等。临床表现为嗜睡、烦躁、震颤、抽搐、惊厥、昏迷等神经精神症状。

(三)低钠血症

血清Na^+浓度小于135mmol/L称为低钠血症(hyponatremia)。低钠血症可由水增多或钠减少引起,常见原因有:

1. 肾性原因　肾排钠过多引起的低钠血症,如渗透性利尿、肾上腺皮质功能低下、肾素生成障碍以及急、慢性肾功能衰竭等。

2. 非肾性原因　常见于 ADH 分泌异常综合征与精神性烦渴引起的稀释性低钠血症;心衰患者、肝硬化腹水患者等使用排钠利尿剂;血脂和血浆蛋白质过高引起的假性低钠血症;以及呕吐、腹泻、大量出汗、肠瘘和烧伤等治疗时补水多于补钠引起的低渗性脱水。

(四)氯平衡紊乱

Cl^-是细胞外液的主要阴离子,具有调节机体渗透压、酸碱平衡及电解质平衡的功能,并参与胃液中胃酸的生成。

体内氯的来源主要是食物中的 NaCl,成人每日需要量 5~9g。氯在体内的变化基本与钠一致,但作为细胞外液中的两种主要阴离子,为维持体液电解质平衡,血清氯水平多与碳酸氢盐水平呈相反关系。

临床上血清氯增高常见于高钠血症、高氯性代谢性酸中毒、过量注射生理盐水等。临床上血清氯降低较为多见,常见的原因为氯化钠摄入不足或丢失过多,如营养不良严重呕吐、腹泻、尿崩症等。

三、钾平衡紊乱

(一)钾代谢及调节

人体 K^+ 主要来自食物,成人每日需 2~3g K^+。体内 K^+98%存在于细胞内,细胞外液 K^+ 仅占 2%,其中血浆 K^+ 占 0.3%,正常情况下血清钾浓度为 3.5~5.5mmol/L。钾主要在消化道以离子的形式吸收,体内钾大部分经肾脏从尿中排出,少量钾可经粪便和汗液排出。钾是细胞内主要的阳离子,正常情况下细胞内、外 K^+ 浓度相差约 40 倍,由细胞膜上的 Na^+-K^+-ATP 酶通过耗能的主动转运过程维持。体内钾的主要生理功能有:①维持细胞内液的渗透压;②参与酸碱平衡的调节;③维持神经、肌肉的应激性;④参与细胞内蛋白质和糖原的合成。由于钾主要存在于细胞内,血钾浓度并不能准确反映体内总钾的状况,因此,分析钾平衡紊乱与否,须同时考虑钾总量和血钾浓度的变化。血浆钾浓度比血清低 0.5mmol/L 左右,因为血液凝固时血小板及其他血细胞中少量钾释放到血清中,临床上常测定血清钾反映机体的钾水平。

血钾浓度的相对平衡由钾的摄入与排出以及在细胞内、外液之间的分布维持,其调节机制为肾调节和钾的跨细胞转移。影响血钾浓度的主要因素有:①体液酸碱平衡状态:酸中毒时 H^+ 浓度升高,促进钾从细胞内释出,抑制肾的排钾,使血钾浓度升高;碱中毒时血钾浓度降低。②细胞外液钾浓度的影响:当血钾升高时可刺激 Na^+-K^+-ATP 酶活性,促进细胞摄取钾。③激素的作用:胰岛素可激活细胞膜 Na^+-K^+-ATP 酶,促进细胞摄取钾;醛固酮可使 Na^+-K^+-ATP 酶活性增高,促进肾排钾的作用。

(二)高钾血症

血清钾浓度高于 5.5mmol/L 称之为高钾血症(hyperkalemia)。肾脏的排钾能力很强,一般仅在极大量钾迅速进入体内超过肾脏负荷,或肾功能受损,才会引起高血钾。临床上常见的高钾血症的原因有:

1. 钾摄入过多　多见于钾溶液输入过快或过量服用含钾高的药物,输入大量的库存血。

2. 钾排泄障碍　肾排钾减少是引起高钾血症的主要原因,见于急、慢性肾功能衰竭、肾上腺皮质功能不全、醛固酮合成不足等。

3. 细胞内钾向细胞外转移增多　常见于大面积烧伤、挤压伤等组织细胞大量破坏,细胞内钾释放入血;血型不合的输血引起大量溶血;酸中毒时 H^+-K^+ 交换增强,血浆 H^+ 向细胞内转移,细胞内 K^+ 交换到细胞外,同时肾小管上皮细胞泌 H^+ 增加,泌 K^+ 减少,使血钾增高。

高钾血症的临床表现为神经肌肉症状,如震颤、肌肉酸痛、感觉异常、软弱、苍白及肢体湿冷等一系列类似缺血现象。高血钾可使心肌的自律性降低,传导性降低,兴奋性异常,出现窦性心动过速,传导阻滞,室颤甚至心搏骤停。

(三)低钾血症

血清钾浓度低于 3.5mmol/L 称之为低钾血症(hypokalemia)。临床上引起低钾血症的原因有:

1. 钾摄入不足　如消化道梗阻、昏迷、术后较长时间进食不足;胃肠外营养未同时补钾或补钾不足。

2. 钾排出增多　常见于频繁呕吐、严重腹泻、胃肠减压、肠瘘、久用缓泻剂或灌肠剂导致胃肠道丢失钾增多;高醛固酮血症、Cushing 综合征等因醛固酮的保钠排钾作用导致低血钾。

3. 细胞外钾进入细胞内增多　如急性碱中毒时细胞内 H^+ 外移,钾移入细胞内增多;应用胰岛素促进葡萄糖合成糖原时,伴有钾进入细胞。

4. 血浆稀释也可造成低钾血症,如水过多或水中毒、过多过快补液而未及时补钾。

低血钾由于改变了细胞内外 K^+ 的比值而影响了神经肌肉的兴奋性,以及对细胞功能和酶活性的影响,引起神经、肌肉功能异常,其临床表现与低血钾程度及血钾降低速率有关。低血钾的临床表现主要为神经萎靡、神情淡漠、心传导阻滞、心律失常、肌无力甚至麻痹、胃肠运动减弱等。

四、体液钠、钾、氯测定

体液钠、钾、氯检测对电解质平衡和酸碱平衡紊乱的判断具有重要意义,是临床常见的组合检测项目之一。血清、血浆或全血都可用于测定 Na^+、K^+、Cl^-,但血清与血浆之间,动脉血与静脉血之间的参考区间存在一定差异,特别是血浆与血清 K^+ 含量之间的差异被认为是有临床意义的。

(一)钠、钾的测定

血清钠的参考区间为 135～145mmol/L,血清钾的参考区间为 3.5～5.5mmol/L。血清钠钾的测定方法有原子吸收分光光度法(atomic absorption spectrophotometry,AAS)、火焰发射光谱法(flame emission spectrophotometry,FES)、离子选择电极法(ion selective electrode,ISE)或紫外可见分光光度法。临床实验室常采用 FES 法、ISE 法和紫外可见分光光度法。

1. 血清钠钾测定的标本要求　血清或血浆标本应及时分离,因全血标本分离前在 37℃ 保存,糖酵解增强使血中钾进入细胞内,血钾降低;而全血标本低温长时间放置,体外红细胞能量代谢受到抑制,导致红细胞膜上 Na^+-K^+-ATP 酶不能正常运转,从而不能将红细胞内逸出的钾运入胞内,造成血钾升高。

由于细胞内外 K^+ 浓度差异很大,测定血钾标本在采血和处理过程中应避免溶血,防止溶血后红细胞内 K^+ 释放造成测定结果假性增高。

血钠测定标本可在 2~4℃或冷冻存放,红细胞中钠的含量仅为血浆中的十分之一,一般轻度溶血不会影响血钠测定结果。脂血标本采用离子选择电极法测定时,会造成假性低钠血症,可高速离心分离后测定。

2. 血清钠、钾测定方法

(1) 火焰发射光谱法:属于原子发射光谱分析法,具有特异性好、精密度高、成本低廉等特点,为测定钠、钾的参考方法。火焰光度计的基本结构由喷雾燃烧系统、光学系统和光度测量系统三部分组成。

血清标本用含有已知量的锂盐稀释液稀释,然后由压缩空气吸入雾化室进行雾化,再与一定比例的可燃烧气体混合后到达燃烧器燃烧,标本稀释液中的钠、钾、锂获取能量后,由基态原子转变为激发态原子。处于激发态的原子不稳定,返回到基态时发射出各自特有的谱线,其波长分别为 589nm、767nm 和 671nm。被测离子的发射光通过干涉滤光片等单色器分离出其特征谱线,送入光电检测器转换成电子信号,经放大后显示出测量结果。锂离子作为钠、钾离子测定的内标准,能减少由于火焰不稳定引起的测定误差,提高测定精密度和准确性。

(2) 离子选择电极法:是利用电极电位和离子活度的关系来测定离子活度的一种电化学技术,通过对被测离子选择性响应的敏感膜,将被测离子活度转变为电位变化的信号,与已知的标准溶液比较可得到待测溶液中离子活度。ISE 法具有简便、快速、干扰少、对有颜色和混浊的标本可直接测定的特点,是临床检测钠钾最常用的方法。

ISE 法根据标本情况可分为直接法和间接法。直接法是用离子选择性电极直接测定血清标本中被测物质,间接法是将标本用一定离子强度的缓冲溶液进行预稀释,然后再进行测定。间接法由于将标本进行预稀释,可以控制其活度系数,使标本的用量更少,临床实际工作中以间接法为主。

(3) 分光光度法

1) 大环发色团显色法:一些具有多环、冠、穴状结构的大环载体分子,如球冠醚等,在分子结构中存在由各原子按规律排列形成的空腔,可高亲和力地结合或固定金属离子。不同的大环空腔大小不一样,可吸附或固定不同的金属离子。当阳离子与发色团结合后,引起颜色变化,颜色深浅与结合的离子多少有关。如缬氨霉素与一种指示剂结合测定血清钾,指示剂颜色的改变与钾离子浓度相关。

2) 酶法:酶活性测定是利用 Na^+、K^+ 对酶的激活作用而设计的。Na^+ 可激活 β-半乳糖苷酶,水解邻硝基酚-β-D-半乳糖苷(O-nitrophenyl-β-D-galactopyranoside, ONPG)为邻硝基酚,在420nm 波长测定,产物的变化与 Na^+ 浓度成正比。此外,可利用 K^+ 对丙酮酸激酶或色氨酸酶的激活作用来测定 K^+ 的浓度。酶法的准确度和精密度与 FES 法接近,但高脂血、溶血、黄疸标本对酶法测定干扰较大。

(二)氯的测定

Cl^- 是细胞外液中的主要阴离子,血清氯的参考区间为 96~108mmol/L。血清氯的测定方法有同位素稀释质谱法、库仑滴定法、硫氰酸汞比色法、ISE 法、硝酸汞滴定法和酶法。同位素稀释质谱法是氯测定的决定性方法,临床常用的检测方法为 ISE 法和硫氰酸汞比色法。

1. 库仑滴定法 是建立在法拉第电解定律基础上的恒电流库仑分析法,为测量银离子所消耗的电量再转换成氯含量的方法。在测定时,将银电极插入到测定溶液中,通过恒定的电流并计时,银电极产生的银离子与标本中的氯离子形成 AgCl,当标本中的 Cl^- 全部被 Ag^+ 结合后,到达滴定终点。过量的 Ag^+ 使溶液电导明显增大,触发传感器切断电流和计时器,从滴定时间求出消耗的电量和产生的银离子量,再换算成氯的浓度。

2. **硫氰酸汞比色法**　血清中 Cl^- 与硫氰酸汞反应形成不解离的氯化汞和游离的硫氰酸离子,硫氰酸离子再与铁离子反应形成一种浅红色的硫氰酸铁复合物,在波长 480nm 处有吸收峰,可进行比色测定。高脂标本会产生混浊干扰测定。因 $Fe(SCN)_3$ 吸光度会随温度升高而增加,应严格控制反应温度。

3. **离子选择电极法**　是目前测定 Cl^- 最常用的方法,具有简便、快速、准确等优点。氯电极是由氯化银、氯化铁-硫化汞为膜性材料制成的固体膜电极,对标本中 Cl^- 有特殊响应。

ISE 法测定 Na^+、K^+ 和 Cl^- 的电极通常制备在一起,构成电解质分析仪,为临床实验室测定 Na^+、K^+ 和 Cl^- 最常用的方法。

第三节　血气分析与酸碱平衡

人体通过呼吸从外界环境摄取氧气,并将体内物质代谢所产生的二氧化碳排出体外,这个过程依赖血液的气体传输作用来完成。血液中的气体主要是指血液中的 O_2 和 CO_2。通过血气分析(analysis of blood gas)和酸碱平衡指标的测定,可了解体内环境的稳定状态,为判断机体呼吸功能和酸碱平衡提供重要信息。利用血气分析仪可测定出血液氧分压、二氧化碳分压和 pH 三项指标,再由这三项指标计算出其他酸碱平衡相关的诊断指标。

一、血液中的气体及运输

(一)血液中的氧

氧在血液中以化学结合和溶解两种方式运输。其中以与血红蛋白(Hb)化学结合的方式为主,占血液中总氧量的 98.5%;血液中物理溶解的氧量极少,仅占血液总氧量的 1.5%,但决定了氧分压(PO_2)的大小。在肺泡和组织进行气体交换时,O_2 均需首先溶解在血液中再与 Hb 结合或释放,而且血液中 PO_2 的改变将直接影响 Hb 与 O_2 的结合。

血液中 O_2 主要以 HbO_2 形式运输,每个 Hb 分子可结合 4 个 O_2 分子。理论上每克 Hb 能携带 1.39ml 的 O_2。实际上血液中有少量因血红素中 Fe^{2+} 被氧化成 Fe^{3+} 的甲基血红蛋白(MetHb),或与 CO_2 结合的氨基甲酸血红蛋白(HbNHCOOH),这些都是不能氧合的 Hb(HHb)。所以,每克 Hb 实际与 O_2 结合的量仅为 1.34ml。氧结合量是理论上全部 Hb 可结合的 O_2 量;氧含量是实际与 Hb 结合的 O_2 量。血氧饱和度是血液中 HbO_2 量与 Hb 总量之比。

$$血氧饱和度(\%) = \frac{氧含量}{氧结合量} \times 100 = \frac{HbO_2}{HbO_2 + HHb}$$

许多因素会影响 Hb 对 O_2 的亲和力。如血液 pH 降低时,Hb 与 O_2 的亲和力减弱,O_2 释放增加;红细胞特有的糖酵解代谢中间产物 2,3-二磷酸甘油酸(2,3-DPG)可与脱氧 Hb 结合,降低 Hb 与 O_2 的亲和力,促进 HbO_2 解离释放 O_2。

（二）血液中的 CO_2

组织细胞代谢过程不断产生 CO_2，并扩散入血，血液中的 CO_2 有三种存在形式：①物理溶解（占总量的 8.8%）；②HCO_3^-（占总量的 77.8%）；③与 Hb 结合成 HbNHCOOH（占总量的 13.4%）。CO_2 从组织进入血液后溶解于血浆中，其中少量 CO_2 与水作用生成 H_2CO_3（血浆中无碳酸酐酶），大部分 CO_2 向红细胞内扩散。进入红细胞的 CO_2 有部分在碳酸酐酶（carbonic anhydrase，CA）作用下，与 H_2O 反应生成 H_2CO_3，再迅速解离成 H^+ 和 HCO_3^-。HCO_3^- 通过红细胞膜进入血浆，它是血液运输 CO_2 的最主要形式。进入红细胞的另一部分 CO_2 与 Hb 结合生成 HbNHCOOH。

二、血气分析的质量控制

血气分析能反映机体的呼吸功能和代谢功能，是诊断呼吸衰竭和酸碱平衡紊乱可靠的指标和依据，对临床急危重症患者的救治发挥很大作用。因此，加强血气分析的质量管理至关重要。除了在患者准备、标本的采集处理和贮存等分析前阶段进行规范化操作，保证标本的质量外，还应该在标本的测定过程中避免各种因素的影响，确保血气分析结果的准确、可靠。

（一）血气分析标本的采集和处理

血气分析的标本为全血，常采集动脉血进行测定，静脉血一般在动脉血采集困难时才使用。动脉血与静脉血有明显差异，静脉血因已被组织所利用，PO_2 较低，PCO_2 要高 $2 \sim 8mmHg$，pH 要低 $0.12 \sim 0.05$。标本的采集和处理对血气分析的结果影响很大，因此必须进行规范化的操作，并引起足够的重视。

1. 采血前患者的准备　采血时患者应处于安静舒适状态，要求患者处于静息状态 30 分钟后采血。穿刺时要尽量减轻患者的紧张感和疼痛感，因为疼痛可导致患者出现过度换气的情况，会引起 PO_2 降低和 pH 值增高。对正在吸氧的患者，要注明氧气流量，以便计算该患者每分钟吸入的氧量，而在停止吸氧后应稳定 20 分钟再进行采血。

2. 标本的采集　收集标本时应避免血液与大气接触。大气中的 PO_2 大约为 $0.25mmHg$，比血液中（$40mmHg$）少得多，血液暴露在空气中会降低 CO_2 含量和 PCO_2，使 pH 升高。大气中的 PO_2（$155mmHg$）要比动脉血高 $60mmHg$，比静脉血高 $120mmHg$，标本暴露于大气中 PO_2 可升高。

血气标本采用无菌的、含肝素的 $1 \sim 5ml$ 注射器收集，推荐使用玻璃注射器，避免塑料注射器通过管壁进行气体交换。因温度降低可增加 O_2 的溶出，若使用塑料注射器，标本不能用冰浴保存且必须在 20 分钟内测定。应选择合适的采血针头，虽然较小的针头可减少疼痛、动脉痉挛和血肿的发生，但容易产生泡沫和溶血。

要保证抗凝剂的用量（每毫升血含 0.05mg 肝素），可使用足够的液体肝素（500U/ml 或 5mg/ml）吸入注射器，尽可能湿润注射器整个内表面，然后排出液体肝素，只留下注射器死区的肝素（约 0.1ml）即可。

动脉采血部位可选择桡动脉、肱动脉、股动脉和足背动脉，以桡动脉最常用，因其位置浅表易于触及，周围无大静脉伴行，不易误取静脉血。用肝素化注射器穿刺入动脉血管后，让注射器芯随动脉血进入注射器而自动上升，取 $1 \sim 2ml$ 血液。拔针后注射器不能回吸，只能外推使血液充满针尖空隙,并排出第一滴血弃之,立即用橡皮帽或橡皮泥封住针头以隔绝空气。用双手来回搓动注射器20s使血液与肝素充分混合,立即送检。

对于需要反复多次测定血气、酸碱指标的患者,或动脉血采集困难的婴幼儿也可采集动脉化毛细血管血。动脉化毛细血管血是通过在采血部位热敷,加速循环,血管扩张,使局部毛细血管血液中PO_2或PCO_2与毛细血管动脉端血液相近。采血部位可用手指、耳垂、婴儿足跟、拇指或头皮。在采血部位用45℃热水热敷5~15分钟至局部皮肤发红,常规消毒后,用针刺入3mm,使血液自动流出,弃去第一滴血后,迅速用肝素化毛细玻璃管一端接触血液直至血液充满全管。管内放置一枚钢针,立即用橡皮泥封闭两端,用小磁铁在管外移动,使血液与肝素充分混合,置低温处待测。

3. 标本的贮存 全血采集后,因血细胞继续进行代谢,O_2不断被消耗,CO_2不断产生,故采血后应尽快测定。如果采集后30分钟内不能检测,应将标本放入冰浴中保存,使其温度降至0~4℃,但最多不能超过2小时。

(二)仪器分析性能和测定过程的质量保证

血气分析仪一般由两部分构成,一是电极系统,是血气分析仪的核心部分,将测定样品中H^+、O_2和CO_2的物理和化学信号转换成电信号。二是将检测信号进行放大、计算和显示的信息处理系统。要得到准确的血气分析结果,仪器分析性能的保证非常重要。必须严格按照操作手册规定的维护保养程序定期对仪器进行保养。仪器的标本通道和测定室的冲洗特别重要,血块堵塞将影响电极膜的响应使测定和校正受到干扰。

血气检测中最易引起误差的是电极,由于电极不能稳定很长时间,须定时用标准液体和气体来定标和校准。pH电极系统使用6.841(37℃)和7.383(37℃)的标准缓冲液定标,O_2和CO_2电极系统使用含5%和20%以及含10%不含O_2的两种混合气体进行定标。测定PCO_2或PO_2过高的标本后,电极可能存在短时间的"记忆效应",应执行冲洗后再继续测定。

准确恒定的温度是精确进行血气分析的基础,应当保证血气分析的温度控制在37℃±0.1℃范围内。送检的标本如放置在冰水中保存,应取出在室温平衡后才能测定。

标本放置后易出现血液分层,因此在注入分析仪之前必须充分混匀。还要注意排除注射器顶端死腔中易出现的凝血,否则会堵塞分析仪管路造成结果不准。

(三)质控物的使用

目前使用的血气分析质控物主要有人造血氟碳化合物乳剂、水溶性缓冲液和张力平衡的全血等。不同类型的商品质控物均提供高、正常、低三种浓度规格,并标明允许误差范围。

人造血氟碳化合物乳剂的性质与人血近似,较稳定且便于贮存。其氧容量、有机物的pK值、黏度、温度系数(-0.009pH/℃)等均与人血液十分接近。振摇后开启使用时表面有一层泡沫状氟碳化合物,可隔绝空气使质控液至少3分钟内不会出现气体成分的变化,其气体含量受室温的影响较小,这些特点给用户使用带来很大的方便。

水溶性缓冲液是用Na_2HPO_4、KH_2PO_4及$NaHCO_3$配成不同的缓冲液,再与不同浓度的CO_2和O_2平衡,提供pH、PO_2、PCO_2参数预定值,加入防腐剂储存,具有稳定、使用方便等特点。但此类质控液与人血液有差异,且受温度的影响较大,其水相中的PCO_2随温度升高而降低,pH则增加。因此在使用前应置室温30分钟以上,充分振摇使气相与液相平衡后方可使用。

三、血气分析常用指标、参数及临床意义

（一）酸碱度

血液的酸碱度用 pH 表示，即血液中 H^+ 浓度的负对数。通常采用动脉血或动脉化毛细血管血，密封采血，在不接触空气及 37℃ 条件下测定。动脉血 pH 受血液缓冲对的影响，血液缓冲对以 H_2CO_3 缓冲对为主，根据 Hendersen-Hasselbalch 方程可计算出血液的 pH。当 $[HCO_3^-]/[H_2CO_3]$ 为 20/1 时，pH 保持在 7.40。

【参考区间】　动脉血 pH 7.35～7.45，相当于 $[H^+]$ 为 35～45nmol/L。

【临床意义】　血液 pH 处于参考区间可能有三种情况：①酸碱平衡正常；②存在酸碱平衡紊乱，但代偿良好；③有强度相近的酸中毒和碱中毒，使 pH 变动相互抵消。pH 低于 7.35 为酸中毒，pH 高于 7.45 为碱中毒。单纯依靠血液 pH 本身不能区分酸碱平衡紊乱的类型，也不能判定是呼吸性或代谢性酸碱平衡紊乱。

（二）二氧化碳分压

二氧化碳分压（partial pressure of carbondioxide，PCO_2）是指物理溶解在血液中的 CO_2 所产生的压力。PCO_2 是反映肺泡通气情况和呼吸性酸、碱中毒的重要指标。

【参考区间】　动脉血 PCO_2 4.66～5.99kPa（35～45mmHg）。

【临床意义】　PCO_2 <4.66kPa 时为低碳酸血症，提示肺通气过度，CO_2 呼出过多，见于呼吸性碱中毒或代谢性酸中毒的代偿期。PCO_2 >5.99kPa 时为高碳酸血症，提示肺通气不足，有 CO_2 潴留，见于呼吸性酸中毒或代谢性碱中毒代偿期。

（三）氧分压

氧分压（partial pressure of oxygen，PO_2）是指血浆中物理溶解的 O_2 所产生的压力，是判断缺氧程度和呼吸功能的敏感指标。

【参考区间】　动脉血 PO_2 75～100mmHg（10.0～13.3kPa）。

【临床意义】　PO_2 <55mmHg 时提示呼吸功能衰竭；PO_2 <30mmHg 可危及生命。

（四）氧饱和度

氧饱和度（oxygen saturation，SO_2）是指血液在一定的 PO_2 下，氧合血红蛋白（HbO_2）占全部 Hb 的百分比。

【参考区间】　95%～98%。

【临床意义】　SO_2 用于判断 Hb 与 O_2 的亲和力，反映体内有无缺 O_2 的情况，<90% 表示呼吸衰竭，<80% 表示严重缺氧。

（五）标准碳酸氢盐

标准碳酸氢盐（standard bicarbonate，SB）是指在标准条件下（37℃，经 PCO_2 为 40mmHg，PO_2 为 100mmHg 的混合气体平衡后）测得的血浆 HCO_3^- 含量。

【参考区间】　22～27mmol/L。

【临床意义】　SB 排除了呼吸因素的影响，是反映代谢性酸、碱中毒的可靠指标。SB 升高为代谢性碱中毒，SB 降低为代谢性酸中毒。

（六）实际碳酸氢盐

实际碳酸氢盐（actual bicarbonate，AB）是指血浆中 HCO_3^- 的实际浓度。

【参考区间】 22 ~ 27mmol/L。

【临床意义】 动脉血 AB 虽是代谢性酸、碱中毒的指标,但也受呼吸因素影响而发生继发性改变。正常人 AB 与 SB 相等。AB>SB 表明有 CO_2 滞留,为呼吸性酸中毒;AB<SB 表明 CO_2 排出过多,为呼吸性碱中毒;两者均增高为代偿性碱中毒;两者均降低为代偿性酸中毒。

(七)二氧化碳总量

二氧化碳总量(total carbon dioxide content,TCO_2)是指血浆中各种形式存在的 CO_2 总量。其中绝大部分是以 HCO_3^- 形式,少量以物理溶解、蛋白质氨基甲酸酯、碳酸及 CO_3^{2-} 等形式存在。TCO_2 是代谢性酸、碱中毒的指标之一,但受体内呼吸及代谢两方面因素的影响,通过以下公式计算获得:

$$TCO_2(mmol/L) = [HCO_3^-](mmol/L) + PCO_2(mmHg) \times 0.03$$

【参考区间】 23 ~ 28mmol/L。

【临床意义】 增高见于代谢性碱中毒或呼吸性酸中毒;降低见于代谢性酸中毒或呼吸性碱中毒。

(八)缓冲碱

缓冲碱(buffer base,BB)是指全血中具有缓冲作用的阴离子总和,包括 HCO_3^-、Hb、血浆蛋白及少量的有机酸盐和无机磷酸盐。由于 BB 不仅受 Hb 和血浆蛋白的影响,而且还受电解质及呼吸因素的影响。因此,一般认为它不能确切反映代谢性酸碱平衡状态。

【参考区间】 全血 BB45 ~ 54mmol/L,血浆 BB41 ~ 43mmol/L。

【临床意义】 BB 增高为代谢性碱中毒或呼吸性酸中毒,BB 降低为代谢性酸中毒或呼吸性碱中毒。

(九)碱剩余

碱剩余(base excess,BE)是指在 37℃ 和 PCO_2 为 40mmHg 时,将 1L 全血的 pH 调整到 7.4 时所消耗的酸量或碱量。若需要加入酸调整,表示被测血液的碱过多,BE 为正值;若需要加入碱调整,说明被测血液的碱缺失,BE 为负值。BE 不受呼吸因素的影响,是反映代谢性酸、碱中毒的指标,可通过以下公式计算获得:

$$BE = [HCO_3^-] - 24.8 + 16.2 \times (pH - 7.4)$$

【参考区间】 全血 -3 ~ +3mmol/L。

【临床意义】 BE 正值为代谢性碱中毒,BE 负值为代谢性酸中毒。

(十)阴离子隙

阴离子隙(anion gap,AG)是指血浆中未测定的阴离子(undetermined anion,UA)与未测定的阳离子(undetermined cation,UC)的差值。目前临床实验室所测的阴离子仅为 Cl^- 和 HCO_3^-,占阴离子总量的 85%,而测定的 Na^+ 占阳离子的绝大部分(约 90%),所以 UA 包括 Pr^-、HPO_4^{2-}、SO_4^{2-} 和有机酸(乳酸、β-羟丁酸、乙酰乙酸等)阴离子;UC 包括 K^+、Ca^{2+}、Mg^{2+} 等。因血液中阴阳离子的当量数相等,则:

$$Na^+ + UC = HCO_3^- + Cl^- + UA$$

$$AG(mmol/L) = UA - UC = Na^+ - (HCO_3^- + Cl^-)$$

【参考区间】 8 ~ 16mmol/L。

【临床意义】 AG 降低少见,增高的意义较大,可帮助区分代谢性酸中毒的类型和诊断混合型酸碱平衡紊乱。AG 增高为代谢性酸中毒,常见于固定酸增多的情况,如肾功能衰竭、酮症酸中毒、乳酸中毒、水杨酸中毒等。但对于因肾小管病变、肠瘘等引起 HCO_3^- 丢失而 Cl^- 代偿增多的高氯型代谢性酸中毒,AG 值可正常。

四、酸碱平衡紊乱

机体在正常情况下不断产生酸性或碱性物质进入血液,但血液 pH 却不发生显著变化,这是由于机体对酸碱负荷有强大的缓冲能力和有效的调节功能,使血液 pH 能够维持在 7.35 ~ 7.45 之间。机体这种调节酸碱物质水平,维持血液 pH 值在正常范围内的过程称为酸碱平衡。在病理情况下,体内酸碱物质的变化超过了机体的调节能力,或调节机制障碍,就会导致酸碱平衡紊乱。

(一)酸碱平衡的调节

体内酸碱平衡的调节体系主要包括血液缓冲作用、肺和肾的调节机制,肌肉、骨骼和肝脏等组织器官也有一定的调节作用。

1. 血液的缓冲作用 血液缓冲系统由弱酸(缓冲酸)及其相对应的共轭碱(缓冲碱)组成,血液的缓冲体系主要有碳酸氢盐缓冲系统、磷酸盐缓冲系统、血浆蛋白缓冲系统、血红蛋白和氧合血红蛋白缓冲系统组成。其中以碳酸氢盐($[HCO_3^-]$/$[H_2CO_3]$)缓冲体系最重要,这是因为:①含量高,缓冲能力强,占血液缓冲总量的 50% 以上;②HCO_3^- 和 H_2CO_3 的浓度可通过肾及肺进行调节。血液缓冲系统的反应最为迅速,但缓冲作用不能持久。

2. 肺的调节作用 肺通过改变 CO_2 的排出量来调节血浆 H_2CO_3 浓度,使血浆中 HCO_3^- 与 H_2CO_3 比值接近正常,以保持 pH 值相对恒定。当 pH 下降、PCO_2 上升、PO_2 降低时,通过颈动脉窦、主动脉弓等感受器刺激呼吸中枢,使呼吸加深加快,增加肺的通气量,排出更多的 CO_2,从而降低 H_2CO_3 或 PCO_2,实现反馈调节。因 H_2CO_3 能通过肺以 CO_2 气体形式排出体外,故称为挥发性酸;而其他不能通过肺排出体外的酸称为固定酸,如 H_2SO_4、$H_2PO_4^-$、乳酸等有机酸。肺的调节作用效能最大,缓冲作用于 30 分钟时达最高峰。

3. 肾的调节作用 肾对酸碱的调节主要是通过肾小管细胞的活动来实现的,其作用机制主要有:①肾小管分泌 H^+(在尿液中与固定酸根结合而排出),回收 Na^+(重吸收 $NaHCO_3$);②肾小管分泌 NH_3,NH_3 在尿液中与 H^+ 形成 NH_4^+ 而排出;③当 HCO_3^- 浓度超过肾阈值(28mmol/L)时,肾可直接排出多余的 HCO_3^-。肾脏的调节作用发挥较慢,但效率高,持续时间长,对排泄固定酸和调节 $[HCO_3^-]$ 有重要作用。

(二)单纯性酸碱平衡紊乱

单纯性酸碱平衡紊乱分为代谢性酸中毒、代谢性碱中毒、呼吸性酸中毒和呼吸性碱中毒四种类型。

1. 代谢性酸中毒 代谢性酸中毒为原发性 $[HCO_3^-]$ 降低导致血浆 pH 下降。常见原因有:①体内固定酸产生或摄入过量,超过了肾脏排酸能力,如糖尿病酮症酸中毒、乳酸酸中毒、水杨酸中毒、甲醇中毒等;②体内酸产生正常但排泄减少,如肾功能衰竭、醛固酮缺乏等;③体内 HCO_3^- 丢失过多或被稀释,如严重腹泻、肠道瘘管、快速输入大量无 HCO_3^- 的葡萄糖或生理盐水等。

代谢性酸中毒的代偿机制:①呼吸调节:血液 H^+ 增加,刺激呼吸中枢兴奋,加大肺通气量,使 CO_2 排出增多,维持 $[HCO_3^-]/[H_2CO_3]$ 比值接近正常,使 pH 恢复到正常范围;②肾脏的调节:在非肾病所致的酸中毒时,肾才能发挥调节作用。肾通过加强 H^+-Na^+ 交换,分泌有机酸以及排泄 NH_4^+,调节和恢复血浆 HCO_3^- 浓度及 pH,同时使尿液酸化。代谢性酸中毒实验室指标变化见表 7-3。

表 7-3　代谢性酸中毒和代谢性碱中毒实验室指标的变化

检验项目	酸中毒			碱中毒		
	未代偿	部分代偿	完全代偿	未代偿	部分代偿	完全代偿
pH	↓	↓	正常	↑	↑	正常
BE	<−3	<−3	<−3	>3	>3	>3
AB	↓	↓	↓	↑	↑	↑
SB	↓	↓	↓	↑	↑	↑
BB	↓	↓	↓	↑	↑	↑
TCO_2	↓	↓	↓	↑	↑	↑
PCO_2	正常	↓	↓	正常	↑	↑

注:表中"↑"表示上升;"↓"表示下降;BE 单位为 mmol/L

2. 代谢性碱中毒　代谢性碱中毒为原发性 $[HCO_3^-]$ 增多导致血浆 pH 升高。常见原因有:①酸性物质丢失过多,如剧烈呕吐及胃液抽吸引起含 HCl 胃液大量丢失,使肠液 HCO_3^- 因未被胃酸中和而吸收增加,导致血浆 HCO_3^- 浓度升高;又如应用利尿剂时,H^+ 经肾大量丢失使,HCO_3^- 大量被重吸收。②摄入过多的碱,如服用大量的碱性药物。③低钾血症时,细胞内 K^+ 向细胞外转移,而细胞外 H^+ 向细胞内转移,同时肾小管 K^+-Na^+ 交换减弱,代之 H^+-Na^+ 交换增强,H^+ 排出增多,使 HCO_3^- 重吸收增多,导致低钾性碱中毒。

代谢性碱中毒的代偿机制:①缓冲作用:血液中增加的 HCO_3^- 由来自磷酸盐、细胞内液及蛋白质中的 H^+ 中和,维持 pH 在正常参考区间;②呼吸调节:由于 H^+ 浓度降低抑制呼吸中枢,使通气量减少,CO_2 潴留,PCO_2 升高,调节 $[HCO_3^-]/[H_2CO_3]$ 比值趋于正常,维持 pH 的稳定;③肾脏的调节:肾脏通过使尿中 HCO_3^- 排出增多,改善碱中毒的程度。代谢性碱中毒实验室指标变化,见表 7-3。

3. 呼吸性酸中毒　呼吸性酸中毒为原发性 PCO_2 升高导致血浆 pH 下降。常见原因有:①呼吸中枢抑制:如颅脑损伤、脑血管意外、呼吸中枢抑制剂(吗啡、巴比妥类)及麻醉剂用量过大等;②肺和胸廓疾病:如呼吸窘迫综合征、肺气肿、气胸、胸膜腔积液、胸廓畸形等。

呼吸性酸中毒的代偿机制:①血液缓冲作用:急性期在 10～15 分钟内即出现血浆 HCO_3^- 浓度明显升高,维持 pH 在正常范围;②呼吸调节:高碳酸血症可以刺激呼吸中枢,使呼吸加快加深,加速 CO_2 排出;③肾脏调节:主要表现为肾小管加强排 H^+ 保 Na^+ 作用,增加 HCO_3^- 的重吸收,使血浆中 HCO_3^- 增多。呼吸性酸中毒实验室指标变化见表 7-4。

4. 呼吸性碱中毒　呼吸性碱中毒为原发性 PCO_2 降低导致血浆 pH 升高。常见原因有:①呼吸中枢受到直接刺激或精神性障碍:如脑炎、脑外伤、脑肿瘤、脑血管障碍、癔症等;②低氧血症:如严重贫血、高原缺氧等;③肺部功能紊乱致呼吸过度:如肺炎、哮喘、肺栓塞等。

表 7-4　呼吸性酸中毒和呼吸性碱中毒实验室指标的变化

检验项目	酸中毒			碱中毒		
	未代偿	部分代偿	完全代偿	未代偿	部分代偿	完全代偿
pH	↓	↓	正常	↑	↑	正常
BE	正常	>3	>3	正常	<-3	<-3
AB	稍↑	↑	↑	稍↓	↓	↓
SB	正常	↑	↑	正常	↓	↓
BB	稍↑	↑	↑	稍↓	↓	↓
TCO₂	稍↑	↑	↑	稍↓	↓	↓
PCO₂	↑	↑	↑	↓	↓	↓

注：表中"↑"表示上升；"↓"表示下降；BE 单位为 mmol/L

呼吸性碱中毒的代偿机制：①血液缓冲作用：在急性期由来自红细胞内 Hb、细胞内蛋白质和磷酸盐缓冲对以及细胞代谢产生的乳酸提供 H^+，消耗 HCO_3^-，使 HCO_3^- 浓度降低；②肾脏调节：主要由肾小管减少 H^+ 的分泌，减少 H^+-Na^+ 交换，肾小管对 HCO_3^- 的重吸收减少，从而增加 HCO_3^- 排出，减少 H^+ 排泄。呼吸性碱中毒实验室指标变化见表 7-4。

（三）混合性酸碱平衡紊乱

当机体同时存在两种或三种单纯性酸碱平衡紊乱时，称为混合性酸碱平衡紊乱。

1. 相加型二重酸碱平衡紊乱　本类型是指同时存在两种性质的酸中毒或碱中毒，pH 明显变化，PCO_2 和 [HCO_3^-] 呈反向变化。

（1）代谢性酸中毒合并呼吸性酸中毒：此种类型紊乱是两型酸中毒合并存在，有明显的 pH 降低。由于代谢性酸中毒为 [HCO_3^-] 原发降低，PCO_2 代偿减少；呼吸性酸中毒为原发 PCO_2 增高，[HCO_3^-] 经代偿升高，因此二者可能互相抵消而增、减不明显。一般情况下，原发变化比继发变化显著，AG 可增高，血浆 K^+ 可增高，若有低 K^+ 则表示严重 K^+ 缺乏。此型常见于严重通气障碍引起呼吸性酸中毒，同时因持续缺氧而发生代谢性酸中毒，如心搏骤停、急性肺水肿、慢性阻塞性肺疾患严重缺氧等。

（2）代谢性碱中毒合并呼吸性碱中毒：此种类型紊乱是两型碱中毒合并存在，有明显的 pH 增高。由于代谢性碱中毒为原发性 [HCO_3^-] 增高，经代偿出现 PCO_2 增高；而呼吸性碱中毒为原发性 PCO_2 降低，代偿使 [HCO_3^-] 减少，因此 [HCO_3^-] 与 PCO_2 的变化因相互抵消而变化不如单纯性碱中毒明显，造成两者出现反向变化。此型常见于各种危重患者；高热伴呕吐患者；肝功能衰竭、败血症和严重创伤伴呕吐或明显利尿患者。

2. 相反型二重酸碱平衡紊乱　本类型是指某型酸中毒伴有某型碱中毒，包括三种情况。

（1）代谢性酸中毒合并呼吸性碱中毒：此型 pH 可高可低或正常，取决于两种紊乱的不同程度，但 [HCO_3^-] 和 PCO_2 都明显降低，即出现同向明显下降。常见于水杨酸或乳酸盐中毒，肾功能衰竭或糖尿病酮症伴有高热或呼吸过度者以及严重肝病或败血症者。

（2）呼吸性酸中毒合并代谢性碱中毒：呼吸性酸中毒因原发性 PCO_2 增高而 [HCO_3^-] 代偿升高，代谢性碱中毒因原发性 [HCO_3^-] 增高而使 PCO_2 继发增高，二者结果表现为 [HCO_3^-] 与 PCO_2 同向明显升高，而 pH 变化不明显。常见于慢性肺功能不全伴呕吐、使用利尿剂患者。

（3）代谢性酸中毒合并代谢性碱中毒：此型 [HCO_3^-] 与 PCO_2 呈相反变化，有不同程度抵消,pH 变化不明显。高 AG 对此型紊乱的诊断有重要意义,当患者 AG 增高但[HCO_3^-]增高或正常或[HCO_3^-]降低小于 AG 增高,可能为混合性代谢性酸、碱中毒。

3. 三重性酸碱平衡紊乱 三重性酸碱平衡紊乱是在呼吸性酸碱平衡紊乱的基础上合并代谢性酸中毒伴代谢性碱中毒。可见于肺功能不全致 CO_2 潴留,同时使用强利尿剂失 K^+ 过多,表现为呼吸性酸中毒合并代谢性酸中毒伴代谢性碱中毒的三重性酸碱平衡紊乱;严重肝病所致的呼吸性碱中毒,出现乳酸与酮症性酸中毒,同时伴有呕吐,表现为呼吸性碱中毒合并代谢性酸中毒伴代谢性碱中毒。

(四)酸碱平衡紊乱的判断

酸碱平衡紊乱的判断必须在充分掌握原发病的基础上,结合病史、临床治疗情况、血气分析、电解质等检测指标的变化,以及肺、肾功能等进行综合分析。具体的方法有血液酸碱图分析、表格归纳法、代偿预估值计算法及计算机软件分析法。以下主要介绍代偿预估值计算法。

1. 病史分析 患者的病史和临床表现为判断酸碱平衡紊乱提供了重要线索,通过分析患者病史可大致估计是由于呼吸因素还是代谢因素引起的酸碱平衡紊乱,再结合患者用药情况、肾功能、肺功能状态等的综合分析,对正确判断酸碱平衡紊乱的性质和程度具有重要作用。通常可根据原发病判断引发的原发性酸碱平衡紊乱,依据病情演变判断可能引发的继发性酸碱平衡紊乱。

2. 检测指标分析 酸碱平衡紊乱实验诊断指标主要为 pH、PCO_2、HCO_3 三项,首先根据 pH 的变化判断酸碱中毒,再根据 PCO_2 和 HCO_3^- 指标的变化来确定酸碱平衡紊乱的性质。

(1)pH 异常:如 pH<7.35 为酸中毒,pH>7.45 为碱中毒。根据 PCO_2 与 HCO_3^- 哪个指标变化方向与 pH 的变化相对应来确定酸碱平衡紊乱属于代谢性还是呼吸性。若 PCO_2 与 HCO_3^- 变化方向都与 pH 的变化相应,则根据 PCO_2 与 HCO_3^- 哪个偏离正常均值幅度大来确定代谢性的还是呼吸性的。

(2)pH 正常:pH 正常也可能存在酸碱失衡,应考虑是否为代偿性或混合性酸碱平衡紊乱。具体的判断需要结合病史和其他血气分析指标及代偿情况进行综合分析。

3. 代偿预估值计算及分析 在酸碱平衡紊乱时,代谢性酸碱失衡主要靠肺代偿,而呼吸性酸碱失衡主要靠肾代偿。机体的代偿调节有一定的规律性,即有一定的方向性、一定的代偿范围(代偿预计值)和代偿的最大限度。符合代偿调节规律的为单纯性酸碱平衡紊乱,不符合代偿调节规律的为混合性酸碱平衡紊乱。

代谢性酸碱平衡紊乱时,原发性变化指标为[HCO_3^-],PCO_2 出现代偿性变化。呼吸性酸碱紊乱时,原发性变化指标为 PCO_2,[HCO_3^-]出现代偿性变化。一般来说,代谢性酸中毒的呼吸代偿数分钟内开始,24 小时内就可达到最大代偿;代谢性碱中毒呼吸代偿需 1 小时开始,3～5 天可达到最大代偿;呼吸性酸中毒的肾代偿 1 天后开始,5～7 天达到最大代偿;呼吸性碱中毒的肾代偿 6～18 小时开始,3 天可达到最大代偿。代偿是继发的而且是有限的,代偿程度视病程的长短、病情的轻重缓急以及代偿器官的功能而定。单纯性酸碱紊乱的代偿预计值可按表 7-5 的公式计算,原发呼吸性酸中毒和呼吸性碱中毒分别以>72h 和>48h 作为选择慢性代偿计算的依据。

在确定原发紊乱后,将相应的测定值代入相应公式计算。若测定结果落在代偿范围内,表示代偿正常,为单纯性酸碱平衡紊乱;如果测定结果低于或超过预计代偿范围,表示存在混合性酸碱平衡紊乱。若实测 HCO_3^- 或 PCO_2 超出代偿极限,无论 pH 值正常与否,均可直接判断为混合酸碱平衡紊乱。

表 7-5 单纯性酸碱紊乱时的代偿预计值

紊乱类型	原发变化	代偿变化	代偿时限	预计值公式	代偿极限
代谢性酸中毒	$[HCO_3^-]\downarrow$	$PCO_2\downarrow$	$12\sim24h$	$PCO_2=40-(24-[HCO_3^-])\times1.2\pm2$	10 mmHg
代谢性碱中毒	$[HCO_3^-]\uparrow$	$PCO_2\uparrow$	$3\sim5d$	$PCO_2=40+([HCO_3^-]-24)\times0.9\pm5$	55mmHg
急性呼吸性酸中毒	$PCO_2\uparrow$	$[HCO_3^-]\uparrow$	几分钟	$[HCO_3^-]=24+(PCO_2-40)\times0.07\pm1.5$	30 mmol/L
慢性呼吸性酸中毒	$PCO_2\uparrow$	$[HCO_3^-]\uparrow$	$5\sim7d$	$[HCO_3^-]=24+(PCO_2-40)\times0.4\pm3$	$42\sim45mmol/L$
急性呼吸性碱中毒	$PCO_2\downarrow$	$[HCO_3^-]\downarrow$	几分钟	$[HCO_3^-]=24-(40-PCO_2)\times0.2\pm2.5$	18 mmol/L
慢性呼吸性碱中毒	$PCO_2\downarrow$	$[HCO_3^-]\downarrow$	$2\sim3d$	$[HCO_3^-]=24-(40-PCO_2)\times0.5\pm2.5$	$12\sim15mmol/L$

注:表中 PCO_2 单位为 mmHg;$[HCO_3^-]$ 单位为 mmol/L

根据代偿情况和病程的分析有助于判断酸碱平衡紊乱的类型,见表 7-6。例如,代谢性酸中毒在 $[HCO_3^-]$ 下降后病程不到 12 小时,若 PCO_2 未能达到代偿预估值范围(即大于代偿预估值范围),说明为单纯性酸碱紊乱;若 PCO_2 已下降并超过代偿预估值范围(即小于代偿预估值范围),说明合并呼吸性碱中毒。又如代谢性酸中毒在 $[HCO_3^-]$ 下降后病程超过 24 小时,如 PCO_2 大于代偿预估值范围,说明合并呼吸性酸中毒;如 PCO_2 小于代偿预估值范围,说明合并呼吸性碱中毒。

表 7-6 根据代偿情况判断酸碱平衡紊乱类型

实际测定值	病 程	酸碱紊乱类型
在代偿预估值范围内	已达代偿时限	单纯性
	未达代偿时限	混合性
未达代偿预估值	未达代偿时限	单纯性
超过代偿预估值	未达代偿时限	混合性
在代偿预估值范围外	超过代偿时限	混合性

4. 三重性酸碱平衡紊乱判断 三重性混合型酸碱平衡紊乱比较复杂,必须在充分了解原发病情的基础上结合 pH、PCO_2、HCO_3^- 以及 AG 值、代偿预估值、潜在 $[HCO_3^-]$、电解质等实验室检查进行综合分析后才能得出正确结论。由于同一患者不可能同时存在呼吸性酸中毒和呼吸性碱中毒,故判断三重性酸碱平衡紊乱的关键是代谢性酸中毒与代谢性碱中毒共存时的鉴别。鉴别诊断的步骤为:①根据病情及 PCO_2 变化确定是呼吸性酸中毒还是呼吸性碱中毒,并计算其代偿预估值;②计算 AG 值是否升高,确定高 AG 代谢性酸中毒的存在;③计算潜在 $[HCO_3^-]$(实测 HCO_3^-+ΔAG),如潜在 $[HCO_3^-]$ 大于代偿预估值,则说明同时有代谢性碱中毒的存在。

三重性酸碱平衡紊乱的代谢性酸中毒既可以是高 AG 代谢性酸中毒,也可以是高氯(正常 AG)性代谢性酸中毒。AG 值是区分代谢性酸中毒类型的重要指标,通过计算 AG 值能发现潜在的代谢性酸中毒。对于呼吸性酸、碱中毒合并高 AG 代谢性酸中毒和代谢性碱中毒,AG 与 $[HCO_3^-]$ 呈等量单向变化的关系,可根据其增高的 AG 值不变作为判断高 AG 代谢性酸中毒的依据。但高氯性代谢性酸中毒与其他单纯型酸碱失衡并存时,其 $[Cl^-]$ 值可有不同的改变,即 $[Cl^-]$ 与 $[HCO_3^-]$ 呈等量多向变化的关系,故难以用 $[Cl^-]$ 增高来判断高氯性三重性酸碱平衡紊乱。

五、病 例 分 析

【病史】　患者,男,45 岁。因恶心,头痛 36 小时,昏迷 2 小时就诊。患者意识模糊,皮肤干燥弹性差,面色潮红,四肢冷。血压 110/70mmHg,心率 98 次/分。1 型糖尿病史 13 年,1 周来自觉口干、多尿,饥饿感明显加重。

【实验室检查】　尿糖(+++),酮体(+),血糖 21.5mmol/L。动脉血气和电解质分析结果:pH 7.02,PCO_2 16mmHg,PO_2 110mmHg,[HCO_3^-]4.5mmol/L,Na^+ 135mmol/L,K^+ 4.0mmol/L,Cl^- 100.5mmol/L。

【初步诊断】　1 型糖尿病引起的酮症酸中毒。

【诊断依据】

1. 根据病史和查体,昏迷原因考虑为糖尿病酮症酸中毒可能性大。

2. pH<7.35,[HCO_3^-]明显降低,并且与 pH 的变化相对应,可初步判断为代谢性酸中毒。

3. 代偿计算:$PCO_2 = 40 - (24 - 4.5) \times 1.2 \pm 2 = (16.6 \pm 2)$ mmHg,测得的 PCO_2 在此范围内。因糖尿病为慢性疾病有较长的代偿时间,故 PCO_2 降低是代偿变化。

4. AG = 135 - (100.5 + 4.5) = 30,AG 增高进一步证实为代谢性酸中毒,是由于酮酸积蓄所致。

📖 **学习小结**

　　体液以细胞膜为界分为细胞内液和细胞外液。体液中电解质阴阳离子当量数相等处于电中性,钠是细胞外液主要的阳离子,钾是细胞内液主要的阳离子。水平衡紊乱可表现为总体水过少或过多,根据血浆钠浓度的变化分为高渗性、等渗性和低渗性三种。血清中[Na^+]< 135mmol/L 称为低钠血症,[Na^+]> 145mmol/L 称为高钠血症。血清[K^+]< 3.5mmol/L 称为低钾血症,[K^+]>5.5mmol/L 称为高钾血症。氯是细胞外的主要阴离子,氯在体内的变化基本与钠一致。血清钠、钾可通过离子选择电极法或光谱法测定,血清氯可用电化学法和分光光度法测定。

　　血液气体主要指血液中的 O_2 和 CO_2,氧在血液中主要以与血红蛋白化学结合的方式运输,血液中的 CO_2 以物理溶解、与 HCO_3^- 结合和形成氨基甲酸血红蛋白三种形式存在。血气分析是通过血气分析仪直接测定血液 pH、PCO_2、PO_2 三项指标,利用公式推算出其他指标,由此对呼吸功能及酸碱平衡进行判断的分析技术。血气分析要做好患者准备、标本采集处理、上机测定等过程的质量管理,确保检测结果的准确可靠。

　　机体通过调节酸碱物质含量及其比例,维持血液 pH 值在正常范围内的过程称为酸碱平衡。酸碱平衡的调节主要通过体液的缓冲作用以及肺和肾的调节作用来维持。酸碱平衡紊乱可分为单纯性酸碱平衡紊乱和混合性酸碱平衡紊乱,临床上对酸碱平衡紊乱的诊断必须结合病史、血气分析、电解质测定结果以及临床表现等资料进行综合分析。

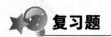 **复习题**

1. 体内液体是如何分布的？机体水平衡是如何调节的？
2. 请您总结水平衡紊乱的类型及其发生的原因。
3. 钠、钾平衡紊乱各有何特点？
4. 有哪些因素会影响血钾的浓度？
5. 简述血清钠、钾、氯测定的方法和原理。
6. 血气分析的测定指标和计算指标各有哪些？有何临床意义？
7. 单纯性酸碱平衡紊乱有哪些类型？各型的实验室指标如何变化？
8. 如何判断混合性酸碱平衡紊乱？

（林孟戈）

第 八 章

微量元素与维生素的生物化学检验

学习目标 ▐▌▌

1. **掌握** 微量元素和维生素的概念和分类。主要微量元素及维生素的代谢及代谢紊乱、生物学功能。
2. **熟悉** 微量元素和维生素样品的采集和保存以及检测方法;微量元素及维生素与疾病的关系。有害的微量元素对健康的影响。
3. **了解** 微量元素和维生素的食物来源及其他微量元素、维生素的生理功能。

研究微量元素和维生素与疾病和健康的关系在整个人类历史的进程中日益得到了重视和发展。微量元素和维生素的缺乏与过量都可引起疾病,甚至死亡。微量元素和维生素相互间既彼此协同,又相互拮抗,从而保持平衡状态。研究微量元素和维生素的生物学功能、代谢状况以及与疾病的关系,对预防和诊治疾病具有十分重要的意义。

第一节 微量元素的生物化学检验

微量元素与疾病的关系,早在 18 世纪就已开始研究,1850 年科学家通过对土壤、水、食品中含碘量的综合分析,证实甲状腺肿与环境缺碘的关系,1869 年又发现锌与生物的生长发育相关。19 世纪,随着检测技术的进步和发展,微量元素与健康和疾病关系的研究取得了日新月异的发展。

一、微量元素的生物学特性

(一)基本概念

人体由各种化学元素组成,根据元素在体内的含量和机体对它们的需要量,可分为宏量元素和微量元素两大类。

宏量元素又称人体必需的常量元素,包括碳、氢、氧、氮、硫、钾、钠、氯、钙、镁和磷等 11 种,占人体总重量 1/10 000 以上,每人每日需要量在 100mg 以上。

微量元素(trace element)指占人体总重量1/10 000以下,每人每日需要量在100mg以下的元素。

(二)微量元素的分类

根据微量元素的生物学性质可分为必需、可能必需、非必需和有害微量元素四大类见表8-1。将微量元素分为必需与非必需,无害或有害,只有相对意义。

表8-1 人体内微量元素的分类

类　别	种　类
必需	铁(Fe)、铜(Cu)、锰(Mn)、锌(Zn)、铬(Cr)、钴(Co)、钼(Mo)、镍(Ni)、钒(V)、锡(Sn)、硒(Se)、碘(I)、氟(F)
可能必需	锶(Sr)、铷(Rb)、硼(B)、硅(Si)
非必需	钛(Ti)、钡(Ba)、铌(Nb)、锆(Zr)、低浓度砷(As)
有害	镉(Cd)、汞(Hg)、铅(Pb)、铝(Al)、高浓度砷(As)

(三)代谢概况

微量元素总的代谢过程是一个生理及动力学过程。人体中的微量元素主要来源于食物、水和空气,主要经胃肠吸收,入血后的微量元素,主要和血浆中的蛋白质,包括白蛋白、运铁蛋白、铜蓝蛋白和α-球蛋白结合,这种结合既有利于微量元素的转化,也有利于将其输送到各组织器官中。微量元素的排泄途径包括尿液、粪便、汗液和毛发。

(四)生物学特性与功能

1. 生物学特性见表8-2。

表8-2 微量元素的生物学特性

生物学特性	描　述	举例说明
同族置换现象	同一族尤其是原子量相同的元素,常能相互置换而改变元素的生物学效应,改变酶的作用及正常性质,从而引起生化紊乱及多种疾病	铅和镉能置换组织结构以及酶中的锌,从而引起病变
协同与拮抗作用	微量元素之间既相互协同,又互相拮抗。这种微量元素之间的多种相互促进和制约关系,对维护机体的生理功能、防治疾病的发生发展具有重要意义	钼能阻碍铁的吸收;过量锌能抑制铁的利用,适量锌又可阻止铁催化的自由基反应;硒能拮抗镉的毒性;铁和锰在消化道的吸收既相互干扰,又协同产生造血效果等
量效关系	微量元素对机体的影响都有一个安全和适宜的范围,超出或低于此范围,都会对机体产生不良影响。必需微量元素摄入不足会出现缺乏症,摄入过量又会出现中毒反应	非必需微量元素(如低浓度砷)不存在缺乏时的生物效应问题,而更应注意的是其过量时(如高浓度砷)的毒害作用

2. 生物学效应见表8-3。

表8-3　微量元素的生物学效应

生物学效应	举例说明
对机体生长发育的影响	铁、铜、锌、碘等常构成酶和激素的成分,可促进机体的生长发育,缺乏则引起生长停滞,造成胚胎及胎儿的分化和发育异常,而补充则可使机体恢复正常
对神经系统的影响	与中枢神经系统的结构和功能关系密切的有锌、锰、铁、铜等元素,缺乏则导致大脑结构功能异常,引起脑底和神经节的广泛病变,表现为智力低下、神经及精神疾病等
对内分泌系统的影响	多种微量元素都能影响人体的内分泌功能,如缺铜可导致垂体、肾上腺皮质及性腺的内分泌功能失常,铜过量则可引起排卵异常造成不孕等
对免疫系统的影响	许多微量元素都直接影响人体免疫功能,如锌可增强机体的免疫功能,硒能刺激抗体的生成,从而增强机体的防御功能

二、主要微量元素的代谢紊乱

(一)铁的代谢及其紊乱

1. 铁的代谢　铁(iron,Fe)在体内的分类和分布见表8-4。

表8-4　铁在人体内的分类和分布

分类	定义	组成	分布
功能铁	具有重要生理功能的铁	血红蛋白约65% 肌红蛋白约6% 含铁酶 运铁蛋白所含的铁	肝、脾最高,肺次之
储存铁25%	可以被立即动用 不能立即被动用	铁蛋白(主要形式) 含铁血黄素	

(1) 铁的吸收:铁吸收的主要部位是十二指肠及空肠上段。影响铁吸收的因素很多,低pH环境和凡能促进 Fe^{3+} 还原为 Fe^{2+} 的物质均能促进铁的吸收如维生素C、谷胱甘肽、胃酸、氨基酸、柠檬酸和胆汁等。相反,与铁形成不溶性物质的,如磷酸盐、草酸、鞣酸等则阻碍铁的吸收。

(2) 铁的转运:吸收入肠黏膜细胞的铁有两条去路:一是在肠黏膜上皮细胞内 Fe^{2+} 重新氧化为 Fe^{3+} ,与脱铁蛋白结合成铁蛋白储存于细胞内;二是进入血液的 Fe^{2+} 在铜蓝蛋白(又称亚铁氧化酶)的催化下氧化成 Fe^{3+} ,再与血浆中的运铁蛋白(Tf)结合而运输,运铁蛋白可将大部分铁运至骨髓合成血红蛋白,小部分运至各组织细胞合成铁蛋白。

(3) 铁的排泄:正常人排铁量很少,铁的排泄主要是伴随体细胞(肠道、皮肤、尿道细胞)的脱落而丢失,女性月经也是丢失铁的主要原因。

2. 生物学功能　①合成血红蛋白和肌红蛋白;②构成人体必需的酶;③参与能量代谢;④参与免疫功能过程。

3. 缺铁性贫血和铁中毒

(1) 缺铁性贫血:缺铁是指机体含铁量低于正常,根据其程度可分三个阶段。第一阶段为铁减少期(ID),属于缺铁的最早期,储存铁减少,血清铁蛋白降低;第二阶段为红细胞生成缺铁期(IDE),又称无贫血缺铁期,血清铁蛋白降低,血清铁降低,总铁结合力增高(运铁蛋白饱和度下降);第三阶段为缺铁性贫血期(IDA),除以上指标异常外,血红蛋白和红细胞比积下降,出现不同程度低色素性贫血。缺铁性贫血是指机体内骨髓、肝、脾等组织中的储存铁消耗殆尽,无法满足正常红细胞生成的需要而发生的贫血。原因包括:①铁的需要量增加而摄入量不足,见于育龄妇女、婴儿和生长发育期的儿童、青少年;②铁的吸收不良,见于胃与十二指肠疾病、长期严重腹泻、胃酸缺乏等;③失血,尤以消化道出血或妇女月经过多更为常见。

缺铁性贫血常见的症状是头晕、头痛、面色苍白、倦怠乏力、心悸和心率加快、眼花耳鸣、活动后气促等。儿童和青少年表现为发育迟缓、体力下降、注意力不集中等。主要体征包括皮肤黏膜苍白、毛发干燥、指甲扁平或反甲等。

缺铁性贫血的常用生化诊断指标包括测定血清铁、总铁结合力、转(运)铁饱和度、铁蛋白及游离原卟啉(FEP)。反映机体铁储备较敏感的实验室指标是铁蛋白。临床治疗主要是去除导致缺铁的原因,补充亚铁制剂。

(2) 铁中毒:分为急性中毒和慢性中毒。急性中毒常见于儿童,多为过量误服亚铁盐类或铁剂注射过量,中毒时出现恶心、呕吐、腹痛、腹泻等急性中毒症状,重者可出现少尿、肾衰竭、肝损害,甚至休克、昏迷而危及生命。慢性中毒也称继发性血色病,见于长期过量服用或注射铁剂以及反复输血等原因引起的含铁血黄素沉着症。临床表现为皮肤色素沉着、不同程度的多脏器损伤。预防铁中毒的关键是提高认识,防止误服或过量服用铁剂,并着眼于原发病的防治。

(二) 锌的代谢及其紊乱

1. 锌的代谢　锌(zinc,Zn)在正常成人总量为 $2 \sim 3g$,62%存在于肌肉,28%存在于骨骼,以视网膜、前列腺及胰腺中的含量为最高。主要在十二指肠和空肠通过锌与小肠和胰腺分泌的小分子量配体—前列腺素 E_2 结合经小肠上皮细胞主动运转而吸收,入血后与白蛋白或运铁蛋白结合运输至肝脏及全身各组织器官。锌主要由粪、尿、汗、乳汁及头发排泄。失血也是失锌的重要途径。锌的需要量与性别、年龄、生长发育有关。

2. 生物学功能　①多种酶的功能成分或激活剂;②促进机体生长发育;③参与免疫功能过程;④促进维生素 A 的正常代谢和生理功能;⑤减少维生素 C 的排泄,与维生素 E 有协同作用。

3. 锌缺乏症和锌中毒

(1) 锌缺乏症:机体缺锌常见于吸收障碍,不良饮食习惯,需求量增大(如妊娠、哺乳、生长期)或丢失过多(如失血、灼伤)等,其临床表现为食欲减退、消化不良、免疫力低下、异食癖(嗜土)、生长发育迟缓、性发育障碍、伤口难以愈合,毛发枯黄等。临床可见营养性侏儒症,原发性男性不育症以及伊朗乡村病、肠源性肢体皮炎、急性心肌梗死等。其防治可采用饮食及锌剂治疗。

(2) 锌中毒:大量口服、外用锌制剂或长期使用锌剂治疗,空气、水源、食品被锌污染都可引起锌中毒。临床表现为呕吐、腹痛、腹泻、厌食、消化道出血等症状。慢性锌中毒主要表现为顽固性贫血。其防治主要是提高对锌中毒危害性的认识,临床上应用金属络合剂给予治疗。

（三）碘代谢及其紊乱

1. 碘的代谢　碘（iodine，I）主要来源于食物。正常成人每日需碘量为 $100\sim300\mu g$，儿童 $50\sim75\mu g$。几乎全部可以在消化道尤其是小肠吸收，入血后与蛋白质结合而运输，其中 $70\%\sim80\%$ 被甲状腺滤泡上皮细胞摄取和浓缩，并转化成活性碘，继而将甲状腺结合球蛋白（TBG）分子中的酪氨酸残基碘化，最终生成一碘酪氨酸（T_1）、二碘酪氨酸（T_2）、三碘甲腺原氨酸（T_3）和四碘甲腺原氨酸（T_4）。碘的排泄 80% 主要从肾脏排出，其他途径包括汗腺、乳腺、肠道等。

2. 生物学功能　碘与甲状腺素（T_3 和 T_4）密切相关，其功能主要通过甲状腺素来完成。甲状腺素所具有的生物学功能都与碘有关，即：①促进蛋白质合成；②促进糖和脂类的氧化分解；③增加产热和基础代谢率，保持正常的机体新陈代谢；④加速生长发育；⑤维持中枢神经系统结构，提高中枢神经系统的兴奋性等。

3. 碘缺乏病与碘过量

（1）碘缺乏病：指长期碘摄入不足所致疾病，具有地域性强的特点，主要有地方性甲状腺肿和呆小病（克汀病）。

地方性甲状腺肿：碘缺乏是地方性甲状腺肿最常见的原因，以甲状腺代谢性肿大，不伴有明显的甲状腺功能改变为特征。甲状腺呈轻度或中度弥漫性肿大，质软，表面平滑，多为对称性弥漫性肿大。病情加重，可触及多个结节，甚至出现局部压迫症状，尿碘明显降低。山区及高原地区发病率较高，特别是碘的需要量增加时，如妊娠、哺乳期更容易造成。

克汀病：是发生在地方性甲状腺肿病区居民后代的一种缺碘的先天性全身性疾病，以智力低下、生长发育迟缓、身材矮小、聋哑、神经运动障碍和甲状腺功能低下为特征。防治措施包括食用碘盐、增加摄入高碘食物、口服碘剂和碘化油肌内注射等。

（2）碘过量：碘过量通常是长期摄入高碘膳食或使用过量的碘剂治疗所造成。常见的有高碘性甲状腺肿和碘性甲状腺功能亢进，后者可伴有多汗、急躁、心悸、体重减轻、手颤抖等症状。防治措施为减少碘的摄入。

（四）硒代谢及其紊乱

1. 硒的代谢　硒（selenium，Se）在人体内的总含量约 $14\sim21mg$，主要经十二指肠吸收，入血后大部分与 α-球蛋白或 β-球蛋白结合，小部分与 VLDL 或 LDL 结合而运输，主要分布于肝、胰腺、胃、脾等。硒大部分由尿排出，部分经胆汁从粪便排出，少量也可经肝、肺和乳汁中排出。

2. 生物学功能　①是谷胱甘肽过氧化物酶（GSH-PX）的重要成分，保护细胞膜，减少过氧化物的毒性损伤；②参与辅酶 A 和辅酶 Q 的合成；③调节维生素 A、C、E、K 的代谢，加强维生素 E 的抗氧化作用；④保护视觉功能的健全；⑤拮抗和降低许多重金属的毒性，是体内抵抗有毒物质的保护剂；⑥增强机体免疫力；⑦保护心血管和心肌的正常结构和功能；⑧抑癌作用。

3. 硒缺乏与硒中毒

（1）硒缺乏病：硒缺乏是导致克山病的重要原因，克山病是一种以缺硒为主的心肌坏死性地方病，临床表现为心力衰竭、心律失常、心功能失代偿。给予亚硒酸钠是主要防治措施。另外，缺硒与大骨节病有关，临床表现为骨关节粗大，身材矮小，劳动力丧失，给予硒和维生素 E 能起到良好的防治作用。

（2）硒中毒：急性硒中毒多由误服或生产接触所致，临床表现为头晕、头痛、恶心、呕吐、腹泻、脱发和指甲脱落、汗液有酸臭味等，重者出现高热、大汗、手指震颤、肝大。慢性中毒主要是长期（$2\sim3$ 年）小剂量接触引起。减少接触和给予硫代硫酸钠是防治急慢性中毒的主要方法。

（五）铜代谢及其紊乱

1. 铜的代谢　正常成人含铜（cuprum，Cu）约 100～200mg。铜吸收主要在十二指肠和小肠上段，入血后与血浆中白蛋白疏松结合，形成铜-氨基酸-白蛋白络合物进入肝脏，络合物中的部分铜离子与肝脏生成的 α_2-球蛋白结合，形成铜蓝蛋白。以肝、脑、心及肾脏含量较高，90%以铜蛋白的形式储存。80% 以上的铜随胆汁进入肠道排出，少量经尿排泄。

2. 生物学功能　①维护正常的造血功能及铁的代谢，主要是铜能促进铁的吸收和运输，铜蓝蛋白具有铁氧化酶活性，能促进储存铁的释放，并将其释放的 Fe^{2+} 氧化成 Fe^{3+}，加速运铁蛋白的形成，促进铁蛋白的转移和利用；②构成体内多种含铜的酶，参与体内 30 多种酶的组成和活化。

3. 铜缺乏症与铜中毒

（1）铜缺乏症：缺铜的主要原因包括：摄入不足，吸收不良，排泄过多，长期使用螯合剂等。临床表现为贫血、骨骼发育障碍、生长发育停滞、肝、脾大等。临床上低铜血症还常见于两种遗传性疾病即肝豆状核变性（Wilson 病）和卷发综合征（Menkes 综合征）。防治措施为使用硫酸铜或葡萄糖酸铜。

（2）铜中毒：分为急性铜中毒和慢性铜中毒，主要原因包括长期接触、环境污染和过量服用。主要表现为胃肠道刺激症状、呼吸系统、眼及皮肤的损伤。防治主要是减少接触和摄入，使用盐类泻剂或络合剂等。

（六）锰代谢及其紊乱

1. 锰的代谢　正常人体含锰（manganese，Mn）约 12～20mg。锰主要在十二指肠吸收，入血后大部分与血浆中的 β-球蛋白结合成转锰素而转运至全身，以骨骼、肝、脑和肾等含量较高，小部分进入红细胞形成锰卟啉，血液中的锰 80% 以上结合在红细胞线粒体内。锰主要从肠道、胆汁及尿液排泄。

2. 生物学功能　①作为多种酶的组成成分及激活剂，参与糖、脂的代谢，核酸及蛋白质的生物合成；②参与骨骼的生长发育；③参与造血功能。

3. 锰缺乏病与锰中毒

（1）锰缺乏病：临床上主要见于：①侏儒症：成人身高低于 130cm 的男性，低于 110cm 的女性临床诊断为侏儒症。其发生与内分泌功能异常有关，而内分泌功能又受锰等多种微量元素的影响。锰与硫酸软骨素的代谢、黏多糖合成、结缔组织韧性、硬度及钙磷代谢关系密切。缺锰则导致软骨生长障碍、骨骼畸形、生长发育停滞引起侏儒症；②贫血：锰在线粒体内含量很高，而血红素的合成是在线粒体内进行的，锰有刺激红细胞生成素（EPO）和促进造血的作用；③肿瘤：缺锰地区部分肿瘤发生率高。

（2）锰中毒：由非职业性和职业性接触引起。非职业性中毒主要由误服高锰酸钾引起，主要表现为消化道的局部损伤症状，重者可休克而死亡。职业性中毒早期以神经衰弱综合征和自主神经功能紊乱为主，晚期可出现典型的震颤麻痹综合征和锥体外系神经受损的症状。

（七）铬代谢及其紊乱

1. 铬的代谢　成人体内含铬（chromium，Cr）约 6mg，经消化道、呼吸道和皮肤吸收，入血后与运铁蛋白结合运至肝脏及全身，主要分布在肝、肾、肺、心、脑和胰腺等组织中。铬主要从尿中排出，少量经胆汁和小肠从粪便排出。

2. 生物学功能　①促进胰岛素的作用及调节血糖；②增加胆固醇的分解和排泄；③促进蛋

白质代谢;④促进生长发育;⑤参与血红蛋白的合成及造血过程。

3. 铬缺乏症与铬中毒

（1）铬缺乏症:与铬缺乏有关的疾病主要是糖尿病。高脂血症和冠心病以及动脉粥样硬化、儿童生长发育障碍、肥胖病、原发性血色病等均与缺铬有关。防治措施为适当补充含铬量高的食物。血清铬、尿铬、发铬的检查对临床相关疾病的诊断具有一定的参考价值。

（2）铬中毒:铬中毒通常可分为非职业性和职业性二类。非职业性铬中毒通常由口服重铬酸钾引起,表现为胃肠刺激症状,重者可造成肝、肾、肺功能障碍。职业性中毒多表现为皮肤损害,呼吸道和消化道的功能障碍。

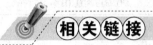

相关链接

缺铬使胰岛素的生物学活性降低,严重者可出现糖尿以及糖尿病。主要原因是铬与糖代谢含铬的葡萄糖耐量因子能促使胰岛素 A 链上两个二硫键和细胞膜上胰岛素受体的巯基之间形成稳定的桥,从而使胰岛素发挥降低血糖的最大效能。

（八）钴代谢及其紊乱

1. 钴的代谢　正常成人体内含钴(cobalt,Co)约 1.5mg,主要由消化道和呼吸道吸收。铁和钴转运过程相似,存在着吸收竞争,即微量元素的拮抗作用,从而影响钴的吸收。钴经小肠进入血浆后与三种运钴蛋白结合后运至肝脏及全身,主要分布在肝、肾和骨等组织中。钴主要从尿中排泄,少量经肠道、汗腺和头发排出。

2. 生物学功能　钴是水溶性维生素 B_{12} 的组成成分。体内的钴主要以维生素 B_{12} 的形式发挥作用,即:①参与造血,促进红细胞的正常成熟;②参与脱氧胸腺嘧啶核苷酸的合成;③参与一碳单位的代谢。

3. 钴缺乏与钴中毒

（1）钴缺乏:钴缺乏将影响维生素 B_{12} 的形成,维生素 B_{12} 的缺乏又将使骨髓细胞的 DNA 合成时间延长,引起巨幼红细胞贫血。此外,维生素 B_{12} 缺乏还可引起口腔及舌溃疡、炎症、急性白血病、骨髓疾病等。

（2）钴中毒:多为治疗贫血时引起,临床表现为食欲不振、呕吐、腹泻等。防治可采用高渗葡萄糖解毒和利尿。

具体必需微量元素的主要食物来源、日参考摄入量及人体含量见表 8-5。

表8-5　人体必需微量元素的主要食物来源、日摄入量和人体含量参考区间

元素	来源	日摄入量 （成人）	人体含量参考区间 （血清:μmol/L）
铁(Fe)	肝、心、肾、肉、蛋黄、木耳	男:15.0mg 女:20.0mg	男:12.140～35.360 女:9.460～31.250
碘(I)	碘盐、海带、海藻、鱼、菠菜	150.0μg	<250μg/L
锌(Zn)	贝类、瘦肉、坚果、豆类	男:15.5mg 女:11.5mg	男:8.300～21.230 女:8.920～17.530

续表

元素	来源	日摄入量（成人）	人体含量参考区间（血清：μmol/L）
硒（Se）	肝、胰、海产品、高蛋白食物、啤酒	50.0μg	0.58～1.8
铜（Cu）	肝、鱼、乳品、水果、蔬菜	2.0mg	男：12.500～20.300 女：15.630～23.430
锰（Mn）	茶叶、坚果、谷物、豆类、大白菜、萝卜缨	3.5mg	0.040～0.100
铬（Cr）	小麦、鸡、鱼、贝类、海藻	50.0μg	0.960
钴（Co）	肝、乳品、豆类、谷物、蔬菜、粗麦粉、水果	300.0μg	0.017～0.019

（九）其他必需的微量元素

1. 钼　成人每日钼（Mo）的摄入量约300μg，吸收后主要分布于肝脏等全身各处，约80%与蛋白质结合，主要从尿中排出。钼是黄嘌呤氧化酶等酶的组成成分，具有抗氧化和抗癌作用。

2. 氟　成人每日氟（F）摄入量约2.4mg，约75%与蛋白质结合，主要分布于骨骼和牙齿中，大部分从尿中排出。氟是骨骼和牙齿的必需成分，对促进骨骼生长，防止骨质疏松，防治龋病的发生有较好作用。但氟过量也会引起氟斑牙和氟骨症。

3. 镍　成人每日镍（Ni）的摄入量约400μg，主要经呼吸道吸收，分布于肾、肺、脑、脊髓等，从粪便、尿液、汗液排出。镍具有增强胰岛素分泌，降低血糖的作用；刺激造血功能，用于治疗各种贫血；镍作为镇静剂治疗头痛、神经痛和失眠。

另外，钒、锡等其他必需的微量元素也具有重要的生物学作用，缺乏同样可引起相应的病变。

（十）有害的微量元素

人体中的微量元素都有一个安全和适宜的摄入量，超过此量，都会对机体产生不利影响。有害的微量元素危害人体健康多来自食物、饮水、职业暴露和环境污染。

1. 铅　铅（lead，Pb）主要经呼吸道、消化道和皮肤吸收，经血液循环迅速分布到全身各组织和器官，大部分从尿中排出，小部分随胆汁分泌排入肠腔由粪便排出。铅中毒机制中最重要的是卟啉代谢紊乱，造成血红蛋白合成障碍，导致小细胞低色素性贫血。铅还是一种具有神经毒性的重金属元素，可使大脑皮层兴奋和抑制的正常功能紊乱，引起一系列的神经系统症状。

2. 汞　汞（mercury，Hg）俗称水银，主要以蒸气和粉尘形式经呼吸道侵入，也可经消化道、皮肤侵入，主要与血浆蛋白和血红蛋白结合，各器官分布以脑和肾脏最高，其次是肺、肝、甲状腺和睾丸等，汞主要从尿和粪便中排出。汞的毒性主要在于其与蛋白质的巯基结合，使酶的活性丧失，影响细胞的正常代谢而出现中毒症状，主要累及肾脏、心血管和神经系统。临床表现为神经衰弱综合征、兴奋症状、口腔炎、牙齿松动等，重者出现肝、肾功能损伤。

3. 镉　镉（cadmium，Cd）主要经呼吸道和消化道吸收。在肾、肝、骨、胃中存量较高，主要从粪便和尿中排出。镉主要来自被污染的土壤和植物，植物的根部对镉有特殊的吸收和富集作用。食品污染和吸烟也会增加人体对镉的吸收。镉的毒性主要在于镉能抑制肝细胞线粒体氧化磷酸化过程，从而使组织代谢发生障碍，主要累及肺、肝、肾、嗅觉、骨骼、睾丸等，出现肾小管重吸收障碍，骨软化症和消化吸收不良等。临床表现为口干、口内金属味、咽痛、乏力、呼吸困难、蛋白尿、骨变形、肝坏死等。另外，镉还可致突变、致畸和致癌。

4. 砷　砷（arsenic，As）的毒性主要是其化合物三氧化砷（俗称砒霜），可由呼吸道、消化道及皮肤吸收，入血后几乎全部与血红蛋白结合，随血液循环分布至全身，砷与角蛋白的亲和力较强，易储存于皮肤、毛发、指甲和骨骼中。主要从尿和粪便排出。砷的污染主要来自于砷的开采、冶炼和农药应用，误服砒霜是砷中毒的原因之一。砷的毒害作用主要表现在它与巯基的巨大亲和力，使巯基蛋白和巯基酶失去活性，影响细胞的正常功能，造成神经系统、肝和肾等组织的变性坏死。急性表现为胃肠道症状，慢性中毒则以早期皮肤黏膜的病变为主，引起皮肤黑变病、皮肤癌等，进而累及神经系统和消化系统。

5. 铝　铝（aluminum，Al）主要由胃肠道吸收，入血后与转铁蛋白结合运输分布至全身，主要沉积在骨骼，少量分布在肝和脑。铝沉积的速度快，但消除却相当缓慢。铝主要从尿中排出。铝中毒主要来自铝餐具及铝制剂等。铝的毒性主要表现在神经毒性和骨毒性两方面，可导致机体许多脏器受损，临床表现为高铝血症、消化道症状、铝贫血、铝骨病、铝脑病等。

三、常见微量元素的检测

微量元素的检测是研究微量元素之间相互作用关系及其规律，与疾病发生、发展相互关系的一种重要方法和手段。准确检测人体内各种微量元素的水平，对疾病的预防、诊断和治疗都具有极其重要的意义。

（一）样品的采集和保存

微量元素检测的特点是人体含量低，取样困难、样品量少、易污染。因此，要特别注意样品的采集和保存，避免污染。人体样品主要包括血液、尿液、毛发、指甲、胃液、唾液、精液、胆汁、汗液、脑脊液、乳汁及脏器组织。样品采集一般应遵循三大原则：①针对性：根据目的不同而采取能反映样品所要了解情况的样品部位；②适时性：选用恰当的时间采样；③均一性和代表性：分析样品的组成能代表整个样品的组成。

1. 血液样品　是临床上最常用的检测样品，按需要选择全血、血清、血浆、红细胞、白细胞、血小板等。通常采集受检者清晨空腹静脉血或毛细血管血，采血量由检测元素的含量、种类及方法而定。采血后应立即检测，若需放置，应置于4℃冷藏，在−20～−80℃超低温冷冻可保存较长时间。

2. 尿液样品　尿是机体的排泄物，可反映体内微量元素的代谢和排泄状况。尿样采集方便，无损伤性，根据需要可采集24h尿、晨尿、日间尿等。采集的尿样应盛放在吸附性能差的密闭容器中，置于阴凉处，或加入防腐剂苯甲酸，测定时加热使沉淀溶解混合后再取样。

3. 毛发样品　头发最常用。其他包括胡须、腋毛等。头发中的微量元素是组织中蓄积或析出机体微量元素的记录器和环境中某些元素污染的指示器。采集发样一般取距头皮2～3mm以上1cm长的头发0.5～1g，洗涤后60℃烘干干燥保存。同一检测需采用同一采集条件和方法以保证结果的可比性。

4. 唾液样品　唾液中微量元素反映机体代谢后被排泄的体内微量元素的代谢状况。唾液采集方法因类别而异，混合唾液采集前，受检者应将口洗漱干净，按检测元素的方法要求将唾液收集于试管中。腮腺唾液需用专用的无菌采集器从腮腺采集，这种唾液无污染，成分稳定，但有一定的损伤性。一般唾液采样应在早晨空腹进行。

5. **指甲样品**　指甲是角质化的组织,与疾病的发生发展有一定关系。采集时通常每周采集 1 次,连续 1 个月,将样品混合,洗净干燥保存。

6. **脏器样品**　选择具有代表性的部位,剔除结缔组织和脂肪,尽量除去血液,用干净的聚乙烯袋或瓶密封冷却或冷冻保存。

（二）样品的预处理

样品的预处理是微量元素分析过程中质量控制的重要环节之一。目的是除去干扰物质,将样品转化成适于分离和分析的状态。一般临床常用的样品预处理方法有:稀释法、高温干灰化法、常压湿消化法等。稀释法常用于血清、唾液、尿液等体液样品。高温干灰化法多用于不溶于水的样品,特别是难溶元素的检测。常压湿消化法适用于一些难以消化的样品、毛发和组织样品,尤其适用于含汞、砷、银、镍的临床样品。此外,还有低温灰化法、常压消化法、燃烧法、水解法、萃取法、离子交换法及微波消解法等。

（三）测定方法

微量元素检测要求精密度、准确度、灵敏度较高的检测方法。目前,国内常用的微量元素检测方法有:原子吸收光谱法、紫外可见吸收光谱法、电感耦合等离子体发射光谱法、中子活化分析法、离子选择性电极法、伏安法、荧光分析法等。

1. **原子吸收光谱法**　又称原子吸收分光光度法,是基于在物质产生的原子蒸气中的待测元素的基态原子对光源所发射的该元素特征辐射谱线的吸收程度进行定量分析的方法。根据待测元素原子化的方法不同,分为火焰原子吸收光谱法、石墨炉原子吸收光谱法和化学原子吸收光谱法。该法准确、简便、灵敏、选择性好,是临床微量元素检测最常用的方法。

2. **紫外可见吸收光谱法**　又称紫外可见分光光度法,是基于待测元素与某些试剂在一定条件下形成对紫外、可见光具有选择性吸收的化合物而进行定量分析的一种方法。该法操作简便,易推广,也是临床微量元素检测中常用的方法。

3. **电感耦合等离子体发射光谱法**　利用电感耦合等离子作为激发能源,使处于基态的待测元素的原子从外界能源获取能量到激发态,激发态原子将多余能量以光的形式释放出来又返回基态,产生特征光谱而进行定量分析的一种方法。该法灵敏、准确、快速、干扰小,可同时测定多种元素,是临床微量元素检测的常用方法。但仪器价格昂贵,临床应用受到一定限制。

4. **中子活化分析法**　利用热中子辐射使待测元素原子发生核反应,产生放射性同位素,检测其放射性强度而进行定量分析的方法,是微量元素检测中最灵敏的方法。该法用量小、干扰小,可同时测定多种元素,但中子源放射性强,成本高,推广和应用受到一定限制。

第二节　维生素的生物化学检验

维生素是现代生命科学和医学的前沿领域之一,维生素的研究早在 1915 年就提出有两种生长因素:一种存在于某些脂肪,称为"脂溶性 A"因素,随后定名为维生素 A;另一种存在于某些食物,溶于水而不溶于脂肪,称为"水溶性 B"因素,随后定名为维生素 B。直到 1948 年 Berk 及 Angier 等几乎同时首先分离并提纯了维生素 B_{12}。随着维生素与疾病关系的阐明和检测技术的不断发展,维生素的生物学功能、代谢状况以及维生素与疾病关系的研究都取得了巨大进展,维生素的研究已成为临床生物化学领域中的一项重要课题。

一、维生素的分类及生理功能

维生素(vitamin,Vit)是维持机体正常功能所必需,体内不能合成或合成量很少,必须由食物经常供给的一类微量低分子有机化合物。它们既不是机体的构成物质,也不提供能量,且每日需要量极少,但在调节物质代谢过程中却发挥着极其重要的作用。维生素在体内主要起调控作用,多数维生素作为辅酶的组成成分参与了体内的代谢过程。根据维生素的溶解性将其分为脂溶性维生素和水溶性维生素两大类见表8-6。脂溶性维生素包括维生素 A、D、E、K,溶于脂类及有机溶剂,不溶于水,在食物中与脂类共存,并随脂类一同吸收,入血后与脂蛋白及某些特殊的结合蛋白特异地结合而运输。水溶性维生素包括 B 族维生素和维生素 C。与脂溶性维生素不同的是水溶性维生素及其代谢产物较易从尿中排泄,体内很少蓄积,不会因此而发生中毒,因此,必须经常从食物中摄取。

表 8-6　维生素的命名及其常见缺乏症和日需量

名称	化学结构命名及亚型	常见缺乏症	日需量
脂溶性维生素			
VitA	视黄醇:	干眼病	成年:
	VitA$_1$(视黄醇)	夜盲症	男性:800μg RE
	VitA$_2$(3-脱氢视黄醇)	皮肤病	女性:700μg RE
VitD	钙化醇:	成人软骨病	<11 岁:10μg
	VitD$_2$(麦角钙化醇)	儿童佝偻病	11~50 岁:5μg
	VitD$_3$(胆钙化醇)		>50 岁:10μg
VitE	生育酚	溶血性贫血	成人:14mg
	生育三烯酚		
VitK	凝血维生素	出血倾向	成人:120μg
	脂溶性:天然	新生儿出血	
	K$_1$(植物提取)		
	K$_2$(动物提取)		
	水溶性:人工合成		
	K$_3$		
	K$_4$(由 K$_3$ 在机体内转变成)		
水溶性维生素			
VitB$_1$	硫胺素	脚气病	成年:
		末梢神经炎	男性:1.4mg
			女性:1.3mg
VitB$_2$	核黄素	口角炎	成年:
			男性:1.4mg
			女性:1.2mg
VitPP	抗癞皮病因子:	癞皮病	成人:13~19NE

续表

名称	化学结构命名及亚型	常见缺乏症	日需量
	尼克酸(又名烟酸)		(NE:烟酸当量)
	尼克酰胺(又名烟酰胺)		
VitB$_6$	吡哆醇	动脉粥样硬化	成人:1.2mg
	吡哆醛		
	吡哆胺		
VitM	叶酸	巨幼红细胞性贫血	成人:400μg
	蝶酰谷氨酸		
VitB$_{12}$	钴胺素	恶性贫血	成人:2.4μg
VitC	抗坏血酸	坏血病	成人:100mg
VitB$_3$	泛酸	未发现缺乏症	
	遍多酸		
VitH	生物素	未发现缺乏症	

二、主要维生素的代谢紊乱

(一)维生素 A 代谢及其紊乱

1. 维生素 A 的代谢　VitA 只存在于动物食品中,植物食品含有在体内可转化为 VitA 的维生素 A 原——胡萝卜素,是人体 VitA 的重要来源。VitA 在体内的活性形式包括视黄醇、视黄醛和视黄酸。食物中的 VitA 多以视黄基酯的形式存在。视黄基酯和维生素 A 原,在小肠水解为视黄醇,吸收后重新合成视黄醇酯,以脂蛋白的形式储存于储脂细胞内。吸收入血的 VitA 与视黄醇结合蛋白(RBP)结合,再与前白蛋白(PA)结合,形成 VitA-RBP-PA 复合物而运至靶细胞,与细胞膜上 RBP 的特殊受体结合而被利用。在细胞内,视黄醇与细胞视黄醇结合蛋白结合。

2. 生物学功能　①构成视觉细胞内感光物质,维持正常的视觉功能;②维持上皮组织结构的完整性;③参与糖蛋白的合成;④维持机体正常的免疫功能;⑤促进生长发育;⑥具有抑癌作用。

3. 缺乏与过量

(1) 缺乏:常见原因为膳食中 VitA 或胡萝卜素不足,吸收不良。主要临床表现为夜盲症、干眼病和皮肤病。

夜盲症是 VitA 缺乏最早出现的症状之一。患者夜间视力减退,暗适应时间长。随后最明显的结果是干眼病,患者对光敏感,眼睑肿胀,泪液分泌停止,粘满脓液,可致失明。

皮肤病是 VitA 缺乏的另一重要表现。患者毛囊角化过度,皮肤干燥形似鸡皮样的毛囊丘疹,多见于上、下肢、颈部、腹部、背部等,易感染。

此外,VitA 缺乏可致免疫功能下降,生长发育迟缓,血红蛋白合成代谢障碍,生殖功能失调等。

(2) 过量:因 VitA 是脂溶性维生素不能随尿排出,摄入过多储存于肝脏和其他部位,可引起急、慢性中毒及致畸。急性中毒的临床表现为头痛、恶心、呕吐、脱皮等;慢性中毒可出现步态紊乱、肝大、长骨末端外周部分疼痛、肌肉僵硬、皮肤瘙痒等。过量摄入胡萝卜素可导致高胡萝卜素血症,出现类似黄疸的皮肤。VitA 过量主要是由于过多摄入 VitA 制剂、食用过量的动物肝脏引起。

(二)维生素 D 代谢及其紊乱

1. 维生素 D 的代谢 VitD 是仅存于动物食品中的类固醇衍生物。植物食品中含有经紫外线照射后可转化为 VitD 的维生素 D 原。维生素 D 原如酵母或真菌等体内的麦角甾醇经紫外线照射后可转化为 $VitD_2$,人体从食物摄入或由体内合成的胆固醇转变来的7-脱氢胆固醇储存于皮下,经紫外线照射后可转化为 $VitD_3$。

食物中的 VitD 经小肠吸收入血后主要与特异载体蛋白即维生素 D 结合蛋白结合运至肝脏,经 25-羟化酶催化生成 25-(OH)-VD_3,再转运至肾脏,在 1 α-羟化酶作用下生成 VitD 的活性形式 1,25-$(OH)_2$-VD_3,在 24-羟化酶作用下生成 24,25-$(OH)_2$-VD_3,与靶器官的核受体或膜受体结合而发挥各种生物学作用。VitD 主要储存于脂肪组织、肝脏等,主要在肝脏分解代谢,经胆汁排泄。

2. 生物学功能 VitD 的功能主要通过其活性形式 1,25-$(OH)_2$-VD_3 来完成。其作用的靶器官主要是小肠、骨和肾脏。VitD 的生物学功能:①调节钙、磷代谢,促进钙、磷吸收;②促进骨盐代谢与骨的正常生长。

3. 缺乏与过量

(1) 缺乏:手足痉挛症是 VitD 缺乏的主要症状。儿童临床主要表现为佝偻病,成人和孕产妇则表现为骨质软化症和骨质疏松症。

佝偻病:VitD 缺乏导致患儿骨骼不能正常钙化,骨骼变软,弯曲变形。表现烦躁、夜惊、多汗、龋齿等。严重者可见肋骨串珠,形成"O"形下肢内弯或"X"形下肢外弯,类似"鸡胸"的胸骨外凸等。

骨质软化症:VitD 缺乏可导致成人和孕产妇骨质软化、腰腿部骨疼、易变形、孕妇骨盆发生特异性变形可致难产。

骨质疏松症:VitD 缺乏影响骨钙化可导致骨质疏松症发生自发性骨折。

(2) 过量:过量摄入 VitD 可引起维生素 D 中毒。临床表现为恶心、呕吐、腹泻、疲劳、无力、食欲缺乏等,严重者可引起肾、脑、肺、胰腺等脏器有异位钙化灶和肾结石。

(三)维生素 E 代谢及其紊乱

1. 维生素 E 的代谢 VitE 广泛分布于含油的植物组织中,以植物种子含量最为丰富。维生素 E 酯经胰脂酶和肠黏膜酯酶水解后吸收,由脂蛋白转运。主要储存于脂肪组织中。

2. 生物学功能 ①抗氧化;②抗衰老;③促进血红素代谢;④促进蛋白合成;⑤维持生殖功能。

3. 缺乏与过量

(1) 缺乏:VitE 是强抗氧化剂,能保护生物膜免遭过氧化作用而被破坏。缺乏时,红细胞膜受损,出现溶血性贫血。另外,还可引起肝脏代谢失调,肌肉、神经障碍,运动失调,毛发脱落,精子缺乏等。

(2) 过量:VitE 过量可抑制生长,干扰血液凝固,出现骨萎缩、凝血时间延长等。

(四)维生素 K 代谢及其紊乱

1. 维生素 K 的代谢 VitK 在绿色蔬菜、绿茶中特别丰富。人体中的 VitK 约有一半由食物摄入,另一半由肠内细菌合成。天然 VitK 是脂溶性的,在肠内需胰液和胆汁才可达到最大吸收;人工合成的 VitK 是水溶性的,较易吸收。吸收部位主要在小肠,入血后随β-脂蛋白转运至肝中储存。

2. 生物学功能　①γ-羟化酶的辅助因子;②促进肝合成凝血因子;③促进钙的动员和骨重建。

3. 缺乏与过量

(1)缺乏:缺乏可使血液凝固发生障碍,出现凝血时间延长、紫癜、齿龈出血、鼻出血、创伤后流血不止等。新生儿因其不能通过胎盘,出生后肠道内又无细菌,易导致 VitK 缺乏。另外,肝病、消化及吸收功能障碍可能会导致继发性 VitK 缺乏。

(2)过量:治疗过度,高胆红素血症,过敏性皮炎等。

(五)维生素 B₁ 代谢及其紊乱

1. 维生素 B₁ 的代谢　室温下 VitB₁ 在亚硫盐存在时易丧失其活性。VitB₁ 在动植物中分布很广,易被小肠通过扩散和主动方式吸收,入血后主要以焦磷酸酯的形式由红细胞完成体内转运。体内存在形式 80% 为硫胺素焦磷酸,10% 为硫胺素三磷酸、硫胺素单磷酸和硫胺素。以肝、肾、心脏含量较高,从尿中排泄。

2. 生物学功能　①α-酮酸的氧化脱羧和磷酸戊糖途径的转酮醇酶两个重要反应的辅酶;②与神经细胞膜髓鞘磷脂合成相关;③维持心脏的正常功能;④维持正常食欲。

3. 缺乏与过量

(1)缺乏:最典型的临床症状为脚气病。分为三型:①湿型脚气病:以水肿为特征的心血管系统症状;②干型脚气病:以神经症状为特征;③混合型脚气病:同时出现神经和心血管系统症状。

婴儿脚气病多发生于 2～6 个月的婴儿,通常是急性暴发,可因呼吸或心力衰竭而死亡。儿童、青少年则生长发育严重受阻。慢性酒精中毒可导致 VitB₁ 严重缺乏,主要表现为共济失调、记忆力丧失等,常死于心力衰竭。

(2)过量:VitB₁ 过量可引起 VitPP 的缺乏,也可引起不良反应,如乏力、头痛、神经过敏、脉搏加速、水肿等。

(六)维生素 B₂ 代谢及其紊乱

1. 维生素 B₂ 的代谢　VitB₂ 广泛存在于食物中,对紫外光高度敏感,在酸、碱性条件下易分解而丧失生物活性。食物中的 VitB₂ 绝大多数以辅酶黄素单核苷酸、黄素腺嘌呤二核苷酸活性形式存在,仅有少量以游离型形式存在。VitB₂ 的吸收部位主要在肠道,体细胞内可催化形成活性型。

2. 生物学功能　①作为多种黄素酶类的辅酶,催化氧化还原反应;②维持正常生长;③参与氨基酸和脂肪的氧化;④参与蛋白质和某些激素的合成;⑤参与铁的转运。

3. 缺乏与过量

(1)缺乏:VitB₂ 缺乏往往与其他 B 族维生素缺乏症同时发生,最突出的特点是各种炎症,主要表现在唇、口腔黏膜、舌和会阴皮肤处。因其在代谢中的多种功能,其症状也可表现在很多方面,如贫血、伤口不易愈合、易疲劳、生长迟缓等。

(2)过量:不良反应如肾功能障碍,肾小管堵塞等。

(七)维生素 PP 代谢及其紊乱

1. 维生素 PP 的代谢　VitPP 广泛存在于动植物体内,包括尼克酸及具有生理活性的衍生物尼克酰胺。两者在胃肠道迅速吸收,并在肠黏膜细胞内通过 ATP 作用形成辅酶Ⅰ(NAD)或辅酶Ⅱ(NADP)。入血后主要以尼克酰胺形式转运,在体内可相互转化,从尿中排出。

2. 生物学功能 ①是脱氢酶的辅酶Ⅰ和辅酶Ⅱ的组成成分;②辅酶Ⅱ在 VitB6、泛酸和生物素存在下参与脂肪、类固醇的生物合成;③辅酶Ⅰ参与核蛋白合成;④辅酶Ⅰ作为葡萄糖耐量因子的重要组成成分,具有增强胰岛素效能的作用。

3. 缺乏与过量

(1)缺乏:典型体征有皮炎、腹泻、痴呆三个方面。主要侵害部位有皮肤、口、舌、胃肠道黏膜以及神经系统。其中最具有特征性的是皮肤症状,表现为裸露皮肤及易摩擦部位出现对称性晒斑样损伤。

(2)过量:VitPP 过量可引起皮肤红肿、发痒、眼部感觉异常、糖尿病、肝损害、消化性溃疡、血糖及血酶升高等。

(八)维生素 B6 代谢及其紊乱

1. 维生素 B6 的代谢 VitB6 包括吡哆醇、吡哆醛及吡哆胺三种形式。三者通过酶而相互转换。在体内以磷酸酯的活性形式存在。动物食品中的 VitB6 含量相对高于植物食品。VitB6 主要在空肠吸收,入血后与白蛋白结合转运,吡哆酸是代谢终产物,从尿中排出。

2. 生物学功能 以磷酸吡哆醛的形式参与近百种酶反应,多数与氨基酸代谢有关。

3. 缺乏与过量

(1)缺乏:VitB6 一般不会缺乏,除摄入不足外,某些药物如异烟肼能与磷酸吡哆醛结合而失去辅酶的作用,从而导致 VitB6 缺乏症。临床表现为易激惹、神经质、步履困难、易感染,可引起神经功能障碍、脂肪肝、脂溢性皮炎等。

(2)过量:孕妇用量过大可能会累及胎儿。长期大量摄入可导致神经毒性和光敏感性反应。

(九)叶酸代谢及其紊乱

1. 叶酸的代谢 叶酸是含蝶酰谷氨酸结构的一类化合物的通称,最初从菠菜叶中分离出来而得名。动植物中都含有叶酸,肝、肾含量尤为丰富。膳食中的叶酸以单谷氨酸盐的形式在小肠吸收,在十二指肠及空肠上皮黏膜细胞转变成活性型的叶酸即四氢叶酸。叶酸主要通过胆汁和尿排出。

2. 生物学功能 ①四氢叶酸作为体内一碳单位转移酶的辅酶参与多种物质的合成;②参与细胞器蛋白质合成中启动 tRNA 的甲基化过程。

3. 缺乏与过量

(1)缺乏:叶酸缺乏常因酒精中毒、摄入量不足或需要量增加、肠道吸收障碍而引起,典型症状是巨幼红细胞性贫血,同时也可引起白细胞、血小板降低。叶酸缺乏也可使同型半胱氨酸向蛋氨酸转化出现障碍,导致高同型半胱氨酸血症。高同型半胱氨酸血症是动脉粥样硬化和冠心病的独立危险因素。

(2)过量:治疗过量会掩盖其恶性贫血的某些症状,从而严重损害神经系统。

(十)维生素 B12 代谢及其紊乱

1. 维生素 B12 的代谢 VitB12 含有元素钴,又称钴胺素,是唯一含金属元素的维生素。膳食中 VitB12 的来源是各种动物食品,自然界中的 VitB12 都是由微生物合成,人体肠道内细菌也可合成少量的 VitB12,分布在各个组织中,肝脏含量最为丰富。食物中与蛋白质结合的 VitB12,在胃酸与胃蛋白酶作用下释放出来,在胃黏膜细胞分泌的内因子的协助下在回肠吸收。人体血浆中有三种 VitB$_{12}$ 的运输蛋白即转钴胺素 Ⅰ、Ⅱ、Ⅲ。VitB$_{12}$ 与内因子的结合物通过小肠黏膜时分开,与蛋白转钴胺素 Ⅱ 结合存在于血中,与转钴胺素 Ⅰ 结合而存在于肝内。VitB$_{12}$ 在体内有多种存在形式,甲钴胺素和 5'-脱氧腺苷钴胺素是其活性型,也是血液中存在的主要形式。

2. 生物学功能　①促进甲基转移;②促进 DNA 合成;③促进红细胞成熟。

3. 缺乏与过量

(1) 缺乏:微量元素钴(Co)缺乏会导致 VitB$_{12}$ 缺乏,其典型症状是恶性贫血。临床表现为脸色蜡黄、出血时间延长、精神抑郁、厌食、腹部不适等。VitB$_{12}$ 缺乏还可影响叶酸的利用,导致周围神经炎等。长期素食者会导致 VitB$_{12}$ 缺乏。

(2) 过量:VitB$_{12}$ 过量可出现哮喘、湿疹、面部水肿等过敏反应,还可引起神经兴奋、心悸等。大量 VitB$_{12}$ 可导致叶酸缺乏。

(十一) 维生素 C 代谢及其紊乱

1. 维生素 C 的代谢　VitC 主要来源于新鲜水果和绿叶蔬菜中,在小肠被吸收,血中抗坏血酸受肾清除率的限制,以垂体、肾上腺等组织以及血小板和白细胞的浓度最高,其次是肝、肾、心肌、胰等。从尿中排出还原型和多种代谢产物。

2. 生物学功能　①促进铁的吸收和胶原蛋白的合成;②参与体内氧化还原反应;③参与芳香族氨基酸的代谢;④作为 7-α 羟化酶的辅酶催化胆固醇转变成 7-α 羟胆固醇;⑤抗病毒作用。

3. 缺乏与过量

(1) 缺乏:VitC 缺乏的典型症状是坏血病,早期临床表现为伤口不易愈合、易感染、抵抗力下降、虚弱、倦怠,然后是牙龈肿胀和出血以及腹、臀、腿和臂等处轻微出血(紫癜)。长期缺乏会引起肌肉和心肌衰退,大出血,死亡。

(2) 过量:过量服用会出现恶心、腹部疼挛、腹泻、红细胞破坏、铁吸收过度、胆固醇升高等,导致肾和膀胱结石的形成。

此外,水溶性维生素 VitB$_3$ 广泛参与糖、脂、蛋白质的代谢及肝脏的生物转化作用;VitH 是体内多种羟化酶的辅酶,参与糖和脂肪的代谢,参与核酸和蛋白质的合成。

三、常见维生素的检测

机体通过新陈代谢不断同自然环境进行着元素和维生素的交换,各种元素和维生素与环境之间的交换维持着动态平衡。一旦平衡遭到破坏就可能导致疾病。因此,检测体内元素(尤其是微量元素)和维生素,对预防、诊断、治疗疾病、确定营养状况、监控患者康复等都具有重要意义。维生素的常用测定方法见表 8-7。

(一) 维生素 A

【测定方法】　测定视黄醇可评价血清 VitA,最常用方法有:分光光度法、荧光测定法及高效液相色谱法(HPLC)。

(1) 分光光度法:将视黄醇提取到有机溶剂中,与三氯化锑或三氯醋酸反应,于 620nm 处测定复合物的吸光度,其吸光度与 VitA 含量成正比。

(2) 荧光测定法:将视黄醇提取到有机溶剂中,于激发波长 340nm 和发射波长 480nm 处测定荧光强度,其强度与浓度成正比。

表 8-7　维生素的常用测定方法

维生素的种类	测定方法	维生素的种类	测定方法
脂溶性维生素		VitB₁	硫色素法
VitA	分光光度法　荧光测定法 HPLC 法	VitB₂	荧光测定法
		VitPP	分光光度法
VitD	竞争性蛋白结合法 HPLC 法	VitM	放射免疫法
		VitB₁₂	微生物学定量法　放射免疫法
VitE	荧光测定法　HPLC 法	VitB₆	酶法　微生物学定量法
VitK	分光光度法　HPLC 法	VitC	分光光度法
水溶性维生素			

（3）HPLC 法：将视黄醇及内标提取到有机溶剂中，使用十八烷基甲硅烷（C_{18}）HPLC 反相柱分离，于 292nm 处测定吸光度并与内标比较。

【参考区间】　血清 VitA 含量：20～30μg/L 为可疑缺乏；<20μg/L 为缺乏。

【评价】

（1）分光光度法简便、价廉、投资少可广泛使用。但存在 β-胡萝卜素的干扰、试剂不稳定以及少量水分可使三氯化锑变混浊。

（2）荧光测定法灵敏且不受 β-胡萝卜素的干扰，可同时分析 VitE。但存在六氢番茄红素的干扰。

（3）HPLC 法特异性高，且无须校正 β-胡萝卜素和六氢番茄红素，是测定视黄醇的推荐方法，可同时分析 VitE。

（二）维生素 E

【测定方法】　测定 VitE 最常用的标本是血清，红细胞、血小板和淋巴细胞亦可。最常用的方法是荧光测定法和 HPLC 法。

（1）荧光测定法：将 VitE 提取到有机溶剂中，于激发波长 295nm 和发射波长 340nm 处测定荧光强度，其强度与浓度成正比。

（2）HPLC 法：用正相或反相层析技术分离 VitE 异构体，荧光或紫外（292nm）检测。

【参考区间】　成人血清 VitE 含量：26.3±5.15μmol/L。

【评价】

（1）荧光测定法快速、灵敏，胆固醇、胡萝卜素和 VitA 无干扰，但不同的 VitE 异构体摩尔吸光系数所对应的荧光强度不同而导致误差。

（2）HPLC 法已知的唯一干扰是外源性醋酸生育酚。可同时测定 VitA-VitE 的 HPLC 法正普遍应用于常规临床实验室，该法更精密、准确、方便。

（三）维生素 C

【测定方法】　最常用的方法是分光光度法和 HPLC 法。

（1）分光光度法：抗坏血酸被铜氧化成脱氢抗坏血酸和二酮古洛糖酸。在酸性条件下，与 2,4-二硝基苯肼反应生成苯腙，与同样处理的标准液比色，测定其含量。

（2）HPLC 法：将去蛋白的血清样品加到 HPLC 体系中，使用十八烷基甲硅烷（C_{18}）液相色谱柱分析,紫外或电化学检测。

【参考区间】　血清 VitC 含量:28.4～79.5μmol/L(5～14mg);<11.4μmol/L(2mg)可出现症状。24h 尿 VitC 含量:<20mg/24h 可诊断为缺乏。

【评价】

(1) 值得注意的是 VitC 具有很强的还原性,极易被氧化而破坏。

(2) 分光光度法对还原型和脱氢型两种抗坏血酸都能测定,适合总 VitC 的分析。

(3) HPLC 法对抗坏血酸或脱氢抗坏血酸都适用,是 VitC 的推荐方法。

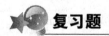 学习小结

　　根据元素在人体内的含量和机体对它们的需要量,可分为宏量元素和微量元素两大类。根据其生物学性质不同可分为必需、可能必需、非必需和有害微量元素四大类。锌促进机体的生长发育,缺锌会出现生长发育不良等缺锌性疾病;硒具有较强的抗氧化和解毒功能,克山病是一种以缺硒为主的心肌坏死性地方病;铁参与血红蛋白的构成,缺铁可引起缺铁性贫血;铜能促进铁的吸收和运输,铜蓝蛋白可将二价铁氧化成三价铁对于生成运铁蛋白有重要作用;贫血除与微量元素铁、铜相关外,还与锰的缺乏相关;钴是构成维生素 B_{12} 的重要成分,钴缺乏将影响维生素 B_{12} 的合成,维生素 B_{12} 和(或)叶酸缺乏可引起巨幼红细胞性贫血。碘是构成甲状腺素的成分,地方性甲状腺肿和克汀病是常见的碘缺乏病;维生素是维持机体正常的生命过程所必需的一类小分子有机化合物。根据其溶解性不同,可将其分为水溶性和脂溶性维生素两大类。水溶性维生素包括 VitC 和 B 族维生素。脂溶性维生素包括 VitA、VitD、VitE 和 VitK 四种。$VitB_{12}$ 是唯一含金属元素钴的水溶性维生素,$VitB_{12}$ 缺乏将影响叶酸的利用,过量又会导致叶酸缺乏。$VitB_2$ 参与体内铁的转运。VitC 促进铁的吸收和胶原蛋白的合成等。

　　检测微量元素和维生素的样品可以是血液、尿液、毛发等多种体液和组织。

复习题

1. 何谓微量元素? 何谓维生素?

2. 简述微量元素和维生素的分类。

3. 简述微量元素的生物学特性。

4. 简述铁、锌、碘的生物学功能、代谢及其紊乱。

5. 举例说明有害微量元素对人体健康的影响。

6. 检测微量元素常用的样品、预处理方法及检测方法有哪些?

7. 简述维生素 A、D、E、K 的常见缺乏症。

8. 简述引起维生素缺乏的常见原因。

9. 维生素与辅酶有什么联系? 列举一些比较重要的辅酶与维生素联系的例子。

10. VitD 的活性形式是什么? 为什么晒太阳可防治佝偻病?

(贾成瑶)

第 九 章

肝胆疾病的生物化学检验

学习目标 ▶▶

1. 掌握 肝胆疾病相关的重要生物化学检验指标,特别是血清胆红素、胆汁酸和常用酶类检测方法和临床意义。
2. 熟悉 肝胆疾病生化代谢变化,生物化学检验指标在肝胆疾病中的价值。
3. 了解 常见肝胆疾病的生物化学及其指标变化。

　　肝脏在物质代谢、分泌与排泄、生物转化、调节机体血容量、维持体液平衡和免疫吞噬等方面发挥重要作用。胆道系统的主要生理功能是输送、储存和调节肝细胞分泌的胆汁进入十二指肠,参与食物的消化。肝胆相互配合在维持机体正常生理功能和保证人体健康方面发挥着极其重要的作用。当受到各种致病因子侵犯时,其结构和功能将受到损害,引起人体相应系列病理变化,导致疾病的发生。临床实验室相应生物化学指标可评估肝胆的生理或病理状况,对肝胆疾病的预防、早期诊断、疗效观察和预后评估等具有重要作用。

第一节 概　述

一、肝脏的主要生物化学功能

（一）物质代谢功能

　　肝脏具有复杂的生理、生化功能,它几乎参与了机体各方面的新陈代谢,故具有"物质代谢中枢"之称。

　　1. 在蛋白质代谢中的作用　主要表现为合成与分泌血浆蛋白质、转化和分解氨基酸以及合成尿素以解氨毒等。肝脏可合成除了 γ-球蛋白外多种血浆蛋白,如前白蛋白(pre-albumin)、白蛋白(albumin)、凝血因子(coagulation factor)、转铁蛋白(transferrin)及多种酶类。除支链氨基酸(亮氨酸、异亮氨酸和缬氨酸)外,其他氨基酸主要在肝脏内代谢,调节血液中氨基酸比例。

　　2. 在糖代谢中的作用　通过肝糖原合成与分解及糖异生作用来调节和维持血糖水平的恒

定,保障全身组织细胞,特别是大脑和红细胞的能量供应。同时也是体内糖转化为脂肪、胆固醇和磷脂的主要场所。

3. 在脂代谢中的作用　肝脏在脂质的消化、吸收、分解、合成、运输等代谢过程中均起重要的作用。肝细胞分泌的胆汁可促进脂质的消化和吸收。肝脏是合成甘油三酯、胆固醇、磷脂等各种脂类和载脂蛋白的主要场所,也是脂肪酸氧化分解的主要场所,肝脏利用胆固醇生成胆汁酸是胆固醇代谢的重要途径,同时还可处理 CM 的残余颗粒、合成 VLDL 和 HDL 等。

4. 在激素代谢中的作用　肝脏在激素的灭活中发挥重要作用。当肝脏受到损伤时,肝脏对激素的灭活功能降低,某些激素在体内滞留可引起一系列病理变化。如醛固酮在体内堆积,引起钠、水滞留;雌激素过多可出现"痴蛛痣"和"肝掌"。

5. 在维生素代谢中的作用　肝脏在维生素的吸收、储存和代谢方面发挥重要作用。维生素 A、D、K 及 B_{12} 主要储存在肝细胞内。维生素 D_3 在肝细胞中羟化生成 25-羟维生素 D_3 是维生素 D 转化成活性维生素 D 的一个重要步骤。严重肝病时,可引起维生素 K 代谢障碍而表现出出血倾向,维生素 A 不足可引起夜盲症。

(二)分泌和排泄功能

胆汁酸、胆红素、氨等均在肝脏进行代谢、转化和排泄。

1. **胆红素代谢**　肝脏在胆红素摄取、转化和排泄等一系列过程中都发挥着重要作用。

胆红素(bilirubin,Bil)是由卟啉类化合物分解代谢产生的。其来源有:①衰老红细胞破坏和降解,约占胆红素总量 70%～80%;②肌红蛋白、细胞色素和过氧化物酶等降解产生,约占 10%～20%;③在造血过程中,骨髓内作为造血原料的血红蛋白或血红素,在未成为成熟红细胞之前有少量分解而形成。

衰老红细胞在单核吞噬细胞系统中生成胆红素,此时的胆红素称未结合胆红素,具亲脂性,易透过细胞膜,产生毒性作用。未结合胆红素在加入加速剂破坏分子内部的氢键后才能与重氮试剂反应,又称间接胆红素。未结合胆红素主要以"未结合胆红素-白蛋白复合体"形式运输,有利于未结合胆红素的运输,又限制了未结合胆红素透过细胞膜。肝细胞可将未结合胆红素摄取、转化成胆红素葡萄糖醛酸双酯和单酯(diconjugated bilirubin、monoconjugated bilirubin)。胆红素葡萄糖醛酸单、双酯统称结合胆红素,呈水溶性,不易透过生物膜,对细胞的毒性小,有利于从胆道系统排泄。结合胆红素能与重氮试剂直接反应,又称结合胆红素。结合胆红素随胆汁排入小肠,在肠道细菌作用下,转变成未结合胆红素,再逐步还原为无色的尿胆原和粪胆原,总称胆素原。胆素原进一步被氧化成棕黄色的粪胆素,为粪便的主要颜色。约 10%～20% 的胆素原重吸收入肝,大部分再经胆道排入肠腔,形成胆色素的肠肝循环。约 2%～5% 可进入体循环,经肾脏排出,尿中胆素原可进一步氧化成尿胆素,成为尿颜色的主要来源。正常成人血中胆红素含量甚少,大部分是未结合胆红素;尿中尿胆原及尿胆素含量很少,无胆红素;粪便中有粪胆原和粪胆素。胆红素代谢见图 9-1。

2. **胆汁酸代谢**　胆汁酸(bile acid,BA)是由胆固醇转变而成的一大类胆烷酸的羟基衍生物总称。按其来源分为初级胆汁酸(primary bile acid)和次级胆汁酸(secondary bile acid);按其是否与甘氨酸及牛磺酸结合又分为结合胆汁酸(conjugated bile acid)和游离胆汁酸(free bile acid)。

初级胆汁酸在肝脏生成,分为游离初级胆汁酸和结合初级胆汁酸。在肝细胞内以胆固醇为原料,经一系列酶促反应生成胆酸和鹅脱氧胆酸,称初级游离胆汁酸。初级游离胆汁酸分别

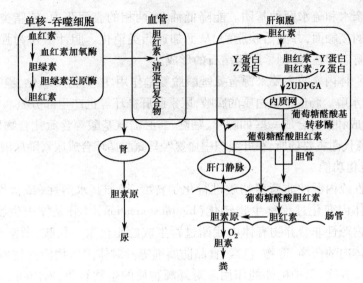

图 9-1 胆红素生成示意图

与甘氨酸或牛磺酸结合生成的甘氨胆酸、甘氨鹅脱氧胆酸、牛磺胆酸与牛磺鹅脱氧胆酸统称初级结合胆汁酸。初级胆汁酸经胆道排至肠道,在细菌的作用下生成脱氧胆酸及石胆酸,称游离次级胆汁酸。游离次级胆汁酸在肠道分别与甘氨酸及牛磺酸结合生成甘氨石胆酸、甘氨脱氧胆酸、牛磺石胆酸与牛磺脱氧胆酸称次级结合胆汁酸。

正常情况下,人体每日合成 1 ~ 1.5g 胆固醇,其中 2/5 在肝中转变成 BA,随胆汁进入到肠道中,90% ~ 95% BA 在肠道重吸收,由肠道吸收的各类胆汁酸经门静脉重回肝脏,肝细胞将游离胆汁酸再合成为结合型胆汁酸,重吸收和新合成的结合胆汁酸一起,再排入肠道,完成胆汁酸的肠肝循环。胆汁酸每天经肠肝循环 6 ~ 12 次,从而维持肠内胆汁酸的浓度,以利于脂类消化吸收的正常进行。胆汁酸肠肝循环过程见图 9-2。

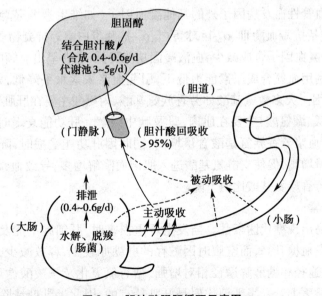

图 9-2 胆汁酸肠肝循环示意图

胆汁酸具有亲水和疏水两种基团。能降低油/水两相的表面张力,使脂类乳化,因此扩大了脂肪与肠脂酶的接触面,并激活胰脂酶,从而加速脂类消化。胆汁酸作为强乳化剂,使胆固醇在胆汁中以溶解态存在,抑制了肝胆结石的形成。

3. 血氨代谢　体内氨的主要来源有氨基酸脱氨基作用、胺类物质氧化、嘌呤或嘧啶碱的分解、酰胺化合物的水解。肠道中蛋白质的腐败,尿素肠肝循环等也产生部分氨。氨可通过合成尿素、谷氨酰胺的生成和参与合成一些如嘌呤、嘧啶、非必需氨基酸等含氮化合物以铵盐形式由尿中排出。肝脏是氨代谢主要场所,在肝组织中血氨经鸟氨酸循环合成尿素随尿液排出体外。

(三)生物转化功能

机体对外源性或内源性非营养物质进行化学转变,增加其水溶性(或极性),使其易随胆汁、尿排出,这种体内变化过程称生物转化(biotransformation)。肝是体内生物转化的主要器官。生物转化的内源性非营养物有体内代谢过程生成的胆色素、氨、胺、激素等物质。外源性非营养物为摄入体内的药物、毒物、色素、食品防腐剂等。对体内生物活性物质进行灭活,同时有利于排除废物及异物,保护机体的作用。对外源物质的生物转化,有时可出现毒性或致癌、致畸作用,如3,4-苯并芘转化后生成致癌性物质,但易于排出体外。

二、肝胆疾病的代谢紊乱

肝脏参与多种物质代谢,有"物质代谢中枢"之称。肝胆疾病时,多种物质代谢紊乱。

(一)蛋白质代谢异常

主要表现为血浆白蛋白和总蛋白的水平下降,其变化程度取决于肝损害的类型、严重程度和持续的时间。在急性肝损伤时,由于肝脏的储备能力很强和多数蛋白质的半衰期较长,血浆TP 与 Alb 浓度变化不大。在慢性肝病时,血浆中白蛋白降低,而 γ-球蛋白升高,出现白蛋白与球蛋白(A/G)的比值降低,甚至倒置。白蛋白合成不足导致血浆胶体渗透压下降,是肝硬化患者的水肿和腹水形成的重要原因。

肝脏可合成除血管性血友病因子外的其他凝血因子(如维生素 K 依赖的凝血因子Ⅱ、Ⅶ、Ⅸ、Ⅹ),亦可合成包括抗凝血酶Ⅲ、α_2-巨球蛋白、α_1-抗胰蛋白酶等抗凝物质和酶抑制物。肝细胞严重损害时,部分凝血因子合成减少,血液凝固功能降低,患者呈出血倾向。

晚期肝病患者利用血氨合成尿素能力低下,引起血浆尿素水平降低,氨则增高,成为肝性脑病(肝昏迷)的诱因。大多数氨基酸如芳香族氨基酸、丙氨酸主要在肝脏降解,而支链氨基酸(即异亮氨酸、亮氨酸、缬氨酸)主要在肌肉、肾及脑中降解。肝功能衰竭时芳香族氨基酸在肝中的降解减少,引起血浆芳香族氨基酸含量增高;同时因肝功能受损时,降解胰岛素能力下降导致血浆胰岛素含量增高,促使支链氨基酸进入肌肉而降解增多,导致血浆支链氨基酸浓度降低,使支链氨基酸/芳香族氨基酸比值下降。

(二)糖代谢异常

轻度肝损伤不易出现糖代谢紊乱。当发生严重损害时,肝细胞不能及时地把摄入的葡萄糖合成肝糖原而引发血糖升高,而空腹时因贮存的肝糖原较少,释放减少,导致血糖降低。此外,肝病时磷酸戊糖途径和糖酵解途径相对增强,糖有氧氧化及三羧酸循环运转不佳,血中丙酮酸和乳酸含量可显著上升。半乳糖代谢是肝脏特有的,因此半乳糖清除率检测可反映肝脏代谢能力。

（三）脂质代谢异常

肝细胞损伤时,胆汁酸代谢紊乱,引起胆汁中胆汁酸含量下降和分泌量减少,出现脂质消化吸收不良,出现恶心、厌油腻和水性腹泻或者脂肪泻症状。在肝功能障碍时,胆固醇的形成、酯化、排泄发生障碍,不仅引起血浆胆固醇含量的变化,而且胆固醇酯生成减少,出现血浆胆固醇酯/胆固醇的比值下降。肝细胞损伤时,肝内脂肪氧化分解降低或脂肪合成增多或磷脂合成障碍,不能有效地将脂肪输出,过多的脂肪在肝细胞内沉积而形成脂肪肝。在肝功能严重障碍时,肝合成胆固醇、HDL 减少,以及 VLDL 输出减少,由此可引起血浆中 TC、TG、HDL 和 LDL 减少,尤其以 HDL 下降最明显。在慢性肝内外胆汁淤积患者,血浆胆固醇和磷脂明显增高,可出现异常的脂蛋白-X (lipoprotein-X,LP-X)。肝细胞损伤时物质代谢性检测指标和临床意义,见表9-1。

表 9-1　肝细胞损伤时的代谢性检测指标和临床意义

类别	检测指标	临床意义
蛋白质代谢	血清总蛋白	严重肝炎及肝硬化时减少
	A/G 比值	慢性肝病和肝硬化时降低
	前白蛋白	灵敏地反映急性肝损伤
	免疫球蛋白	慢活肝、肝硬化时增高
	纤维蛋白质原	反映功能性肝细胞数量
	血中尿素测定	严重肝功能不全时降低
	血氨测定	急、慢性肝炎、重症肝炎、肝硬化时增高
	视黄醇结合蛋白	能更早敏感地发现肝损害
	纤维连接蛋白	肝纤维化时增高
	甲胎蛋白	原发性肝癌时显著升高
	癌胚抗原	转移性肝癌时阳性率高
糖代谢	空腹血糖	肝功能不全时降低
	葡萄糖耐量试验	肝病时糖耐量曲线异常
	半乳糖耐量试验	肝细胞损伤时耐量降低
	血丙酮酸	肝昏迷时增加
	血乳酸	反映肝清除乳酸的能力
脂类代谢	血清总胆固醇	阻塞性黄疸和肝内胆汁淤积时升高
		重症肝炎和肝硬化时明显降低
	血清胆固醇酯	慢性肝炎时呈中度降低
	血磷脂	阻塞性黄疸和胆汁淤积性肝硬化时升高
	血清甘油三酯	阻塞性黄疸及脂肪肝患者升高
		在肝实质细胞损伤时游离脂肪酸升高
	脂蛋白电泳	急性病毒性、酒精性肝炎、α 区带和前 β-区带浅染或缺失,β-区带深染增宽
	脂蛋白-X	阻塞性黄疸时出现
	载脂蛋白 AI、AII	急性肝炎降低,阻塞性黄疸降低
	载脂蛋白 B	阻塞性黄疸升高
	载脂蛋白 CII	原发性胆汁性肝硬化升高
	载脂蛋白 CIII	肝癌时降低,阻塞性黄疸升高
	载脂蛋白 E	肝炎和原发性胆汁性肝硬化升高
	血清胆汁酸	肝炎、肝硬化、肝癌时升高

（四）胆红素代谢异常

正常人体内胆红素代谢处于动态平衡,肝脏将未结合胆红素转变成结合胆红素,经由胆汁通过肠道排出体外。未结合胆红素生成增多,或肝处理胆红素能力下降,或结合胆红素排泄障碍,都可使血中胆红素浓度增高,出现高胆红素血症,病因及分类详见表9-2。巩膜或皮肤中含量较多的弹性蛋白与胆红素有较强的亲和力,胆红素增高致使皮肤、巩膜和黏膜等组织发生黄染,临床上称为黄疸(jaundice)。胆红素超过正常范围,但仍在 34.2μmol/L 以内时,肉眼尚不能观察,则称为隐性黄疸。血清中胆红素浓度超过 34.2μmol/L 时,一般肉眼即可看出组织黄染,称为显性黄疸。按照病变部位黄疸可分为肝前性、肝性和肝后性黄疸;按照病因分为溶血性黄疸、肝细胞性黄疸和梗阻性黄疸;根据升高的胆红素类型可分为高未结合胆红素性黄疸和高结合性胆红素性黄疸。

表9-2　高胆红素血症病因及分类

分类		发生机制		临床原因
高未结合胆红素血症	肝前性	胆红素形成过多	溶血性	先天性: 红细胞膜、血红蛋白或酶的遗传性缺陷
				获得性: 物理因素:严重烫伤等 化学因素:硝基苯等 生物因素:蛇毒等 免疫因素:异型输血等 其他因素:脾功能亢进等
			非溶血性	造血系统功能紊乱: 恶性贫血、铅中毒等引起的无效造血
				先天性代谢异常: 半乳糖血症 酪氨酸血症 果糖血症 α_1抗胰蛋白酶缺乏症
	肝性	肝细胞处理胆红素能力下降	胆红素摄取障碍	新生儿生理性黄疸、Grigler-Najjar 综合征
			胆红素结合障碍	酶缺乏:体质性黄疸(重型慢性间歇性幼年性黄疸) 酶不足:新生儿生理性黄疸 酶抑制:哺乳性黄疸,新生霉素等药物引起的黄疸
			胆红素转运障碍	Gilbert 综合征
高结合胆红素血症	肝性	肝细胞排泄胆红素障碍		肝内淤积性黄疸:胆汁淤积性肝炎等引起的胆汁淤积 体质性黄疸:慢性家族性非溶血性黄疸、慢性特发性黄疸、感染、化学试剂和肿瘤等导致的肝病变
	肝后性	胆红素肝外排泄障碍	胆道梗阻	结石、肿瘤、狭窄、寄生虫等引起的胆道梗阻

1. 溶血性黄疸　由于各种原因(红细胞膜、酶、血红蛋白的遗传性缺陷、异型输血、蚕豆病、疟疾以及各种理化因素等)使红细胞大量破坏,血红蛋白释放过多,导致未结合胆红素明显增加,超过了肝脏的转化能力。溶血性黄疸实验室检查主要表现为未结合胆红素明显升高,结合胆红素可轻度升高,尿胆原增多但尿胆红素阴性。

2. 肝细胞性黄疸　肝细胞摄取未结合胆红素、转化和排泄结合胆红素的能力下降引起的黄疸称为肝细胞性黄疸。病毒性肝炎是肝细胞黄疸的常见原因,一方面肝脏不能及时地将未结合胆红素转变为结合胆红素,使血中未结合胆红素增加;另一方面病变区压迫毛细胆管(或肝内毛细胆管堵塞)使生成的结合胆红素返流入血,故血中结合胆红素也增加,极性高的结合胆红素易于随尿液排出体外,尿胆红素检查阳性。肝细胞受损,可引起结合胆红素生成减少,排入到肠道中的胆红素减少,肠道中胆红素降解产物胆素原减少,重吸收减少;但是另一方面重吸收的胆素原进入受损的肝细胞。因此尿液中的胆素原根据病情的不同可以出现尿胆原增加或者减少。肝细胞性黄疸是非常复杂的,不同类型的肝脏疾病所致的胆红素代谢紊乱也有所不同。

3. 梗阻性黄疸　由于胆管阻塞(如胆结石、胆道蛔虫或肿瘤压迫)等原因造成胆管梗阻,胆汁排出障碍而淤积在胆管内,使得胆小管和毛细胆管扩张,通透性增加,严重时可引起毛细胆管管壁破裂,胆汁和胆汁中的结合胆红素可逆流入组织间隙和血窦,造成血中极性强的结合胆红素升高,并可从肾脏排出体外,尿胆红素阳性;因胆道梗阻,排入肠道中的胆红素减少,肠道胆素原生成减少,尿胆素原降低。临床上称这类黄疸为梗阻性黄疸。各种黄疸(肝细胞性黄疸以常见的病毒性肝炎为例)的生化指标变化见表9-3。

表 9-3　三种类型黄疸的实验室鉴别诊断

类　　　型	血　　液		尿　　液		粪便颜色
	结合胆红素	未结合胆红素	尿胆红素	尿胆原	
正常人	无或极微	有	阴性	少量	棕黄色
溶血性黄疸	轻度增加	明显增加	阴性	明显增加	加深
肝细胞性黄疸	中度增加	中度增加	阳性	一般增加	变浅
梗阻性黄疸	明显增加	轻度增加	强阳性	减少或无	变浅或无

(五)胆汁酸代谢异常

正常人体内胆汁酸代谢处于动态平衡,胆汁酸通过每日 6~12 次的肠肝循环使有限的胆汁酸发挥最大限度的作用。肝细胞合成、摄取和分泌胆汁酸的功能以及肠道、胆道和门脉系统的功能状况都是影响胆汁酸代谢的重要因素。血清胆汁酸测定对于诊断肝胆系统和肠道疾病具有重要意义。

1. 先天性疾病　如脑腱性黄瘤病、Zellweger 脑肝肾综合征和特发性新生儿肝炎等遗传病时胆汁酸特殊酶的活性改变,使胆汁酸合成代谢中的某些中间代谢产物堆积,胆汁酸合成减少,而其中间代谢产物堆积并分泌至胆汁、尿和粪便中,胆汁、尿中粪便中发现有高水平异常胆汁酸。

2. 肝胆疾病　肝细胞受损可使胆汁酸合成减少,胆汁中的胆汁酸浓度下降。肝病患者的肝细胞摄取胆汁酸能力下降,同时常伴有肝内胆汁淤积或门脉分流,胆汁酸反流进入体循环,都可导致血清胆汁酸升高。因此血清胆汁酸水平可作为肝细胞损伤的敏感和特异性指标,动态检测胆汁酸水平对于判断病毒性肝炎的进展情况、区分活动性和非活动性肝炎以及肝病的治疗效果方面都具有重要意义。肝内外胆道梗阻时可引起胆汁分泌减少,胆汁酸分布异常,引起血清和尿液中胆汁酸浓度显著升高。肝病时胆酸和鹅脱氧胆酸的比值多小于1,而胆道梗阻性疾病两者比值多大于1。

3. 肠道疾病 小肠疾病时(如炎症、切除及造瘘),胆汁酸重吸收减少,胆汁酸肠肝循环受阻,血清胆汁酸水平降低,出现不同程度的水性腹泻并伴脂肪泻。同时,由于胆汁酸返回肝脏减少,胆汁酸的合成加速,血清胆固醇浓度减低。

4. 高脂血症 胆汁酸代谢与体内胆固醇的平衡密切相关,主要因为:①合成胆汁酸是体内胆固醇清除的重要代谢途径;②胆固醇可被胆汁酸乳化并随胆汁排出;③胆汁酸促进食物胆固醇的消化和吸收,并可调控胆固醇的合成。因此,高脂蛋白血症时的代谢紊乱必然涉及胆汁酸的代谢异常。

第二节 肝胆疾病的生物化学检验项目

肝胆疾病的生物化学检测项目有多种,下面介绍几种临床常用的检测项目。

一、胆 红 素

应用高效液相色谱法(HPLC)将胆红素分为4种组分:①α-胆红素,即未结合胆红素;②β-胆红素,为胆红素葡萄糖醛酸单酯;③γ-胆红素,即胆红素葡萄糖醛酸双酯;④δ-胆红素,即为结合胆红素与白蛋白以共价键在血中结合生成,它不被肝细胞摄取,可与重氮试剂直接反应。总胆红素应包括未结合胆红素、结合胆红素(胆红素葡萄糖醛酸单酯和双酯)及δ-胆红素。长期高结合胆红素血症患者血中,部分结合胆红素与白蛋白借缓慢的非酶促反应,形成胆红素与白蛋白呈共价结合的产物,这种以共价键与白蛋白结合的胆红素被称为δ-胆红素。

【测定方法】 血清总胆红素及其组分测定依方法类型分为重氮试剂法、胆红素氧化酶法等。重氮试剂改良J-G法和胆红素氧化酶法是临床常用方法。

重氮试剂改良J-G(Jendrassik and Grof method,J-G)法 结合胆红素与重氮试剂反应生成偶氮胆红素;加速剂可将未结合胆红素分子内的次级键断裂,与重氮试剂反应。反应完成后加入终止试剂,继而加入碱性酒石酸钾钠使红紫色偶氮试剂转变为蓝色,波长600nm下比色分析,求出血液总胆红素的含量。

胆红素氧化酶(bilirubin oxidase,BOD)测定法 BOD在不同pH条件下催化不同组分的胆红素氧化生成胆绿素,胆绿素与氧进行非酶促反应转变为淡紫色化合物,胆红素的最大吸收峰在450nm附近。吸光度的下降程度与胆红素浓度成正比。在pH为8.0条件下,未结合胆红素及结合胆红素均被氧化,用于测定总胆红素;在pH为4.5的酸性条件下,BOD仅能催化结合胆红素和大部分δ胆红素,而游离胆红素不被氧化,测定其含量代表结合胆红素。

【参考区间】 成人总胆红素:3.4~17.1μmol/L;结合胆红素:0~6.8μmol/L;未结合胆红素:1.7~10.2μmol/L;结合胆红素/未结合胆红素:0.2~0.4。

【临床意义】　临床对血清胆红素的测定,同时结合尿胆红素和尿胆原的测定,对于黄疸的诊断和鉴别诊断、病因分析、病情监测和指导治疗等具有重要意义。

1. 判断有无黄疸和黄疸程度　血清总胆红素>17.1μmol/L 提示有黄疸,17.1~34.2μmol/L 为隐性黄疸,>34.2μmol/L 为显性黄疸,34.2~171μmol/L 为轻度黄疸,171~342μmol/L 为中度黄疸,>342μmol/L 为重度黄疸。

2. 协助鉴别黄疸类型　溶血性黄疸多为轻度黄疸,血清总胆红素多<85.5μmol/L,未结合胆红素明显增高,结合胆红素/未结合胆红素<0.2;肝细胞性黄疸多为轻、中度黄疸,血清总胆红素 17.1~171μmol/L,结合与未结合胆红素均增加,结合胆红素/未结合胆红素 0.2~0.5;梗阻性黄疸多为中、重度黄疸,结合胆红素明显增高,不完全梗阻为 171~342μmol/L,完全梗阻多>342μmol/L,结合胆红素/未结合胆红素>0.5。

3. δ-胆红素测定意义　δ-胆红素和结合胆红素一样不存在分子内氢键的影响可以直接与重氮试剂反应,δ-胆红素仅存在于高结合胆红素患者的血清中,因 δ-胆红素与白蛋白共价结合,分子量大,不能从肾小球滤出,δ-胆红素半衰期与白蛋白一样为 15~19d,因此在血液中滞留的时间较长,肝炎恢复期患者尿胆红素已消失,而血清结合胆红素仍很高。δ-胆红素可作为判断急性肝炎的恢复期、严重肝病预后的指标。①δ-胆红素与急性肝炎的恢复期密切相关:在恢复期,总胆红素显著下降(尤以结合胆红素下降明显),而 δ-胆红素由于半衰期长,下降缓慢,故 δ-胆红素相对百分比显著升高,最后达胆红素的 80%~90%,是急性肝炎恢复良好的指标;②判断预后:在严重肝衰竭(最终死亡的)患者中,血清 δ-胆红素/总胆红素常<35%,死亡前甚至降到 20% 以下,而病情好转者则上升到 40%~70%,严重肝病患者 δ-胆红素/总胆红素持续或逐渐降低,提示患者预后不佳。

【评价】

1. 重氮试剂改良 J-G 法　为推荐的常规方法,在 342μmol/L(200mg/L)浓度下有较好的准确性和精确性。血红蛋白低于 1.0g/L 无干扰。防腐剂叠氮钠会破坏重氮盐而干扰偶氮胆红素的生成。标本要避光、低温放置。

2. 胆红素 BOD 测定法　对血样和试剂的耗量少,特异性高,重复性好。不仅适合手工简便操作,也适合自动生化分析仪测定。胆酸钠或十二烷基磺酸钠等阴离子表面活性剂可促进其氧化,提高反应的灵敏度。准确性、精密度比改良 J-G 法好。脂血和溶血时结果偏高。抗干扰能力强,如 Hb<1.5g/L 不产生干扰,但在黄疸和肝素抗凝的血浆中会出现浑浊。

二、胆　汁　酸

血清胆汁酸是反映肝实质损伤的重要指标,对肝病的诊断有重要价值。

【测定方法】　血清胆汁酸的测定方法有高效液相色谱、放射免疫分析、酶法等。酶法包括酶荧光法、酶比色法和酶循环法。其中酶比色法测定血清总胆汁酸(total bile acids,TBA)为临床常用。

酶比色法:3α 羟类固醇脱氢酶(3α-hydroxysteroid dehydrogenase,3α-HSD)可将 C_3 上的 α 位的羟基(3α-OH)脱氢生成羰基,同时氧化型的 NAD^+ 变成 NADH。随后,NADH 上的氢由黄递酶催化转移给硝基四氮唑蓝(INT),产生红色的甲䐶。甲䐶的产量与胆汁酸成正比,500nm 波长比色。

【参考区间】 成人空腹 TBA:0.14~9.66μmol/L,餐后 2h TBA:2.4~14.0μmol/L(酶比色法)。血清胆酸/鹅脱氧胆酸(CA/CDCA)比值:0.5~1.0。

【临床意义】

1. 空腹血清 TBA 测定

(1) 血清 TBA 增高见于:①肝细胞损害,如急性肝炎、慢性活动性肝炎、中毒性肝炎、肝硬化、肝癌及酒精性肝病时显著增高,尤其是肝硬化时 TBA 阳性率明显高于其他指标。肝细胞受损情况与血清 TBA 呈正变关系,可疑有肝病但其他生化检查指标正常或轻度异常的患者应予以血清 TBA 测定。②胆道梗阻,胆汁酸排泄受阻,血清 TBA 增高。③门脉分流,肠道中次级胆汁酸经分流的门脉进入体循环,使血清 TBA 增高。④生理性增高,进食后血清 TBA 一过性增高。

(2) 肠道疾病引起胆汁酸代谢异常时,可影响脂肪的消化吸收,轻者水样腹泻,重者则可出现脂肪痢。

(3) 胆汁中胆固醇的溶解度取决于胆汁酸和卵磷脂的含量和三者的比例关系,当胆汁酸、卵磷脂浓度降低或胆固醇含量增高,胆汁中部分胆固醇不能溶解于胆汁中,以结晶形式析出,形成胆固醇结石。

2. 餐后 2h 血清 TBA 测定 空腹时胆汁酸主要储存在胆囊中,大量胆汁酸在进餐后进入肠肝循环,肝脏摄取胆汁酸负荷加重。肝病患者血清胆汁酸在餐后升高较空腹时更明显。因此餐后 2h 血清 TBA 测定优于空腹血清 TBA 测定。如餐后血清胆汁酸水平不升高,提示回肠部位病变或功能紊乱。

3. 血清胆酸/鹅脱氧胆酸(CA/CDCA)比值 正常情况下,血清 CA/CDCA 约为 0.5~1.0。肝细胞损害时,主要表现为 CA 合成减少,而 CDCA 变化不大,因而 CA/CDCA 比值降低,其降低程度与肝损害程度平行。梗阻性黄疸时,血清 CA 增高程度大于 CDCA,CA/CDCA 比值>1.5。血清 CA/CDCA 比值可作为肝实质病变与胆汁淤积性病变的鉴别指标。

【评价】 正常血清中 TBA 含量低,对检测方法灵敏度要求较高。酶比色测定法具有快速、简便、准确、可靠等优点。低浓度时重复性较差,对酶量的要求严格。此外,标准品的制备非常重要。常采用甘氨胆酸溶入小牛血清中制成冻干品。

三、血清酶及同工酶

肝脏是体内含酶最丰富的器官,肝细胞内含有多种高浓度的酶。肝细胞受损时,可使血液中某些酶活性升高。了解血清酶的组织定位和动态变化过程对不同类型肝胆疾病的诊断和治疗具有重要意义。目前临床上常用的有丙氨酸氨基转移酶、天门冬氨酸氨基转移酶、γ-谷氨酰基转移酶、乳酸脱氢酶、谷氨酸脱氢酶等近 50 种,部分相关血清酶学详见第六章。

(一)血清转氨酶及其同工酶

用于肝胆疾病检查的转氨酶主要是 ALT 和 AST。ALT 有两种同工酶 ALTs 和 ALTm;AST 有两种同工酶 ASTs 和 ASTm。在轻、中度肝损伤时,由于肝细胞通透性增高,胞质内的 ALT 和 AST 释放入血,主要以细胞质中 ALT 升高明显;当严重肝细胞损伤时,肝细胞线粒体受损,可导致线粒体内的含量高的 AST 释放入血,此时以 AST 升高更明显,血清中 AST/ALT 比值升高。

【临床意义】 各种急性病毒性肝炎,血清 ALT 可在黄疸等临床症状出现前急剧升高,以细胞质中的 ALT 为主。急性肝炎时,血清 ALT 水平一般与临床病情严重程度相平行,且往往是恢复期后才降至正常,是判断急性肝炎恢复很好的指标。其他肝胆系统疾病,如胆石症、胆囊炎、肝癌和肝淤血时,部分 ALT 可通过肝细胞膜进入血液,导致 ALT 中度升高。但一般情况下,ALT 升高幅度多低于参考区间上限 10 倍,即低于 400U/L,若超过此值可诊断为肝炎。血中 AST 升高,多来自心肌或肝脏损伤。肾脏或胰腺损伤时,AST 也可升高。慢性肝炎特别是肝硬化时,AST 升高程度超过 ALT。

AST/ALT 比值对于急慢性肝炎的诊断、鉴别诊断以及判断疾病转归也有重要价值。急性肝炎时 AST/ALT 比值>1,肝硬化时 AST/ALT 比值≥2,肝癌时 AST/ALT 比值≥3。重症肝炎时大量肝细胞坏死,血中 AST 逐渐下降,而胆红素却进行性升高,出现"酶胆分离"现象,是肝坏死的前兆。

【评价】 ALT 和 AST 是最常用的反映肝细胞损伤和判断损伤程度的酶,只要有 1% 的肝细胞破坏就足以使血中转氨酶水平升高一倍,ALT 和 AST 一直被认为是肝细胞损伤的标准试验。进一步检测 ALT 和 AST 同工酶及其比值,可提高肝胆疾病的诊断和鉴别诊断。

(二)碱性磷酸酶

碱性磷酸酶(alkaline phosphatase,ALP)主要分布于肝细胞的血窦侧和毛细胆管侧的微绒毛上,经胆汁排入小肠。当胆汁排泄不畅、毛细胆管内压升高时,可诱发 ALP 产生增多,因而 ALP 也是胆汁淤积的酶学指标。

【临床意义】 ALP 检测主要用于骨骼、肝胆系统疾病的诊断和鉴别诊断,尤其是胆道阻塞性疾病和黄疸的诊断和鉴别诊断。对于原因不明的高 ALP 血清水平,可测定其同工酶明确其器官来源。

1. 胆汁淤积性疾病时,从胆道排泄的 ALP 逆流入血,同时诱发 ALP 合成和释放增多,ALP 升高可达参考区间上限的 5~20 倍,且 ALP 升高与胆红素平行。肝癌细胞合成并分泌 ALP 亢进,也是导致血清 ALP 升高的原因,可与胆红素增加不平行。ALP 与肝细胞膜紧密结合而不易释放,肝炎等累及肝实质细胞病变,ALP 仅轻度升高,可达参考区间上限 2~5 倍。

2. 骨折和佝偻病等原因所致骨损伤,均可引起骨 ALP 同工酶的增高。骨 ALP、高分子 ALP 同工酶对恶性肿瘤骨转移或肝转移的阳性预示值较总 ALP 高,但这两类同工酶均不能用于鉴别恶性和非恶性的骨病或肝病。

3. 妊娠 2 个月后及儿童生长发育期 ALP 增高。

4. 血清 ALP 活性降低较少见,主要见于呆小病、维生素 C 缺乏症。甲状腺功能低下、恶性贫血等也可见血清 ALP 下降。

【评价】 诊断骨骼和肝胆系统疾病的重要酶学指标。

(三)γ-谷氨酰基转移酶

γ-谷氨酰基转移酶(L-γ-glutamyltransferase,γ-GT 或 GGT)在细胞中有膜结合型(疏水型)和可溶型(亲水型)两种,其中可溶型存在于胞浆中,而膜结合型则主要结合在细胞膜上。血清中 GGT 主要来源于肝胆系统。肝脏中的 GGT 主要分布在肝细胞的毛细胆管侧和整个胆管系统,部分 GGT 经胆汁排泄。因此肝内 GGT 合成增多或胆管系统病变时胆汁排泄受阻时,均可引起血清 GGT 增高。胚胎期肝细胞和新生儿肝细胞合成 GGT 能力最强。出生后肾 GGT 合成量大于肝。如果正常人肝脏 GGT 合成量明显增高(出现"返祖现象"),应考虑是否有肝脏恶性肿瘤的发生。

【临床意义】

1. 胆道阻塞性疾病 胆石症、胆道炎症和原发性胆汁性肝硬化等疾病,GGT 不仅阳性率高,而且升高明显,可高达 5～30 倍。主要原因可能是肝内、外胆汁淤积时,GGT 排泄受阻,随胆汁逆流入血。临床研究结果表明,GGT 升高,恶性阻塞>良性阻塞、肝外阻塞>肝内阻塞、黄疸型阻塞>非黄疸型阻塞。

2. 肝占位性病变 原发性肝癌和转移性肝肿瘤时,GGT 均可升高。肝肿瘤细胞合成 GGT 增多,同时肝占位性病变可能使 GGT 排泄受阻,随胆汁逆流入血。转移性肝癌 GGT 增高占90%,但特异性不强,与 AFP 等联合检测可提高肝癌诊断的灵敏度。肿瘤切除后 GGT 下降后又升高,提示肝癌复发。

3. 肝实质疾病 急性肝炎时 GGT 轻、中度升高,常与 ALT 平行,但增高幅度低于 ALT,恢复期 GGT 可正常,但恢复至正常时间多迟于 ALT。慢性肝炎活动期 GGT 升高,临床常将 GGT 升高作为慢性肝炎活动性的标志。肝硬化时,GGT 可正常或轻、中度升高。乙醇对肝细胞线粒体的诱导作用,可导致 GGT 活性升高,长期过量饮酒所致酒精性肝损害或酒精性肝硬化时,可见 GGT 明显升高;戒酒后 GGT 很快下降,GGT 可作为酒精性肝损伤及戒酒的监测指标。GGT 升高程度,酒精性肝硬化>胆汁性肝硬化>肝炎后肝硬化。

4. 其他 GGT 升高还见于服用某些药物,长期接受巴比妥类药物、含雌激素的避孕药者也常有 GGT 的升高,但停药后可降至正常。

【评价】 GGT 是检测肝胆疾病的敏感指标,也是酒精性肝损伤监测指标。一般认为 GGT 测定缺乏特异性而不单独作为鉴别判断指标,而常与 ALT 和 ChE 等酶学指标联合检测,根据其酶谱变化为进一步鉴别诊断提供依据。

(四)谷氨酸脱氢酶

正常人血清中谷氨酸脱氢酶(glutamate dehydrogenase,GDH)活性很低,以肝脏含量最高,其次为肾、胰、脑、小肠黏膜及心脏等。肝小叶中央区 GDH 内活力比肝小叶周围区高 1.7 倍,血清 GDH 可反映肝实质的坏死情况,其升高程度与线粒体损害程度相关。

【测定方法】 常用连续监测法。α-酮戊二酸与氨根离子在谷氨酸脱氢酶的催化下生成谷氨酸。同时 NADH 被氧化为 NAD^+。NADPH 在 340nm 处有最大吸收峰,检测 NADH 动态变化即可反映酶活性的高低。

【参考区间】 连续监测法,男性 0～8U/L;女性 0～7U/L。

【临床意义】

1. 卤烷中毒所致肝细胞坏死时,GDH 升高可达参考区间上限的 10～20 倍;酒精中毒时,GDH 升高比其他指标敏感。

2. 急性肝炎升高不如 ALT 明显;慢性肝炎时可达参考区间上限的 4～5 倍。

3. 肝硬化升高可达参考区间上限的 2 倍;肝癌、胆汁淤积性黄疸时正常。

【评价】 由于 GDH 的肝脏特异性,肝脏疾病尤其涉及肝细胞线粒体损害时其活性显著增高,常用来检查线粒体的受损程度,是肝实质损害的敏感指标。

(五)5′-核苷酸酶

5′-核苷酸酶(5′-nucleotidase,5′-NT)是一种特殊的磷酸单酯水解酶,广泛存在于肝、胆、肠、脑、胰等组织中。在肝脏 5′-NT 位于胆小管和窦状隙面肝细胞膜内。血中 5′-NT 活性增高多因肝胆梗阻性疾病引起。

【测定方法】　检测方法有多种,目前连续监测法应用较多。

【参考区间】　0~11U/L(连续监测法,37℃);2~17U/L(钼蓝显色法)。

【临床意义】

1. 5′-NT 活性增高常见于原发性和转移性肝癌、慢性肝炎、肝硬化、病毒性肝炎、胆结石、胆囊炎等,增高可达 2~6 倍,且与病情严重程度呈正相关。

2. 5′-NT 是诊断肝及消化道肿瘤的非常灵敏的酶学指标,在病变早期,肝影像学等检查阴性时可见明显增高,可提高 AFP 阴性肝癌的检出率。

3. 有助于鉴别诊断肝细胞性黄疸和阻塞性黄疸,后者 5′-NT 明显高于前者。

此外,5′-NT 还在肺癌、白血病、乳癌等疾病中具有重要的诊断价值。

【评价】　骨骼疾病时 ALP 升高,5′-NT 不升高。5′-NT 测定标本为血清,4℃贮存稳定 1d,−20℃稳定数月。溶血会使测定结果升高。

四、血清蛋白质

肝细胞损伤时,血清蛋白质的变化取决于肝损伤的类型、严重程度和持续时间。临床上血清蛋白质检测主要包括白蛋白、球蛋白、白蛋白/球蛋白比值和血清蛋白电泳等。

【临床意义】

1. 血清前白蛋白(prealbumin,PA)　肝脏疾病时,PA 变化较 Alb 早,约有 30% 肝病患者血清 Alb 正常而 PA 降低。各型肝炎患者血清 PA 均有不同程度降低,以肝硬化和重症肝炎降低最为显著。

2. 血清总蛋白和白蛋白　在急性肝损伤时,血清白蛋白浓度变化不大;而在慢性肝病时血清白蛋白降低,而 γ-球蛋白升高,出现 A/G 比值降低,甚至倒置。血清白蛋白低于 20g/L 时,在临床上可出现水肿。

3. 血清蛋白质电泳　血清蛋白质电泳图谱可较好了解血清蛋白质全貌,某些肝胆疾病时可作为较好的辅助诊断指标,具体见表9-4。

表9-4　肝病时的血清蛋白异常

血清蛋白	急性肝炎	肝硬化	慢性活动性肝炎	胆汁性肝硬化	阻塞性黄疸	原发或继发性肝癌
白蛋白	正常或↓	↓↓	↓↓	↓	N 或↓	↓
球蛋白	N 或↑	↑	↑	↑	N	N
α_1-					↑	
α_2-		N	N	↑	↑	↑↑
β-	↑	↑	↑	↑↑↑	↑↑	N
γ-	↑	↑↑	↑↑↑	↑	N	N

【评价】　PA 能更好地反映早期肝损伤,是肝脏损伤的早期灵敏指标。

五、肝纤维化指标

肝组织活检是判断肝纤维化程度及其活动度的"金标准"。但在实际应用中存在局限性。

目前常用的生物化学指标有单胺氧化酶、Ⅲ型前胶原末端肽、Ⅳ型胶原及其分解片段、透明质酸(HA)和层粘连蛋白(LN)等。

(一)单胺氧化酶

单胺氧化酶(monoamine oxidase,MAO)又称赖氨酰氧化酶,分布于肝、胃、脑等组织的线粒体中,参加体内胺类代谢。分布于结缔组织中的 MAO 是一种细胞外酶,对结缔组织的胶原纤维生成起重要作用。肝硬化时,纤维化现象十分活跃,MAO 活性明显升高。

【测定方法】　MAO 的测定方法较多,有分光光度法、荧光法及免疫抑制法等。

MCDP 比色法:MAO 氧化苄胺产生过氧化氢,过氧化氢在过氧化物酶存在下与 MCDP 作用生成有色的亚甲蓝,于 660nm 处比色测定,计算 MAO 的浓度。

连续监测法:是根据产物氨建立起来的谷氨酸脱氢酶偶联速率法。通过 MAO 催化苄胺生成氨,氨在 α-酮戊二酸、NADPH 和谷氨酸脱氢酶的存在下生成谷氨酸,同时 NADPH 氧化成 $NADP^+$,引起 340nm 处吸光度的下降,通过监测其下降的速率即可得出样本中 MAO 的活性。

【参考区间】　0.4~0.8U/L(MCDP 比色法);12~40U/ml(苄胺偶氮-β-萘酚法)。

【临床意义】

1. 血清 MAO 活性能反映纤维化的程度,对诊断肝硬化有重要参考价值。80% 的肝硬化患者血清 MAO 活性升高,最高可达正常上限的 2 倍。

2. 各种急性肝炎血清 MAO 活性多正常,但暴发性肝炎和急性坏死性肝炎时,因肝细胞的大量坏死,线粒体释放大量的 MAO,使其活性明显升高。

另外,甲亢、肢端肥大症、老年性痴呆、帕金森病和抑郁症患者,血清 MAO 活性也可出现程度不同的升高。

【评价】

1. MCDP 比色法　需要加入终止液后测定,不宜于大批量标本的检测,而且 MCDP 见光易分解。

2. 连续监测法　此方法快捷、操作简单、适合自动化分析,可减少人为误差,具有良好的准确度与精密度。

(二)脯氨酸羟化酶

脯氨酸羟化酶(prolyl hydroxylase,PH)是胶原纤维合成酶。肝纤维化时,肝脏胶原纤维合成亢进,血清中 PH 增高。

【测定方法】　RIA 法和 EIA 法检测。

【参考区间】　RIA 法:20.8~58.2μg/L。

【临床意义】　血清脯氨酸羟化酶明显升高可见于肝纤维患者。此酶在急性肝炎、慢性非活动性肝炎者仅 50% 升高;而在慢性活动性肝炎、肝硬化则 100% 升高;原发性肝癌轻度升高,而转移性肝癌多数正常;酒精性肝病亦升高,如病情继续发展则继续升高。

【评价】　PH 活性可反映肝纤维化的状态,其活性与肝纤维化程度平行,对了解慢性肝病的病理过程、疗效和预后判断有重要参考价值。

(三)Ⅲ型前胶原末端肽

Ⅲ型前胶原末端肽(amino terminal of procollagen type Ⅲ peptide,PⅢP)是Ⅲ型前胶原在转为Ⅲ型胶原时在细胞外被肽酶切下氨基酸末端肽并释放入血。肝纤维化早期以Ⅲ型胶原增加为主,故血清中 PⅢP 水平增高代表Ⅲ型胶原合成代谢旺盛,对肝纤维化的早期诊断很有意义。

【测定方法】 RIA 和 EIA 法检测。

【参考区间】 41～163ng/ml。

【临床意义】 对肝病而言,血清 P Ⅲ P 增高提示活动性肝纤维化。血中 P Ⅲ P 除由肾脏排泄外,肝窦内皮细胞也摄取,因此当急性肝炎、慢性活动性肝炎、乙醇性肝硬化和肝功能损伤时,血清 P Ⅲ P 可增高。

【评价】 血清 P Ⅲ P 是肝纤维化的重要标志物。P Ⅲ P 随儿童年龄增长而有所升高,对于诊断儿童肝脏疾病无意义。

(四) Ⅳ 型胶原及其分解片段

Ⅳ 型胶原(collagen type Ⅳ,C Ⅳ)是基底膜的主要成分。肝纤维化时肝内 C Ⅳ 合成增多并大量沉积。C Ⅳ 是由主三股螺旋区(TH)、氨基酸端的四聚体(7S 胶原)和羧基端的二聚体(NC_1)组成网状结构。测定血清中 7S 胶原、NC_1 和 TH 含量,能反映基底膜胶原降解的情况,但降解的增加常伴有更多的再合成。因此这三项指标检测是反映基底膜胶原更新率的指标。

【检测方法】 ELISA 及 RIA 法检测。

【参考区间】 13～74ng/ml。

【临床意义】

1. 反映肝纤维化的程度及活动度 急性肝炎时,无结缔组织增生,故血清 C Ⅳ 水平无明显增加。慢性肝炎、肝硬化等患者 C Ⅳ 水平增高。

2. 用药疗效和预后判断 慢性丙型肝炎时,血清 C Ⅳ 不仅可以作为评价肝纤维化程度的一个重要指标,还可预测干扰素、抗丙型肝炎病毒抗体的疗效。干扰素的疗效与血清 C Ⅳ 水平、丙型肝炎病毒基因型相关,血清 C Ⅳ 大于 250μg/L 时,干扰素治疗无效。

3. 甲状腺功能亢进、中晚期糖尿病和硬皮病等疾病血清 C Ⅳ 升高。

【评价】 有研究表明在肝纤维化早期即可检测出 7S 升高,7S 和 NC_1 含量在反映肝纤维化和肝细胞坏死方面优于 P Ⅲ P。

六、肝胆疾病的其他生物化学检验

(一) 血氨

在正常人血液内含量甚微,肝功严重受损时,来源增多或去路减少,使血氨水平升高。血氨可通过血脑屏障进入脑组织,干扰脑细胞的能量代谢、对神经细胞的抑制作用和对神经递质的毒性作用,可引起脑功能障碍,即氨中毒学说。

【测定方法】 有两种方法。一类为两步法,也叫间接测定法,需先分离出氨,然后再进行测定。另一类为一步法,也叫直接测定法,不需分离出氨即可直接测,有酶法和氨电极法。目前应用最多的方法是谷氨酸脱氢酶法和基于离子选择电极的血氨测定仪分析法。

谷氨酸脱氢酶连续监测法:氨在足量 α-酮戊二酸和 NADPH 存在时,经谷氨酸脱氢酶作用生成谷氨酸,NADPH 的下降速率与血氨浓度成正比。

【参考区间】 18～72μmol/L(酶法)

【临床意义】 血氨病理性升高见于急性暴发性肝炎、雷氏综合征、肝硬化、肝性脑病、胃肠道出血、先天性尿素合成障碍。生理性血氨增高常见于高蛋白饮食或运动后,血氨降低见于低蛋白饮食和贫血等。

【评价】　床旁取血后立即分离血浆进行测定。血浆中 LD、AST 等也能利用 NADPH,直接影响测定结果。测定动脉血氨比静脉血氨更有意义。80% ~ 90% 肝性脑病患者血氨增高,并且血氨水平与神经精神症状严重程度呈平行关系。

(二)摄取和排泄功能检测

将毒副作用低的染料(如吲哚菁绿)或药物(如利多卡因)静脉注射入人体,检测单位时间后注射入机体内的该物质或其代谢产物的含量,来定量的判断肝脏的摄取、转化和排泄功能状况。如吲哚菁绿滞留率试验和利多卡因试验等。但由于实验方法等原因,目前临床应用较少。

第三节　常见肝胆疾病的生物化学检验

不同肝胆系统疾病的代谢变化和表现出的临床症状与体征也各不相同。了解各种肝胆系统疾病的实验室检查指标的变化特征,对于疾病的诊断、鉴别诊断、疗效观察和预后评估等具有重要作用。

一、肝　　炎

肝炎按病程可分为急性肝炎和慢性肝炎;按病因分为病毒性肝炎和药物性肝炎等。

(一)急性肝炎

急性肝炎(acute hepatitis,AH)分为急性黄疸型肝炎和急性无黄疸型肝炎。急性黄疸型肝炎病程的阶段性较为明显,多见于甲型肝炎和戊型肝炎。急性无黄疸型肝炎是一种轻型肝炎,可发生任一型病毒性肝炎。引起急性肝炎的因素常见的有感染(如病毒性肝炎)、中毒(药物及化学毒物)和乙醇等。

1. 急性肝炎的代谢紊乱　肝功能的急性损害导致多种物质的代谢紊乱。①胆红素代谢紊乱:肝细胞受损,肝细胞对胆汁的摄取和分泌功能下降,再加上肝胆红素葡萄糖醛酸转移酶功能受损,使未结合胆红素不能转化为结合胆红素,故不能及时被排出体外;②糖代谢紊乱:肝糖原合成减少,机体内糖原储备下降,机体能量储备减少;③蛋白质代谢紊乱:肝功能受到严重损害时,蛋白质的合成功能受到影响,出现低蛋白血症;④脂代谢紊乱:急性肝炎,肝功能尚能代偿时,多无明显脂代谢异常。

2. 实验室检查及评价　①血清酶:以血清 ALT 最为常用。各型急性肝炎在黄疸出现前 3 周,ALT 即开始升高,直至黄疸消退后 2 ~ 4 周才恢复正常。重型肝炎患者若黄疸迅速加深而 ALT 反而下降,提示肝细胞大量坏死。AST 的意义与 ALT 相同,但特异性较 ALT 低,检测 AST 同工酶可反映肝细胞受损的严重程度。血清 ALP 显著升高有利于肝外梗阻型黄疸的诊断和肝细胞型黄疸的鉴别。②血清和尿胆色素:急性肝炎早期尿中尿胆原增加,黄疸期尿胆红素和尿胆原均增加,淤胆型肝炎时尿胆红素呈强阳性而尿胆原可阴性。黄疸型肝炎血清 CB 和 UCB 均升高,但前者幅度高于后者。③凝血酶原时间(PT):凝血酶原主要由肝合成,肝病时 PT 长短与肝损害程度呈正相关。④血氨浓度:血氨浓度升高提示肝性脑病,但血氨浓度升高与急性肝炎的发生无必然联系。

（二）慢性肝炎

慢性肝炎（chronic hepatitis, CH）是指由不同病因引起的，病程至少持续 6 个月以上的肝脏坏死和炎症。临床上可有相应的症状、体征和肝生化功能检查异常。但也可无明显的临床症状，仅肝组织学有坏死和炎症。病情呈波动性或持续性，如不给予适当的治疗，部分患者可进展为肝纤维化和肝硬化。

1. 慢性肝炎的代谢紊乱 由于病程较长，肝脏合成白蛋白能力降低，导致白蛋白降低明显、A/G 减小甚至倒置。此外，一些酶的合成也改变，如鸟氨酸氨甲酰基转移酶、腺苷脱氨酶等的活性在慢性肝细胞损伤时可以增高；而 GGT、磷脂酰胆碱-胆固醇酰基转移酶、胆碱酯酶活性则在慢性肝病时因酶合成减少而降低。上述酶活性的改变也会影响机体的正常代谢。

2. 实验室检查及评价 ①ALT 和 AST：大多数慢性肝炎患者发病时 ALT 和 AST 水平升高，当疾病减轻或治疗有效时降至参考区间，但是 ALT 和 AST 血清水平并不能可靠地反映疾病的严重程度，而且血清 ALT 或 AST 正常并不能保证肝病无活动。另一方面，长期的 ALT 或 AST 升高可反映疾病的严重程度，具有预后价值；②其他血清酶学检查：如 ALP 和 GGT 在慢性肝炎患者往往正常或者轻度升高，但在肝硬化和疾病恶化时除外。GGT 在反映慢性肝细胞损伤及其病变活动时较转氨酶敏感。GGT 存在于肝细胞微粒体中，当慢性肝病有活动性病变时，诱导微粒体 GGT 合成增加。在急性肝炎恢复期 ALT 活性已正常，如发现 GGT 活性持续升高，提示肝炎慢性化；慢性肝炎即使 ALT 正常，如 GGT 持续不降，在排除胆道疾病情况下，提示病变仍在活动；慢性持续性肝炎 GGT 轻度增高；慢性活动性肝炎 GGT 明显增高；肝细胞严重损伤，微粒体破坏时，GGT 合成减少，故重症肝炎晚期或肝硬化时 GGT 反而降低；③Alb 和 A/G 比值：在慢性肝炎时，Alb 降低明显、A/G 比值倒置，这是慢性肝炎的重要特性。γ-球蛋白增高的程度可评价慢性肝病的演变及预后，慢性持续性肝炎的 γ-球蛋白正常或基本正常，慢性活动性肝炎及早期肝硬化时 γ-球蛋白呈轻、中度升高，若 γ-球蛋白增高达 40% 时提示预后不佳。

二、肝 硬 化

肝硬化（liver cirrhosis）是一种以肝组织弥漫性纤维化、假小叶和再生结节形成为特征的慢性肝病。临床上有多系统受累，以肝功能损害和门脉高压症为主要表现，晚期常出现消化道出血、肝性脑病、继发感染等并发症。

肝硬化的原因种类繁多，在发达国家以酒精性肝病和丙型肝炎病毒感染多见，近年来代谢综合征相关的非酒精性脂肪性肝炎也逐渐成为肝硬化的重要病因；在我国，肝硬化的病因以慢性乙型肝炎为主，慢性丙型肝炎也占有一定比例。随着生活水平的提高，乙醇和非酒精性脂肪性肝炎引起的肝硬化也逐渐增加。

（一）肝硬化的代谢紊乱

1. 糖代谢紊乱 肝脏是维持血糖相对恒定的重要器官。肝硬化时可继发糖代谢紊乱，表现为葡萄糖耐量受损或肝源性糖尿病。

2. 脂代谢紊乱 肝脏作为合成血脂及脂蛋白的重要器官，其损害的严重程度与血脂水平和载脂蛋白水平呈正相关。肝硬化患者肝细胞严重受损，可致血脂及载脂蛋白合成减少。肝硬化引起的低蛋白血症也影响血脂水平。肝硬化时内源性胆固醇合成减少，血浆中胆固醇浓度降低，胆固醇酯含量减少。

3. 蛋白质代谢紊乱　弥漫性肝实质损害使肝脏蛋白质合成功能减退,可导致人体白蛋白、多种凝血因子降低,表现为水肿、凝血障碍和肝性脑病等。

4. 胆汁酸代谢紊乱　肝硬化患者胆固醇 7α-羟化酶及 12α-羟化酶活力降低,胆汁酸的合成明显减少;而肝脏排泌胆汁酸的功能受损,结果表现为血中胆汁酸浓度升高,尿中胆汁酸排出量可达正常人的 10 倍以上。由于胆汁中胆汁酸盐不足,影响脂质和脂溶性维生素的吸收和代谢,可发生乳糜泻及暗适应障碍等。

5. 电解质代谢紊乱　由于肝功能障碍及消化功能不良等原因,肝硬化患者可出现低钠血症、低钾血症、低镁血症和低钙血症。

(二)实验室检查及评价

前述提及的肝纤维化的指标也应用于诊断肝硬化,除此之外,可选用血清 Alb、A/G、蛋白电泳、单胺氧化酶(MAO)、胆碱酯酶(ChE)和胆汁酸等指标。

1. Alb 和 A/G　Alb 降低是肝硬化的特征,特别是在失代偿期,低于 30g/L 可出现腹水;A/G 倒置也是肝硬化的特征。

2. MAO 常用于辅助诊断肝硬化,判断肝纤维化的程度。研究表明肝脏表面的结节形成与单胺氧化酶活性相平行,80% 以上肝硬化患者单胺氧化酶升高。

三、肝　癌

原发性肝癌(primary carcinoma of the liver)是消化系统最常见的恶性肿瘤之一。主要包括肝细胞癌、肝内胆管细胞癌和肝细胞癌-肝内胆管细胞癌混合型等不同病理类型。肝癌的确切病因尚未明了,主要病因是乙型肝炎病毒或丙型肝炎病毒的感染、食物黄曲霉菌毒素污染和农村饮水蓝绿藻类毒素污染等。

(一)机体代谢的变化

癌肿本身代谢异常或癌组织对机体产生各种影响所致的内分泌或代谢方面的综合征称之为伴癌综合征,有时可称为首发症状。

1. 糖代谢变化　糖酵解酶系活性增高,而糖异生关键酶活性低下。糖代谢变化主要特点是:糖酵解加强而有氧氧化降低;磷酸戊糖通路增强。

2. 蛋白质及氨基酸代谢变化　肝癌组织中与氨基酸分解代谢的相关酶活性明显降低,主要表现为:氨基酸分解代谢减弱,血浆芳香族氨基酸增多;蛋白质合成增强,非癌组织蛋白质分解增强;尿素合成降低。肝癌组织还能合成大量甲胎蛋白,而呈现反分化特征。

3. 脂类代谢变化　在肝癌细胞中可发现磷脂减少和甘油三酯和胆固醇增加,呈高脂血症。在血 AFP 阳性的肝癌患者肝癌组织中能检查出非生理性不饱和脂肪酸。此外,在脂质组成中非脂肪酸增加。

4. 其他改变　原发性肝癌和转移癌细胞中 Na^+-K^+-ATP 酶活性增高。腺苷酸环化酶活性低于正常组织。此外,一部分患者可能因循环中红细胞生成素增多引起红细胞增多症。

(二)实验室检查及评价

1. 甲胎蛋白(alpha-fetoprotein,AFP)　血清 AFP 及其异质体是诊断肝癌的常用肿瘤标志物。AFP 是在胚胎期由肝细胞、卵黄囊合成的糖蛋白,胃肠道等也能合成少量的 AFP。正常情况下主要存在于胎儿组织中,故称甲胎蛋白。出生后 AFP 合成受抑制,一周岁后血清 AFP 应降至成人水平。到成年期,AFP 主要来自内胚层的恶性肿瘤,如肝癌以及性腺疾病等。测定血清 AFP 浓度对肝癌的早期诊断和治疗监测具有重要参考价值,国内常用于肝癌的普查、早期诊断、术后监测和随访。对于 AFP≥400μg/L 超过 1 个月,或≥200μg/L 持续 2 个月,排除妊娠、生殖腺胚胎瘤和活动性肝病,应该高度怀疑为肝癌。但尚有 30% ~40% 的肝癌患者 AFP 检测呈阴性。病毒性肝炎、肝硬化患者血清 AFP 有不同程度的升高,但大部分<100μg/L。睾丸癌、卵巢癌、畸胎瘤、胃癌及妊娠时 AFP 含量也可升高。因此,仅依据 AFP 不能诊断所有的肝癌,AFP 对肝癌诊断的阳性率一般为 60% ~70%,有时差异较大,强调需要定期检测和动态观察,并且要借助于影像学检查或肝穿刺活检等手段来明确诊断。其他标志物包括 GGT 及其同工酶、α-L-岩藻糖苷酶(α-L-fucosidase,AFU)等。

2. 其他　肝癌患者可见 AST、ALT、ALP、LD、胆红素的升高和白蛋白降低等肝功能异常以及淋巴细胞亚群等免疫指标的改变。

四、酒精性肝病

酒精性肝病(alcoholic liver disease,ALD)是由过度饮酒,特别是长期过度饮酒引起的肝脏损害。临床病理学可分为酒精性脂肪肝(alcoholic fatty liver,AFL)、酒精性肝炎(alcoholic hepatitis,AH)、酒精性肝纤维化(alcoholic liver cirrhosis,AC)。部分患者可在酒精性肝硬化的基础上演变为肝细胞癌(hepatocellular carcinoma,HCC)。在欧美等国家多见,近年来我国酒精性肝病发病率逐年上升,已成为仅次于病毒性肝炎而居第 2 位的肝脏疾病。

(一)酒精性肝病的发病机制

可能由于乙醇直接损伤、乙醇本身代谢影响肝细胞物质代谢平衡及代谢中间产物对细胞产生毒性效应所致。

1. 乙醛是乙醇在肝内代谢的重要中间产物,对机体产生毒性作用,并产生系列化学病理改变。

2. NADH/NAD$^+$　乙醇经乙醇脱氢酶催化生成乙醛,再通过乙醛脱氢酶氧化生成乙酸。上述生化反应使 NADH/NAD$^+$ 比值增加,进而产生一系列代谢紊乱。如丙酮酸被增多的 NADH 还原成乳酸,易导致乳酸性酸中毒。

3. 过量的乙醇在机体内还可引起乙醇性低血糖、蛋白质代谢障碍、水电解质平衡紊乱、维生素代谢及药物代谢紊乱等,见表 9-5。

表 9-5　乙醇引起代谢紊乱及原因

类　　型	发病原因
乙醇性低血糖	与 NADH 增高、糖的分解代谢、脂肪酸氧化及三羧酸循环等过程发生障碍有关。乙醇抑制糖异生反应,加之饮酒者摄食不足,造成肝糖原储备减低
蛋白质代谢障碍	乙醇抑制某些蛋白质的分泌与合成,刺激胶原合成,促进肝纤维化
水、电解质平衡紊乱	酒后垂体抗利尿激素分泌受抑制,利尿作用增强,并伴有脱水症状,血清中各种电解质因脱水而浓缩。乙醇代谢引起的乳酸、乙酸、酮体等增加,血 pH 降低,碳酸氢盐减少,有酸中毒倾向

类　　型	发　病　原　因
对维生素代谢的影响	因维生素摄取不足,肝中的25-羟化作用减低,可导致血清中活性维生素D水平降低。肝储存维生素A能力降低,易患肝病夜盲症
对药物代谢的影响	乙醇对药物的代谢(诱导或抑制肝药酶)有协同或拮抗两方面的作用,它既可加强药物的毒性又可降低药效

（二）实验室检查和评价

1. ALT和AST　酒精性肝病时,AST及ALT一般仅轻度升高,乙醇的毒性作用使肝细胞线粒体受损,ASTm释放入血,使血清ASTm升高,因此酒精性肝病时以AST升高更明显,AST/ALT比值多在2~5。AST/ALT>2.56对诊断酒精性肝病的特异性为51.8%,灵敏度为52.5%。

2. GGT　乙醇是肝细胞线粒体酶的诱导剂,慢性长期饮酒时肝细胞释放GGT增多;戒酒后GGT迅速下降,但慢性酒精性肝硬化时不能降至正常。如果再次饮酒,血浆GGT浓度又迅速升高。GGT诊断酒精性肝病的敏感性较高,但特异性不高。69%慢性酒精中毒患者GGT升高,且增高程度较AST显著,禁酒后GGT可很快下降甚至恢复正常,与非酒精性肝损伤引起的GGT升高不同。

3. GDH　肝脏GDH主要分布于肝小叶中央区肝细胞的线粒体中,因此其活性增高可敏感地反映肝小叶中央区肝细胞线粒体的损伤。酒精性中毒伴肝细胞坏死时,GDH的增高比其他指标敏感。

4. 血清糖缺陷转铁蛋白(carbohydrate deficient transferrin,CDT)　转铁蛋白在肝脏中合成并糖化,而乙醛可抑制转铁蛋白的糖化产生CDT。长期饮酒者CDT可占总转铁蛋白(TRF)的5%~10%,CDT与TRF比值增大。血清CDT检测为当前诊断长期饮酒的最佳实验室指标,其灵敏性达60%~90%,特异性达90%以上。CDT在血清中的半衰期为16d,无肝病的嗜酒者禁酒后2~3周血清CDT可降至正常水平,可用于戒酒者的随访。

5. 血清胆红素和凝血酶原时间　可用于评价酒精性肝炎的严重程度,现常用指标为Maddrey判别函数(discriminant function,DF)=4.6×(凝血酶原时间-对照值)+血清总胆红素(mg/dl),当DF>32时,提示近期死亡率50%。

6. 其他　严重ALD患者可有血清胆红素水平升高、白蛋白水平下降、白/球比值下降,甚至倒置和胆碱酯酶活性下降,还可有高血糖、高血脂、高尿酸、低钾、低镁和低磷等电解质紊乱等非特异性生化代谢异常。

五、肝　性　脑　病

肝性脑病(hepatic encephalopathy,HE)是严重肝病引起的、以代谢紊乱为基础的中枢神经系统功能失调综合征,其主要临床表现为意识障碍、行为失常和昏迷。肝性脑病常由于各型肝硬化引起,也可见于门-体静脉分流术后,小部分脑病见于重症肝炎、急性肝功能衰竭及肝癌晚期等。

（一）肝性脑病的生物化学机制

肝性脑病患者脑组织多无明显的特异性形态学改变,其神经病理学改变亦不足以解释肝性脑病时的各种临床症状,一般认为肝性脑病的发生与严重肝脏疾病时的物质代谢障碍以及肝脏解毒功能障碍密切相关。发病机制学说主要有氨中毒(ammonia intoxication)学说、假性神经递质(false neurotransmitter)学说、血浆氨基酸失衡(abnormal plasma amino acid)学说和 γ-氨基丁酸(γ-aminobutyric acid,GABA)学说。

（二）实验室检查和评价

1. 血氨　血氨升高,约有 70% 肝性脑病患者血氨浓度不同程度升高。

2. 血浆氨基酸　血中支链氨基酸减少,芳香族氨基酸增多,支链氨基酸/芳香族氨基酸常倒置。血清游离色氨酸增高对肝性脑病诊断有特异性。

3. 其他　血清白蛋白减低,γ-球蛋白显著升高。血尿素降低。血糖可减少。血浆凝血酶原时间延长。血清胆红素显著增高。血液 pH 增高等。

六、急性肝功能衰竭

肝功能衰竭是多种因素引起的严重肝脏损害,导致其合成、解毒、排泄和生物转化等功能发生严重障碍或失代偿,出现以凝血机制障碍、黄疸、肝性脑病和腹水为主要表现的一组临床综合征。我国引起肝功能衰竭的主要病因是乙型肝炎病毒,其次是药物及酒精、化学制剂等肝毒性物质。在欧美国家,药物是引起急性、亚急性肝功能衰竭的主要原因;酒精性肝损害常导致慢性肝功能衰竭。儿童肝功能衰竭还可见于遗传代谢性疾病。急性肝功能衰竭(acute liver failure,ALF)一般是指原来无肝病者肝脏受损后短时间内发生的严重临床综合征。ALF 临床上以黄疸迅速增加、进行性神志改变,进而发展至肝昏迷状态,并有出凝血机制异常、肝损伤相关酶学改变、肾功能衰竭甚至出现多脏器功能衰竭等为主要特点。病情进展快、病程凶险、预后差、死亡率高,存活者往往直接进入肝硬化阶段。

（一）急性肝功能衰竭的代谢紊乱

1. 蛋白质及氨基酸代谢异常　①凝血机制异常:肝细胞合成的凝血因子急剧减少所致,几乎见于所有的病例。出血发生在口腔、鼻、消化道及颅内,往往发展至弥散性血管内凝血。②肝性脑病:是指肝病进行性发展,肝功能严重减退,毒性代谢产物因堆积所引起的意识障碍、智能损害、神经肌肉功能障碍等。神经精神症状是急性肝功能衰竭最突出症状之一。③肝臭:含硫氨基酸在肠道经细菌分解生成硫醇,当肝功能衰竭时不能经肝脏代谢而从呼吸道排出,产生气味。

2. 电解质紊乱及酸碱平衡失衡　常见低钾血症,后期可见高钠血症。也可见低氯血症、低镁血症、低钙血症和低磷血症。肝性脑病时可出现呼吸性碱中毒。低血压及肾功能不全时可出现代谢性酸中毒。

3. 其他　40% 的病例可发生低血糖。也可出现脑水肿、感染、原发性腹膜炎、胆系感染、肠道、呼吸道及泌尿系感染等。

（二）实验室检查及评价

急性肝功能衰竭会导致机体多种生物化学指标改变及代谢紊乱。

1. 血清胆红素迅速明显升高,早期以结合胆红素为主,随后结合胆红素及未结合胆红素均增高。如进行性升高提示预后不佳。

2. 凝血酶原时间(PT)延长,用 VitK 不能纠正。

3. ALT、AST 在 ALF 时可异常升高,达数千以上。疾病高峰期因大量肝细胞已破坏,可见两种酶正常或降低。恢复期可见酶学水平降低。动态的观察,对预后有一定参考价值。同时,胆碱酯酶明显降低。

4. 其他　支链氨基酸/芳香族氨基酸比例下降;血氨升高,血乳酸水平升高;AFP升高表示肝细胞再生活跃,常表示预后较好;血尿素氮和肌酐,有肝肾综合征时可升高;血胆汁酸早期明显升高。血糖浓度一般小于3.9mmol/L,常伴有胆固醇水平降低;酸碱平衡失调及以低钾、低钠血症为主的电解质紊乱等。

七、胆汁淤积性疾病

胆汁淤积是指由于肝内或者肝外原因导致胆流障碍,胆汁的成分不能正常地流入十二指肠,从而反流入循环血液,造成一系列病理生理改变。胆汁淤积临床上往往有黄疸、皮肤瘙痒、尿色深、粪便颜色变浅和肝大等症状。引起胆汁淤积的病因,一般可分为肝内和肝外胆汁淤积两类,但有时可有交叉,例如,原发性硬化性胆管炎可同时有肝外和肝内部分的病变,胆道结石虽以肝外为主,但有时可合并肝内胆管结石。血液生化检查可有胆汁酸、脂质、碱性磷酸酶和5′-NT等明显升高。肝脏组织病理学可见肝细胞有淤胆和羽毛状变性,毛细胆管扩张和胆栓形成等改变。

（一）胆汁淤积性疾病的代谢紊乱

1. 胆红素代谢紊乱　肝细胞在胆红素摄取、转化和排泄过程中发挥重要作用,胆汁淤积胆流障碍引起血清胆红素升高,以结合胆红素升高为主。

2. 物质代谢紊乱　慢性胆汁淤积脂质显著增高,特别是磷脂和总胆固醇。中性脂肪则为轻度增加,当肝病发展到晚期时,由于肝功能衰竭,肝脏合成磷脂和胆固醇减少,浓度降低。低密度脂蛋白升高,而高密度脂蛋白降低。胆汁淤积的肝脏分泌一些不寻常的脂蛋白,与血浆卵磷脂胆固醇酰基转移酶活力低下有关,如脂蛋白-X。急性胆汁淤积时,血清白蛋白和球蛋白水平正常,但是慢性胆汁淤积时白蛋白随着病情的进展逐渐降低。

（二）实验室检查及评价

1. 血清胆红素　血清胆红素升高,特别是结合胆红素明显升高。

2. 血清酶学检查　血清ALP常大于参考区间上限的三倍或以上。5′-NT和GGT均有不同程度的增高。ALT和AST轻度或中度增高。

3. 脂蛋白-X　与胆红素和碱性磷酸酶相比较,脂蛋白-X(LP-X)出现较早,特异性高。一般认为肝内外的鉴别值为>2000mg/L,大于这个值为肝外胆道阻塞,小于此值为肝内胆管阻塞;完全阻塞明显高于非完全阻塞;恶性胆汁淤积时血清LP-X明显高于良性胆汁淤积时。

八、病例分析

【病史】　赵某,女,47岁;近日来乏力、食欲减退、厌油腻、并有感冒样的各种症状。近3天来,发现尿液颜色呈暗褐色。体检发现右上腹有触痛。

【实验室检查】　血清总胆红素69μmol/L,ALT2650U/L,AST927U/L,ALP420U/L,GGT315U/L,总蛋白69g/L,白蛋白43g/L。

【初步诊断】　急性肝炎

【诊断依据】

1. 患者具有急性肝炎相应的症状和体征,如近期发病,食欲减退,厌油腻,尿液暗褐色,右下腹有触痛等。

2. 以反映肝细胞损伤的 ALT 和 AST 升高最为显著,达参考区间上限 10 倍以上,表明患者为急性肝损伤。患者有高胆红素血症。主要反映胆汁淤积的 ALP 和 GGT 轻度升高,可能为肝细胞损伤所致。在急性肝损伤时,血浆 TP 与 Alb 浓度变化不大。

第四节 常用肝功能实验的选择

肝功能实验的实验项目很多,目前为止,任何单项实验室检查仅能反映肝脏功能的某个侧面,并不能反映肝功能的全貌,且特异性和敏感性也各不相同。不同种类和同一种类肝胆疾病的不同时期其化学病理改变也可大不相同,由此获得不同的肝功能实验检查结果。因此,应根据各项实验项目的内涵并结合实际情况,合理地选择和正确地应用肝功能实验。

一、肝脏实验室检查的目的

肝脏功能检查目的:①协助诊断各类肝病,确定有无肝脏疾病并查找病因和病原;②检测肝损伤的类型和定位、判断肝脏损伤的程度、观察病情、评估预后和转归;③辅助鉴别黄疸的类型,确定黄疸的性质和病因;④监测临床治疗药物对肝脏的毒性作用,以保证用药安全;⑤判断患者对手术的耐受性;⑥健康咨询,了解各种理化和环境因素对肝脏的损害。

二、肝功能实验项目的选择原则

理想的肝脏实验室检查项目应是:灵敏度高,特异性强,选择性好。临床上应尽可能选用相对灵敏和特异的实验项目。

选择肝脏实验室检查项目应遵循的原则是:①根据实验项目的性质和特点;②按临床实际的需要;③结合具体病情及所在医院的实验室条件。

三、肝功能实验的评价

目前为止,尚缺乏肝功能实验结果评价的金标准。应密切结合临床和患者的全面情况,对肝功能实验结果进行分析与解读,避免孤立地依据某些肝功能实验结果武断下结论。

(一)实验结果的非特异性

肝功能的实验室检查与其他组织器官存在重叠和相关。大多数肝脏检查结果并非肝脏特异,其他非肝脏疾病或生理变化也会产生与肝脏疾病患者相似的肝功能实验结果。因此,某些肝功能实验结果异常并不能诊断肝脏损伤和变化,在分析结果时要考虑到肝外因素的作用。

(二)实验结果的不灵敏性

肝脏具有较强的储备、代偿和再生能力。在肝损伤早期,某些肝功能实验结果正常并不能排除肝脏损伤。此外肝损害并不一定与肝病理结果呈正相关,结果改变轻微不一定说明病变很轻;反之,病理结果改变明显,也可能肝功能实验结果正常。长期以来,主要应用转氨酶来判断肝脏炎症程度,但临床上仍有转氨酶正常的患者发展为肝硬化的病例。

(三)实验结果的局限性

肝功能实验项目繁多,每项检查的特异性、灵敏性和准确性各不相同。通常某一项实验反映肝脏功能的某一方面,不能反映肝脏的全貌,需要根据实际情况联合检测,多方验证,才能得出正确结论。

(四)实验结果的不准确性

肝功能实验的结果也受实验技术、实验设备、试剂质量和操作人员等诸多因素影响。此外,还要与临床医生密切合作进行动态观察和分析,才可得出正确结论。

学习小结

肝脏是人体最大的多功能实质性器官,几乎参与一切物质代谢,有"物质代谢中枢"之称。

衰老红细胞的破坏和降解是胆红素的主要来源,胆红素通过胆红素-白蛋白复合体形式运输至肝脏,肝脏在胆红素的摄取、转化和排泄中起到重要作用。胆红素生成过多,或肝处理胆红素能力下降,或胆红素排泄障碍时,出现高胆红素血症,即黄疸。胆汁酸是由胆固醇转变而成的一大类胆烷酸的羟基衍生物总称。胆汁酸的生成和代谢与肝胆系统关系密切,肝胆等系统疾病出现胆汁酸代谢异常。

临床上检测肝胆疾病的生物化学指标很多,反映肝细胞合成功能的指标主要有血清总蛋白、白蛋白、前白蛋白、血浆凝血酶原时间和 ChE 等。反映肝实质细胞损害的指标主要有ALT 和 AST 及其同工酶等。反映胆汁淤积的指标主要有 ALP 和 GGT 等。反映肝纤维化的指标主要有 MAO、PH、Ⅲ型前胶原末端肽和Ⅳ型胶原及其分解片段等。反映原发性肝癌的指标主要有 AFP 及其异质体和 AFU 等。上述生物化学指标广泛应用于各类肝胆疾病的诊断、疗效观察和预后评估等方面。

复习题

1. 肝脏在物质代谢中的作用?

2. 胆红素检测方法和临床意义? 胆红素标本为何要避光?

3. 肝细胞损伤的血清酶学检测有哪些?

4. 胆汁淤积的标志物有哪些?

5. 举例说明 ALP 和 GGT 临床意义的异同?

6. ALT 和 AST 在反映肝细胞损伤方面有何异同?

7. 溶血性、肝细胞性、梗阻性黄疸的实验室鉴别诊断?

8. 诊断酒精性肝病的血清酶学指标有哪些?

9. 胆汁酸在诊断肝胆疾病上的优点?

10. 举例说明常见肝胆疾病的生物化学检验的实验室检查指标及其临床意义?

(郝　峰)

第十章

肾脏疾病的临床生物化学检验

学习目标 ▶

1. **掌握** 肌酐、尿素、尿酸、胱抑素C、尿白蛋白、NAG和内生肌酐清除率的检测方法和临床意义。
2. **熟悉** 肾脏疾病生物化学代谢变化,肾清除试验,肾功能试验的方法学评价。
3. **了解** 肾小管酸中毒的评估。

肾脏是维持机体内环境稳定的重要器官。它通过泌尿来排泄机体代谢废物,调节水、电解质、酸碱的平衡,维持体液的容量,同时肾脏还具有内分泌功能。肾脏疾病是临床常见病、多发病,可造成机体内多种物质代谢紊乱和生物化学变化。因此,肾脏疾病的生物化学检验,对肾脏疾病的诊断、鉴别诊断、疗效观察及预后判断等方面有重要的意义。

第一节 概 述

肾脏最基本的功能是泌尿功能,尿液的形成主要经过肾小球滤过、肾小管和集合管重吸收、肾小管和集合管排泄三个阶段。肾脏泌尿功能的结构基础是肾单位和肾血管。肾脏有丰富的神经支配,同时还有内分泌功能的肾小球旁器对维持和调节肾脏的功能十分重要。

一、肾脏的结构与功能

(一)肾脏的结构

肾脏位于腹膜后腔脊柱两侧,呈扁豆形,左右各一,其大小、重量因年龄、性别而异。肾脏分为肾实质和肾盂两部分。肾实质由外层皮质(cortex)和内层髓质(medulla)构成。肾皮质由肾小体和部分肾小管组成,富有血管。肾髓质由15~20个肾锥体组成,内含髓袢、集合管及乳头管等,肾锥体尖端伸向肾盂,形成肾乳头而突向肾小盏,肾小盏合成肾盂,向下逐渐缩窄变细,移行为输尿管,见图10-1。

191

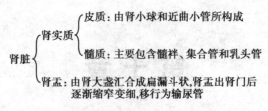

图 10-1 肾脏的基本组成

（二）肾单位

肾单位（nephron）是肾脏结构和功能的基本单位。人每侧肾脏约有 100 万～150 万个肾单位，每个肾单位由肾小体和肾小管组成。肾单位不包括集合管，但因其在尿液浓缩与稀释的过程中起着重要作用，故可把集合管视为肾小管的终末部分，见图 10-2。

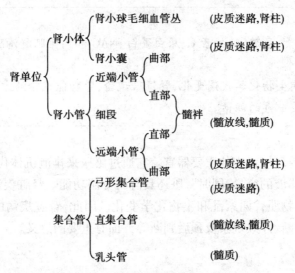

图 10-2 肾单位和集合管的组成和相互关系

1. 肾小体 肾小体由肾小球和包绕其外的肾小囊组成。肾小球是由入球小动脉反复分支形成的一团盘曲的毛细血管网。肾小球毛细血管小叶间的轴心组织为肾小球系膜。肾小囊分内外两层，两层之间的腔隙称囊腔，与肾小管管腔相通。

2. 肾小管和集合管 肾小管长而弯曲，分为三段：①近端肾小管，包括近端小管和髓袢降支粗段；②髓袢，按其走行方向分降支和升支两部分；③远端肾小管，包括髓袢升支粗段和远端小管，其远端与集合管相连。多个肾单位汇集于一支集合管，多支集合管汇入一个乳头管，而后开口于肾盂。

（三）肾小球滤过膜

肾小球滤过膜由毛细血管的内皮细胞、基底膜、肾小球囊上皮细胞的足突三层结构组成，具有一定的孔径和电荷选择性，形成屏障作用。①孔径屏障：由滤过膜三层结构上裂孔所构成的屏障，在滤过屏障中起主要作用。其大小与滤过膜上的孔径大小以及物质分子大小、分子构型和变形能力有关。②电荷屏障：滤过膜含有带负电荷的涎酸蛋白、硫酸肝素等多糖，主要位于上皮细胞足突的表面，形成带负电荷的电荷屏障，阻止带负电荷的大分子物质（如血浆白蛋白）通过。滤过膜的屏障既对 MW < 40 000 的小分子物质及水有极高的通透性，又对 MW

>70 000的中大分子物质有高度的截留作用。故原尿除了不含血细胞和中大分子血浆蛋白质外,其余成分和血浆相同。

此外,位于肾小球毛细血管之间的肾小球系膜,由系膜细胞和系膜基质所组成。系膜通过系膜细胞收缩和改变基质的物理性状调节滤过屏障。

（四）肾小管和集合管的转运作用

原尿和终尿有着质和量的不同,成人每天生成的原尿量约180L,99%的原尿经肾小管被重吸收,最终尿量约为1.5L。由原尿到终尿这一过程需经肾小管和集合管进行物质转运,包括重吸收和排泌。重吸收(reabsorption)是肾小管上皮细胞将原尿中的水和某些溶质,部分或全部转运回血液的过程。排泌是肾小管和集合管的上皮细胞将其产生的或血液中的某些物质转运到肾小管腔中的过程,又称为分泌(secretion)。

1. 肾小管的重吸收　①近端小管是物质重吸收最重要的部位。原尿中的葡萄糖、氨基酸、维生素及微量蛋白质等几乎全部在此处被重吸收,水、Na^+、K^+、Cl^-、HCO_3^-、磷酸盐等也绝大部分在此段被重吸收;②髓袢主要继续重吸收一部分水和氯化钠等,此段在尿液的浓缩稀释等功能中起重要作用;③远端小管和集合管在抗利尿激素和醛固酮的调节下,继续重吸收部分水和Na^+、HCO_3^-等。此段参与机体对水、电解质及酸碱平衡的调节,在维持机体内环境稳定中起主要作用。

2. 肾小管、集合管的排泌　肾小管不同的部位其排泌功能也不同:①近端小管排泄酚红、青霉素、对氨基马尿酸、泌尿系造影碘剂等进入机体的异物,以及弱碱(氨、奎宁等)和弱酸(水杨酸等)的功能;②远端小管在醛固酮的作用下,分泌H^+、K^+和NH_3并与原尿中的Na^+、HCO_3^-进行交换,在排酸保碱、调节电解质和酸碱平衡方面起重要作用。

二、肾脏的生理功能

1. 泌尿功能　肾脏通过生成尿液排泄多余的水分和代谢产物,如尿素、尿酸、肌酐等。还可排泄外源性化学物质(药物、毒物)及其代谢产物。

2. 调节功能　排出尿液,保留体内所需的物质,如蛋白质、氨基酸、葡萄糖、血细胞等。调节水、电解质和酸碱平衡来维持内环境稳定。

3. 内分泌功能　肾脏合成肾素、前列腺素、缓激肽、维生素D_3及促红细胞生成素等多种激素,参与造血功能和调节血压。

4. 其他功能　肾脏也是许多的肽类激素和内源性活性物质的降解场所,如胰岛素、胰高血糖素、甲状旁腺素、泌乳素、生长激素、胃泌素和血管活性肠肽等。

三、肾功能损伤的生物化学变化

各种原因引起肾脏损害,可导致肾脏的生理功能异常,出现蛋白质及代谢产物的变化,水、电解质紊乱,酸碱平衡失调,以及肾脏内分泌功能异常等。

（一）蛋白质

1. 血浆蛋白质变化　当血浆总蛋白浓度<60g/L或白蛋白浓度<30g/L时称为低蛋白血症(hypoproteinemia)。肾脏疾病引起低蛋白血症主要是由于肾小球滤过屏障受到破坏,ALB、

TRF、α_1-AG、IgG 等分子量较大的蛋白随尿液丢失,出现低蛋白血症,如肾病综合征、狼疮性肾炎、糖尿病肾病以及终末期肾病透析治疗。在肾损害早期时,机体为维持血浆胶体渗透压,而代偿性增加合成某些蛋白,血清蛋白电泳可表现出 α_2 和 β 球蛋白区带的显著增高。肾小管疾病时,因肾小球滤过膜正常,血浆蛋白质不出现下降。

2. 尿液蛋白质变化 尿蛋白增多是肾脏疾病最常见的临床表现。尿蛋白持续超过 150mg/24h 或尿蛋白/肌酐比值 >200mg/g 称为蛋白尿。尿蛋白 >3.5g/24h,则称为大量蛋白尿。

尿蛋白产生的原因:①肾小球滤过膜通透性增加,大分子蛋白滤出增多,是肾小球疾病蛋白尿的主要原因;②近端肾小管重吸收功能障碍导致小分子蛋白尿增多;③血浆中某些小分子蛋白异常增多,从肾小球滤过增多,超过肾小管重吸收能力,出现蛋白尿。按发病机制可分为以下几类:

(1) 生理性蛋白尿:功能性蛋白尿,具易感性的人受到刺激时会出现蛋白尿,一旦刺激因素去除后,蛋白尿即消失恢复正常,它为轻度、一过性、暂时性,常见于发热、寒冷、疼痛、体位性蛋白尿。

(2) 肾小球性蛋白尿:在临床上最多见,主要由于肾小球屏障损伤,血浆蛋白质滤过增多,超过肾小管重吸收能力而出现于终尿中。若肾小球滤过膜屏障破坏较轻,尿液中以 ALB 最多,为选择性肾小球性蛋白尿。若肾小球屏障功能丧失,血浆大分子蛋白质(IgM、α_2-MG、Fg)被滤过而出现于尿液中,称为非选择性肾小球性蛋白尿。

(3) 肾小管性蛋白尿:由于肾小管功能受损,近端肾小管重吸收蛋白减少而从尿中排出增加。如 α_1-微球蛋白、β_2-微球蛋白、视黄醇结合蛋白等。小分子蛋白尿是早期肾小管损伤标志物。

(4) 溢出性蛋白尿:是指肾小球滤过及肾小管重吸收正常,由于血中低分子量蛋白质异常增多,经肾小球滤出,超过肾小管重吸收能力,在尿中出现蛋白尿称为溢出性蛋白尿。如多发性骨髓瘤轻链蛋白、血红蛋白、肌红蛋白等。

此外还可见组织性蛋白尿、混合性蛋白尿及假性蛋白尿。

(二) 氮质血症

1. 氮质血症(azotemia)指血液中尿素、肌酐、尿酸等非蛋白含氮物质(nonprotein nitrogen,NPN)含量的显著升高。氮质血症是肾功能衰竭的重要临床表现之一。氮质血症发生的主要机制是:

(1) 肾脏排泄功能障碍:①肾前性(或功能性):继发于肾脏灌流不足,肾小球滤过率降低,流经肾小管的原尿减少和速度减慢,水、钠重吸收相对增加,尿液生成减少。如休克、严重脱水和电解质紊乱、心力衰竭以及血管收缩药使用等。②肾性(或器质性):急性和慢性肾功能损害。③肾后性(或梗阻性):由于尿路梗阻,如结石、血凝块、前列腺肥大、瘢痕形成、肿瘤压迫、器械检查或插管术后等使尿液生成减少。

(2) 体内蛋白质分解增加:肾功能衰竭时,感染、中毒、组织创伤、不能进食等情况,使体内蛋白质分解代谢加强,血液 NPN 含量大幅度增加。

2. 尿毒症(uremia) 急性和慢性肾病发展到最严重的阶段,体内代谢产物和毒素潴留,水、电解质和酸碱平衡紊乱及内分泌功能失调,引起自体中毒症状。这些并发症与尿毒症的毒素物质在体内蓄积有关。根据尿毒症毒素的分子量的大小,分为三类:①MW<500 的物质称为

小分子毒素,如尿素、肌酐、胍类、胺类等;②MW>5000 的物质称为大分子毒素,肌球蛋白、PTH、生长激素等,尿毒症时肾脏清除能力下降;③MW 在 500~5000 为中分子毒素,多为细胞、细菌裂解产物,包括吲哚类、马尿酸类、多肽类、嘌呤类、酚类、甲状旁腺激素和 β_2-MG 等物质。这些毒素是尿毒症并发症的主要致病因素。

(三)电解质和酸碱平衡紊乱

1. 钠平衡紊乱 低钠血症(hyponatremia)是指血清钠浓度<135mmol/L。在慢性肾功能衰竭时多见,主要是由于水过多引起的稀释性低钠血症。代谢性酸中毒时,Na^+ 由细胞外进入细胞内与 K^+ 置换等均可引起低钠。急性肾功能衰竭多尿期间,由于大量 Na^+ 排泄亦可导致缺钠性低钠血症(真性低钠血症)。肾疾病时高钠血症少见。

2. 钾平衡紊乱 ①高钾血症:血清钾浓度>5.5mmol/L。肾功能衰竭最严重的并发症和主要死亡原因。引起高钾血症的主要原因是尿钾排出减少、摄入过多和过快、向细胞外转移(酸中毒)所致。肾功能衰竭时,尿钾排出减少引起钾在体内潴留。组织损伤、感染所致的细胞分解代谢增强,代谢性酸中毒和缺氧等均可使钾从细胞内外逸。如摄入含钾食物或大量输入库血,血钾更高。应用保钾利尿剂加重高血钾。②低钾血症:血清钾浓度<3.5mmol/L。在急性肾功能衰竭多尿期,当尿量超>1000ml/24h 时,由于肾小管功能尚未健全,使大量 K^+ 随尿排出,如补充不及时,引起低钾血症。慢性肾衰时低钾血症较罕见,主要发生于肾小管间质疾病者。

3. 钙、磷和镁平衡紊乱 肾功能衰竭时体内低钙血症和高磷血症。主要与钙摄入不足、活性维生素 D 生成减少、酸中毒等有关。体内磷主要由肾排泄,GFR 下降使尿内排出减少,血磷逐渐升高,使钙磷乘积升高,促使磷酸钙盐沉积,引起异位钙化、血钙降低。血磷浓度高会抑制近端小管产生 $VitD_3$,刺激甲状旁腺激素(TPH)升高。在肾衰早期,血钙、磷能维持在参考区间,只有在中、晚期(GFR<20ml/min)时才会出现高磷血症,而由于高 TPH 使骨钙释放,故低钙血症出现更晚,但可发生明显的肾性骨营养不良。由于肾排镁减少,常有轻度高镁血症。

4. 酸碱平衡紊乱 肾疾病的酸碱平衡失调主要表现为肾性代谢性酸中毒。当 GFR<20ml/min,血液中酸性代谢产物因肾滤过障碍而潴留,可发生正氯性高阴离子间隙性代谢性酸中毒。肾小管酸中毒时,由于远端肾小管上皮细胞泌 H^+ 入管腔障碍,或近端肾小管 HCO_3^- 重吸收障碍,引起高氯性正常阴离子间隙性代谢性酸中毒。

(四)高凝状态和贫血

高凝状态是肾病综合征的常见并发症,可引发静脉血栓形成。其主要机制是:①血浆高分子量凝血因子如纤维蛋白原、因子V、Ⅶ、Ⅷ和X等增多,因其不能从肾小球滤过,体内合成又相对增加;②血小板黏附和凝集力增强;③血浆中抗凝血酶Ⅲ和抗纤溶酶活力降低。晚期 CRF 患者有出血倾向,其原因多与血小板功能降低有关。CRF 由于红细胞生成素缺乏,大多数有轻、中度贫血,如同时伴有缺铁、营养不良、出血等因素,可加重贫血程度。

(五)高脂血症

高脂血症(hyperlipidemia,HP) 引起高脂血症的肾脏疾病主要有肾病综合征、糖尿病肾病和尿毒症等。脂代谢异常的主要特点为:TC、LDL 显著或明显升高,有时 VLDL 和 TG 升高、高TG 血症,LP(a)水平继发性升高。高脂血症常与血清 ALB 浓度成反比,当 ALB<30g/L 时,可出现相当严重的高脂血症。其发生机制:①肝脏合成脂蛋白增加;②脂质调节酶活性改变,脂蛋白分解减弱;③尿中 HDL 丢失增加。

第二节　肾功能损伤的生物化学检验

肾脏具有强大的储备能力,早期肾脏病患者可无任何临床表现,偶尔发现尿异常及高血压,进一步检查时肾功能可能已有减退,如出现临床症状,肾功能减退已相当严重。肾脏受到损害时应当对肾脏功能进行全面评估,包括对肾小球滤过功能评估及肾小管功能和肾脏内分泌功能的评估。

一、肾小球功能检查

肾小球的滤过功能是肾脏的主要功能,当肾小球病变时导致滤过面积减少、滤过膜损伤或肾血流量下降,影响肾小球滤过率。

(一)肾清除试验

当血液流经肾脏时,血浆中的某些物质通过肾小球滤过或肾小管处理排出体外,这一过程称肾脏对血浆中某些物质的清除或廓清。肾清除试验(renal clearance test)或肾廓清试验,是衡量肾脏清除能力的指标,是测定肾单位功能最基本的方法之一。肾清除试验大小主要由肾小球、肾小管功能和肾血流量决定,以肾清除值(clearance,C)表示。

【测定方法】　肾清除值是指肾脏在单位时间内(min)将某物质(x)从血浆中全部清除并由尿排出时所处理的血浆量(ml)。

因为某物质单位时间从血浆中被清除的总量=某物质单位时间从尿中排出的总量,即 $Cx×Px=Ux×V$,推导出肾清除值的公式为:

$$Cx=(Ux×V)/Px$$

式中 Cx 为某物质清除值(ml/min)、V 为每分钟尿量(ml/min)、Ux 为尿中某物质的浓度(mmol/L)、Px 为血浆中某物质的浓度(mmol/L)。

肾清除值受个体的高矮、胖瘦等影响,可将个体检测结果以标准体表面积 $1.73m^2$ 进行标准化。

标准化的肾清除值:$Cx=[(Ux×V)/Px]×(1.73/A)$

A(个体体表面积)计算:$lgA(m^2)=0.425lg[体重(kg)]+0.725lg[身高(cm)]-2.144$

【临床意义】　肾清除试验是反映肾脏排尿功能最直接、最敏感的试验。利用肾脏对不同物质的清除率可测定肾小球滤过率、肾小管对各物质的重吸收和排泌作用、肾血流量等。肾清除试验及其临床意义见表10-1。

(二)肾小球滤过功能检查

肾小球功能检查主要是肾小球滤过功能的检查。临床常用内生肌酐清除率和血清胱抑素C、肌酐和尿素浓度的变化可间接反映肾小球滤过功能。

1. 肾小球滤过率(glomerular filtration rate,GFR)　指两肾在单位时间内滤过的血浆的毫升数。其值高低取决于肾血流量、有效滤过压及滤过分数(FF)。GFR 可作为衡量肾脏排泄功能的重要标志。由于目前 GFR 不能直接测定,只能通过对某种标志物清除率的测定而得知。

表 10-1 肾清除试验类型及临床意义

物 质	肾脏对物质的清除方式			清除值临床意义
	肾小球滤过	肾小管重吸收	肾小管排泌	
菊粉	全部	否	否	反映肾小球滤过功能的"金标准"
肌酐	全部	否	极少	反映肾小球滤过功能
葡萄糖	全部	全部	否	清除值为0,接近肾糖阈时可反映肾小管重吸收功能
IgG、Alb	疾病	部分	否	计算出筛系数或选择指数,反映肾小球屏障功能
β_2-微球蛋白	全部	全部	否	清除率为0,反映肾小管重吸收功能
Na^+	全部	大部分	否	清除值低,滤过钠排泄分数反映肾小管重吸收功能
HCO_3^-	全部	大部分	否	清除值低,HCO_3^-排泄分数能反映肾小管酸化尿液功能
对氨基马尿酸	部分	否	部分	反映肾血流量,接近阈值时反映肾小管排泌功能

用于 GFR 检测的理想物质应具备以下条件:分子量小,不与蛋白结合,能完全自由地从肾小球滤过,不被肾小管重吸收,也不被肾小管排泌。

检测 GFR 的标志物有外源性和内源性两大类。外源性标志物包括菊粉、碘海醇等。内源性标志物是指体内存在的物质,如肌酐、尿素、胱抑素 C 等。

2. 菊粉清除率(inulin clearance rate,C_{In}) 菊粉(inulin)是一种多聚果糖,人和动物体内不含有菊粉。菊粉不参加体内代谢,静脉注射后不被机体分解、结合、利用或破坏。MW5200,以原形从肾小球滤出,既不被肾小管和集合管重吸收,也不被肾小管排泌,故菊粉清除率能准确地反映肾小球滤过率,是评价肾小球滤过率的金指标,但因测定方法比较烦琐,临床不做常规使用,一般仅限于实验研究。

3. 内生肌酐清除率(endogenous creatinine clearance rate,Ccr) 是指肾脏在单位时间内(min)清除血浆内源性肌酐的量(ml)。

【测定方法】 肌酐是人体内肌酸和磷酸肌酸的代谢产物。在严格控制外源性肌酐饮食,同时保持肌肉活动相对稳定的情况下,内源性肌酐的生成量恒定。肌酐 MW113,主要从肾小球滤过,不被肾小管重吸收,仅少量被肾小管排泌,故每天尿肌酐的排泄量实际上就等于其生成量。收集 24h 尿液并计算每分钟尿量,同时测定血清和尿液肌酐浓度,按肾清除值公式计算 C_{Cr}。

肾脏的大小与体表面积成正比,在计算内生肌酐清除率,应以标准体表面积 $1.73m^2$(国人为 $1.61m^2$)进行矫正。

$$Ccr(ml/min) = \frac{U \times V}{P} \times \frac{1.73}{A}$$

式中：Ccr：内生肌酐清除率（ml/min），U：尿液肌酐浓度（μmol/L），V：每分钟尿量（ml/min），P：血肌酐浓度（μmol/L），A：受试者实际体表面积（m²）1.73：（欧美成人）标准体表面积（m²）。

【参考区间】　成年男性标准化 Ccr 为 85～125ml/（min·1.73m²）。

成年女性标准化 Ccr 为 75～115ml/（min·1.73m²）。

【临床意义】　Ccr 是目前最常用检测 GFR 的指标，简便易行。

（1）评估肾小球滤过功能：根据 Ccr 的水平，可分为：①肾衰竭代偿期：Ccr51～80ml/min；②肾衰竭失代偿期：Ccr50～20ml/min；③肾衰竭期：Ccr19～10ml/min；④尿毒症期：Ccr<10ml/min。

（2）指导临床治疗：临床上常依据 C_{Cr} 结果制订治疗方案并调整治疗方法，如当 C_{Cr} 出现异常时，及时调整由肾脏代谢或以肾脏排出为主的药物。

【评价】

（1）肾脏功能衰竭时，由于血肌酐浓度明显增高，可有一小部分肌酐由肾小管分泌到尿中，此时测定 C_{Cr} 将高于实际 GFR。

（2）采用肾小球滤过分数测定排除肾血流量对 GFR 测定的影响。肾小球滤过分数（filtration fraction，FF）指肾小球滤过率占流经肾小球的血流量的比例，正常为 0.18～0.22，其值大小与毛细血管有效静水通透性和滤过面积有关。

4. 估算肾小球滤过率公式

【测定方法】　以血肌酐测定值为基础，根据患者年龄、性别、身高、体重、种族等参数，采用公式计算估算肾小球滤过率（estimated glomerular filtration rate，eGFR）。

（1）MDRD 计算公式

$$GFR[ml/(min·1.73m²)] = 186×血肌酐(μmol/L)^{-1.154}×年龄(岁)^{-0.203}×0.742(女性)×1.233(中国)$$

（2）Cockcroft-Gault 计算公式

$$C_{Cr}[ml/(min·1.73m²)] = (140-年龄)×体重(kg)×72^{-1}×血肌酐(μmol/L)^{-1}×0.85(女性)$$

（3）Connhan-Banatp 计算公式

$$GER[ml/(min·1.73m²)] = 0.43×身高(cm)×血肌酐(μmol/L)^{-1}$$

（4）Schwonty 计算公式

$$C_{Cr}[ml/(min·1.73m²)] = 0.55×身高(cm)×血肌酐(μmol/L)^{-1}$$

上述计算公式中，MDRD 简化方程和 Cockcroft-Gault 公式（或 CG 公式）用于成人估算 GFR；Connhan-Banatp 公式和 Schwonty 公式用于儿童估算 GFR。

【参考区间】　参见内生肌酐清除率。

【临床意义】　eGFR 主要用于肾功能相对稳定的慢性肾衰患者，评定慢性肾脏病（CKD）分期。

【评价】

（1）Ccr 的测定需收集 24h 全部尿液标本，影响因素多，易产生误差。因 eGFR 敏感性好，优于血肌酐值，准确性与 C_{Cr} 相当，不需收集尿标本，操作简便、费用低廉、可重复性好的特点，既易于应用临床，也适用于大规模人群调查。

（2）使用 eGFR 和 C_{Cr} 的前提是机体处于平稳状态。如果 GFR 快速变化，则 eGFR 不可靠。

（3）MDRD 公式不需要患者体重、体表面积等资料，计算简便，且 GFR<60ml/（min·1.73m^2）时比 CG 公式更精确。

5. 血清肌酐（creatinine，Cr）

【测定方法】　血清肌酐测定的方法主要有 Jaffe 法、酶法、高效液相色谱法。

（1）Jaffe 反应法（苦味酸法）：血清中肌酐与碱性苦味酸发生 Jaffe 反应，生成橘红色的苦味酸肌酐复合物，在 510nm 的吸光度值与肌酐含量成正比。此法为目前测定尿和血清肌酐常用方法。

（2）酶法：主要介绍肌酐氨基水解酶法。

血清中肌酐经肌酐水合酶催化下生成肌酸，肌酸在肌酸激酶、丙酮酸激酶、乳酸脱氢酶偶联反应作用下，使 NADH 氧化成 NAD$^+$，在 340nm 处监测吸光度值的降低，其降低程度与血、尿中肌酐含量成正比。

【参考区间】　血清肌酐：Jaffe 速率法：成人男性 62 ~ 115μmol/L，成人女性 53 ~ 97μmol/L。

肌氨酸氧化酶法成人男性 59 ~ 104μmol/L，成人女性 45 ~ 84μmol/L

尿肌酐：8.84 ~ 13.26mmol/24h（1.0 ~ 1.5g/24h）

【临床意义】　肾脏有强大的贮备能力，当 GFR 下降到正常人 50% 以下时，血尿素及血肌酐浓度才出现增高，图 10-3。因肌酐摄入及生成量较稳定，故测定血清肌酐浓度较血清尿素浓度更能准确地反映肾小球的功能。

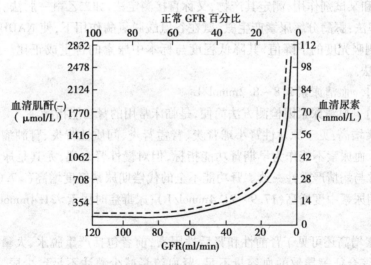

图 10-3　肾小球滤过率与血清肌酐、尿素浓度关系

（1）血肌酐增高：可见各种肾病、急性或慢性肾功能衰竭、心肌炎、肌肉损伤等。肾功能不全的代偿期肌酐可不增高或轻度增高。肾功能衰竭失代偿期肌酐中度增高，可达 442.0μmol/L。尿毒症时肌酐可达 1.8mmol/L，为尿毒症诊断指标之一。

（2）血肌酐减低：可见进行性肌肉萎缩、白血病、贫血、肝功能障碍及妊娠等。

（3）指甲肌酐测定可了解 3 个月前血肌酐水平和肾功能状态。对鉴别急、慢性肾衰有帮助。

【评价】

（1）临床实验室肌酐测定化学法主要是 Jaffe 反应，有假肌酐干扰。酶法特异性好，结果准确,成本较高,适合自动分析仪。高效液相色谱法特异性高,准确度好,操作复杂,一般作为参考方法。前两种方法为测定血清肌酐的常规方法。

(2) Jaffe反应非特异性干扰大,维生素C、丙酮、乙酰乙酸、α-酮酸、葡萄糖、蛋白质以及头孢菌素类抗生素、强心苷、甲基多巴等还原性物质都能与碱性苦味酸生成红色,这些物质统称为假肌酐。红细胞内假肌酐较多,因此测定肌酐时采用血清或血浆作为标本,避免溶血。

(3) Jaffe速率法:为排除标本中假肌酐的干扰,利用肌酐与苦味酸在20~80s之间显色,而假肌酐中的乙酰乙酸在20s内已完成与苦味酸的反应,其他大多数假肌酐物质则在80s以后才能与碱性苦味酸生成红色复合物。因此,在血清与苦味酸试剂混合后在510nm分别读取20s及80s时的吸光度。

(4) 肌酐的酶法分析可排除非特异性干扰,其参考区间低于苦味酸速率法。

6. 血清尿素(serum urea,Urea)　是体内蛋白质代谢的终产物。尿素MW60,可自由通过肾小球滤膜滤入原尿,约50%可被肾小管重吸收,重吸收量与肾小管在抗利尿激素控制下的水重吸收量呈正相关。血尿素受诸多因素的影响,如高蛋白饮食、消化道出血、发热、感染、创伤、营养不良或类固醇皮质激素治疗等高分解状态均可使尿素产生明显增加而使血尿素升高。在食物摄入及体内分解代谢比较稳定的情况下,其血浓度取决于肾排泄能力。因此,血清尿素浓度在一定程度上可反映肾小球滤过功能。

【测定方法】　尿素测定方法可分为两大类:一是酶学方法,又称间接测定法。另一类是化学法,尿素直接和某试剂作用,测定其产物,又称直接测定法,如二乙酰一肟法。

酶偶联速率法:脲酶分解尿素产生氨,氨在谷氨酸脱氢酶作用下,使NADH氧化成NAD^+,在340nm处监测吸光度的下降值,其降低程度与标本中尿素的含量成正比。此方法特异、灵敏,是常用的方法。

【参考区间】　血清尿素2.8~8.2mmol/L。

【临床意义】　血清尿素因检测方法简便,是临床常用的肾功能指标。

(1) 血尿素增高:见于原发性肾小球肾炎、肾盂肾炎、间质性肾炎、肾肿瘤、多囊肾等所致的慢性肾衰竭。血尿素不能作为早期肾功能指标,但对慢性肾衰竭,尤其是尿毒症患者,血尿素增高程度通常与病情严重性一致。肾功能不全的代偿期尿素轻度增高(>7.0mmol/L);肾功能衰竭失代偿期尿素中度增高(17.9~21.4mmol/L);尿毒症时尿素>21.4mmol/L,为尿毒症诊断指标之一。

(2) 血尿素增高还可见于肾前性和肾后性因素,前者包括严重脱水、大量腹水、心脏循环功能衰竭、肝肾综合征等导致的血容量不足、肾血流量减少灌注不足致少尿。此时血尿素升高,称为肾前性氮质血症。

(3) 血尿素可作为肾衰竭透析充分性的判断指标。

【评价】

(1) 血清非蛋白氮(non-protein-nitrogen,NPN)是指除蛋白质以外的所有含氮化合物,包括尿素、尿酸、肌酐、肌酸、氨基酸、氨及核苷酸等。其中尿素占NPN的50%左右。由于测定NPN的方法不理想,在检测肾功能方面现已完全由血清尿素的测定所取代,故NPN测定现已废弃。

(2) 尿素与尿素氮,尿素[$CO(NH_2)_2$]的浓度曾用尿素中含有的氮来表示,称为尿素氮。

根据 1 分子尿素含有 2 个氮原子换算,即 1mmol/L 尿素相当于 2mmol/L 尿素氮。世界卫生组织推荐尿素用 mmol/L 表示,我国临床检验中心规定用尿素表示,而不用尿素氮。

(3)氨甲酰血红蛋白:血液中尿素较易进入红细胞内被分解成铵和氰酸盐,Hb 在氰酸盐的作用下形成氨甲酰血红蛋白(carbamylated hemoglobin,CarHb)。CarHb 可用高效液相层析、气相色谱和免疫学方法检测。成人为 25 ~ 35μg(氨甲酰缬氨酸)/g(Hb)。血液 CarHb 浓度反映的是患者近 4 周内尿素的平均水平。在鉴别急、慢性肾衰竭和评估血透析疗效上,较单次血尿素测定更有价值。

7. 血清胱抑素 C(Cystatin C,CysC) 又称半胱氨酸蛋白酶抑制蛋白 C,MW13000,带正电荷,在所有有核细胞产生速度十分恒定。CysC 可以自由通过肾小球滤过膜,在近端小管全部重吸收并迅速代谢分解。CysC 不与其他蛋白形成复合物,其血清浓度变化不受炎症、感染、肿瘤及肝功能等因素的影响,与性别、饮食、体表面积、肌肉量无关,更易反映肾小球滤过膜屏障通透性早期的变化,是比肌酐更灵敏判断肾小球滤过功能的标志物。它是一种反映 GFR 变化的理想的内源性标志物。

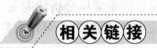

1983 年 Anastasi 等首次在鸡蛋清中分离纯化得到高纯度的半胱氨酸蛋白酶抑制剂(cysteine proteinase inhibitor,CPI)后被命名为胱抑素 C。Grubb 于 1985 年首先报道其血清 CysC 与 GFR 密切相关,作为肾小球滤过功能指标,由于其不受许多生理病理因素的影响,同肾小球滤过率(GFR)的其他标志物相比具有众多优越性,有重要的临床意义。

【测定方法】 血清中 CysC 浓度较低,临床测定采用胶乳颗粒增强免疫比浊法测定。

【参考区间】 成人血 CysC 为 0.6 ~ 2.5mg/L

【临床意义】 由于 CysC 基因属"管家基因",能在几乎所有的有核细胞表达,无组织学特异性。肾脏是清除循环中胱抑素 C 的唯一器官,所以血清胱抑素 C 浓度主要由 GFR 决定,由此可见 CysC 是一种理想的反映 GFR 变化的内源性标志物。特别是在肾功能仅轻度减退时,血胱抑素 C 的敏感性高于血肌酐。

血 CysC 测定可用于糖尿病肾病肾脏滤过功能早期损伤的评价、高血压肾功能损害早期诊断、肾移植患者肾功能的恢复情况评估、血液透析患者肾功能改变监测、老年人肾功能评价、儿科肾病的诊断、肿瘤化疗中肾功能的监测等。

【评价】 CysC 在血清或血浆中较为稳定,待测血标本低温储存数星期乃至数个月亦不降解。胱抑素 C 在脑脊液、精液和乳液中含量显著高于血清浓度。

8. 尿酸(uric acid,UA) 是嘌呤代谢的终产物,可来自体内,主要在肝脏中生成;也可来自食物嘌呤的分解代谢。小部分 UA 可经肝脏随胆汁排泄,其余大部分均从肾脏排泄。MW168,不与血浆蛋白质结合,自由滤过肾小球,也可由近端肾小管排泌。原尿中 90% UA 被肾小管重吸收。因此,排除外源性 UA 干扰,血 UA 可以反映肾小球滤过功能和肾小管重吸收功能。由于 UA 的溶解度也很低,在肾脏清除值也低。当血 UA 浓度超过参考区间时,易沉积于软组织、软骨和关节等处,引起痛风,也可在尿路析出结晶,形成尿路结石。

【测定方法】 UA 测定的方法主要有三类:磷钨酸还原法、尿酸酶法、高效液相色谱法。

【参考区间】 酶法:男性 $208 \sim 428\mu mol/L$;女性 $155 \sim 357\mu mol/L$。

【临床意义】 测定 UA 时应严格控制食物嘌呤的摄入量,血液与尿液中的尿酸同时测定有诊断价值。

(1) 血 UA 升高见于:①肾功能减退,血清尿酸上升,见于急性或慢性肾炎、肾结核、肾积水,因其受肾外因素影响较多,血中浓度变化不一定与肾损伤程度平行,故临床上不把血 UA 作为肾功能指标;②主要作为痛风诊断指标,嘌呤核苷酸代谢失调所致,血清 UA 可明显升高;③核酸分解代谢,血 UA 增加,见于白血病、多发性骨髓瘤、恶性肿瘤等。

(2) 血 UA 降低见于:①各种原因引起的肾小管重吸收功能损害;②UA 合成减少,肝功能严重受损(如急性肝坏死等);③使用大剂量糖皮质激素等药物以及慢性镉中毒,抑制嘌呤合成。

【评价】

(1) 磷钨酸法试剂易得、价格低廉,但灵敏度和特异性不高,操作烦琐,受多种因素影响,现在临床实验室已较少用。尿酸酶法中以尿酸酶紫外法分析性能最为优越,是尿酸测定的参考方法。尿酸酶-过氧化物酶偶联法适合于手工及自动分析仪,能满足临床常规分析的需要,为卫生部临床检验中心推荐方法。高效液相色谱测定法特异性高、快速和准确性好,可作为参考方法。

(2) 过氧化物酶特异性较差,血清尿酸浓度较低,一些还原性物质如维生素 C、胆红素对尿酸测定产生较明显负干扰。对于高胆红素标本,可采用加入亚铁氰化钾或试剂中加入胆红素氧化酶对胆红素进行氧化处理,消除这种负干扰,而试剂中加入抗坏血酸氧化酶可防止维生素 C 的干扰。

（三）肾小球屏障功能检查

由于肾小球滤过屏障损伤而产生的蛋白尿称为肾小球性蛋白尿,主要为中大分子量蛋白尿,包括 ALB、Tf、IgG、IgA、IgM、C_3、α_2-巨球蛋白等。肾小球屏障功能实验室检查是了解肾小球滤过膜屏障有无损伤及损伤程度。

1. 尿液总蛋白 正常情况下,95% 以上进入原尿的蛋白质可被肾小管重吸收回血液中,加上肾小管分泌的蛋白质,每日仅有 $30 \sim 130mg$ 的微量蛋白质被排出体外。若尿液中蛋白质含量>100mg/L 或尿液中蛋白质>150mg/24h,尿蛋白定性试验为阳性,称为蛋白尿(proteinuria)。尿蛋白检查可作为肾脏疾病的初筛试验。

【测定方法】

(1) 尿蛋白定性:临床上主要用试带法,利用 pH 指示剂蛋白质误差原理。当尿液中蛋白质含量大于 0.1g/L 时,定性试验可呈阳性。

(2) 尿蛋白定量:在尿蛋白阳性的情况下,需进行尿液蛋白质定量测定可采用双缩脲比色法、邻苯三酚红钼络合法、磺基水杨酸-硫酸钠比浊法。

【参考区间】 尿蛋白定性:阴性。24h 尿蛋白定量:<0.15g/24h 或<0.10g/L。

随机尿蛋白/肌酐比值:<0.045g/mmolCr 或<200mg/gCr。

【临床意义】

(1) 尿蛋白阳性或增高:可见于病理性蛋白尿,如肾小球性蛋白尿、肾小管性蛋白尿、溢出性蛋白尿、组织性蛋白尿、混合性蛋白尿。也可见于生理性蛋白尿,如体位性蛋白尿、运动性蛋白尿、发热、情绪激动、过冷过热的气候等。

（2）判断病变程度:轻度蛋白尿(<1g/d)、中度蛋白尿(1～3.5g/d)和重度蛋白尿(>3.5g/d)。

【评价】

（1）尿蛋白试带法具有快速、简便的优点,是肾脏疾病诊断常用的粗筛试验。尿蛋白试带法敏感度较低(115～130mg/L),且尿试纸条对球蛋白的敏感度更低,可漏检本周蛋白。

（2）24h 尿蛋白定量若收集 24h 尿存在困难,可用随机尿样的尿蛋白/肌酐比值方法替代24h 尿蛋白定量检测。

（3）双缩脲比色法是推荐的测定血液总蛋白质的常规方法,显色稳定、重复性好,主要缺点为灵敏度低。邻苯三酚红钼络合显色法灵敏度高,显色稳定,易受表面活性剂干扰。磺基水杨酸-硫酸钠比浊法操作简便,受温度、时间以及加试剂方式等多种因素的影响,磺基水杨酸还可与磺胺、青霉素、有机碘等药物结合导致假阳性。

2. 尿微量白蛋白(microalbumin,mAlb)　是指 24h 尿液中白蛋白浓度为 30～300mg。正常肾小球可滤过一些低分子量蛋白质,经近端肾小管重吸收,24h 尿白蛋白排出量低于30mg,尿蛋白定性试验呈阴性反应。当尿白蛋白量超过 300mg/24h,尿蛋白定性阳性。由于肾小球器质性病变引起的蛋白尿为持续性,蛋白尿程度与病变部位和性质有关。检测尿微量白蛋白是提示肾脏和心血管疾病风险的最早期的证据。微量白蛋白尿反映肾脏异常渗漏蛋白质。

尿 mAlb 还可用尿白蛋白排泄率(urinary albumin excretion,UAE)表示,它指的是单位时间内白蛋白在尿液中的排出量。如果采用随机尿,需用尿白蛋白和尿肌酐的比值表示。

【测定方法】　尿 mAlb 测定方法有透射比浊法、ELISA 法、RIA 及免疫散射比浊法等。

【参考区间】

（1）24h 尿液白蛋白定量:正常成人<30mg,尿微量白蛋白为 30～300mg;糖尿病肾病>300mg。

（2）定时尿(用尿白蛋白排泄率表示):正常成人<20μg/min,微量白蛋白尿为 20～200μg/min,糖尿病肾病>200mg/min。

（3）随机尿(用 UAE 表示):正常成人<30mg/mgCr,微量白蛋白尿为 30～300mg/mgCr,糖尿病肾病>300mg/mgCr。

【临床意义】　尿 mAlb 检测有助于肾小球病变的早期诊断。在肾脏病早期,尿常规阴性时,尿 mAlb 的含量可发生变化。

（1）生理性蛋白尿:剧烈运动、发热、体位改变、寒冷等因素可引起暂时性蛋白尿,属生理性蛋白尿。

（2）糖尿病肾病的早期诊断与监测:mAlb 是糖尿病患者发生肾小球微血管病变的最早期的指标之一。糖尿病肾病由间歇性出现发展到持续性蛋白尿。

（3）高血压肾病:mAlb 是高血压并发肾脏损伤的指征之一,当血压得到控制后微量白蛋白尿程度可减轻。妊娠诱发高血压可出现微量白蛋白尿,持续性微量白蛋白尿常预示妊娠后期易发生子痫。

（4）其他疾病:狼疮性肾病、泌尿系统感染、心力衰竭、隐匿性肾炎等也可出现微量白蛋白尿。

（5）可推测肾小球病变的严重性:肾小球轻度病变时,尿 mAlb 和尿 mTf 增高;当肾小球进一步受损时,尿 IgG 及 IgA 增高;肾小球严重病变时尿中 IgM 增高。尿中 Alb 及 IgG 出现提示病变向慢性过渡,尿中 IgM 出现对预测肾衰有重要价值。

【评价】 剧烈运动后尿中白蛋白排量可增加,故标本采集应在清晨、安静状态下为宜。

3. 尿蛋白选择性指数(selective proteinuria index,SPI) 是指肾小球滤过膜对血浆蛋白的通过具有一定的选择性。肾小球滤膜富含带负电荷的唾液酸蛋白,形成电荷屏障。当肾脏疾病轻微时,电荷屏障被破坏,尿中排出的蛋白质为小分子蛋白质,以带负电荷的白蛋白为主,称为选择性蛋白尿。当肾脏疾病较重时,分子屏障受到破坏,尿液中除了白蛋白外,还存在有大分子量的血浆蛋白质如免疫球蛋白(Ig)等,称为非选择性蛋白尿,提示肾小球滤过膜结构严重受损。通过尿蛋白的选择性指数来了解肾小球滤过膜电荷屏障与分子屏障的状况,判断肾小球损伤的严重程度。

【测定方法】 临床上多采用尿 IgG(MW15 万)和尿 Tf(MW7.7 万)或白蛋白(AlbMW6.6 万)的含量的清除率比值作为孔径选择性指数。电荷选择性指数用分子大小相同(约 2.9nm),分子质量相近(约 5.5 万),而所带电荷不同的尿唾液淀粉酶与尿胰淀粉酶排泌分数的比值,其中唾液淀粉酶带较多负电荷。

计算公式:

$$孔径 SPI = \frac{尿\ IgG/血清\ IgG}{尿\ Tf/血清\ Tf} 或 \frac{尿\ IgG/血清\ IgG}{尿\ Alb/血清\ Alb}$$

$$电荷 SPI = \frac{尿唾液淀粉酶/血清唾液淀粉酶}{尿胰淀粉酶/血清胰淀粉酶}$$

【参考区间】 孔径 SPI≤0.1,高度选择性蛋白尿,>0.2 为非选择性,介于两者间属中度选择性。电荷 SPI<1 为正常,≥1 提示肾小球滤膜电荷屏障受损。

【临床意义】 SPI 可定性、定量评估肾小球滤膜的病变程度、预后及指导治疗。

(1) 当孔径 SPI<0.1,电荷 SPI 正常或略升高,表明肾小球损害较轻,治疗反应和预后大多较好,常见肾小球肾炎、肾病综合征等原发性肾小球微病变。

(2) 当孔径 SPI>0.2,电荷 SPI>1,多为肾小球病变严重,肾病综合征者糖皮质激素疗效差,病情难控制,预后不良。

(3) 单纯电荷 SPI 异常以糖尿病肾病、狼疮性肾炎等继发性肾小球损害及部分遗传性肾小球病多见。

【评价】

(1) 分子大小选择性测定还可采用外源性不带电荷,且不被肾小管吸收的非蛋白聚合物作 SPI 的测定,因排除了电荷的影响可完全反映滤过膜孔径的大小。常用的外源性物质中以右旋糖酐应用最多。根据不同分子量(直径 2.4～6nm)的右旋糖酐的滤过系数之斜率,可定量测定肾小球滤膜分子大小的选择性,较准确地反映肾小球滤过膜的结构损害程度。

(2) 孔径 SPI 和电荷 SPI 公式未考虑肾小管对蛋白质重吸收的影响,如 IgG 与 TRF 都是内源性蛋白质,当肾小球滤过增加时,肾小管的重吸收与分解亦随之增强,可影响结果的可靠性。

二、肾小管功能检查

肾小管具有强大的重吸收能力,还具有选择性分泌、排泄的能力,各段肾小管功能各不相同,又相互影响,并与肾间质相互作用,共同发挥浓缩及稀释尿液的功能及对酸碱平衡调节等功能。

（一）近端肾小管功能检查

近端肾小管是肾小管中起重吸收作用的重要部位,重吸收功能检查试验包括尿中某种物质排出量测定、排泄分数测定、重吸收率测定和近端肾小管细胞损伤检查等。

1. 近端肾小管重吸收功能检查 当肾脏近端小管上皮细胞受损,对肾小球正常滤过的尿中小分子蛋白重吸收障碍,排泄增加,故小分子蛋白尿又称为肾小管性蛋白尿。肾小管性蛋白尿多为轻度蛋白尿,以小分子蛋白质,如 α_1-微球蛋白、β_2-微球蛋白、视黄醇结合蛋白和尿蛋白-1 等为主,是早期肾小管损伤标志性指标。

（1）β_2-微球蛋白（β_2-microglobulin,β_2-MG）:是人体除红细胞和胎盘滋养层细胞外几乎所有的有核细胞产生,特别是淋巴细胞和肿瘤细胞产生的一种小分子球蛋白（MW11800）,存在有核细胞膜上,是细胞中组织相容性抗原（HLA）分子的一部分。正常人 β_2-MG 的合成率及从细胞膜上的释放量相当恒定,半衰期约 107 分钟。由于 β_2-MG 分子量小,可以从肾小球自由滤过,约 99.9% 被近端肾小管上皮细胞重吸收并分解破坏,故正常情况下尿中 β_2-MG 排出量极低。

【测定方法】 目前血清和尿液 β_2-MG 可采用免疫比浊法、ELISA 法和 RIA 法测定。

【参考区间】 成人尿 β_2-MG<0.3mg/L,或<0.2mg/gCr;$C_{\beta2-MG}$ 为 23 ~ 62ml/min;$C_{\beta2-MG}$/C_{ALB} 比值为 100 ~ 300;血 β_2-MG1.28 ~ 1.95mg/L。

【临床意义】

1）尿液 β_2-MG 测定主要用于监测近端肾小管的功能。它是反映近端小管受损的非常灵敏和特异的指标。急性肾小管损伤或坏死、慢性间质性肾炎、慢性肾衰、肾移植排斥反应期、尿路感染等,尿中 β_2-MG 含量增加。

2）β_2-MG 清除率（$C_{\beta2-MG}$）是鉴别轻度肾小管损伤的良好指标。肾小管损伤时,其重吸收率只要减少 10%,尿中 β_2-MG 排泄量就要增加 30 倍左右,因而 $C_{\beta2-MG}$ 呈高值。无肾小管损伤时,$C_{\beta2-MG}$ 多在参考区间内。$C_{\beta2-MG}$/C_{ALB} 比值对于鉴别肾小管或肾小球损伤最有用。肾小管损伤时,$C_{\beta2-MG}$/C_{ALB} 明显上升。肾小球损伤时,$C_{\beta2-MG}$/C_{ALB} 明显减低。

3）血清 β_2-MG 可反映肾小球滤过功能。GFR 及肾血流量降低时,血清 β_2-MG 升高与 GFR 呈直线负相关,并且较血肌酐浓度增高更早、更显著。

4）系统性红斑狼疮活动期,造血系统恶性肿瘤,如慢性淋巴细胞性白血病、多发性骨髓瘤等病时,B 淋巴细胞增多,细胞脱落的 β_2-MG,血、尿 β_2-MG 均升高明显增多,所以血清 β_2-MG 是 B 淋巴细胞增殖性疾病的主要标志物。

（2）α_1-微球蛋白（α_1-microglobulin,α_1-MG）:是肝细胞和淋巴细胞产生的一种糖蛋白,MW26000 ~ 33000,广泛分布于体液及淋巴细胞表面,产生量较恒定。α_1-MG 有游离型,与免疫球蛋白、白蛋白结合型。结合型不能通过肾小球滤膜,游离型可自由透过肾小球滤膜,原尿中 α_1-MG 几乎全部被肾小管重吸收降解,尿中含量极微。

【测定方法】 血清和尿液 α_1-MG 可采用增强免疫散射比浊法测定,其测定不受尿 pH 等因素的影响。也可用 ELISA 与 RIA 法测定。

【参考区间】 成人尿 α_1-MG 为<20mg/（g·Cr）,<15mg/24h 尿。

血清游离 α_1-MG 为 10 ~ 30mg/L。

【临床意义】

1）尿 α_1-MG 增高：见于各种原因所致的肾小管功能损伤，肾小管对 α_1-MG 重吸收障碍先于 β_2-MG，不受恶性肿瘤的影响，在酸性尿液中不会出现假阴性。因此，尿 α_1-MG 比 β_2-MG 更能反映肾脏早期病变，是肾近端小管早期损伤的标志性蛋白。

2）血 α_1-MG 增高：见于肾小球滤过率下降所致，如肾小球肾炎、间质性肾炎等，血 α_1-MG、β_2-MG 与血肌酐呈明显正相关。

3）血 α_1-MG 降低：见于肝炎、肝硬化等肝实质性疾病。

【评价】　尿中 α_1-MG 在弱酸性尿液中稳定性较好，很少受 pH 及温度变化的影响，其稳定性优于 β_2-MG 和 RBP。

（3）视黄醇结合蛋白（retinoid binding protein，RBP）：是肝脏合成分泌至血液中的一种低分子量蛋白，MW22000。广泛分布于血浆、尿液、脑脊液、以及其他体液中，与视黄醇、前白蛋白结合形成复合物，将体内 90% 的视黄醇至转运靶细胞后，RBP 便游离在血浆中，迅速被肾小球滤过，在近端小管几乎全部被重吸收分解，正常人尿中 RBP 排量极少。RBP 的产量相对恒定，不受性别、体位、尿液 pH 的变化及昼夜间差异的影响，是诊断肾小管损伤及功能障碍的一项比较准确、可靠的指标。

【测定方法】　可用免疫学方法测定。

【参考区间】　成人尿 RBP 为 0.04～0.18mg/L；RBP/Scr<26.2μg/mmol。

【临床意义】　尿中 RBP 的浓度与小管间质损害程度有明显相关，影响了 RBP 的重吸收和降解，尿中 RBP 排泄增多。因此，尿 RBP 可敏感地反映近端肾小管的损伤。可作为监测病程、指导治疗和判断预后的一项灵敏的生物化学指标。

（4）尿钠与滤过钠排泄分数：排泄分数（Fe）指某种物质随尿排出部分（未被重吸收部分）占肾小球滤过总量的比率，通常测定钠的排泄分数。

尿钠排泄量取决于钠的胞外液量及肾小管重吸收。滤过钠排泄分数（Filtration sodium excretion fraction，FeNa）指尿钠排出部分占肾小球滤过钠总量的比率。

【测定方法】　分别检测血清钠、肌酐和尿钠、肌酐浓度，按下式计算

$$FeNa：FeNa（\%）= 尿钠排出量/滤过钠总量 = [（尿钠/血钠）/（尿肌酐/血肌酐）]×100$$

式中尿钠和血钠的单位为 mmol/L，尿肌酐和血肌酐单位为 μmol/L。

【参考区间】　尿钠浓度<20mmol/L，FeNa：1～2。

【临床意义】　尿钠浓度受钠摄入量影响，有较大波动。血钠不高甚至降低而尿钠增高，则为各种原因导致肾小管损伤，对钠的重吸收受损的可靠指征。

1）作为估计肾小管坏死程度的检测指标：急性肾衰竭发生后，肾小管功能受损，不能很好地重吸收钠，故尿钠浓度>40mmol/L，FeNa>2。

2）鉴别急性肾功衰竭和肾前性氮质血症：肾前性氮质血症的肾功能没有损坏，由于血容量不足，肾小管最大限度地重吸收钠，以维持血容量，故尿钠浓度<20mmol/L，FeNa<1。

3）预后判断：肾前性氮质血症是由于肾血流量灌注不足引起的肾功能损害，若缺血严重或持续时间延长（超过 2h），则可引起急性肾小管坏死，是急性肾功能衰竭的前奏曲。若尿钠在 20～40mmol/L 之间，则表明患者正在由肾前性氮质血症向急性肾衰发展。

4）FeNa 鉴别肾前性氮质血症和急性肾衰：FeNa（%）<1% 提示肾小球滤过钠减少而肾小管重吸收功能正常，为肾前性氮质血症；FeNa（%）>1% 提示肾小球滤过钠功能正常而肾小管

重吸收受损,为各种原因所致的急性肾衰竭。

【评价】 以尿钠浓度表示肾小管功能状况只有参考价值,尿钠浓度与自由水清除值成反比。醛固酮和抗利尿激素可使尿钠浓度向相反方向转变。FeNa 不受上述因素影响,能反映肾小管的功能。

2. 近端肾小管排泌功能检查 常用于评价近端肾小管排泌功能的物质有酚红排泄试验和对氨基马尿酸最大排泄率试验。

酚红排泄试验:酚红(Phenol sulfonphthalein,PSP),又名酚磺酞是一种对人体无害的染料和实验室常用的酸碱指示剂。酚红经静脉注入体内后,在血中与白蛋白结合,只有少量(6%)从肾小球滤过,绝大部分(约94%)在近端小管与血浆白蛋白解离,并被近端小管上皮细胞主动排泌,从尿液排出。故尿液中排出量可作为判断近端小管排泌功能的指标。

【测定方法】 试验时静脉注射 6g/L 的酚红 1ml,测定 2h 内尿酚红排泄量,计算酚红排泄率。

【参考区间】 成人排泄率(静脉法):15min>25%,平均 35%;120min>55%,平均 70%。

儿童排泄率(静脉法):15min 为 25%~45%,120min 为 60%~75%(2~8 岁),120min 为 50%~75%(8~14 岁)。

【临床意义】

1) PSP 排泄量减少:可见于各种肾前性、肾性和肾后性因素。肾性因素时,提示近端小管功能受损,如肾炎、肾盂肾炎、近端肾小管病等。若 120min 排出率降低,表明肾小管排泌功能损害,50%~40% 为轻度损害,39%~25% 为中度损害,24%~10% 为重度损害,<10% 为严重损害。

2) PSP 排泄量增加:可见于:①低白蛋白血症时,酚红与血浆白蛋白结合减少,其排出速度增快;②肝胆疾病时,排泌酚红功能障碍,从尿中排出量增多;③甲状腺功能亢进时,血液循环加快,其排泌量增加。

【评价】

1) PSP 操作和测定方法简便,特异性较差,15min 排泄量较灵敏,是临床常规判断近端小管排泌功能的粗略指标。PSP 受肾血流量及其他肾外因素影响较大,对肾小管功能敏感性低。因经肾小球滤过的酚红仅为总排泄量的 6%,故不反映肾小球滤过功能。

2) 试验当天不要使用青霉素、阿司匹林、利尿剂、各种血管造影剂等,以免与 PSP 在近端小管争夺共同转运通路,影响 PSP 排出。

3) 对氨基马尿酸最大排泄率试验可作为检测有功能肾小管数量和质量指标。

3. 肾近端小管细胞损伤检查 近端小管细胞损伤时,可伴有肾小管重吸收和排泌功能改变,同时还可出现尿酶含量的变化。正常人尿液中含酶量极少,主要来源于肾小管,尤其是近端小管细胞。各种肾脏疾病,特别是肾小管细胞受损时,肾组织中的某些酶排出量增加或在尿中出现,从而使尿酶活性发生改变。

N-乙酰-β-D-氨基葡萄糖苷酶(N-acetyl-β-D-glucosaminidase,NAG)是一种广泛分布于组织细胞中的溶酶体水解酶,与黏多糖类及糖蛋白代谢有关。在近端小管上皮细胞中含量较高。MW14 万,不能通过肾小球滤过膜,故尿中 NAG 主要来自肾近端小管上皮细胞,此酶在尿中稳定。尿 NAG 活性可作为肾小管实质细胞损害的敏感标志物。

【测定方法】 测定方法主要包括放免分析法、荧光分析法和可见分光光度法等。现在国内应用最广的是以对硝基苯-N-乙酰-β-D-氨基葡萄糖苷(PNP-NAG)终点法测定和氯硝基苯-乙酰氨基葡萄糖苷(CNP-NAG)速率法。前者底物溶解度小,灵敏度高。

【参考区间】 速率法:<2.37U/mmolUcr 或<21U/gUcr。

终点法:<1.81U/mmolUcr 或<16U/gUcr。

【临床意义】

(1) 肾小管毒性损伤:氨基糖苷类抗生素、顺铂等抗癌药物、重金属等引起的肾小管毒性损伤均可使 NAG 升高,早于尿蛋白和管型出现。尿 NAG 测定可作为氨基糖苷类抗菌药物的肾毒性监测指标。

(2) 肾小球病变:肾小球肾炎、糖尿病肾炎等尿 NAG 活性升高,与病变程度相关。糖尿病肾炎早期,由于滤过压增高,滤膜负电荷减少,裂孔变化,血浆白蛋白滤出增加,在近端小管被重吸收后,尿白蛋白排泄可不增加,但此时,因细胞溶酶体被激活,导致尿 NAG 升高,且 NAG/尿肌酐比值增高,先于尿白蛋白排泄量发生变化。尿液中的 NAG、α_1-MG 及 mAlb 三者联合检测易于早期发现糖尿病、原发性高血压的肾损害。

(3) 泌尿系感染:泌尿系感染时尿 NAG 显著升高,上尿路感染高于下尿路感染,有助于感染的定位诊断。

(4) 肾移植的监测:肾移植排斥反应前 1~3 天尿 NAG 可增高,有助于排斥反应的早期发现和诊断。

【评价】

(1) NAG 是诊断肾脏早期损害的灵敏指标,方法简便,快速采样方便,无创伤性。

(2) 肾小球肾炎等肾小球病变时 NAG 可升高,诊断肾小管疾病时首先排除肾小球病变。尿 NAG 增高主要用于早期肾毒性损伤,尿 α_1-MG 和 β_2-MG 增高则主要见于肾小管重吸收功能损伤,彼此不能替代,联合检测更有价值。

(3) 尿液中 NAG 的升高常与损伤的部位、程度有关。在肾小管损伤的早期,由于细胞内溶酶体膜和细胞膜的相互作用,尿液中 NAG 逐渐升高。随着酶的进一步分泌,细胞结构破坏,最终细胞坏死,尿 NAG 不再升高。如果肾小管损伤的病因得以纠正,则尿 NAG 下降,并伴随肾小管细胞功能逐渐恢复。若 NAG 持续居高不下,则提示预后不良。

(二) 远端肾小管功能检查

远端肾小管的主要功能是在神经内分泌因素的作用下,调节水和酸碱的平衡,参与尿液浓缩与稀释,维持机体内环境的稳定。决定终尿的质和量。

1. 尿浓缩试验和稀释试验

(1) 尿渗量(urine osmolarity,Uosm):指溶解在尿液中具有渗透作用的全部溶质微粒总数量(含分子和离子)。

尿比密和尿渗量都能反映尿中溶质的含量,但尿比密易受溶质微粒大小和性质的影响,如蛋白质、葡萄糖等大分子量微粒均可使尿比密显著增高,而尿渗量与溶质分子相对重量、微粒大小无关。测定尿渗量比尿比密更能准确真实反映肾浓缩和稀释能力。

【测定方法】 目前多采用尿液冰点下降法测定尿渗量,按照 1 渗量的溶质颗粒可使 1kg 水的冰点下降 1℃ 的原理测定。也可用蒸气渗透压计算法测定。

【参考区间】 成人尿比密为 1.015~1.025,晨尿常 1.020 左右。

成人 Uosm 为 600~1000mOsm/(kg·H_2O)。

成人血浆渗量(Posm)为 275 ~ 305mOsm/kg(H_2O)。

Uosm 与(Posm)之比值为 3 : 1 ~ 4 : 1。

禁水 8h 后晨尿 Uosm>700 ~ 800mOsm/kg(H_2O)。

【临床意义】

1) 判断肾浓缩功能:禁饮尿渗量在 300mOsm/kgH_2O 左右时,即与正常血浆渗量相等,称为等渗尿;尿渗量<300mOsm/kgH_2O,称低渗尿;如禁水 8h 后尿渗量<600mOsm/kgH_2O 及 Uosm/Posm 比值等于或小于 1,表明肾浓缩功能障碍。见于慢性肾盂肾炎,多囊肾,尿酸性肾病等慢性间质性病变,急慢性肾衰竭累及肾小管和间质。

2) 鉴别肾前性少尿和肾性少尿:肾前性少尿时,肾小管浓缩功能未受累及,故尿渗透量较高,常大于 450mOsm/kgH_2O。肾小管坏死致肾性少尿时,尿渗量降低,常<300mOsm/kgH_2O。

3) 尿比密只作初筛试验:尿比密的高低与饮水量有关,主要取决肾脏的浓缩功能。尿比密增高可见于脱水、糖尿病、急性肾炎等。尿比密降低可见于尿崩症、慢性肾炎等。

(2) 渗量溶质清除率(osmotic clearance, Cosm):是表示远端肾单位每分钟能把多少毫升血浆中的渗透性溶质清除出去。在肾单位功能减退时,吸收的水分明显减少,导致尿渗量与血浆渗量相等,Cosm 值降低,但由于其尿量增加也可导致 Cosm 值增高。

【测定方法】 根据肾清除试验原理,同时测定血浆和尿渗量,可计算出渗量溶质清除率。

【参考区间】 空腹时 Cosm 为 2 ~ 3ml/min。

【临床意义】 Cosms 表示肾脏维持水及溶质之间平衡的能力,即渗透压在狭窄范围内波动 280 ~ 300mOsm/($kg \cdot H_2O$)。

Cosm 降低,说明远端肾小管清除渗透性溶质能力降低。Cosm 比尿渗量更能准确地反映肾脏浓缩功能。

(3) 自由水清除率(free water clearance, C_{H_2O}):指单位时间从血浆中清除到尿中不含溶质的水量。尿液包括等渗尿和纯水两个部分,即尿量 = 等渗尿尿量+C_{H_2O}。浓缩尿量等于等渗尿量减去被吸收的纯水量,稀释尿量等于等渗尿量加上血浆中清除的纯水量。由于正常人排出的均为含有溶质的浓缩尿,故 C_{H_2O} 为负值。

【测定方法】 根据肾清除试验原理,同时测定血浆和尿渗量,可计算出 C_{H_2O}。

$$C_{H_2O} = \left[1-(Uosm/Posm) \right] \times V$$

【参考区间】 正常人禁水 8h 后晨尿 C_{H_2O} 为 -25 ~ -100ml/h。

【临床意义】 C_{H_2O} 是判断远端肾小管浓缩与稀释功能的灵敏指标,常用于急性肾衰的早期诊断和病情观察。C_{H_2O} 持续等于或接近于 0 则表示肾不能浓缩和稀释尿液,排等渗尿,是肾功能严重损害的表现。

(4) 尿浓缩试验:肾脏稀释和浓缩原尿主要在髓袢升支、远端肾小管、集合管和直小血管中进行。抗利尿激素(ADH)特异地作用于远端肾小管和集合管上的水通道蛋白(AQP),促进远端小管和集合管对原尿的重吸收,浓缩尿液,使尿量减少、尿比密和尿渗量升高。

【测定方法】 通过禁水或输入高渗盐水促进神经垂体释放 ADH,或直接静脉注射 ADH,分 3 次收集尿液测定尿比密。

【参考区间】 成人至少有 1 次尿比密>1.025,儿童>1.022。

【临床意义】 若 3 次试验的尿比密均<1.025(成人),提示肾浓缩功能受损,且病变发生

在 ADH 作用的部位,即远端小管和集合管,尿比密越低损害越严重。如果尿比密固定在 1.010 左右,提示肾脏对原尿的浓缩功能完全丧失。

【评价】 直接静脉注射 ADH 称为 ADH 试验,肾性尿崩症对 ADH 试验没有反应,而垂体性尿崩症患者在注射 ADH 1h 内尿量明显减少,尿比密明显升高。肾浓缩试验有助于鉴别肾性尿崩症和垂体性尿崩症。

2. 肾小管组织蛋白 是指肾小管代谢产生的蛋白和组织破坏分解的蛋白,以及炎症或药物刺激泌尿系统分泌产生的蛋白,通常以 T-H 糖蛋白(Tamm-Horsfall glycoprotein,THP)为主要成分。尿液 T-H 蛋白是肾小管髓袢升支后段和远端小管的上皮细胞合成和分泌的一种大分子糖蛋白,其 MW 约 70 万。THP 覆盖于肾小管腔面,阻止水的重吸收而参与原尿的稀释,同时 THP 也参与尿液管型和尿路结石的形成。正常情况下,该蛋白只存在于上述细胞管腔面胞膜上,而不暴露于免疫系统。当肾小管间质病变,THP 可漏入组织间质引起免疫反应而产生抗 THP 抗体。正常成人 24h 尿排出量是比较稳定。远端肾小管上皮细胞受损时,尿液中的 THP 增高。

【测定方法】 目前临床多采用免疫比浊法、酶联免疫吸附法及放射免疫法测定。

【参考区间】 成人 29.8 ~ 43.9mg/24h 尿;随机尿为 0.9 ~ 1.7μg/μmol(8 ~ 15μg/g 肌酐)。

【临床意义】 尿 THP 检测可用于诊断、监测肾远端小管损伤。尿液中的 THP 增多,提示远端肾小管损伤,各种原因导致的肾小管损伤均可使远端肾小管 THP 覆盖层受损,上皮细胞合成分泌 THP 增加,使尿液中的 THP 增加,如肾毒物、肾移植排斥反应。

(1)尿 THP 升高:可见于肾盂肾炎、肾病综合征、蛋白尿酸中毒、肾小管损伤、脱水少尿、尿路结石等。THP 相对分子量大,容易聚合为多聚体,在高浓度电解质、酸性和浓缩尿时,易于聚集沉淀而成为管型的基质或形成尿路结石。

(2)尿 THP 降低:可见于肝硬化、肾病、尿毒症、多囊肾、遗传性运铁蛋白缺乏症、肾功能减退等。

(3)THP 是形成管型的主要基质,尿管型引起肾小管阻塞与急性肾功能衰竭的发生有关。

(三)肾小管酸碱调节功能检查

肾脏是机体唯一排泄固定酸及调节酸碱平衡的重要器官,其调节功能主要通过肾脏近端肾小管对碳酸氢根离子(HCO_3^-)的重吸收和远端肾小管对 H^+ 的排泌来维持体内酸碱平衡。病理情况下,近端肾小管对 HCO_3^- 重吸收和远端肾小管对 H^+ 排泌的功能减退,使尿液酸化功能障碍,而发生慢性酸中毒。

1. 氯化铵负荷试验(酸负荷试验) 给患者口服一定剂量的酸性药物(如氯化铵),使机体产生急性代谢性酸中毒,增加远端肾小管排泌 H^+ 的量。若远端肾小管功能正常,可通过对 H^+ 的排泌而酸化尿液。若远端肾小管功能障碍,泌 H^+ 产生 NH_3 和重吸收 HCO_3^- 发生障碍,酸性物质不能排出,尿液酸化受损,可出现血、尿 pH 分离现象。通过观察尿 pH 值的变化,即可判断远端小管酸化功能有无障碍。

【测定方法】 测定方法有指示剂法、pH 试纸法和 pH 计法。分别测定服药前后尿液的 pH。

【参考区间】 服用氯化铵 2h 后,尿 pH<5.5。

【临床意义】 正常人服药 2h 后,尿液 pH 应低于 5.3,此时可停止试验。如果每次尿液

pH 均大于 5.5 包括服药前,可诊断远端肾小管性即 I 型酸中毒(远端肾小管性酸中毒)。见于慢性骨盂肾炎、梗阻性肾病、药物或化学物质中毒、狼疮性肾病、干燥综合征等。

【评价】　酸负荷试验只适用于不典型或不完全的肾小管性酸中毒,即无全身性酸中毒表现的患者,对已有酸中毒则既不需要也绝不应当再做这种酸负荷试验,以免加重患者的酸中毒。肝功能不全者,不宜服大量氯化铵,改用等量氯化钙代替。

2. HCO_3^- 负荷试验(碱负荷试验)　正常原尿中的 HCO_3^- 有大约 85% ~ 90% 在近端肾小管重吸收,其余 10% ~ 15% 由远端肾小管重吸收,从而保持体内的碱储备。

服用一定量的碳酸氢盐碱性药物,使尿液碱化,以增加肾小管重吸收 HCO_3^- 的负担。当近端小管受损时,其重吸收 HCO_3^- 功能减退,则有较多的 HCO_3^- 自尿中排出。此时血液因碱性离子丢失而呈现酸中毒,而尿液中因 HCO_3^- 较多而呈碱性,出现血、尿 pH 分离。通过观察 HCO_3^- 的排泄分数,有助于近端小管酸中毒的诊断。

【测定方法】　测定血清、尿液 HCO_3^- 和肌酐(cr),计算尿中 HCO_3^- 部分的排泄率。

$$尿中\ HCO_3\ 部分的排泄率(\%) = \frac{尿_{HCO_3^-}(mmol/L) \times Scr(mmol/L)}{血清_{HCO_3^-}(mmol/L) \times Ucr(mmol/L)} \times 100$$

【参考区间】　正常人尿液中几乎无 HCO_3^-,其排泄分数 ≤1%。

【临床意义】　Ⅱ 型肾小管酸中毒 >15%,近端肾小管受损。Ⅰ 型肾小管酸中毒 <5%,远端肾小管受损。

三、肾血流量检查

肾血流量(renal blood flow,RBF)或肾血浆流量(renal plasma flow,RPF)是指单位时间内流经双侧肾脏全血或血浆的量。一般说的肾血流量主要指的是肾皮质的血流量。

采用对氨基马尿酸(PAH)或碘锐特肾清除试验进行测定。PAH 主要由近端小管排泌排出,当血浆中 PAH 浓度低于 50mg/L 时,每次流经肾脏血浆中的 PAH 约有 90% 可从肾脏清除而随尿液排出。PAH 清除率仅反映有功能的肾实质的血浆流量,故称为有效肾血浆流量(effective renal plasma flow,ERPF)。测定 ERPF,可直接了解肾单位的血供应情况,协助诊断肾功能状况及病因。ERBF 除可通过影像学检查获取,还可用实验室检查准确测定。若某种体内不代谢物质在短时间内如 1 分钟,几乎全部由肾小球滤过或肾小管排泌,并且不被重吸收,则该物质的肾血浆清除率就等于有效肾血浆流量(ERPF)。

【参考区间】　RPF:600 ~ 800ml/min,RBF:1200 ~ 1400ml/min。

【临床意义】　肾血流量定量反映全身性及肾疾患对肾血流的影响。

RPF 降低:肾动脉狭窄者,ERBF、ERPF 和 FF 显著降低。高血压致血管痉挛、肾动脉硬化、有效血管床减少,均可引起肾血流量减少。急性肾小球肾炎早期,肾脏充血,肾血流量可正常甚至超过正常。慢性肾小球肾炎则因肾血管受损,肾血流量可降低。休克、心力衰竭时,肾血流量亦显著降低。FF 降低则表明肾小球有效血流量减少。

RPF 升高:见于甲亢、妊娠等。

【评价】　PAH 为外源性物质,操作复杂,临床上较少采用,主要在科研中使用。放射性核素能测定每侧肾血流量,临床上已将其列为肾功能的常规检查。

第三节 肾功能试验方法学及临床评价

肾脏疾病是临床常见病、多发病,种类较多,发病病因、机制也各有不同,肾脏具有强大的储备能力。肾脏疾病的早期诊断很大程度上需要实验室检查作为依据。肾功能实验的灵敏度和特异性不同,所以要根据患者具体情况选用检查方法。

一、肾功能检测项目分类

检测肾功能的项目分为肾小球功能检测、肾小管功能检测和肾血流量检测试验等。

(一)检测肾小球功能的项目

肾小球滤过功能检查实验有:菊粉清除率、^{99m}Tc-DTPA 清除率($CI^{99m}Tc$)、碘海醇清除率($Cioh$)、Ccr、Cockcroft-Gault 计算公式、SCr、Urea、尿素/肌酐比值、血清 CystatinC、血 UA、尿 Cr等,见表 10-2。

表 10-2 肾功能检查项目的分类

检查部位	检测功能	标准试验项目	临床首选项目	临床次选项目
肾小球	滤过功能	菊粉清除率	内生肌酐清除率 血胱抑素 C	血尿素、血肌酐 血尿素/血肌酐比值
	屏障功能		尿蛋白定性 24h 尿蛋白定量 尿蛋白电泳	尿微量白蛋白 尿蛋白选择性指数
近端小管	重吸收功能	TmG	尿钠、FeNa	尿小分子蛋白质
	排泄功能	TmPAH		PSP
远端小管	水、电解质调节功能		尿比密、尿渗量	浓缩稀释试验 渗量溶质清除率 自由水清除率
肾小管性酸中毒	酸碱平衡功能	HCO_3^- 排泄分数	尿 pH 尿总酸测定	氨滴定测定 酸、碱负荷试验
肾血管	肾血流量	PAH 清除率 碘锐特清除率		肾同位素扫描

肾小球屏障功能检查实验有:分子屏障功能检验的有尿液总蛋白、尿微量白蛋白、尿转铁蛋白测定、尿蛋白电泳、孔径 SPI 等。电荷屏障功能检验的有尿转铁蛋白测定、电荷的 SPI 等。

(二)检测肾小管功能的项目

近端肾小管功能检查试验有:①近端肾小管重吸收功能:β_2-MG、α_1-MG、RBP、FeNa、肾小管葡萄糖最大重吸收量(TmG)等;②近端肾小管排泌功能:PSP 和 TmPAH 等;③肾近端小管细胞损伤检查:NAG。

远端肾小管功能检查试验有：①尿浓缩试验和稀释功能：尿渗量测定、渗量溶质清除率、自由水清除率、尿比密试验、尿浓缩试验等；②远端肾小管上皮细胞受损检查：尿 THP 测定。

肾小管酸碱调节功能检查：尿液 pH、氯化铵负荷试验、HCO_3^- 负荷试验。

（三）肾血流量检测项目

对氨基马尿酸盐清除率、碘锐特清除率、[131]I-邻碘马尿酸钠检查有效肾血浆流量（ERPF）、酚红清除率、肾同位素扫描。

二、肾功能检测项目选择

肾功能试验的敏感度及其所反映的肾单位功能各有不同，要根据患者的具体情况选择检验项目。选择肾功能试验时应注意：①必须明确检查的目的，是为了早期诊断、估计预后，还是为了观察病情；②按照所需检查的肾脏病变部位，选择与之相应的功能试验，方法应用由简到精、由易到难；③要了解左、右肾的功能时，需插入导尿管分别收集左、右肾尿液；④在评价检查结果时，必须结合患者的病情和其他临床资料，全面分析，作出判断。

肾功能指标评估时应注意：①肾脏具有强大的储备能力，早期肾病变往往没有或极少有症状和体征，当肾功能检查结果正常时，不能排除肾功能损害或器质性病变；②肾外因素对肾功能影响较大，如水肿、休克、心衰、尿道梗阻等；③对可能发生的肾损伤，要及早选用有关肾损伤早期标志物检查，以便早发现、早诊断、早治疗，如高血压、糖尿病、感染、药物或化学毒物等对肾脏的损伤；④机体的病理变化，可原发于肾脏，也可能由全身性疾病而累及肾脏，在疾病的诊断及评价检验项目结果时，要全面综合分析患者的整体状况与各种检查数据，得出正解的结论。

三、肾功能检测项目评价

（一）高度敏感实验

内生肌酐清除率、酚红排泄试验、尿蛋白、尿白蛋白、α_2-巨球蛋白、α_1-微球蛋白、β_2-微球蛋白、胱抑素 C 等试验对肾功能变化反应较敏感，当功能性肾单位丧失达 25% 时，出现结果异常。

（二）中度敏感实验

尿素、血肌酐、尿酸等测定，当功能性肾单位丧失达 50% 时，出现结果异常。

（三）低度敏感实验

血清磷、血清钾、浓缩-稀释实验，对肾功能损害不敏感，只有在肾功能衰竭末期时，才会出现结果异常。

尿稀释试验：尿稀释试验能反映远端肾小管的稀释功能，但必须在短时间内大量饮水，对于有肾功能障碍以及心血管疾病的患者可引起不良反应，甚至引发水中毒，而且影响实验结果的因素较多，故临床上很少采用。

第四节　常见肾脏疾病的生物化学检验

一、肾小球肾病

肾小球疾病系指一组有相似的临床表现(如血尿、蛋白尿、高血压等),但病因、发病机制、病理改变、病程和预后不尽相同,病变主要累及双肾肾小球的疾病。

(一)急性肾小球肾炎

急性肾小球肾炎(acute glomerulonephritis)简称急性肾炎,临床以急性发病,出现血尿、蛋白尿、水肿和高血压为主要特征的一组疾病,可伴有一过性的肾功能减退,大多数为链球菌感染13周后,多见于3~8岁小儿。常为链球菌感染后所致,主要致病基础是链球菌胞壁成分 M 蛋白或某些分泌产物所引起的免疫反应导致双侧肾弥漫性的肾小球损害。

1. 诊断依据

(1) 临床上有少尿、血尿、水肿、高血压表现。

(2) 伴随链球菌感染的证据,抗"O"(或 ASO)明显升高,2 周内血清补体 C_3 下降。

2. 实验室标志物检查

(1) 尿常规检查:尿量减少,尿渗量大于 $350mOsm/kgH_2O$。血尿为急性肾炎重要表现,可见肉眼血尿或镜下血尿。尿蛋白定量通常为 1~3g/24h,多属非选择性蛋白尿。

(2) 血液生化检查:血浆白蛋白轻度下降,因水、钠滞留,血容量增加,血液稀释所致;血浆蛋白电泳多见白蛋白降低,γ 球蛋白增高;尿钠减少,一般可有轻度高血钾。

(3) 肾功能检查:急性期肾小球滤过一过性受损,而肾血流量多数正常,Ccr 降低。肾小管功能相对良好,TmG 和 TmPAH 轻度下降或正常,肾浓缩功能仍多保持。

(4) 免疫学和其他检查:急性肾炎病程早期,血总补体及补体 C_3 明显下降,可降至正常 50% 以下,其后逐渐恢复,6~8 周时恢复正常,此种动态变化是链球菌感染后急性肾炎典型表现,可视为急性肾炎病情活动的指标。尿 FDP 的测定能正确地反映肾血管内凝血。

3. 临床常规检查项目:①血常规、尿常规、大便常规;②补体、ASO;③肝肾功能、电解质、血糖、凝血功能、ANA、CRP、ESR;④24h 尿蛋白定量、尿红细胞位相;⑤腹部超声、胸片、心电图。

(二)慢性肾小球肾炎

慢性肾小球肾炎(chronic glomerulonephritis)又称慢性肾炎,以血尿、蛋白尿、高血压、水肿为其基本临床表现,多数起病隐袭、缓慢。

1. 尿常规检查异常　早期可有不同程度的血尿和(或)蛋白尿,可有红细管型,部分患者出现大量蛋白尿,尿蛋白定量>3.5g/d。大部分患者早期血常规正常,或仅有轻度贫血,白细胞和血小板无明显异常。

2. 肾功能检查　出现尿液稀释浓缩功能障碍,血肌酐明显升高,内生肌酐清除率下降。

3. 其他检查　病因诊断,可做肾脏活体组织检查以确定病理类型,这对指导治疗和判断预后非常重要。

二、肾病综合征

肾病综合征(nephro tic syndrome,NS)是因肾小球毛细血管滤过膜受损,通透性增加的一组临床综合征。呈现"三高一低"的特点,即大量蛋白尿、重度水肿、高脂血症及低蛋白血症。

(一)主要病理生理变化

1. 蛋白尿 主要成分为白蛋白,也可包括其他血浆蛋白成分,与尿蛋白的选择性有关。肾小球滤过膜受损,其屏障作用尤其是电荷屏障受损时,肾小球基底膜通透性的增加,是 NS 时蛋白尿的基本原因。

2. 低蛋白血症 其主要原因是尿中大量丢失白蛋白,从而导致血浆总蛋白浓度降低。除血浆白蛋白浓度降低外,NS 时还有其他血浆蛋白成分的变化,其增加或减少取决于丢失(主要是尿蛋白丢失)与合成的平衡。NS 的血清蛋白质电泳图谱详见血清蛋白电泳章节。

3. 高脂血症 血浆中大部分脂蛋白(Ch、TG、PL、LDL、VLDL)成分增加,HDL 正常或稍降低,ApoB、ApoC、ApoE 升高,ApoA I 降低。脂质异常通常与蛋白尿和低蛋白血症的程度有关:①低蛋白血症引起的血浆胶体渗透压下降刺激肝脏合成蛋白(包括脂蛋白)增加;②脂质调节酶及 LDL 受体活性降低导致代谢延迟、清除障碍;③尿中丢失 HDL(包括组成载脂蛋白 ApoA I)增加,从而导致 Ch 代谢紊乱。高脂血症是 NS 患者动脉硬化合并症较多的原因,并与血栓形成及进行性肾小球硬化有关。

4. 水肿 NS 时水钠潴留主要存在于血管外,即组织间液增加,当其增加超过 5kg,即出现临床可察见的可凹性水肿,且水肿的出现及其严重程度一般与低蛋白血症的程度相一致。其发生机制为大量尿蛋白丢失引起血浆白蛋白下降,当血浆胶体渗透压由正常的 $25\sim30$mmHg 降至 $6\sim8.3$mmHg 时,血管内水分向组织间隙移动而发生水肿;同时引起交感神经兴奋,儿茶酚胺分泌增多,以及肾素-血管紧张素-醛固酮系统活性增高,ADH 分泌增多,从而进一步加剧水肿。

5. 血凝状态 因血浆蛋白质大部分随尿排出,而血浆中的一些凝血因子如纤维蛋白原、大分子球蛋白等不能从肾小球滤过,而体内合成又增加,故血浆中浓度常明显增高。血小板应激性增强,黏附性和凝集性增加,同时血浆中主要的抗凝因子抗凝血酶Ⅲ则从尿中大量丢失而严重减少,因此常形成高凝状态,使凝血、血栓形成倾向更严重。长期使用强利尿剂和大量糖皮质类激素又进一步加重这一倾向。

(二)实验室检查及评价

1. 尿蛋白测定 尿液蛋白检查对 NS 的诊断和治疗非常重要:①常规尿蛋白定性作为蛋白尿的筛选检查;②24h 尿蛋白定量测定是 NS 诊断必不可少的实验;③C_{Alb}、尿蛋白/C_{Cr} 比值(>3.5g/24h 常为肾病范围蛋白尿)、C_{Alb}/C_{Cr} 比值;④蛋白尿选择性用 SPI(C_{IgG}/C_{Tf})和 θ 角测定法表示:SPI<0.1 或 θ>64°为选择性蛋白尿,病情较轻,预后大多较好。SPI>0.2 或 θ<53°为非选择性蛋白尿,病情较重,预后大多不好;⑤尿蛋白醋酸纤维膜电泳可粗略区分肾小球性、肾小管性或溢出性蛋白尿,但无法明确各组分蛋白质的确切分子量及种类,需作 SDS-PAGE 电泳。尿蛋白电泳和(或)免疫电泳检出 IgG 增多(或 C_{IgG}增高)即提示尿蛋白选择性低,还可鉴别多发性骨髓瘤大量轻链蛋白造成的蛋白尿。

2. 血浆白蛋白和血脂测定 血浆白蛋白和血脂浓度是诊断 NS 的必要依据,NS 时 LDL 有较大的增高,HDL 一般为正常或稍降低,故这一对危险因素/保护因素同时发生改变。高脂血症随蛋白尿消失、血浆白蛋白回升而恢复正常,多为一过性。此外,各种血浆免疫球蛋白补体的定量测定对病因的诊断有一定的参考价值。

3. 高凝状态检测 抗凝治疗是治疗 NS 的重要措施,临床上一般多采用纤维蛋白原定量及 FDP 测定、凝血酶原时间等作为监测指标,肾脏 D-二聚体和 IgG 清除值(C_{D-d}/C_{IgG})比值测定是指导肾局部抗凝治疗更为理想的检测指标。

(三)诊断要点

1. 大量蛋白尿 尿蛋白定量>3.5g/d。
2. 低白蛋白血症 血浆白蛋白<30g/L。
3. 高度水肿。
4. 高脂血症 血浆胆固醇、甘油三酯均明显增高。

前两项是诊断肾病综合征的必要条件,后两项为次要条件。临床上只要满足上述 2 项必要条件,肾病综合征的诊断即成立。

三、急性肾损伤

(一)急性肾损伤定义和诊断

急性肾损伤(acute kidney injury,AKI)的概念已取代了传统常用的急性肾衰竭(acute renal failure,ARF)。临床研究资料显示,有些患者虽已发生不同程度的肾功能异常,但还未达到肾衰竭的程度,故把"衰竭(failure)"改为"损伤(injury)",这样命名能更好地反映疾病的本质,以便及早干预、及早治疗对降低病死率具有更大临床意义。2005 年急性肾脏损伤网络(acute kidney injury newwork,AKIN)和 2002 年急性透析质量倡议(Acute Dialysis Quality Initiative,ADQI)制定了 AKI 定义(或诊断标准)、分期诊断标准及临床实践指南,及早地给予干预和治疗,改善患者的预后。

1. 急性肾损伤的定义和分级

(1)AKI 定义:由导致肾脏结构或功能变化的损伤引起的肾功能突然(48h 以内)下降,表现为血肌酐(Scr)绝对值增加≥26.4μmol/L(0.3mg/dl)或者 Scr 增加≥50%(达到基线值的 1.5 倍),或者尿量<0.5ml/(kg·h),且持续超过 6h,称为急性肾损伤(AKI)。

当基线血肌酐<1.5mg/dl 时,肌酐上升≥0.5mg/dl,代表新发的 AKI;当基线血肌酐>1.5mg/dl但<5.0mg/dl 时,肌酐上升≥1.0mg/dl,代表慢性肾脏病基础上的 AKI。

AKIN 规定了诊断 AKI 的窗口期为 48h,强调了血肌酐的变化标准,为 AKI 的早期干预提供了可能。AKIN 还规定,只要血肌酐轻微升高≥0.3mg/dl,即可诊断 AKI,提高了 AKI 诊断的敏感性。需要注意的是,单独用尿量改变作为 AKI 诊断与分期标准时,必须考虑到影响尿量的因素,如尿路梗阻、血容量状态、利尿剂使用等。

(2)AKI 的分级:AKI 的 RIFLE 分级诊断标准,将 AKI 分为三个严重程度级别:危险(Risk)、损伤(Injury)、衰竭(Failure)和 2 个预后级别:肾功能丧失(Loss),终末期肾病(End stage renal disease,ESRD)。RIFLE 为以上五个(组)英文首字母合称。AKI 分级诊断标准,见表 10-3。

表 10-3 AKI 的 RIFLE 分级诊断标准

分 级	Scr 或 GFR	尿 量
危险(Risk)	Scr 上升至或超过原来的 1.5 倍或 GFR 下降>25%	<0.5ml/(kg·h)时间>6h
损伤(Injury)	Scr 上升至或超过原来的 2 倍或 GFR 下降>25%	<0.5ml/(kg·h)时间>12h
衰竭(Failure)	Scr 上升至或超过原来的 3 倍或 GFR 下降>75%	<0.3ml/(kg·h)时间>24h
	或 Scr≥355μmol/L,急性增加≥44.2μmol/L	或无尿>12h
肾功能丧失(Loss)	持续肾衰竭>4 周	
终末期肾病(ESRD)	持续肾衰竭>3 个月	

　　2005 年急性肾脏损伤网络工作组(AKIN)在 RIFLE 基础上对 AKI 的分级诊断标准进行了修订,分别采用 AKI1、2、3 期替代 R、I、F 三级,去掉了 L 和 E 两个预后级别,因为这两个级别与 AKI 的严重性无关,属预后判断;去掉了 GFR 的标准,因为在急性状态下评价 GFR 困难且不可靠,见表 10-4。AKIN 提出的这一 AKI 新的诊断分期标准,使用更为准确、快捷,能使临床医师更为早期地发现 AKI。

表 10-4 AKI 分期诊断标准

AKI 分期	Scr	尿 量
1 期	Scr 升高至基线值的 1.5,或增加≥26.4μmol/L	<0.5ml/(kg·h)时间>6h
2 期	Scr 升高至基线值的 2 倍	<0.5ml/(kg·h)时间>12h
3 期	Scr 升高至基线值的 3 倍,或 Scr 在>354μmol/L 基础上急性增加≥44μmol/L	<0.3ml/(kg·h)时间>24h 或无尿>12h

　　2. 我国 AKI 的诊断　　根据我国急性肾损伤临床路径要求,AKI 的诊断依据为:①突发肾功能减退(在 48h 内);②急性肾损伤 1 期(危险期):血清肌酐升高≥0.3mg/dl(26.4μmol/L)或为基线值的 1.5~2 倍;或者尿量<0.5ml/(kg·h),持续>6h;③急性肾损伤 2 期(损伤期):血清肌酐升高至基线值的 2~3 倍;或者尿量<0.5ml/(kg·h),持续>12h;④急性肾损伤 3 期(衰竭期):血清肌酐升高至基线值的 3 倍或在血清肌酐>4mg/dl(354μmol/l)基础上急性增加 0.5mg/dl(44μmol/L);或者尿量<0.3ml/(kg·h)持续>24h 或无尿持续>12h。

　　(二)AKI 的实验室指标

　　按照我国急性肾损伤临床路径要求,AKI 住院者必需的检查指标如下:①血常规(嗜酸性粒细胞+网织红细胞计数)、尿常规、大便常规;②肝肾功能、电解质(包括钙、磷、镁、HCO_3^- 或 CO_2CP)、血糖、血型、感染性疾病筛查(乙型、丙型、HIV、梅毒等)、凝血功能、血气分析、免疫指标(ANA 谱、ANCA、抗 GBM 抗体、免疫球蛋白、补体、CRP、ASO、RF、ESR、iPTH);③24h 尿蛋白定量、尿电解质、尿肌酐、尿红细胞位相、尿白细胞分类、尿渗透压或自由水清除率;④腹部超声、胸片、心电图。

　　(三)AKI 诊断标志物

　　1. 血肌酐和尿量　　依据 ADQI 的建议,血肌酐和尿量是目前诊断 AKI 唯一可靠的检测指标,也是目前 AKI 分期的依据。血肌酐虽能反映 GFR,但并非一个敏感的指标,受其分布及排泌等综合作用的影响。尿量则更易受到容量状态、药物等非肾脏因素影响。

2. AKI 早期理想的诊断标记物　应包括以下特性:①易取材,检测简单、快速、经济;②必须准确、可靠并且有标准化的检测方法;③对 AKI 的早期诊断高度敏感;④能够准确及时地观察肾损伤并可预测 AKI 病情严重程度的变化和指导治疗;⑤特异性强,能够用来区别不同病因引起的 AKI 及损伤肾单位的部位。目前尚无检测指标可以满足以上条件。但近年来,一些新型 AKI 生物标志物的研究取得了很大的进步,为 AKI 的早期诊断带来了新的希望。

3. AKI 早期诊断标志物　主要有胱抑素 C、肾脏损伤分子 1(KIM-1)、中性粒细胞相关载脂蛋白(neutrophil gelatinase-associated lipocalin,NGAL)、白细胞介素 18(IL-18)、高半胱氨酸蛋白 61(cysteine rich 61,Cyr61)等的出现早于血肌酐升高及尿量减少,有望成为诊断早期 AKI 新的生化标志物。

四、慢性肾脏病

慢性肾脏病(chronic kidney disease,CKD)已取代了慢性肾衰竭(chronic renal failure,CRF)和慢性肾损伤等名称,成为对于各种原因引起的慢性肾脏疾病(病程在 3 个月以上)的统称。CKD 概念更强调用积极有效的筛查方法,对 CKD 进行早期诊断,并给予适当的干预和治疗,有效地减少终末期肾脏病(end-stage renal disease,ESRD)及其尿毒症(uremia)的发生。

(一)慢性肾脏病的定义和分期

2002 年美国肾脏基金会(National Kidney Foundation,NKF)制定的慢性肾脏病临床实践指南(kidney disease outcome quality initiative,KDOQI)中对 CKD 定义(诊断标准)和分期为:

1. CKD 定义　CKD 定义是符合下述两条之一

(1) 肾损伤(血或尿成分、影像学或病理学检查异常)≥3 个月,伴或不伴有 GFR 降低。

(2) GFR<60ml/(min·1.73m^2)≥3 个月,有或无肾损害。

以上指标中,常以 eGFR 来评价 GFR,尿成分异常主要指蛋白尿和血尿,常先采用试纸条定性尿蛋白,以晨尿为好,也可用随机尿。阳性者进行定量,可用随机尿的白蛋白/肌酐比值,若超过 500~1000mg/g,则采用尿总蛋白/肌酐比值。

各种原因引起的慢性肾脏结构和功能障碍(肾脏损伤病史≥3 个月),包括肾小球滤过率(GFR)正常和不正常的病理损伤、血液或尿液成分异常,以及影像学检查异常,或不明原因的 GFR 下降(GFR<60ml/min·1.73m^2)≥3 个月,称为 CKD。CKD 进行性加重导致肾单位和肾功能不可逆地丧失,引起代谢产物和毒物潴留、水电解质和酸碱平衡紊乱以及内分泌失调为特征的临床综合征称为慢性肾功能衰竭(CRF)。CRF 常进展为终末期肾病(ESRD),CRF 晚期称为尿毒症(uremia)。

2. CKD 分期　依据肾功能指标,CKD 共分 5 期,CKD1~3 期为 CKD 早期。CKD 分期及防治建议见表 10-5。

(二)CKD 的早期筛查方法

早期发现和干预 CKD 对延缓疾病进程及降低终末期肾病(ESRD)患病率有重要作用。CKD 的早期阶段筛查方法是随访和定期检查。

1. 随访　主要是通过问卷调查了解患者的基本信息,包括病史、相关疾病的治疗、服药史、生活习惯等;定期检查主要是常规实验室检查和肾脏影像学检查。

表 10-5 CKD 分期及防治建议

分期	肾损害特征	GRF（ml/min·1.73m^2）	防治目标和措施
1 期	肾损害伴 GRF 正常或升高	>90	CKD 诊治,缓解症状,延缓 CKD 进展
2 期	肾损害伴 GRF 轻度降低	60～89	评估、延缓 CKD 进展,降低心血管疾病患病危险
3 期	GRF 中度降低	30～59	减慢 CKD 进展,评估、治疗并发症
4 期	GRF 重度降低	15～29	综合治疗,透析前准备
5 期	ESRD（肾衰竭）	<15	如出现尿毒症,需及时替代治疗

注:CVD=心血管疾病;GFR=肾小球滤过率

2. 常规实验室检查　其项目包括血肌酐和肌酐清除率、24h 尿蛋白定量、尿微量白蛋白、血尿、血清胱抑素 C、尿沉渣镜检等。

上述指标中,eGFR 是以血肌酐为基础计算的评价肾功能的最好指标。24h 尿蛋白定量或随机尿样的尿蛋白/肌酐比值是 CKD 患者随诊中必选指标。必要时,CKD 患者和 CKD 高危人群,应进行尿沉渣检测和肾脏影像学检查。

（三）终末期肾脏病诊断

1. 诊断依据　①有或无慢性肾脏病史;②GRF 或 eGFR<15ml/（min·1.73m^2）,每周总尿素清除指数（Kt/V,由患者于血液透析中在线检测得到）<2.0。

2. 临床必须做的实验室检查　①血常规、尿常规、大便常规、血型;②肝肾功能、电解质、血糖、血脂、铁代谢、PTH、凝血功能;③感染性疾病筛查:乙型、丙型、HIV、梅毒等。

五、糖尿病肾病

糖尿病性肾病（diabetic nephropathy,DN）是指糖尿病所致的肾脏疾病,临床上主要表现为持续性蛋白尿,病理主要表现为肾小球系膜区增宽和肾小球毛细血管基底膜增厚。糖尿病微血管并发症之一,发病与遗传因素及糖代谢异常有关。

（一）主要病理生理变化

1. GFR 增高　为最早出现的功能性改变,一直持续到出现蛋白尿。

2. 蛋白尿　蛋白尿是糖尿病肾病最主要的表现。糖尿病肾病初期表现为微量白蛋白尿,尿白蛋白排出率（urinary albumin excretion rate,UAER）在 20～200μg/min（30～300mg/24h）,为早期糖尿病肾病的主要特点,当尿白蛋白排出量超过 200μg/min,此时尿总蛋白排出量约为 0.5g/24h,称为临床糖尿病肾病。尿蛋白排出量越多,病情越严重,肾小球滤过率下降的速度越快。

3. 肾病综合征　糖尿病肾病在病程的某一阶段表现为肾病综合征,尿蛋白>3g/24h,血清白蛋白降低,水肿,高胆固醇血症。

4. 高血压　明显高血压是糖尿病肾病晚期的表现。高血压又可加速肾病的发展,合并高血压者常在更短时间内出现肾功能衰竭。

5. 肾功能不全　临床糖尿病肾病多发生在糖尿病病程 15 年之后,一旦出现明显蛋白尿,

GFR 就逐步而恒定地下降,平均每月下降约 1ml/min。

（二）诊断依据

1. 有糖尿病病史。

2. 早期糖尿病性肾病诊断 6 个月内连续 2 次尿微量白蛋白检查,其 UAER>20μg/min,但<200μg/min,或在 30～300mg/24h 之间。

3. 临床期糖尿病肾病诊断 间歇性或持续性临床蛋白尿(尿蛋白阳性),UAER>200μg/min 或常规尿蛋白定量>500mg/24h;可伴有肾功能不全,或伴有视网膜病变;或肾病理活检证实。

4. 排除其他可能引起尿蛋白增加的原因 如泌尿系感染、运动、原发性高血压、心衰及水负荷增加等。

（三）实验室标志物检查

1. 尿蛋白测定 尿微量白蛋白测定既是早期糖尿病肾病的重要诊断指标,也是判断糖尿病肾病预后的重要指标。运动激发试验有助于糖尿病肾病早期诊断。糖尿病患者血和尿的 β_2-MG 有参考价值。

2. 肾功能检查 早期可做 GFR 测定。临床期糖尿病肾病可选用肾病综合征的肾功能检查指标。

3. 糖尿病视网膜病变检查:出现糖尿病性眼底改变,表明很可能已有肾小球病变(≥90%)。

4. 肾形态检查与病理活检:肾脏影像学可见肾大小正常或增大,在尿毒症时也只有部分肾影缩小。肾病理活检不仅可确定诊断,而且有助于鉴别诊断。

（四）临床常规检查项目

1. 血常规、尿常规(包括酮体)、大便常规和大便隐血。

2. 24h 尿蛋白定量或晨尿尿蛋白/尿肌酐比值。

3. 血糖及动态血糖监测。

4. 肝肾功能、血脂、电解质、血黏度。

5. 糖化血红蛋白(HbA_{1c})和糖化血白蛋白(果糖胺)。

6. 口服糖耐量试验和同步胰岛素或 C 肽释放试验。

7. 眼底检查、颈动脉和下肢血管彩超。

8. 胸片、心电图、腹部 B 超。

六、高血压肾病

原发性高血压造成的肾脏结构和功能改变,称为高血压肾损害,是导致终末期肾病的重要原因之一。其病变主要累及肾脏入球小动脉、小叶间动脉和弓状动脉,又称为小动脉性肾硬化症。根据临床表现、病理变化及预后可分成两种类型:一种是良性高血压肾硬化症,是良性高血压长期作用于肾脏引起,主要呈现肾脏小动脉硬化和继发性肾实质缺血性病变。另一种是恶性高血压肾硬化症,是在原发性高血压基础上发展为恶性高血压,最终导致肾脏损伤。

【诊断要点】

1. 良性高血压肾硬化症 有下列临床表现者应高度怀疑良性高血压肾硬化:

①长期高血压病史,病程常在 5~10 年以上;②突出表现为肾小管功能的损害,如夜尿增多、肾小管性蛋白尿、尿 NAG 及 β_2-MG 增高等,部分存在中度蛋白尿及少量红细胞尿,以及肾功能进行性减退。24h 尿蛋白定量一般不超过 1~1.5g;③排除其他引起尿检异常和肾功能减退的原因;④影像学检查肾脏大小早期正常,晚期缩小;⑤必要时行肾穿刺活检,肾脏病理表现以肾小动脉硬化为主,免疫荧光无免疫复合物在肾组织的沉积;⑥伴有高血压的其他靶器官损害,如高血压眼底血管病变(可见小动脉痉挛、狭窄,很少出现出血和渗出)、心室肥厚及脑卒中史等。

2. 恶性高血压肾硬化症　①出现恶性高血压(血压迅速增高,舒张压>130mmHg,并伴 Ⅲ 或 Ⅳ 级高血压视网膜病变);②肾脏损害表现为蛋白尿、镜下血尿(甚至肉眼血尿)、管型尿(透明管型和颗粒管型等),并可出现无菌性白细胞尿。病情发展迅速者肾功能进行性恶化,甚至进入终末期肾衰竭;③恶性高血压的其他脏器损害,如心衰、脑卒中、眼底损害(第Ⅲ或Ⅳ级高血压视网膜病变),甚至突然失明等;④排除继发性恶性高血压;⑤肾脏病理可见坏死性小动脉炎和增生性小动脉内膜炎,包括入球小动脉、小叶间动脉及弓状动脉纤维素样坏死,以及小叶间动脉和弓状动脉高度肌内膜增厚(血管切面呈"洋葱皮"样外观),小动脉管腔高度狭窄,乃至闭塞。部分患者肾小球可出现微血栓及新月体。

七、肾小管性酸中毒

肾小管性酸中毒(renal tubular acidosis,RTA)是指由于近端肾小管重吸收 HCO_3^- 或远端肾小管排泌 H^+ 功能障碍所致的代谢性酸中毒临床综合征。其肾小球功能正常或损害轻微。主要临床表现为:AG 正常类高氯性代谢性酸中毒、电解质紊乱、骨病和尿路症状等。

1. 临床分型

(1) Ⅰ 型是由于远端肾小管功能缺陷,因而 H^+ 的排泌及 NH_4^+ 的生成减少,H^+ 滞留在体内引起酸中毒,其特点是尿 pH>5.5。

(2) Ⅱ 型是由于近端肾小管重吸收碳酸氢盐功能降低,致近端肾小管排 H^+ 减少,加之大量 HCO_3^- 排向远端肾小管,干扰了 Na^+ 与 H^+ 交换,Na^+ 与 HCO_3^- 大量丢失。

(3) Ⅲ 型是 Ⅰ 型与 Ⅱ 型的混合型。

(4) Ⅳ 型全远端肾小管功能障碍,醛固酮缺乏,有酸中毒及高血钾的表现。

2. 诊断标准

(1) Ⅰ 型:①多见于 20~40 岁成年人,70%~80% 为女性;②临床上肾结石、肾钙化多见,部分伴有软骨病或佝偻病;③有低钙、低磷血症及高钙尿症;④高氯、低钾性酸中毒伴尿 pH>5.5;⑤不完全型氯化钙试验阳性。

(2) Ⅱ 型:①多发病于幼儿期,男性多见;②临床上低钾明显,而低钙与骨病较轻,表现为骨软化及骨质疏松;③高氯、低钾性酸中毒;④重碳酸盐再吸收试验阳性,尿中 HCO_3^- 排量>15%。

(3) Ⅲ 型:兼有 Ⅰ 型和 Ⅱ 型的临床特征,尿可滴定酸及铵排出减少,在正常血浆 HCO_3^- 浓度下,尿 HCO_3^- 排量>15% 的滤过量。

(4) Ⅳ 型:①多有慢性肾小管间质病史,伴有中度肾小球滤过率降低;②肾小管酸化功能障碍类似 Ⅱ 型肾小管酸中毒,但尿中 HCO_3^- 排量<10%;③高氯性酸中毒伴高钾血症;④尿铵减少,血肾素及醛固酮水平降低。

八、病例分析

【病史】 李某,男,11岁。因咽痛、乏力、全身水肿1个月入院。入院前1个月因着凉,出现咳嗽、咽痛,自服"感冒药"症状缓解,但逐渐出现乏力、眼睑及双踝水肿。发病以来每日尿量约800ml,尿中有较多白色泡沫。体格检查:T 37.2℃,P 86次/分,R 20次/分,BP 140/100mmHg。结膜略苍白,眼睑及双踝部凹陷性水肿,心肺腹未见明显异常。双肾区轻叩痛。

【实验室检查】 尿常规:尿蛋白定性(++++),WBC1~3个/HP,RBC12~25个/HP,颗粒管型0~2,透明管型0~1。Ccr155.93ml/min。24h尿蛋白定量12.2g/L。生化:TG2.726mmol/L、TC8.74mmol/L、TB41.5g/L、Alb22g/L、Glb19.5g/L、A/G1.13。凝血:FIB4.7g/L。

【初步诊断】 急性肾小球肾炎

【诊断依据】

(1) 急性链球菌感染4周,临床表现少尿、血尿、水肿、高血压。

(2) 链球菌感染,抗"O"(或ASO)明显升高,血清补体下降。

(3) 实验室检查:尿蛋白定性(++++)、WBC1~3个/HP、RBC12~25个/HP,颗粒管型0~2、透明管型0~1。Ccr155.93L/24h。24h尿蛋白定量12.2g/L、血清生化:TG2.726mmol/L、TC8.74mmol/L、TB41.5g/L、Alb22g/L、Glb19.5g/L、A/G1.13。凝血:FIB4.7g/L。

📖 学习小结

肾脏是最重要的泌尿器官。肾功能损伤的临床生物化学检验为三个方面:肾小球功能检查、肾小管功能检查、肾血流量检查。

当GFR下降到正常人50%以下时,血清Cr与血清Urea浓度才出现增高,但二者仍是临床常用的肾功能实验指标。CysC是内源性反映肾小球滤过功能早期变化理想的标志物。UA主要作为痛风诊断指标。肾小球屏障功能受损主要检测尿中蛋白质,尿mAlb检测有助于肾小球病变的早期诊断,特别用于糖尿病肾病、高血压肾病的早期诊断与监测。当肾脏疾病轻微时,电荷屏障被破坏,选择性蛋白尿。当肾脏疾病较重时,分子屏障受到破坏,为非选择性蛋白尿。尿液β_2-MG测定主要用于监测近端肾小管的功能。尿α_1-MG比β_2-MG更能反映肾脏早期病变,是肾近端小管早期损伤的标志性蛋白。常用于评价近端肾小管排泌功能的物质有PSP和PAH,后者又是肾血流量的测定指标。尿NAG测定可作为近端肾小管实质细胞损害的监测指标。酸负荷试验可判断远端小管酸化功能。碱负荷试验有助于近端小管酸中毒的诊断。远端肾小管的主要功能是调节水和酸碱的平衡,参与尿液浓缩与稀释,决定终尿的质和量。远端肾小管功能检查试验有:尿浓缩试验和稀释试验:尿渗量测定、比密试验、尿浓缩试验等。远端肾小管上皮细胞受损试验有尿THP测定。

肾脏疾病是临床常见病、多发病,病种较多,如急性肾小球肾炎、慢性肾小球肾炎、肾病综合征、急性肾损伤、慢性肾脏病、糖尿病肾病等。肾脏有强大的储备能力,早期肾脏病变往往没有或极少有症状和体征,当肾功能检查结果正常时,不能排除肾功能损害或器质性病变。充分了解肾脏疾病和肾功能检测指标的特性,才能合理选择临床实验室检查指标,发挥其在肾脏疾病诊断、疗效评估等方面的作用。

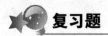 **复习题**

1. 引起尿素增高的原因有哪些?
2. 血肌酐测定有何意义? 何谓假肌酐?
3. 简述 cystatinC 检测在肾脏疾病中的意义。
4. 肾小球功能检查常用的方法有哪些?
5. 简述 NAG 测定的临床意义。
6. 试述 β_2-微球蛋白测定的临床意义
7. 肾病综合征的生化特征有哪些?
8. 近端肾小管功能检查有哪些实验?
9. 简述远端肾小管功能试验。
10. 简述急性肾损伤的定义和分期诊断标准。

(李艳 刘磊)

第十一章

心血管疾病的生物化学检验

学习目标 ▌▌▌

1. 掌握 心肌损伤标志物的分子机制及临床意义，ACS 的分型，利钠肽作为 HF 标志物的分子机制及临床应用。
2. 熟悉 AS 的危险因素及 ACS 的风险预测的生化标志物，心肌梗死的发病机制，高血压的实验室检查。
3. 了解 心脏概述及高血压的分类及原发性高血压的发病机制。

第一节 概 述

心脏是人体最重要的器官，犹如高效和耐久的泵，血液携带营养到全身，并把代谢废物带出体外，循环周始，维持生命活动。一旦心脏停止跳动，人的生命也随即终止。心脏的这种特殊的工作方式，基于心脏独特的解剖、组织结构和生理、生化特点，也是理解心脏疾病实验室诊断的基础。

一、解剖和生理

(一) 心脏解剖

心脏是一个由心肌构成的中空圆锥形器官，在心脏外壁，有供给心脏能量和氧的血管，称为冠状动脉，其中两支供应左心室，一支供应右心室。心脏主要由心肌纤维组成，每条心肌纤维直径 $10 \sim 15nm$，长 $30 \sim 60nm$。

每一肌纤维外有一层薄的肌膜，内有若干细胞核和多个线粒体，中央是肌原纤维。肌原纤维由许多蛋白微丝组成，分粗细两种，粗丝长约 $1.5\mu m$，直径 $15nm$，由肌球蛋白(myosin)分子组成；细丝长约 $100nm$，直径 $6 \sim 7nm$，由 3 部分组成：肌动蛋白(actin)，原肌球蛋白(tropomyosin)和肌钙蛋白(troponin, Tn)。肌动蛋白是由双螺旋形式的 G 肌动蛋白组成，原肌球蛋白是一细长的分子环绕在肌动蛋白外面，每隔 $40nm$ 有一组肌钙蛋白。当钙离子进入后，肌钙蛋白复合体构型变化拉动覆盖表面的原肌球蛋白，暴露肌动蛋白，使粗丝肌球蛋白的横桥在肌动蛋白表面移动，结果细丝在粗丝中滑动，肌节间距离缩短，肌肉收缩。心肌肌动蛋白所依赖的钙离子主要

224

来自于细胞外间隙，由于心肌需要不停搏动，要有持续的能量供应，所以线粒体占了肌浆容积的40%，而骨骼肌中线粒体仅占肌浆容积的2%。

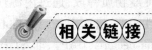

相关链接

　　心肌富含蛋白以及与能量代谢有关的酶，如肌钙蛋白、肌红蛋白（myoglobin，Mb）、肌酸激酶（creatine kinase，CK）、乳酸脱氢酶（lactate dehydrogenase，LD），这些都可作为心肌损伤的标志物。在心肌细胞中，CK集中在M带，LD见于胞浆和线粒体，Tn在肌浆中是细丝的一部分。

（二）生理

　　心脏每次搏动，包括了收缩期和舒张期。在舒张期，含高浓度氧的血由肺至左心房，低氧的血由机体各部分经体静脉回到右心房，在舒张末期，心房收缩，心房内血通过房室瓣进入心室。在收缩期，左右心室分别将血液泵入主动脉和肺动脉。健康成人心率60～100次/分，搏出血液3.6～6L/min。

　　心脏有规律的收缩和舒张是由心脏的传导系统所控制，这种活动能用心电图记录，并且成为诊断心脏疾患的有用工具。心电图实质是记录了离子在心肌中流入和流出所致的极化和去极化过程，这种离子活动和心肌活动相一致又称心脏电生理。

二、病　　理

　　心脏疾病有许多种，与临床实验室关系密切的疾病主要是冠心病、心肌疾病、心力衰竭。

（一）冠状动脉硬化和狭窄

　　冠心病是目前最常见、危害最大的心脏疾患。冠状动脉是供应心肌营养的主要血管，由于多种原因，冠状动脉发生粥样变，血管硬化，管腔狭窄，导致心肌供血减少。在冠状动脉狭窄早期由于冠状动脉有较强的储备能力，心肌血供尚可代偿，患者无症状；当狭窄接近70%时，患者出现活动后心肌供血不足，表现为一过性心绞痛（angina），继而可出现不稳定性心绞痛，又称变异性心绞痛（unstable angina，UA），这时患者休息时也会出现心绞痛，而且持续时间较长，研究发现此时已有少数心肌纤维坏死。疾病继续进展，一旦血管完全堵塞或在动脉硬化基础上的血管痉挛，局部心脏无血供，大面积心肌坏死，称急性心肌梗死（Acute Myocardial infarction，AMI），AMI是严重的疾病，常致心源性猝死。

（二）心肌病

　　除AMI外，心脏还可以因其他原因引起心肌肥厚、扩张、纤维化，甚至心肌小面积变性、坏死，称心肌病。心肌细胞及其间隙的局部或弥漫性急、慢性炎症病变称为心肌炎。此时心肌常伴有脂样、颗粒样、玻璃样变性和局灶性的肌细胞坏死、纤维化。心肌炎是儿童和青年人常见的心脏疾病，轻重差别较大，由于目前尚无"金标准"，临床不易诊断，生物化学指标可用于判断发生心肌炎时心肌是否受到损伤。

（三）急性冠状动脉综合征（acute coronary syndrome，ACS）

　　从心源性死亡和急性心肌缺血高危性的角度出发，近年来把各种冠心病的临床类型综合成了两大类,急性冠状动脉综合征和慢性心肌缺血综合征。后者包括稳定型心绞痛、无症状性心肌缺血、X综合征、缺血性心肌病。

ACS是指冠心病患者的冠状动脉内不稳斑块破裂,引起大量的促凝物质释放,通过内源性和外源性的凝血途径导致血栓形成,致使冠状动脉完全性或不完全性闭塞,进而引发与急性心肌缺血相关的一组临床综合征,包括不稳定型心绞痛(unstable angina pectoris, UAP)、非ST段抬高型心肌梗死(non_ST segment elevation myocardial infarction, NSTEMI)、ST段抬高型心肌梗死(ST segment elevation myocardial infarction, STEMI)以及猝死。

UAP一般不引起任何心肌损伤生化标志物增高。NSTEMI的冠状动脉内血栓只引起局部或短暂的血管阻塞,导致心肌缺血,心电图表现ST段压低、T波改变或没有心电图异常,生化检测指标中某些灵敏度高的心肌损伤标志物水平增高,提示有心肌坏死。STEMI是被血栓阻塞的冠状动脉区域血流完全停止,导致该区域心肌长时间缺血,发生坏死,表现为心肌损伤标志物的增高或心电图上ST段的抬高,包括Q波心肌梗死型(QMI)和部分非Q波心肌梗死型(NQMI)。

(四)心力衰竭(Heart failure, HF)

许多严重的心脏病的归宿是心力衰竭,简称心衰。HF时心脏泵血功能大大减退,心脏射血分数降低,心脏不能有效地把心室内的血液送至全身。心脏排血量减少的后果是无法满足组织代谢的氧需要,大量血液潴留在局部。心衰分为左心室衰竭和右心室衰竭。左心衰竭的心脏收缩力减弱,不能排出必需体积的血液以维持血压和人体组织代谢的需要。右心衰竭常是长期左心衰竭的结果,心脏无法接受回心血量,大量的血液潴留在静脉中。AMI最常导致左心衰竭,血液积存在肺毛细血管,渗漏至肺组织,导致肺水肿,患者呼吸困难,最终因心源性休克而死亡。80%的AMI死于心衰、心源性休克。

(五)高血压

体循环动脉血压持续升高,多次而非同日测量血压均高于正常,称为高血压。未能发现引起血压升高的其他疾病,称为原发性高血压。继发于某些疾病,如肾上腺疾病、肾脏疾病和甲状腺功能亢进等,称为继发性高血压。继发性高血压约占所有高血压的5%。高血压的主要危害是通过血流动力学改变和对内皮细胞的直接损害作用,促进动脉粥样硬化的发生和发展,诱发和加重心脑血管疾病和肾脏疾病。高血压是冠心病和脑血管意外的主要危险因素。

第二节 动脉粥样硬化及其危险因素

动脉粥样硬化(atherosclerosis, AS)是由脂质诱发的血管壁慢性免疫炎性和纤维增生性疾病,早期累及中动脉和大动脉的内膜,导致内膜增厚,继而可能出现管腔狭窄和血液供应不足。

AS的发展是多因素综合作用的复杂过程,包括:①氧化型低密度脂蛋白胆固醇(ox-LDL)损伤内皮细胞功能,释放炎性因子和细胞因子;②巨噬细胞吞噬ox-LDL形成泡沫细胞与胆固醇结晶构成脂质核心;③血管中膜的平滑肌细胞迁移至内膜转化成分泌型的平滑肌细胞并增殖,分泌更多的结缔组织基质致斑块纤维性增厚;④斑块破裂使组织因子暴露,启动血小板聚集和纤维蛋白形成,导致血栓的形成。每个人终生都会被各种致AS刺激因子作用,导致适应性的血管内膜增厚,尤其是在分支部位,而且随着时间进展。

一、动脉粥样硬化危险因素

动脉粥样硬化是一组称为动脉硬化的血管病中最常见、最重要的一种。各种动脉硬化的共同特点是动脉管壁增厚变硬、失去弹性和管腔缩小。动脉粥样硬化的特点是受累动脉的病变从内膜开始,先后有多种病变合并存在,包括有局部的脂质和复合糖类积聚、纤维组织增生和钙质沉着形成斑块,并有动脉中层的逐渐退变。继发性病变有斑块内出血、斑块破裂及局部血栓的形成。

（一）危险因素的含义

危险因素(risk factor)是一个流行病学概念,指与某种疾病发生、发展有关的体内因素、行为因素和环境因素。这些因素的存在可促使疾病发生,去掉以后可减缓甚至阻止疾病的发生。危险因素并不等同于病因,也不是诊断指标。但是,危险因素异常增加了患病可能性,通过干预措施降低危险因素可减少疾病发病率。通常把危险因素异常的人称高危人群。同一疾病可能有多种危险因素,每种危险因素影响程度不一,临床常用相对危险度(relative risk, RR)表达其危险程度。相对危险度指暴露于该危险因素者与未暴露或低于危险水平者发病概率的比值。RR>1才有意义,越大则预测价值越高。了解心血管疾病的危险因素,对于疾病早期诊断和对无症状的个体预防疾病的发展(一级预防),以及对患有该疾病的患者避免疾病的复发(二级预防)都有重要价值。

（二）动脉粥样硬化的危险因素

动脉粥样硬化(AS)的危险因素约有200种,其中高脂血症、高血压、吸烟是促进AS发病全过程的3大主要因素。危险因素的影响力决定于两方面:一是该因素与AS的相关性,即相对危险度;二是该因素在人群中的患病率。可将AS危险因素进行分类,见表11-1。

表 11-1　动脉粥样硬化主要危险因素

分类	主要危险因素
独立危险因素	高 LDL-C、低 HDL-C、高血压、吸烟、糖尿病、早发 AS 家族史、高龄致 AS 饮食、超重/肥胖
潜在危险因素	缺乏体力活动、遗传影响
新危险因素	新脂质危险因素:高 TG,高 sdLDL,高 Lp(a),脂蛋白残粒,高 ApoB,低 ApoA
	促血栓形成状态:高血小板凝集性,高血浆纤维蛋白原、纤溶酶原激活剂抑制物 1,D-二聚体,活化的凝血因子Ⅶ等
	促炎症状态:C-反应蛋白,白介素-6,可溶性细胞间黏附分子 1,E-选择素和 P-选择素等
	胰岛素抵抗/糖耐量异常

1. 血脂异常　脂蛋白代谢异常所致血浆脂质和脂蛋白的量和质改变在 AS 斑块形成中起极其重要的作用。高 TC 血症是 AS 的重要危险因素之一,胆固醇增高的水平与 ACS 危险增加呈正相关,非常低的胆固醇水平时,即使存在其他 ACS 的危险因素(吸烟、高血压和糖尿病),ACS 的危险也低。

2. 高血压　高血压导致冠脉事件发生的可能机制包括:内皮功能受损、内皮对脂蛋白通透性增加、白细胞黏附增强、氧化应激增强、血流动力学异常导致急性斑块破裂并增加室壁压力和耗氧量。

3. 吸烟 吸烟后,血小板存活时间缩短,循环中血小板聚集、V 因子和血浆纤维蛋白原增加。吸烟时产生的一氧化碳使碳氧血红蛋白增加,影响血液中氧气的运输,降低心肌缺血发生的阈值。吸烟后 α 受体激活,易发生冠状动脉收缩。一氧化碳或直接或通过其氧化产物 OX-LDL 增多,损伤血管内皮细胞。

4. 糖尿病 糖尿病患者由于胰岛素不足(1 型)或胰岛素抵抗(2 型)导致葡萄糖利用障碍,脂质代谢异常,出现高 TG 血症和低 HDL 血症的特征。以往认为糖尿病是 ACS 的危险因素,现已明确指出糖尿病是 ACS 的等危症,即 10 年内糖尿病患者和 ACS 患者发生新的心血管事件如心肌梗死或 ACS 死亡的危险性相同。

5. 肥胖 表现为血浆游离脂肪酸增多、纤溶酶原激活抑制物-1 增多、高瘦素血症即瘦素抵抗,抗胰岛素抵抗的脂联素分泌减少,炎性细胞因子(肿瘤坏死因子-α,白介素-6 和 C-反应蛋白)增加,出现胰岛素抵抗。有内脏脂肪堆积的肥胖者更易合并明显的脂质代谢异常及高血压、糖尿病。目前认为肥胖也是心血管疾病的独立危险因素。

二、ACS 的风险预测生物化学标志物

ACS 是一组病情处于进展状态的疾病,发病急,变化快,如及时识别和治疗,能转危为安,否则贻误病情,死亡率很高。临床上通过计算表 11-1 中的主要危险因素,并以 Framingham 积分推断 ACS10 年发生率和以代谢综合征为基础的预测模式,在 ACS 个体风险预测上的准确性并不理想。近年来,高敏 CRP 等与 AS 进程的研究以及与 ACS 有关的新生化标志物的发现,提高了对心血管病危险性预测的准确性。

1. 高敏 CRP 用高灵敏度(≤0.3mg/L)方法检测到的 3mg/L 以下 CRP,称为高敏 C 反应蛋白(high sensitivity C-reaction protein,hs-CRP)。hs-CRP 用于 AS 危险性评估:hs-CRP<1.0mg/L 为低危;1.0~3.0mg/L 为中危,>3.0mg/L 为高危。若 hs-CRP>10mg/L,则可能存在其他急性炎症。CRP 在急性期反应(炎症、创伤、手术)、肥胖、代谢综合征、吸烟、应用雌激素等情况下都可升高,这时可根据病情和其他检测手段予以鉴别。

hs-CRP 增高是预测个体将来首次发生心血管事件危险性和预测已知 ACS 患者再发生心血管事件和死亡的非常有效的指标,且不管 cTn 值如何。

在众多生化指标中,hs-CRP 对 ACS 的预测价值明显高于血脂、脂蛋白、纤维蛋白原等,见图 11-1。hs-CRP 能预测那些血脂水平在合适范围的个体发生 ACS 的危险性。采用年龄和吸烟配对研究发现,女性 hs-CRP 基线增高者,3 年后心血管事件发生率较 hs-CRP 正常者增加 5 倍,MI 和卒中的危险性则增加 7 倍。稳定型心绞痛和

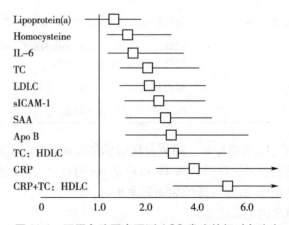

图 11-1 不同危险因素预测 ACS 发生的相对危险度

不稳定型心绞痛患者的 hs-CRP 浓度每升高一个标准差,非致命性 MI 或心性猝死的相对危险增加 45%(95% 置信区间 CI 为 1.15~1.83)。现推荐 ACS 患者常规监测 hs-CRP,以预测 AMI 和冠状动脉性猝死等冠状动脉事件的发生。hs-CRP 升高者需积极干预。

联合应用 hs-CRP 与血脂 TC/HDL-C 值预测未来 ACS 发生的相对危险性,是目前进行 ACS 危险评估的最佳模型,TC 和 hs-CRP 两个危险因素的联合作用远远大于单个危险因素所产生的影响,见图 11-1,TC 和 hs-CRP 均增高的人群,发生 ACS 的危险性增加 5 倍。根据 hs-CRP 和 TC(或 HDL-C)比率的组别进行分级时发现,hs-CRP 和 TC(或 HDL-C)比值在最高组别的男性、女性与最低组别相比,ACS 发生的相对危险性均超过 8 倍。

2. 血浆纤维蛋白原　血浆纤维蛋白原(fibrinogen,Fg)是凝血途径的重要成分之一,也是急性时相反应蛋白。多因素分析显示 Fg 预测 ACS 的能力强于 LDL-C。Fg 与 CRP 相比,受轻度炎性刺激的影响较小。Fg 浓度比对照组高 1/3 时,将来发生 ACS 的风险是低 Fg 组的 2.0~2.5 倍。

肝功能受损,Fg 合成减少;肾病综合征时大量蛋白从尿中丢失,肝反应性合成 Fg 增加;吸烟、年龄增加、肥胖、糖尿病、绝经均能使 Fg 水平增加。

3. 同型半胱氨酸(homocysteine,HCY)　是蛋氨酸代谢过程中的重要中间代谢产物,HCY 生成后有两条代谢途径:一是再次甲基化生成蛋氨酸,这一过程需要 N_5-甲基四氢叶酸提供甲基、N_5-甲基四氢叶酸转移酶的催化和辅酶维生素 B_{12} 的参与。二是转硫基的过程,HCY 可与丝氨酸在 β-胱硫醚合成酶的催化及辅酶维生素 B_6 的辅助下缩合生成胱硫醚。

酶的遗传代谢障碍或是叶酸、维生素 B_{12}、维生素 B_6 缺乏、高龄、绝经、甲状腺功能减退等都会使血中 HCY 水平增加。高水平的 HCY 和它的衍生物可以引起内皮细胞功能失调、血管平滑肌增厚、动脉内膜和中膜增厚、LDL 氧化和前凝血状态。临床流行病学及实验室研究资料表明高 HCY 血症是动、静脉血栓形成的独立危险因子,即使 HCY 水平中度升高也促进冠状动脉、脑动脉和外周动脉粥样硬化的形成和心血管疾病的死亡。根据血浆 HCY 水平(正常空腹为 5~16μmol/L)可将高 HCY 血症分为 3 度,即轻度(16~30μmol/L)、中度(31~100μmol/L)和重度(>100μmol/L)。

三、心肌梗死的发病机制

心肌缺血导致心肌梗死最常见的原因是供应心肌血液的冠状动脉发生粥样硬化病变,形成粥样硬化斑块,斑块破裂继发血栓形成,加之血管痉挛,使冠状动脉管腔狭窄或闭塞,造成心肌缺血梗死。其发病过程为:动脉粥样硬化-血栓形成-急性冠脉综合征。

(一)心肌梗死的定义与诊断标准

1. 定义　心肌梗死(myocardial infarction,MI)是冠状动脉阻塞,血流中断,使部分心肌永久性严重缺血而发生的局部坏死。

2. 临床症状　急性心肌梗死(acute myocardial infarction,AMI)患者最突出的症状是由于心肌缺血引发的心前区疼痛。1/3 以上患者在心肌梗死急性发作前,会出现持续时间较长的心绞痛。或出现原有心绞痛发作突然转为频繁或程度加重。虽经休息或含服硝酸甘油亦不能缓解。患者常烦躁不安伴有冷汗,还可能出现心律失常、休克(面色苍白,皮肤湿冷,血压下降,脉搏加快)或心力衰竭。此外,患者也可能同时表现恶心、呕吐、上腹疼痛等胃肠道症状。

3. 心肌梗死的诊断标准　心肌损伤标志物变化是临床诊断 AMI 的必备条件,在此基础上有下述表现之一:①表现为心绞痛的缺血症状;②心电图(ECG)出现病理学 Q 波;③ECG 显示缺血(ST 段上升或下降);④进行过冠状动脉介入治疗(如冠状动脉成形术)。

（二）心肌梗死的发病机制

1. 冠状动脉粥样硬化斑块的形成　当血浆 LDL 异常升高,过剩的 LDL 就沉积在血管内膜下层,与细胞外基质蛋白多糖结合。循环中的 LDL 具有抗氧化能力,但是,与蛋白多糖结合的 LDL 则受巨噬细胞表达的氧化酶作用,形成 OX-LDL。OX-LDL 具有促炎活性和细胞毒性,被 OX-LDL 损伤或激活的内皮细胞合成并释放炎性因子和细胞因子,趋化吸引单核细胞、T 淋巴细胞和血小板黏附聚集至血管内皮细胞周围,出现炎性反应和免疫反应。

单核细胞受 OX-LDL 作用分化为巨噬细胞。巨噬细胞通过清道夫受体无限制地吞噬 OX-LDL,导致胆固醇在巨噬细胞内聚集成脂滴并融合,形成泡沫细胞。这些泡沫细胞凋亡后,脂质释放至细胞外,形成了由泡沫细胞和胆固醇结晶构成的脂质核心(坏死物质)。巨噬细胞还能够分泌多种蛋白溶解酶以及生长调节因子,趋化吸引血管中层的平滑肌细胞移向内膜并在此增殖,斑块内平滑肌细胞分泌产生更多的结缔组织基质(包括胶原、弹力纤维和黏多糖),导致斑块纤维性增厚并形成斑块的纤维帽。

随着脂质池增大、缺氧和炎症细胞数增多,促进了滋养斑块的新生血管形成,以供不断增大的斑块之需,但是这些不成熟的新生血管管壁不完整,红细胞可通过缝隙外漏,导致斑块内出血,同时巨噬细胞分泌的蛋白溶解酶降解结缔组织基质成分,从而削弱纤维帽,导致斑块容易发生破裂。

2. 斑块破裂继发血栓形成引发严重心血管事件　动脉粥样硬化斑块由于各种理化因素的作用而表现为不稳定,以致破裂、糜烂、出血,当斑块破裂及组织因子暴露时,能产生凝血酶并启动血小板聚集和纤维蛋白形成,导致血栓形成。加之内皮细胞功能紊乱,内皮源性舒血管因子浓度降低,引起冠状动脉收缩,管腔狭窄加重乃至闭塞。进而导致各种心血管病事件,如心绞痛、心肌梗死、缺血性心肌病、心力衰竭、心律失常、猝死。粥样斑块的稳定与否是决定心血管事件严重程度和临床特征的基本病理基础。除斑块因素外,心血管事件的危险性因素还与患者的全身凝血状态及心肌本身是否易发生致死性心律失常有关。

第三节　心肌损伤标志物

心肌损伤坏死时心肌细胞膜完整性被破坏,细胞内结构蛋白和其他大分子释放到心肌间质,从而可以在血液中被检出,这类物质称为心肌损伤标志物。

心肌损伤的临床诊断常依赖心电图和病史,但单一心电图诊断 AMI 的阳性率至多为 81%,其余 20% 必须依靠心肌损伤标志物确认。即使心电图阳性的病例,也需与心肌损伤标志物相配合来提高诊断的可靠性,同时也是临床病情评估和预后判断的灵敏指标。一个理想的心肌损伤标志物除高敏感性和高特异性外,还应具有以下特性:①主要或仅存在于心肌组织,在心肌中有较高的含量,可反映小范围的损伤;②能反映早期心肌损伤,且窗口期长;③能估计梗死面积大小,判断预后;④能评估溶栓的效果。

为了能够正确诊断心肌梗死,必须清楚地知道心肌损伤时每种心肌生化标志物在血液中升高的机制,出现及消失的时间,见图11-2,可能导致假阳性的情况及其用于诊断心肌梗死的血浆浓度。

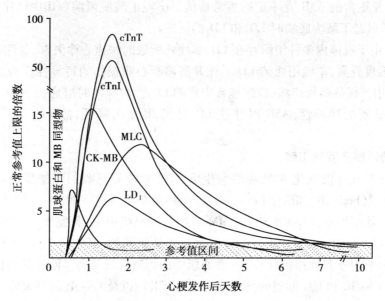

图11-2　心肌梗死后血浆主要心肌标志物的动态变化示意图

一、传统的心肌酶谱

1954年首先报道测定天门冬氨酸转氨酶(aspartate aminotransferase,AST)有助于AMI的诊断,1955年乳酸脱氢酶(lactate dehydrogenase,LD)用于AMI的诊断,1963年发现了肌酸激酶(creatine kinase,CK)在AMI时快速升高,1966年发表了CK-MB在AMI诊断中作用的报告,CK和LD的同工酶检测提高了诊断的特异性。1979年WHO提出AMI诊断标准,血清AST、LD、CK以及同工酶组成血清心肌酶谱,在20世纪60、70年代在诊断AMI中起到非常重要的作用

（一）天门冬氨酸转氨酶（AST）

1. 概述　AST又称为谷草转氨酶(GOT),广泛分布于人体各组织、肝脏、骨骼肌、肾脏、心肌等,含量丰富,红细胞内的AST约为血清的10倍,轻度溶血会使测定结果升高。AST的MW10万,常用的检测方法是酶偶联速率法,参考区间:<40U/L。

2. 临床意义　AST在AMI发生后6~12h升高,24~48h达峰值,持续到第5d或一周降低。由于AST不具备组织特异性,血清单纯AST升高不能诊断心肌损伤。

3. 评价　AST诊断AMI的敏感性77.7%,特异性仅53.3%。敏感性不高,特异性差,当前学术界已不主张AST用于AMI诊断。

（二）乳酸脱氢酶（LD）及其同工酶

1. 概述　LD是无氧酵解中调节丙酮酸转化为乳酸的极重要的酶,广泛存在于肝脏、心脏、骨骼肌、肺、脾脏、脑、红细胞、血小板等组织的胞浆和线粒体中。LD是MW13.5万的四聚体,共构成5种同工酶,其中心脏、肾脏和红细胞所含的LD同工酶比例相当,以LD_1和LD_2为主。

2. 临床意义　LD总酶活性常采用速率法测定,以丙酮酸为底物时参考区间是200~

380U/L。以乳酸为底物时参考区间是109~245U/L。LD同工酶常采用电泳法测定。

LD在AMI发作后8~12h开始升高,48~72h达到峰值,持续时间可达7~12d,对于就诊较迟、CK已恢复正常的AMI有一定的参考价值。α-羟丁酸脱氢酶(HBDH)作为AMI诊断指标,此酶反映了以羟丁酸为底物时LD$_1$和LD$_2$的活性。

3. 评价 由于机体内多种组织存在LD,非梗死所致的快速心律失常、急性心包炎、心力衰竭都可使LD轻度升高,单纯用血清LD活性升高诊断心肌损伤的特异性仅为53%。LD的另一缺点是无法用于评估溶栓疗法,红细胞含丰富的LD,溶栓疗法时溶血,使LD升高。LD同工酶测定可提高诊断的特异性,AMI时往往LD$_1$升高,而LD$_2$降低,故LD$_1$/LD$_2$比值更敏感和特异。

(三)肌酸激酶及其同工酶

1. 概述 CK在体内催化ATP和肌酸生成ADP和磷酸肌酸的可逆反应。CK的MW约86 000,是由脑型(brain,B)和肌型(muscle,M)两种亚基组成的二聚体,形成3种同工酶:CK-BB主要存在于脑组织中;CK-MB和CK-MM存在各种肌组织中,骨骼肌中98%~99%是CK-MM,1%~2%是CK-MB;心肌中CK含量仅次于骨骼肌和脑,其中约80%是CK-MM,15%~25%是CK-MB,相对于其他组织,CK-MB在心肌中的相对含量最高。而约6%患者血浆中还存在巨CK,包括CK-BB和IgG形成的复合物(1型巨CK),以及CK-Mt的寡聚体(2型巨CK)。

2. 临床意义 CK目前主要采用酶偶联速率法测定,该反应速度快,不需要血清空白。CK-MB的测定主要有电泳法、免疫抑制法和质量测定法。免疫抑制法适合于自动化的分析,具有快速、准确和特异性好的优点。但CK-BB和巨CK会带来干扰。CK-MB质量测定灵敏度高,真实地反映血清中CK-MB的量,是AMI诊断指南推荐的方法。

血清CK-MB水平在AMI后3~8h可高于参考区间上限(CK为男46~171U/L,女34~145U/L;CK-MB酶活性法<25U/L,质量法<5μg/L),10~24h达峰值。若无再梗死或其他损伤,2~3日恢复至正常水平,CK-MB半衰期为10~12h。

3. 评价 ①由于CK-MB特异性不高,只有在无法测定cTnI/cTnT时可测定CK-MB来替代;②CK-MB被确定为ACS患者评估中的重要预后因素,NSTEMI患者CK-MB浓度与30d死亡率成等级正相关;③CK-MB可用于心肌再灌注和再梗死的判断。临床上常应用CK-MB/CK比值作鉴别诊断。当CK-MB用质量法时,此比值称CK-MB百分相对指数(CK-MB percent relative index,CK-MB% RI),正常时CK-MB(μg/L)/CK(U/L)比值<5%。当CK-MB用酶活性法时,此比值称百分CK-MB(%CK-MB),正常时CK-MB(U/L)/CK(U/L)比值<4%。心肌缺血时,CK-MB/CK比值可增加2~3倍;AMI时,CK-MB/CK比值显著升高。因此,可作鉴别诊断:①总CK>100U/L,%CK-MB为4%~25%,可诊断为AMI;②总CK>100U/L,CK-MB>24U/L,但%CK-MB<4%,多考虑肌肉疾病;③如果总CK>100U/L,%CK-MB>25%,应考虑有CK-BB或巨型CK存在。

不足之处:①酶活性法测定CK-MB需先采用免疫抑制法抑制M亚基,除受抗M亚基抗体质量影响外,CK-Mt、巨CK以及中枢神经疾病所致的CK-MB升高,均可出现假性CK-MB活性升高;若%CK-MB>25%,提示可能存在上述干扰;②产妇因分娩挤压胎盘,胎儿血液回至母体以及其他肌肉损伤,可出现心肌损伤样CK及CK-MB改变,某些骨骼肌尤其是肾衰竭的尿毒症性肌病患者,也可出现心肌损伤样CK及CK-MB改变,称胎儿样逆转;③甲状腺功能紊乱可致血中CK及CK-MB异常;④药物干扰:两性霉素B、拉贝洛尔、琥珀酰胆碱、奎尼丁、利多卡因、贝特类降血脂药等可致 CK 活性升高。

二、肌红蛋白

1. 概述 Mb 是一种氧转运蛋白,MW17000,Mb 主要存在于横纹肌(骨骼肌和心肌)的胞质中,约占横纹肌细胞中蛋白的 2%。因 Mb 在心肌中含量较丰富,且存在于胞质中,MW 较小,故心肌损伤早期即可大量漏出至血中,肌红蛋白是早期排除心肌梗死的诊断指标。

2. 临床意义 Mb 的测定方法比较多,早期使用的有分光光度法、电泳法和层析法等。这些方法灵敏度低、方法复杂、检测时间长,因此不适合临床使用。目前应用最普遍的是乳胶增强免疫比浊法和化学发光免疫分析法。在 AMI 发生 1h 后,血中 Mb 水平即可高于参考区间上限,4~12h 达峰值。如无再梗死发生,24~36h 内即降至正常。

3. 评价 ①Mb 通常作为早期排除 AMI 的诊断指标;②因其特异性不高,故一般与另一特异性较高的心肌损伤标志物(如 cTn 或 CK-MB)联合使用;③Mb 由于消除快,因而也是判断心肌成功再灌注或发生再梗死的较好指标。

Mb 不足之处:①该指标特异性不高,任何原因所致骨骼肌损伤,甚至剧烈运动、肌内注射,均可造成血清 Mb 升高;休克、肾衰竭,影响 Mb 清除,也可致血清 Mb 水平升高。为提高 Mb 的诊断特异性,可同时测定仅存在于骨骼肌的碳酸酐酶Ⅲ用于鉴别诊断。②诊断窗口期短,因其达峰值(12h)后迅速下降,所以,在 AMI 发生 16h 后测 Mb 常出现假阴性。

三、心肌肌钙蛋白

1. 概述 cTn 是心肌细胞质中细肌丝上结合 Ca^{2+}、触发兴奋-收缩偶联的调节蛋白,由三个亚单位组成,即原肌球蛋白结合亚单位(tropotroponin,TnT)和肌钙蛋白抑制亚单位(inhibitor troponin,TnI)及钙结合亚单位(calciumcombining troponin,TnC)。

外周血中的 cTnI 既有游离形式,又有不同复合物的形式(cTnI-cTnC、cTnI-cTnT 以及 cTnT-cTnI-cTnC)。在 AMI 患者中,90% 以上是 cTnI-cTnC 复合物形式,cTnT 游离形式较多见。

2. 临床意义 cTn 的测定中胶体金层析法操作简便、快速、适合急诊检测,但灵敏度低,属于定性方法。化学发光免疫法简便、灵敏、准确,是目前最主要的检测方法。该方法线性范围宽(0.01~100μg/L)、最低检测限 0.01μg/L,总不精密度<6.9%。

心肌损伤后 4~8h,可检测到血浆 cTnT 或 cTnI 明显升高,视为胞质中游离的 cTnT 或 cTnI 逸出。随着细肌丝结构被破坏,cTnT、cTnI 持续释放入血,24~48h 达峰值。cTnT 可持续升高 4~7d,而血浆 cTnI 则因为大部分以 cTnI-cTnC 或 cTnI-cTnC-cTnT 二或三聚体形式存在,消除缓慢,需 10~14d 始恢复正常。

cTnT 诊断 AMI 的判断值>0.1μg/L(参考区间<0.01μg/L)。cTnI 诊断 AMI 的判断值 1.0~3.5μg/L(不同厂家提供的健康人群 cTnI 参考区间上限为 0.1~1.0μg/L)。在未标准化前,推荐能满足参考区间上限时 CV≤10% 的 cTnI 试剂盒。cTnT 或 cTnI 有两个决定限:低的异常值(即处于参考区间上限与 AMI 决定值之间)诊断为微小心肌损伤,高异常值就可诊断为 MI。

3. 评价 ①cTnT 或 cTnI 是目前公认的诊断 MI 首选标志物,不仅能诊断 AMI,而且还能检测微小心肌损伤,如不稳定性心绞痛、心肌炎。对于大多数患者需在入院即刻和6～9h分别采血测定cTnI/cTnT;②cTn诊断窗口期长,有利于对未及时就诊的AMI患者和不稳定型心绞痛、心肌炎的一过性损伤进行诊断;③cTn评估溶栓再灌注成功与否优于CK-MB和Mb;④cTnT水平还常用于判断梗死范围及预后。从临床试验中征集的NSTEMI患者的血管造影数据显示:cTnI/cTnT浓度越高,心肌损伤越复杂越严重,越容易见到血栓,冠状动脉内血流受损越严重。临床症状符合ACS的患者,cTnI/cTnT峰值超过正常参考人群的第99百分位数,预示其病死和缺血事件再发的危险增加。

不足之处:①cTnT和cTnI在AMI发生后6h内其敏感性低于Mb,也不及CK-MB;不是理想的早期诊断标志物,对确定是否早期使用溶栓疗法价值较小;②由于cTn窗口期长,对间隔时间较短的再梗死,其诊断效果较差;③骨骼肌疾病可异常表达cTnT,导致应用cTnT出现假阳性。

四、应用心肌损伤标志物判断心肌
缺血-再灌注干预效果

AMI后缺血心肌及时恢复充足血液再灌注,部分患者将减轻其损伤,恢复功能。但有时再灌注反而加重心肌损伤和功能障碍,此即再灌注损伤。判断再灌注效果:采集治疗开始时和治疗开始后90分钟标本,动态观察Mb、cTnI/cTnT或CK-MB变化。实施溶栓或介入疗法后90分钟,无再灌注损伤,将出现迅速上升和下降的冲洗小峰,这是由于栓塞开通后,血流进入病变部位,将游离的心肌损伤标志物冲洗入血液,表明溶栓有效。若观察到心肌损伤标志物出现显著而持续时间长的新升高,表明心肌损伤加重,出现再灌注损伤或再梗死,见图11-3。

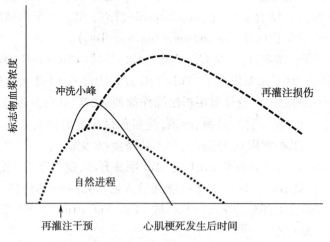

图11-3 心肌损伤标志物判断心肌缺血再灌注效果示意图

五、研究中的心肌损伤标志物

研究心肌损伤标志物的关键是寻找敏感、特异的早期心肌损伤标志物。

1. 脂肪酸结合蛋白(heart fatty acid binding protein,FABP) 存在于胞质,在细胞内脂肪代

谢中起转运游离脂肪酸作用。FABP 的 MW 为 14 000 ~ 15 000,心肌中含量是骨骼肌、肝、肾等的 10 倍以上。血浆 FABP 在 AMI 发生后 0.5 ~ 1.5h 即可显著升高(参考区间为 1.57 ~ 8.97μg/L),8h 左右达峰值,可超过参考区间上限 10 倍以上,约 20h 恢复正常。

FABP 是敏感的早期心肌损伤标志物。在 AMI 发生后 1 ~ 3h,敏感性(91%)略优于 Mb。为提高 FABP 诊断特异性,可同时测定 Mb 和 FABP,计算 Mb/FABP 比值。由于心肌中 FABP 比骨骼肌丰富,FABP 若来源于心肌,比值趋近于 4.5(<10),FABP 若来源于骨骼肌,则比值远远高于 10。

2. 糖原磷酸化酶同工酶 BB　糖原磷酸化酶(glycogen phosphorylase,GP)是糖原分解代谢的限速酶,催化糖原分解生成 1-磷酸-葡萄糖。人 GP 是由相同亚基组成的二聚体,有三种同工酶,分别由不同基因编码。GPBB 主要存在于脑和心肌,GPLL 主要存在于肝细胞,GPMM 主要存在于骨骼肌。GPBB 相对 MW18.8 万,脑组织逸出的 GPBB 不能透过血脑屏障,因此,血浆 GPBB 主要来自心肌。生理条件下,GPBB 主要以 GPBB-糖原复合物形式与肌质网紧密结合。心肌细胞缺血(氧)状况下糖原分解活跃,使与之结合的 GPBB 游离,扩散入胞质积聚,一旦细胞膜因缺氧导致通透性增加即大量逸出。因此,GPBB 是反映心肌缺血(氧)的良好指标,用于发现早期心肌缺血性损伤,监测 UAP 患者向 AMI 发展的进程。

血浆 GPBB 在 AMI 发作 0.5h 后即可检测到升高,约 6 ~ 8h 达峰,24 ~ 48h 恢复正常。尤其是 AMI 发作后 2 ~ 3h 内,GPBB 的敏感性略高于 Mb。

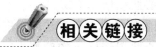

相关链接

缺血修饰性白蛋白(Ischemia modified albumin,IMA)　健康人的白蛋白 N 端能和部分金属元素结合,在缺血发生时,由于自由基等破坏了血清白蛋白的氨基酸序列,导致白蛋白与过渡金属的结合能力改变,这种因缺血而发生与过渡金属结合能力改变的白蛋白称为缺血修饰性白蛋白。

IMA 在早期阶段就能检测出缺血发生,是 FDA 批准的第一个心肌缺血生化标志物,与 ECG 和 cTn 联合应用,有可能成为可以对 ACS 患者区分处理方案的依据。IMA 是一个高灵敏度、高 NPA、低特异性的生物指标,然而它并没有呈现出高度的组织和临床特异性,因此其在临床心脏事件发生时的临床应用有待进一步的证实。

六、心肌损伤标志物的临床应用

正确使用心肌损伤标志物能为心肌损伤的诊断、预后的判断、梗死面积的评估和再灌注提供有力的支持。

(一)心肌损伤标志物应用中的注意事项

为了提高诊断效率,在发病后短时间内迅速做出诊断,目前强调:

1. 缩短检测周期(turnaround time,TAT)　TAT 是从采集样本到结果报告的时间。有研究结果表明,从起病到正确干预的时间与心肌坏死面积、并发症、生存率直接相关。有 Q 波的梗死患者早期使用溶栓疗法降低了死亡率,增加了冠状动脉复通率。IFCC 建议 TAT 控制在

1h 内。

标本预处理时间包括血液的凝固和离心时间,对于自动化的仪器,可用血浆或抗凝的全血代替血清,免去凝血所需的时间,降低全部分析前时间。心肌损伤标志物的血清浓度和血浆浓度可能有很大的差异。厂家的应用指南应清楚表明所使用抗凝剂的种类及血浆、全血的参考区间。

2. 心肌损伤标志物的选择　目前把心肌损伤标志物分为:①早期标志物,即在 AMI 发生 6h 内血中就相对增加,如 Mb;②确诊标志物,即在 AMI 发生后 6 ~ 12h 血中浓度增加,对心肌损伤有高的敏感性和特异性,在发生后数天仍异常,如 cTn。

每位患者从疼痛的发作到就诊的时间都不一样,所以上述两种标志物都需要,这样能检测出早到或迟到的 AMI 患者。Mb 是目前较有效的早期标志物,在 AMI 发作 2 ~ 3h 就能在血中升高。特别是它能有效地排除 AMI,入院后 4hMb 的阴性预期值为 100%,有助于快速甄别非 AMI 的胸痛患者。但 Mb 阳性患者需要结合确诊标志物、ECG 变化进一步确诊。cTn 是目前最好的确诊性 AMI 的标志物。在症状出现后 4 ~ 12h 即在血中检测到异常,能持续 4 ~ 10d,cTn 阳性结果能确诊有心肌坏死的患者,无需等待一系列进一步检查。

3. 标志物的检测频度　心肌损伤标志物的敏感性往往和发作后的时间密切相关,峰值浓度和判断梗死面积有关,这些都有赖于合理的检测频度。

(1) 排除 AMI 的抽血频度:对于想排除 AMI 的患者,在缺少决定性 ECG 依据时,推荐入院时即刻、入院后 4h、入院后 8h、入院后 12h 或第二日清晨各测一次心肌损伤标志物。

(2) 对已经有确诊 AMI 的 ECG 改变的患者抽血频度:对这些患者应考虑溶栓疗法或经皮冠状血管成形术等应急治疗措施,没有必要为明确诊断再做过多的心肌损伤标志物检测。标志物检测的目的是进一步真实诊断、估计梗死面积以及确定有无再梗死。很快回到正常区间的标志物如 Mb 和 CM-MB 质量能更有效地确定有无再梗死。

4. 心肌损伤标志物的决定限　ACS 是一个包括动脉粥样斑块破裂、血栓形成、冠状动脉完全或不完全阻塞等复杂的多样的病理过程。临床表现轻重不一,从完全无症状到不稳定心绞痛直到大面积的心肌梗死。对 cTn 这样的敏感、特异的心肌损伤标志物,有必要设立两个决定限。低的异常值决定有无心肌损伤,高的异常值就是诊断 AMI 的标准。

按两个决定值理论,如果胸痛患者 cTn 测定值在 AMI 决定值和参考区间上限之间,表明患者有心肌损伤,根据治疗原则作合适的处理。对于有心肌缺血症状或 ECG 等其他检查,证实心肌缺血而且 cTn 升高,但尚未符合 WHO 的 MI 诊断标准的患者,IFCC 文件中将此类患者命名为微小心肌损伤。此类患者比无 cTn 升高的 ACS 患者的预后危险性显著增加,应该进行积极的治疗。

第一个临界值由合适的健康人群测定结果的 97.5 百分位值(单侧实验)决定。标准化的第二个值是通过 WHO 标准确诊的 AMI 患者在诊断时间窗内收集的标志物的浓度,建立的标准化操作特性曲线(receiver operating characteristic curve, ROC)确定。建议 cTn 低临界值定为 ≥0.06μg/L。0.06 ~ 0.5μg/L 表示轻度心肌损伤,≥0.5μg/L 为 AMI 诊断标准。cTn 升高程度与预后有关。

5. 再灌注　心肌损伤标志物作为无创的再灌注成果与否的评估指标广泛应用于临床。与持续阻塞的患者不同,建立了冠状循环的 AMI 患者,将释放大量的酶和蛋白质类物质进入血液循环(冲洗现象),出现一个小高峰。

在对溶栓后的再灌注状态监测时,分别在治疗开始时、治疗开始后 1 小时、90 分钟采血,比较标志物的浓度。有些研究者建议在 120 分钟再采样一次,这一观点已被初步认可,但这样会延缓作出治疗决策的时间。有的研究者把峰时间的概念(标志物最高浓度时间)看作辨别因子。这需要更多的血样,并且延缓了灌注未成功的确认。

最近的研究证明选择早期标志物,如 Mb,结合临床资料或 ECG 改变可提高对治疗性再灌注的无创性评估价值。

6. 手术前后的 AMI　心肌损伤标志物还能用于检测接受非心脏手术患者在手术期有无 AMI。非特异性标志物如 Mb、总 CK、CK-MB 和 LD,由于非心肌组织也能释放这些物质,不宜用于术中 AMI 的诊断。cTn 特异性较高,常用于检测非心脏手术患者在手术期有无 AMI。

7. 方法学研究　新的心肌损伤标志物正在不断开发并用于评估 ACS。方法学研究包括:①方法的参考区间和决定限;②方法的不精密度;③分析前变异;④TAT;⑤经济分析(成本和预期效益间的关系);⑥预后判断价值。特别强调心肌损伤标志物检测确定不精密度的重要性,并提出心肌损伤标志物的商品化试剂盒在 AMI 决定值时,总不精密度为 cTn<10%,CK-MB 质量<9.6%,Mb<6%。

(二)心肌损伤标志物应用原则

1. cTn 取代 CK-MB 成为检出心肌损伤的首选标准。

2. 临床实验中只需要开展一项心肌肌钙蛋白(cTnT 或者 cTnI),无需同时进行二项 cTn 测定,如已经常规提供 cTn 测定,建议不必同时进行 CK-MB 质量测定。

3. 放弃所谓的心肌酶谱测定,即不再将 LD、AST 和 α-HBDH 用于诊断 ACS 患者。不考虑继续使用 CK-MB 活性测定法和 LD 同工酶测定来诊断 ACS 患者,如果某些原因暂时不能开展 cTn 测定,可以保留 CK 和 CK-MB 测定来诊断 ACS 患者,但建议使用 CK-MB 质量测定法。

4. Mb 为常规早期心肌损伤标志物。由于其特异性不高,主要用于早期排除 AMI 诊断。

5. 如患者已有典型的可确诊 AMI 的 ECG 变化,应立即进行对 AMI 的治疗。对这些患者进行心肌损伤标志物的检查,有助于进一步确认 AMI 的诊断,判断梗死面积的大小,检查有无合并症。如再梗死或者梗死扩大,应减少抽血频度。

6. 对那些发病 6h 后的就诊患者,无须检测早期标志物如 Mb。此时只需要测定确定标志物如 cTn。

第四节　心力衰竭

心力衰竭(heart failure,HF)简称心衰,是许多心血管疾病如 AMI、扩张性心肌病、瓣膜病、先天性心脏病的后期表现,其中尤以左心力衰竭更为常见。

一、心力衰竭的定义与发病机制

HF 不是一个独立的疾病,它是由于各种心脏结构或功能性疾病导致的心室充盈及(或)射血能力受损,不能输出足够的血液至外周血管,以满足全身组织代谢需要的心脏功能受损严重状态。其结果是血液淤积在肺和组织。临床症状可有程度不同的呼吸困难,活动时加重,无力,体力活动受限,水肿,颈静脉怒张等表现,严重者可致心源性休克。

导致心力衰竭最常见的病因是高血压和急性冠状动脉综合征。发生心力衰竭的机制包括:①心肌梗死使心室肌肉变薄、变弱,没有足够的力量泵出血液以满足机体的需要;②高血压带来的心脏后负荷增加,加之心肌梗死导致的心肌细胞丧失,这些"不良"环境,都会使心肌细胞发生"适应"性重塑,出现心肌肥大、心室扩张、向心性肥厚,这种心肌僵硬或变厚导致心肌失去弹性,不能松弛,回流心房的血量不足,所以没有足够的血液被泵出以满足机体的需要;③心肌梗死累及心脏瓣膜异常,当瓣膜关闭不全时,导致血流回流心脏,不能满足机体的需要。

二、脑利钠肽用于心力衰竭诊断

长期以来,HF 诊断依靠临床表现和物理检查,如超声心动仪和 X 线诊断,无相应的生物化学标志物。由于利钠肽家族是调节体液、体内钠平衡及血压的重要激素,当心内血容积增加和左心室压力超负荷时即可大量分泌,故检测血清(浆)利钠肽激素或其前体片段可用于心力衰竭的实验室诊断。

(一)脑利钠肽作为心力衰竭标志物的分子机制

1. 利钠肽家族　心肌、脑和血管内皮细胞分泌的利钠肽(natriuretic peptide,NPs)家族包括:由心肌分泌的心房利钠肽(atrial natriuretic peptide,ANP)、由心室肌和脑分泌的脑利钠肽(brain natriuretic peptide,BNP),由内皮细胞分泌的 C 型利钠肽(CNP),还有 D 型利钠肽(DNP)。利钠肽的主要生理作用是利尿排钠、抑制肾素-血管紧张素-醛固酮系统、扩张血管和抑制血管平滑肌细胞增殖等。

2. 脑利钠肽与 N 端脑利钠肽原　心室肌和脑细胞可表达134 个氨基酸的前脑利钠肽前体(preproBNP),在细胞内水解信号肽后,生成 108 个氨基酸的脑利钠肽前体(proBNP)并释放入血。血液中的 proBNP 在肽酶的作用下进一步水解,生成等摩尔的 32 个氨基酸的 BNP 和 76 个氨基酸的 N 端脑利钠肽原(N-terminal proBNP,NT-proBNP),相对 MW 分别为4000 和 10 000,两者均可反映 BNP 的分泌状况,但 NT-proBNP 不具有 BNP 的生理作用。当心室血容积增加和左室压力超负荷时即可刺激 BNP 基因高度表达,大量合成的 BNP/NT-proBNP 释放入血。

BNP 的清除主要通过与利钠肽清除受体结合,继而被胞吞及溶酶体降解,只有少量 BNP 通过肾清除;而 NT-proBNP 则是通过肾小球滤过清除,因此,肾功能对循环中 NT-proBNP 水平的影响要远远大于 BNP。BNP 的半衰期为 22 分钟,NT-proBNP 的半衰期为 120 分钟,所以,NT-proBNP 在心力衰竭患者血中的浓度较 BNP 高 1 ~ 10 倍,更有利于 HF 的诊断和实验室测定。

(二)BNP/NT-proBNP 用于心力衰竭诊断

1. 检测方法和评价　BNP/NT-proBNP 属于小分子肽,测定方法主要有酶联免疫法、放射免疫法、化学发光免疫法和荧光免疫法。BNP 稳定性差,因此血浆需要快速分离,而 NT-proBNP 则比较稳定。BNP 参考区间:男性<56ng/L,女性<84ng/L;NT-proBNP:男性<169ng/L,女性<251ng/L。

2. BNP/NT-proBNP 的临床应用　①用于排除或者确定症状不典型的 HF 患者。BNP/NT-proBNP 有很高的阴性预测价值。BNP/NT-proBNP 正常可排除 HF 的可能。②BNP100 ~ 300pg/ml,提示患者发生 HF,BNP>300pg/ml、>600pg/ml、>900pg/ml 分别表明轻度、中度和重

度 HF。③当 HF 通过治疗得到改善和控制后,血中 BNP/NT-proBNP 水平下降;但仍会高于心脏正常者,这有助于判断患者既往是否发生过 HF,以便评估患者预后。④可作为心源性和肺源性呼吸困难的鉴别指标。BNP/NT-proBNP 正常的呼吸困难基本可排除心源性因素,大多数心力衰竭所致呼吸困难者 BNP>400pg/ml。BNP 为 100~400pg/ml,除考虑心力衰竭外,还应考虑肺部疾患和其他病因。

3. 临床应用 BNP/NT-proBNP 的注意事项 ①已明确心力衰竭诊断时,不推荐常规应用 BNP/NT-proBNP 检测;②BNP/NT-proBNP 检测不能用来代替常规的左心室结构或功能失常的临床评价或检查(例如:超声心动图,侵入性血流动力学检查);③BNP/NT-proBNP 是容量依赖性激素,除 HF 外,其他可产生水钠潴留、血容量增多的疾病,亦可导致血浆 BNP/NT-proBNP 升高,如库欣综合征、原发性醛固酮增多症、肝硬化、肾衰竭等。因此,BNP/NT-proBNP 不能作为心力衰竭的唯一诊断指标。此外,在肺栓塞、肺慢性阻塞性疾病、肾疾病,肾透析、心脏病发作、服用心脏药物如强心苷或利尿剂等情况下,也会使血浆 BNP/NT-proBNP 升高,影响 BNP/NT-proBNP 诊断心力衰竭的准确性。心肌缺血可能是 BNP/NT-proBNP 合成和释放的重要刺激因子,BNP/NT-proBNP 升高的幅度与缺血的范围成正相关,因此 AMI 患者 BNP/NT-proBNP 浓度越高,病死或发生 HF 的可能性越大。

第五节 高 血 压

WHO 对高血压的定义为:成人在安静状态下血压的数值持续高于参考区间上限,收缩压≥140mmHg 和(或)舒张压≥90mmHg。

一、高血压的分类及生物化学机制

(一)高血压按病因分类
1. 原发性高血压 即无法找出任何病因的高血压。占高血压患者的90%~95%,故在所有高血压患者中多方查找继发性高血压的病因是不可取的。
2. 继发性高血压 指作为其他疾病症状的高血压。继发性高血压多数来源于肾血管性高血压、原发性醛固酮增多症、分泌儿茶酚胺的肿瘤。当血压不易控制或近期突发的高血压而没有高血压家族史,或有不明原因的低钾血症、外周血管性疾病证据时,继发性高血压的可能性大。

(二)原发性高血压的生化机制
原发性高血压发病机制复杂,迄今尚未完全阐明。目前认为下列因素在高血压发病机制中具有重要作用。
1. 交感神经兴奋性增高 作用于心脏导致心率增快、心肌收缩力加强和心排血量增加;作用于血管 α 受体,使小动脉收缩,外周血管阻力增加,导致高血压。
2. 肾素-血管紧张素-醛固酮系统功能增强 肾素催化血管紧张素原转化为血管紧张素Ⅰ,后者在血管紧张素转化酶的作用下转化为血管紧张素Ⅱ。血管紧张素Ⅱ是强血管收缩剂,并可刺激肾上腺皮质球状带醛固酮的分泌,后者作用于远端肾小管引起钠水潴留,使血容量增加,导致血压升高。

3. 细胞膜离子转运系统障碍 由于遗传缺陷或受内源性 Na^+-K^+ 泵抑制剂的影响而使 Na^+-K^+ 泵活性降低,Na^+-K^+ 协同转运能力减退,Na^+ 外流减少,细胞内 Na^+ 含量增高。发生在肾小管上皮细胞的离子转运障碍使肾小管的 Na^+ 重吸收增加和排出减少。这些因素都造成体内 Na^+、水潴留和血容量增加,导致心排量增高,引发高血压。

4. 胰岛素抵抗 胰岛素促进肾小管对 Na^+ 的重吸收,使血容量增多;高胰岛素血症增加交感神经活性,引起心排量和外周阻力增加。

5. 激肽-前列腺素系统功能不足 激肽-前列腺素系统是机体内源性降压系统,与肾素-血管紧张素系统相互制约,以维持正常的血压。原发性高血压患者激肽-前列腺素系统功能不足,肾髓质合成具有扩血管作用的前列腺素 A 或 E 减少,引发高血压。

二、高血压的生物化学检验

高血压的生物化学检验主要是为了明确引起高血压升高的病因,鉴别原发性与继发性高血压,判断高血压患者是否发生高脂血症、糖尿病、痛风等合并症和心、脑、肾等并发症。明确高血压是属于高血容量性的还是高动力性的,以便指导临床用药。

(一)原发性高血压的生化检验

原发性高血压尚无特异的生化诊断指标,可检测 24h 尿儿茶酚胺或其代谢产物-香草苦杏仁酸(vanilly mandelic acid,VMA)、肾素、血管紧张素、醛固酮、电解质。临床上对原发性高血压患者还应注意定期检测血清总胆固醇、甘油三酯、葡萄糖、肌酐、尿素等,以便观察是否发生高脂血症、糖尿病、肾功能不全等合并症。

(二)继发性高血压的生化检验旨在发现原发病因

1. 肾性高血压 大多数肾病如肾炎特别是慢性肾炎、肾衰竭等都因肾素、醛固酮分泌增加伴有高血压,尤其表现为舒张压增高,实验室检查肾素和醛固酮皆升高;肾功能检测血肌酐、尿素升高;检测白蛋白和电解质,因蛋白尿可致血浆白蛋白降低,严重者可出现电解质异常。

2. 原发性醛固酮增多症 如分泌盐皮质激素醛固酮的肾上腺皮质球状带腺瘤,实验室检查为肾素降低而醛固酮升高,为原发性醛固酮增多症的确诊性指标。血浆醛固酮浓度(ng/dl)/血浆肾素活性[ng/(ml·h)]的比值>25,高度提示原发性醛固酮增多症,如比值>50 则可确诊。中晚期出现血钾偏低。

3. 嗜铬细胞瘤 能分泌儿茶酚胺,80% ~90% 嗜铬细胞瘤发生于肾上腺髓质。血和尿儿茶酚胺及其代谢产物尿 VMA 和高香草酸(HVA)可明显增高。

4. 库欣综合征 又称皮质醇增多症,由垂体腺瘤和肾上腺皮质瘤(或癌)引起。前者促肾上腺皮质激素(ACTH)分泌增多致肾上腺皮质增生,两者都能引起肾上腺皮质束状带分泌过多的糖皮质激素。实验室检查:尿皮质醇增高,高于正常 2 ~3 倍;血皮质醇(或 ACTH)增高,并且看不到早高晚低的昼夜节律。

三、病 例 分 析

【病史】 患者,男,60 岁。在农田劳作时觉得胸闷、呼吸困难,心前区压榨性疼痛并向右肩背部放射。送往医院历时 6h。该患者有近 10 年的高血压病史,间断服用降压药。体检:神志清楚,面色苍白,大汗。血压 160/120mmHg,脉搏 94 次/分,第一心音减弱,心律齐,心尖区可听到收缩期杂音。X 线检查未见明显异常。心电图发现 ST 段抬高。

【实验室检查】　cTnI 3.5μg/L(0.1~1.0),K$^+$ 4.2mmol/L(3.5~5.5),Na$^+$ 120mmol/L(135~145),Urea 8.3mmol/L(3.2~7.1),Crea 106μmol/L(60~106),BNP 430pg/ml(<56)。

【初步诊断】　急性心肌梗死,并发心力衰竭,原发性高血压。

【诊断依据】

(1) 患者有基础病史和胸痛症状:胸闷、呼吸困难,心前区压榨性疼痛并向右肩背部放射,高血压病史,心电图 ST 段抬高,cTnI 和 BNP 高。

(2) 实验室检查:cTnI 3.5μg/L(0.1~1.0),BNP 430pg/ml(<56)。

(3) 建议:动态观察 cTnI 的变化。

(4) 鉴别诊断:不稳定型心绞痛,主动脉夹层,肺动脉栓塞,急腹症,急性心包炎。

学习小结

心肌梗死是冠状动脉阻塞,血流中断或急剧减少,使部分心肌因持久性严重缺血而发生的局部坏死。急性冠状动脉综合征是指由于心肌急性缺血引发的一组临床综合征,包括不稳定型心绞痛、非 ST 段抬高型心肌梗死、ST 段抬高型心肌梗死以及猝死。cTnI/cTnT(或以 CK-MB 替代)是诊断 MI 首选标志物。症状发作 6h 以内应同时检测 cTnI/cTnT 和早期标志物 Mb。Mb 与 cTnI/cTnT(或 CK-MB)联合应用有助于 AMI 的排除诊断。对可疑 ACS 患者,cTnI/cTnT 水平升高提示其病死和缺血事件再发率的危险增加。循环血液中与动脉粥样硬化进程有关的新型生化标志物如[hs-CRP、Fg、sdLDL、Lp(a)等]的发现,推进了对心血管病风险的预测,现推荐 ACS 患者常规监测 hs-CRP,hs-CRP 升高者需积极干预。

心力衰竭是由于各种心脏结构或功能性疾病导致的心室充盈及(或)射血能力受损,不能输出足够的血液至外周血管,以满足全身组织代谢需要的心脏功能受损严重状态。BNP/NT-proBNP 可用于排除或者确定症状不典型的 HF 患者。BNP/NT-proBNP 正常可排除 HF 的存在。当 HF 通过治疗得到改善和控制后,血中 BNP/NT-proBNP 水平下降;但仍会高于心脏正常者,这有助于判断患者既往是否发生过 HF,以便评估患者预后。

高血压按病因分为原发性高血压及继发性高血压,后者多数来源于肾血管性高血压、原发性醛固酮增多症、分泌儿茶酚胺的肿瘤。高血压的生物化学检验重点在于明确病因及病情严重程度,是否存在合并症,以便指导临床用药。

复习题

1. 常见的与生物化学指标有关的 ACS 危险因素有哪些?

2. 急性心肌梗死的生物化学标志物有哪些? 其临床应用原则是什么?

3. 动脉粥样硬化的病理机制是什么?

4. 简述心绞痛的分类。

5. 致 AS 脂蛋白表型中常规测定的有哪些? 有何临床意义?

(王玉明)

第十二章

内分泌疾病的生物化学检验

学习目标 ◗◗◗

1. 掌握　激素的概念,甲状腺功能紊乱、肾上腺髓质和肾上腺皮质功能紊乱的生物化学指标及其诊断。
2. 熟悉　激素分泌的调节,下丘脑和垂体分泌的激素种类,生长激素功能紊乱和催乳素瘤的生物化学诊断,性腺功能紊乱的生物化学指标及其诊断,各种激素的化学性质,各种激素及其代谢产物的测定方法。
3. 了解　各种激素的代谢和生理功能。

第一节　概　　述

内分泌系统通过精细的调节机制维持机体各方面的功能协调和内环境的稳态,任何偏差都会造成复杂的功能紊乱而引发疾病。临床生物化学检验在该类疾病诊断、疗效评估上具有较高的价值。

一、内分泌及调控

内分泌功能紊乱的共同病理基础是激素的合成与分泌异常。了解激素的概念、分类及其作用机制,是学习内分泌疾病生物化学检验的基础。

(一)激素的概念

激素是由内分泌腺或内分泌细胞合成和分泌的信息分子,经血液循环运送到全身,对特定的靶器官、靶细胞产生特定的生物学效应。

(二)激素的分类与作用机制

1. 根据激素的化学本质,可将其分为以下四类:①氨基酸衍生物类,如甲状腺激素;②肽及蛋白质类,如促甲状腺激素;③类固醇类,如皮质醇;④脂肪酸衍生物类,如前列腺素。

2. 按激素作用的受体不同,分为两类:①通过细胞膜受体起作用,这类激素往往是亲水性的,又称为亲水性激素,如肽和蛋白类、氨基酸衍生物类激素;②通过细胞内受体起作用,这类受体为脂溶性的,又称为脂溶性激素,如类固醇类激素、甲状腺激素等。

(三)内分泌的调控

内分泌系统通过激素发挥作用,激素的合成与分泌主要通过下丘脑-腺垂体-内分泌腺调节轴进行的多种反馈调节,是最主要的调控机制,见图12-1。该调节系统中任何环节异常,都将导致激素水平紊乱,产生相应的内分泌病。值得注意的是一些激素在功能和分泌调节上可能还存在着一定的交叉。

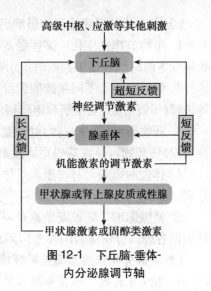

图 12-1 下丘脑-垂体-
内分泌腺调节轴

二、内分泌疾病常用生物化学检验种类及评价

内分泌疾病的实验诊断目的很明确,第一是要确定患者是否具有某一内分泌功能紊乱;第二则是如果存在紊乱,要进一步确定病变的部位和性质。

(一)内分泌疾病常用的生化诊断指标

1. 直接测定体液中某一激素或其代谢物的水平 可对判断内分泌疾病提供直接的客观指标。对某一激素或其代谢物的连续检测,可发现激素分泌的节律性有无变化,有利于某些内分泌疾病的早期诊断。配对检测功能激素及其调节性激素的水平,有利于内分泌疾病的病因定位。目前这类方法因简便、适用性广而普遍采用。

2. 体液中某些内分泌腺或激素自身抗体的检测 已证实许多内分泌疾病属于自身免疫反应,因此检测相关自身抗体,可为寻找病因提供依据。

3. 激素所调节的特异性生化标志物的检测 如甲状旁腺功能紊乱时测定血钙等。这类方法可提供间接证据,但因受到多种因素的影响,特异性不高,有辅助诊断价值。

4. 动态功能试验 对调节系统的某一环节施用特异的刺激性或抑制性药物,分别测定用药前后相应靶激素水平的动态变化,这类方法对确定导致内分泌紊乱的病变部位及性质具有重要意义。

5. 其他 对某些半衰期较短的激素可检测其前体物质,如促肾上腺皮质激素前体-阿片皮质素原。或检测激素作用的介导物,如生长激素介导物-生长调节素。

上述生化检验项目选择组合应用,为疾病的诊断、治疗提供更确切、更全面的信息。

(二)内分泌疾病指标常用的实验室检测方法

激素检测方法包括生物学活性分析法、受体结合竞争法、高效液相色谱法、高效毛细管电泳法、定量质谱法及免疫法等。目前激素常规检测的方法主要是免疫法,该类方法结合了其他多种技术,包括放射免疫分析法(RIA)、免疫放射分析法(IRMA)、酶联免疫分析法(ELISA)、荧光免疫分析法(FIA)、化学发光免疫分析法(CLIA)及时间分辨荧光免疫分析法(TRFIA)等。

（三）内分泌疾病检测的影响因素

1. 生物节律性变化　某些激素分泌具有明显节律性，如生长激素、肾上腺皮质激素等，在收集标本的时间和结果判断时应引起重视。

2. 年龄影响　不同年龄的人群其激素分泌水平不同。如甲状腺激素、垂体激素、甾体激素等，这对于青春期、老年期和绝经期的妇女尤其重要。

3. 药物影响　一些药物对激素分泌有明显影响，如口服避孕药对甾体激素的影响，抗精神、神经病药物可导致某些垂体激素分泌改变等。

4. 体位的影响　有些激素受体位的影响很大，如肾素和血管紧张素，在立位与卧位有很大差别。

5. 妊娠影响　妊娠期胎盘是一个巨大的内分泌器官，孕妇体内的内分泌环境有很大变化，妊娠期各种内分泌激素的参考区间和临界值与非妊娠妇女不同。

（四）内分泌疾病检测结果评价的基本原则

1. 方法学评价　激素检测标准化目前还存在不少问题，所以不同检测系统测定的结果可能有很大差异。因此，各实验室应建立选定系统的正常参考区间。

2. 临床应用　任何一项试验检验指标都有其局限性，应遵循下列原则：①充分了解各项指标的意义及其局限性，并根据不同的对象和要求正确选择检测项目；②连续动态观察比一次测定结果的可靠性高；③多项指标的联合检查比单项检查可获得较高的阳性率。一般选择配对激素或调节激素。

第二节　下丘脑-垂体内分泌功能紊乱的生物化学检验

下丘脑、腺垂体分泌多种调节内分泌功能的激素，本节主要介绍下丘脑-垂体所分泌的激素及垂体分泌的生长激素、催乳素紊乱所引发的内分泌疾病及其生物化学诊断。

一、下丘脑-垂体内分泌功能及调节

下丘脑激素

下丘脑的一些特化神经细胞可分泌多种控制腺垂体激素释放的调节性激素，这些分泌性神经细胞轴突组成结节-漏斗束，终止于垂体柄，其周围有丰富的垂体门脉系统-初级毛细血管网。借助垂体门脉系统，下丘脑分泌释放的调节激素，可直接输送至腺垂体迅速发挥作用。下丘脑调节激素均是多肽，这些调节激素的种类、功能见表12-1。

脑垂体是内分泌系统中最重要的腺体之一，位于丘脑下方、颅底蝶鞍内，由茎状垂体柄与下丘脑相连，组织学上可分为神经垂体和腺垂体，垂体分泌的激素相应称做神经垂体激素和腺垂体激素，这些激素均为肽或糖蛋白。表12-2概括了重要的垂体激素及主要生理功能。

在腺垂体分泌的激素中，TSH、ACTH、FSH与LH均有各自的靶腺，分别形成：①下丘脑-垂体-甲状腺轴；②下丘脑-垂体-肾上腺皮质轴；③下丘脑-垂体-性腺轴。腺垂体的这些激素是通过调节靶腺的活动而发挥作用的，而GH、PRL与MSH则不通过靶腺，分别直接调节个体生长、

表 12-1　下丘脑分泌的主要调节激素

激素名称	调节的腺垂体激素
促甲状腺激素释放激素（TRH）	TSH（主要）、GH、FSH、PRL
促肾上腺皮质激素释放激素（CRH）	ACTH
促性腺激素释放激素（GnRH）	FSH、PRL
生长激素释放激素（GHRH）	GH
生长激素抑制激素（GHIH）	GH（主要）、TSH、ACTH、PRL
催乳素释放激素（PRH）	PRL
催乳素释放抑制激素（PRIH）	PRL
黑色细胞刺激素释放激素（MRH）	MSH

表 12-2　主要垂体激素及生理作用

激素名称	主要生理作用
腺垂体激素	
生长激素（GH）	促进生长发育
促肾上腺皮质激素（ACTH）	促进肾上腺皮质激素合成及释放
促甲状腺激素（TSH）	促进甲状腺激素合成及释放
卵泡刺激素（FSH）	促进卵泡或精子生成
黄体生成素（LH）	促进排卵和黄体生成，刺激孕激素、雄激素分泌
催乳素（PRL）	刺激乳房发育及泌乳
黑色细胞刺激素（MSH）	刺激黑色细胞合成黑色素
神经垂体激素	
抗利尿激素（ADH）	收缩血管，促进集尿管对水的重吸收
催产素（OT）	促进子宫收缩，乳腺泌乳

乳腺发育与泌乳、黑色素细胞活动等。

二、生长激素的生物化学检验

（一）生长激素的生化特征、作用及分泌调节

1. 生化特征　生长激素（growth hormone，GH）是腺垂体嗜酸细胞分泌，由 191 个氨基酸残基组成的肽类激素。其结构与 PRL 相似，并有一定交叉抗原性。释放入血的 GH 绝大多数与生长激素结合蛋白结合后输送到靶组织发挥作用。

2. 生物学作用　GH 的生理作用是促进生长发育与物质代谢，对机体各个组织器官均有影响，尤其是骨骼、肌肉及内脏器官的作用更为显著。GH 最重要的生理作用：①在成年前对长骨生长的促进：加速骨骺软骨细胞 DNA、RNA 合成，软骨细胞分裂增殖，蛋白黏多糖合成活跃，骨骺板增厚；②促进物质代谢：GH 广泛参与代谢调节，包括与促生长相适应的蛋白质同化作用；促进体脂水解，血游离脂肪酸升高并向肝脏转移；低浓度 GH 可降低血糖，但高浓度反升高血糖。GH 还参与性发育调节。

3. 分泌调节　GH 的分泌受很多因素的影响，主要受下丘脑 GHRH 和 GHIH 的控制。此

外,进食、饥饿、运动与睡眠等因素皆可影响 GH 分泌,正常情况下,随机体生长发育阶段不同而有不同的 GH 水平。而每日生长激素的分泌主要在熟睡后 1h 左右呈脉冲式进行,脉冲式分泌期外基本无释放。

(二)生长激素功能紊乱

1. 巨人症及肢端肥大症 巨人症(gigantism)和肢端肥大症(acromegaly)均由 GH 过度分泌所致。幼年 GH 分泌过多,因骨骺尚未融合,可使骨骺端发育异常,身材异常高大,称为巨人症。成年后 GH 分泌过多,因骨骺融合,骨骼纵向生长已不可能,因此向宽、厚方向生长,尤以肢端和头部为明显,形成肢端肥大症。巨人症可发展为肢端肥大症,病因多为垂体腺瘤、腺癌或垂体嗜酸细胞异常增生而致。

2. 生长激素缺乏症 生长激素缺乏症(growth hormone deficiency)又称垂体性侏儒症(pituitary dwarfism),系指儿童期腺垂体 GH 分泌不足或缺乏,或对 GH 不敏感所引起的生长发育障碍,可伴有其他垂体前叶激素分泌不足,多见于男性儿童。GH 缺乏症的突出临床表现为生长发育迟缓,身材矮小,但大多匀称。若未伴甲状腺功能减退,则智力一般正常,有别于呆小症。此外性发育迟缓,特别是伴有促性腺激素缺乏者尤为明显。

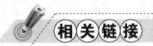

相关链接

　　凡身高低于同一种族、同一年龄、同一性别的小儿的标准身高的30%以上,或成年人身高在120cm 以下者,称为侏儒症。侏儒症由于多种原因导致的生长激素分泌不足而致身体发育迟缓。

　　垂体一旦有病引起的侏儒症,称为垂体侏儒。垂体侏儒的病因有两种,一种是原发性,部分属遗传性疾病。一种是继发性,即由于垂体周围组织有各种病变,包括肿瘤,如颅咽管瘤、垂体黄色瘤等;感染如脑炎、脑膜炎、结核病、血管病变及外伤。

　　真正的原发性垂体侏儒,需用激素治疗。目前已用生物工程技术生产出人工制造的生长激素,垂体侏儒患儿服用生长激素后会有显著效果,但目前价格昂贵,患儿必须有一定经济基础否则负担不起。

(三)生长激素功能紊乱的生物化学诊断

1. 血清 GH 因 GH 呈脉冲性释放,血中半衰期短,用随机取样的血液标本测定 GH 水平基本无诊断价值。常用的方法是按标准化的药理或生理激发试验对生长激素缺乏症进行诊断与分析。

2. 运动刺激试验 4 岁以上儿童空腹取血作基础对照后,剧烈运动 20~30 分钟,运动结束后 20~30 分钟取血测定。因剧烈运动及可能存在的血糖水平偏低均可刺激腺垂体释放 GH,故运动后,正常者血清 GH 值应较基础对照值≥7μg/L;GH 缺乏症者,运动后 GH 水平<3μg/L。

3. GH 的抑制试验 GH 基础水平高,疑为巨人症或肢端肥大症者,应进行高血糖抑制 GH 释放试验。正常人口服葡萄糖后最低血清 GH<2μg/L,或在基础水平的 50% 以下。垂体腺瘤或异源性 GH 综合征所致巨人症或肢端肥大症者,因 GH 呈自主性分泌,不会被明显抑制。

三、催乳素的生物化学检验

（一）催乳素的生化特征

催乳素（prolactin，PRL）又称泌乳素，由垂体嗜酸细胞分泌，是 198 个氨基酸残基组成的单链多肽。PRL 的分泌有昼夜节律变化，一般晚 11h 至次晨 5h 达高峰。人血浆 PRL 的半衰期约为 15~20 分钟，PRL 分泌的调节主要是受下丘脑 PIH 的控制，是唯一的在正常生理条件下处于抑制状态的腺垂体激素。

（二）催乳素功能紊乱及生物化学诊断

催乳素瘤（prolactinoma）是功能性垂体腺瘤中最常见者。好发于女性，多为微小腺瘤，以溢乳、闭经及不育为主要临床表现。男性则往往为大腺瘤，以性欲减退、阳痿及不育为主要症状。血清 PRL 显著升高为该类患者的突出特征。

清晨 8h 血清 PRL 参考区间男性<20μg/L，非妊娠及哺乳期女性>40μg/L，孕妇随孕期升高，可达 400μg/L 或更高。除孕妇外，血清 PRL>200μg/L 者，应高度怀疑本病，若血清 PRL>300μg/L 即可确诊。对血清 PRL 介于 100~300μg/L 者，为鉴别本病与功能性高催乳素血症，可以用 TRH、氯丙嗪或甲氧氯普胺兴奋实验协助诊断。功能性高泌乳素血症者，上述兴奋实验可导致数倍升高，本病患者因腺瘤分泌 PRL 呈自主性，故反应低下。

第三节 甲状腺功能的生物化学检验

一、甲状腺激素及分泌调节

（一）甲状腺激素的合成

甲状腺激素为甲状腺素（thyroxine，T_4）和三碘甲腺原氨酸（3,5,3'-triiodothyronine，T_3）的统称，其均为酪氨酸的含碘衍生物。经如下步骤合成：①碘摄取：首先由甲状腺滤泡上皮细胞通过胞膜上的"碘泵"主动摄取血循环中的 I^-，这是控制生成甲状腺素的关键步骤；②酪氨酸的碘化：碘化物进入甲状腺细胞后，经过氧化物酶和过氧化氢酶的作用产生活性碘，并迅速和甲状腺球蛋白（TG）分子上的酪氨酰基结合，形成一碘酪氨酸（MIT）和二碘酪氨酸（DIT）；③偶联反应：MIT 和 DIT 在过氧化物酶的作用下，再偶合形成 T_4 或 T_3。含 T_4、T_3 的甲状腺球蛋白随分泌泡进入滤泡腔储存。

（二）甲状腺激素的运输、代谢及分泌调节

血浆中 99% 以上的 T_3、T_4 都和血浆蛋白可逆结合，主要与甲状腺素结合球蛋白（thyroxine binding globulin，TBG）结合，亦有部分和白蛋白、前白蛋白结合。仅有占血浆中总量 0.1%~0.3% 的 T_3 和 0.02%~0.05% 的 T_4 为游离的，只有游离 T_3、T_4 才能进入靶细胞发挥作用。游离 T_3 比例高，是 T_3 较 T_4 作用迅速强大的原因之一。

甲状腺激素的代谢主要为脱碘反应。在肝、肾及其他组织中存在的脱碘酶催化下，T_4 分别在 5' 或 5 位脱碘，生成 T_3 和几乎无活性的 3,3',5'-三碘甲腺原氨酸，即反 T_3（reverse triiodothyronine，rT_3）。血液中的 T_3 近 80% 来自 T_4 外周脱碘。rT_3 基本没有甲状腺激素的生理活性，但在甲状腺疾病和许多非甲状腺疾病时其血浆中浓度有病理意义的变化。

甲状腺激素的合成和分泌受下丘脑-腺垂体-甲状腺轴调节。血液中游离 T_3、T_4 水平的变化，负反馈调节下丘脑促甲状腺激素释放激素（thyrotropin-releasing hormone，TRH）及垂体促甲状腺激素（thyroid stimulating hormone，TSH）释放。

（三）甲状腺激素的生物学功能

1. 对生长发育的影响　甲状腺激素对胎儿的神经系统以及骨骼系统的发育具有重要影响。甲状腺激素可与生长激素产生协同作用，促进机体生长发育，甲状腺激素可刺激神经元树突、轴突发育，神经胶质细胞增殖，影响神经系统的发育。此外，甲状腺激素可维持成人中枢神经系统的正常兴奋性。

2. 对物质代谢的影响　提高大多数组织的耗氧量，促进能量代谢。甲状腺激素对物质代谢的影响较复杂，少量甲状腺素增加糖原合成，大量则促进糖的吸收和利用。甲状腺激素可促进脂肪动员，既能促进肝脏合成胆固醇，又促进胆固醇转化为胆汁酸，而后者的作用更显著。生理浓度的甲状腺激素可通过诱导 mRNA 合成，增强蛋白质的同化作用，呈正氮平衡。但过高的甲状腺激素反而促进蛋白质尤其是肌蛋白分解，导致负氮平衡。

3. 其他作用　甲状腺激素可产生类似肾上腺素 β 受体激动样作用，加快心率，提高心肌收缩力，增加心肌耗氧，扩张外周血管。

二、甲状腺功能紊乱

（一）甲状腺功能亢进症

甲状腺功能亢进症（hyperthyroidism）简称甲亢，指各种原因所致甲状腺激素功能异常升高。以毒性弥漫性甲状腺肿伴甲亢即 Graves 病最常见，约占 75%，现已肯定为一种自身免疫性疾病，其次为腺瘤样甲状腺肿伴甲亢（近 15%），亚急性或慢性淋巴细胞性甲状腺炎早期（近 10%），垂体肿瘤、甲状腺癌性甲亢、异源性 TSH 综合征均少见。

甲亢患者由于甲状腺激素分泌过多，造成机体的神经、循环及消化等系统兴奋性增高和代谢亢进。临床表现为：①突眼，甲状腺肿大；②高代谢综合征，出现三大营养物质及能量代谢亢进；③神经系统兴奋升高，烦躁、情绪不稳定、肌肉震颤等；④心血管系统症状，心率加快、血压升高，脉压增大等。

（二）甲状腺功能减退症

甲状腺功能减退症（hypothyroidism）简称甲减，指由各种原因所致甲状腺激素分泌不足引起的一组内分泌疾病。按病因可分为原发性和继发性。原发性甲减病变在甲状腺本身，而继发性是指病变在垂体或下丘脑。甲减的临床表现根据起病的时期、甲减的严重程度及个人对甲状腺激素缺乏的反应而不同。

1. 新生儿甲减　新生儿甲减又称呆小症或克汀病，各种原因引起的新生儿甲减，患儿有黏液性水肿，伴有骨骼和神经系统发育障碍，身体矮小、智力低下，表情迟钝以及聋哑等。

2. 儿童甲减症　儿童甲减的主要表现是生长迟缓及智力减退，2 岁以后发病者没有永久性神经系统损害。

3. 成年型甲减　主要表现为甲状腺激素对营养物质和能量代谢调节功能下降，维持神经及心血管系统正常功能作用减弱。如疲劳乏力、畏寒、语言与行动迟缓、健忘、嗜睡、心率缓慢、舒张压高，皮肤黏液水肿，严重时导致心肌、脑、肝、肾、骨骼肌等组织和器官发生间质性水肿，出现相应症状。

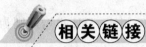

相关链接

　　呆小症又称克汀病,发生于甲状腺肿流行的地区,胚胎期缺乏碘引起的呆小症,称地方性呆小症。孕妇在妊娠期的最后 3～4 个月,需每日加服碘化钾 20～30mg,并多吃含碘丰富的食物,如紫菜、海带、海蜇等。母亲缺碘,供给胎儿的碘不足,势必使胎儿期甲状腺素合成不足,严重影响胎儿中枢神经系统,尤其是大脑的发育,将造成神经系统不可逆的损害。

三、甲状腺功能紊乱的生物化学检验

（一）血清 T_4 和 T_3

血清甲状腺激素测定包括总 T_3(total T_3,TT_3)、总 T_4(total T_4,TT_4)、游离 T_3(free T_3,FT_3)和游离 T_4(free T_4,FT_4)。

1. 血清 TT_4、TT_3 测定

【临床意义】 血清 TT_4、TT_3 的增加见于甲亢和 TBG 增加;TT_4、TT_3 的降低见于甲减、TBG 减少、甲状腺炎、药物影响(如服用糖皮质激素等)。TT_4、TT_3 的测定结果受到血清 TBG 含量的影响。

【测定方法】 因为 T_4、T_3 均有一定抗原性,和白蛋白结合后较易制备相应抗体,现在血清 TT_4、TT_3 均采用免疫法测定。根据标记物不同有多种商品试剂盒供选择。这类抗体可识别游离的以及和血浆白蛋白结合的 T_4、T_3,但不能和与 TBG、前白蛋白结合的 T_4、T_3 发生抗原-抗体反应,所以需先加入 8-苯胺-1-萘磺酸(ANS)和巴比妥酸缓冲液,分别使和血浆 TBG 及前白蛋白结合的 T_4、T_3 尽可能解离下,从而检测到真正 TT_4、TT_3 浓度。能否保证这种解离完全,是影响血清 TT_4、TT_3 检测准确性、重复性的重要原因。

2. 血清 FT_3 和 FT_4

【临床意义】 总的来说,FT_3 和 FT_4 的临床意义与 TT_4 和 TT_3 相同,但因其不受血清 TBG 含量的影响,因而具有更重要的临床价值。怀孕等生理或病理情况下,血中 TBG 明显增加,因此,FT_3 和 FT_4 的测定较 TT_4、TT_3 更为准确。

【测定方法】 FT_3 和 FT_4 测定的参考方法为平衡透析法。但该法显然不适合临床常规检测用。现临床均用免疫法直接测定血清 FT_3、FT_4。与 TT_4、TT_3 测定不同之处在于:使用的抗体仅能与 FT_3 或 FT_4 发生免疫结合反应;测定中不需将与血浆蛋白结合的 T_3、T_4 解离下。

（二）血清促甲状腺激素测定

TSH 为腺垂体合成和分泌的糖蛋白,可促进甲状腺体增大及 T_4、T_3 合成分泌增加。作为下丘脑-垂体-甲状腺调节系统的主要调节激素,血中甲状腺激素水平的变化,可负反馈地导致血

清 TSH 水平出现指数级的显著改变。因此,在反映甲状腺功能紊乱上,血清 TSH 是比甲状腺激素更敏感的指标。TSH 不和血浆蛋白结合,其干扰因素也比甲状腺激素少,检测结果更可靠。单独测定 TSH 或配合甲状腺激素测定,对甲状腺功能紊乱诊断及病变部位判断很有价值。

【临床意义】　TSH 的测定主要用于甲亢或甲减的鉴别诊断。

1. T_3、T_4 增高而 TSH 降低为原发性甲亢,主要病变在甲状腺;T_3、T_4 增高,TSH 也增高则为继发性甲亢,主要病变在垂体或下丘脑。

2. T_3、T_4 降低而 TSH 增高为原发性甲低,主要病变在甲状腺;T_3、T_4 降低,TSH 也降低则为继发性甲低,主要病变在垂体或下丘脑。

3. 脐带血或足跟血 TSH 为新生儿先天性甲减筛查的首选指标。

4. 一些非甲状腺功能紊乱情况可影响 TSH 分泌。如原发性肾上腺皮质功能亢进及使用大剂量糖皮质激素时 TSH 释放减少,反之则增高。这是由于 TSH 和 ACTH 在反馈调节上存在交叉所致。

TSH 分泌存在昼夜节律,血液峰值出现在清晨 2~4h,谷值见于下午 5~6h,一般在清晨起床前采血。及早发现甲减并及时治疗,对避免呆小病发生意义重大,故对新生儿进行甲状腺功能筛查已较普及。此外,新生儿出生后 1~3d,机体处于应激状态,血中 TSH 水平急剧增加,约 4~7d 趋于稳定,故先天性甲减的筛查应在分娩时取脐血或出生 7d 后采血。

【测定方法】　TSH 测定均用免疫化学法,根据标记物不同有放免、酶免、荧光免疫、化学发光、电化学发光等多种试剂盒可供选用。

【参考区间】　见表 12-3。

表 12-3　不同年龄血清 TT_4、TT_3、FT_3、FT_4、TSH 正常参考区间

	脐血	新生儿	婴儿	1~13 岁	成人
TT_4(nmol/L)	101~169	130~273	15~30	95~195	83~173
TT_3(nmol/L)	0.5~1.1	1.4~2.6	1.4~2.7	1.5~3.0	1.4~3.7
FT_4(pmol/L)	13~23	21~49	14~23	12~22	10~23
FT_3(pmol/L)	1.6~3.2	5.2~14.3	4.3~10.6	5.1~10.1	5.4~8.8
TSH(mIU/L)	2.3~13.2	3.5~20	1.7~9.1	0.7~7.5	0.4~5.0

注:换算为 μg/dl 的惯用单位换算因子 TT_4 为 0.77、TT_3 为 0.65

(三)血清甲状腺素结合球蛋白

血清中的 T_4 和 T_3 99% 以上与血浆蛋白结合,以 TBG 为主。TBG 的含量可影响 T_4 和 T_3 的血清浓度。

【临床意义】　血清 TBG 增高可见于妊娠、应用雌激素或避孕药、急性肝炎、6 周内新生儿等。血清 TBG 浓度降低可见于应用雄激素、糖皮质激素、水杨酸、苯妥英钠等药物治疗,以及重症营养不良、严重感染等。

为排除 TBG 浓度改变对 TT_4、TT_3 水平的影响,可用 TT_4(μg/L)/TBG(mg/L)的比值进行判断。若比值在 3.1~4.5,提示甲状腺功能正常;比值在 0.2~2.0,应考虑存在甲减;而比值在 7.6~14.8,则应考虑为甲亢。

【测定方法】　可用 RIA 法或 ELISA 法测定 TBG 的浓度。

【参考区间】 用 RIA 测定,正常人血清中 TBG 水平为 220～510mmol/L(12～28mg/L)。

（四）甲状腺功能动态试验

1. TRH 兴奋试验

【临床意义】 主要用于鉴别垂体性甲状腺疾病和下丘脑性甲状腺疾病。注射 TRH 后 0.5h,男性血清 TSH 较基础水平(注射前)升高 3～9mIU/L,女性升高 4～12mIU/L。注射 TRH 后血清 TSH 升高值<2mIU/L 为阴性反应,提示垂体无足够合成和储存 TSH 的功能;若升高值>25mIU/L 为强阳性反应,表明垂体合成和储存 TSH 的能力旺盛。若阳性反应在 1h 或 1.5h 以后出现,则称为延迟反应,表明垂体本身无病变,但因长期缺乏足够 TRH 刺激,TSH 储存减少。①垂体性病变时,基础值低,对 TRH 无反应;而下丘脑病变时,基础值也低,但对 TRH 有反应。②在甲状腺癌时,无论基础 TSH 值是增高或降低,对 TRH 兴奋试验均无反应。对甲状腺癌的诊断敏感性为 85%,特异性为 89.5%。

【测定方法】 TRH 可迅速刺激腺垂体合成释放 TSH,因此分别测定静脉注射 200～400μg (儿童按 4～7μg/kg 体重)TRH 前及注射后 15 分钟、30 分钟、60 分钟和 120 分钟的 TSH 值,可了解垂体 TSH 合成及贮存能力。

【评价】 TRH 兴奋试验较其他动态功能试验省时、安全、影响因素少,又可同时完成 TSH 基础水平测定,在病变部位的诊断上有较大意义。

2. 甲状腺激素抑制试验

【临床意义】 正常人、伴[131]I 摄取率高的缺碘者和单纯性甲状腺肿者,甲状腺[131]I 摄取率将抑制率达 50% 以上;甲亢者因长期处于高甲状腺激素水平作用下,对外源性甲状腺激素的反应弱,[131]I 摄取率变化不大,抑制率<50%。应该注意,老年人及心肌供血不全患者不能做此试验。

【测定方法】 根据甲状腺激素对下丘脑-垂体-甲状腺轴有敏感的负反馈调节作用,给受试者连续口服 T_4 或 T_3 一周前后(20μg/次,3 次/日),分别测定[131]I 摄取率。

（五）自身抗体检测

甲状腺特异性抗体来自甲状腺内的淋巴细胞,是针对甲状腺激素(T_3 或 T_4)、甲状腺球蛋白(Tg)、甲状腺微粒体、甲状腺过氧化物酶和促甲状腺激素受体等抗原产生的抗体。这些抗体多存在于自身免疫性甲状腺疾病患者体内,是机体免疫功能紊乱的标记。

1. TSH 受体抗体 TSH 受体抗体(thyrotropin-receptor antibodies,TRAb)为一组抗甲状腺细胞膜上 TSH 受体的自身抗体,包括可产生 TSH 样作用的长效甲状腺刺激素(long-acting thyroid stimulator,LATS)、甲状腺刺激免疫球蛋白(thyroid-stimulating immunoglobulin,TSI),亦包括拮抗 TSH 作用或破坏 TSH 受体的 TRAb。其中 TSI 既可保护 LATS 免遭血清中相应抗体中和,亦可与 TSH 受体结合发挥持久 TSH 样作用,在 95% 的 Graves 患者中可检出,有助于 Graves 病诊断及预后评估。

2. 抗甲状腺微粒体抗体、抗甲状腺过氧化酶抗体、抗甲状腺球蛋白抗体 抗甲状腺微粒体抗体(thyroid microsomal antibody,TmAb)是甲状腺细胞浆中微粒体的自身抗体,抗甲状腺过氧化酶抗体(thyroid peroxidase antibody,TPOAb)是甲状腺激素合成必需的过氧化酶的自身抗体,而抗甲状腺球蛋白抗体(thyroglobulin antibody,TGAb)则是甲状腺滤泡胶质中甲状腺球蛋白的自身抗体。这些抗体在自身免疫性甲状腺疾病的实验诊断中具有重要意义。检测方法多用 RIA,目前 IRMA 和 ELISA 法也被广泛采用,这些方法都具有操作简便、可靠、灵敏度高且不受膳食影响的优点。

这些抗体在桥本甲状腺炎、Graves 病和特发性黏液水肿患者中多明显升高,尤以桥本甲状腺炎明显。因此,Tg-Ab、Tm-Ab 和 TPO-Ab 的检测对自身免疫性与非自身免疫性甲状腺疾病的诊断与鉴别诊断具有重要意义。

正常人血清也存在 Tg-Ab、Tm-Ab 和 TPO-Ab,且阳性率随年龄增长而升高,尤以女性明显。另外,恶性贫血、艾迪生病、重症肌无力、糖尿病及染色体异常的患者也可有高效价的抗甲状腺抗体。

3. 甲状腺激素抗体 甲状腺激素抗体(thyroid hormone autoantibody,THAb)可结合循环中的 T_3、T_4,干扰其发挥作用。血液中存在 THAb 者,临床往往表现为甲减,但血清 TSH 及甲状腺激素水平(特别是 TT_3、TT_4)却升高。

现已公认,自身免疫反应在甲状腺功能紊乱病理机制中起了重要作用。近年发现自身免疫性甲状腺病有遗传倾向,其遗传易感性与人类白细胞抗原(HLA)基因型 HLA-DR3 或 HLA-DR5 高度相关。故有人主张检测 HLA 有关基因型,协助确定易感人群。

第四节 肾上腺功能紊乱的生物化学检验

肾上腺是由周边部的皮质和中心部的髓质两个独立的内分泌器官组成。下面分别讨论肾上腺皮质和髓质的内分泌功能紊乱的生物化学检验。

一、肾上腺皮质激素及分泌调节

(一)肾上腺皮质激素及类固醇激素的生物合成

肾上腺皮质可分泌以下三类激素:①球状带分泌的盐皮质激素(mineralocorticoid),主要是醛固酮(aldosterone)和脱氧皮质醇(deoxycorticosterone);②束状带分泌的糖皮质激素(glucocorticoids,GC),主要是皮质醇(cortisol)及少量的皮质酮(corticosterone);③网状带分泌的性激素,如脱氢异雄酮(dehydroepiandrosterone)、雄烯二酮(androstenedione)及少量雌激素。从化学结构看,这三类激素及性腺合成的其他性激素均是胆固醇(类固醇)的衍生物,故统称类固醇激素(steroid hormone),而上述三类肾上腺皮质激素又合称皮质类固醇(corticosteroid)。

(二)糖皮质激素的运输及代谢

血液中的糖皮质激素(GC)主要为皮质醇及少量皮质酮。它们约 75% ~ 80% 与血浆中的皮质醇转运蛋白(transcortin),即皮质类固醇结合球蛋白(corticosteroid-binding globulin,CBG)可逆结合,15% 与血浆白蛋白结合,5% ~ 10% 的皮质醇是游离的。结合型与游离型皮质醇可以相互转化,维持动态平衡。只有游离糖皮质激素才能进入靶细胞发挥作用及反馈调节自身分泌。CBG 为肝细胞合成的一种 α_1-球蛋白,对 GC 亲和力高,但每分子 CBG 仅有一个结合位点,并且血浆浓度低,故其结合容量有限。白蛋白虽然与 GC 亲和力低,但有多个结合位点,血浆浓度又高,因此结合容量大。血中 GC 大量增加时,与 CBG 结合易达饱和,将出现与白蛋白结合比率及游离部分比率不成比例升高。

(三)糖皮质激素的生化功能

游离糖皮质激素与靶细胞胞内受体结合后,以二聚体的形式穿过核孔进入核内。激素-受体复合物与 DNA 特异基因的激素反应元件结合,调节多种酶及细胞因子的表达,产生广泛的生化作用。

1. 调节糖、蛋白质、脂肪代谢 ①糖代谢:GC 促进糖原异生,增加肝糖原和肌糖原含量,具有抗胰岛素作用,抑制除脑和心肌外的其他组织对葡萄糖的利用,从而升高血糖;②蛋白质代谢:GC 抑制蛋白质合成,促进除肝脏外的多种器官组织蛋白质分解,从而升高血氨基酸及尿素;③脂肪代谢:GC 可诱导四肢皮下组织脂肪酶表达,促进这些部位的脂肪分解,血脂肪酸升高,并使脂肪向心性重新分布。

2. 水、电解质代谢 GC 有较弱的贮钠排钾和血管升压素及促进尿钙排泄的作用。

3. 与其他激素的协同或拮抗作用 肾上腺素、胰高血糖素的作用,需同时存在一定浓度的 GC 时才能正常发挥,这种协同作用又称 GC 的"允许作用"(permissive action)。而 GC 也有拮抗胰岛素、生长激素的作用。

4. 参与应激反应 GC 为体内主要的应激激素之一,任何应激状态都可使 GC 大量释放。

(四)糖皮质激素的分泌调节

肾上腺皮质合成分泌 GC,主要受下丘脑-垂体-肾上腺皮质调节轴控制。循环血中游离 GC,主要是皮质醇水平的变化,负反馈地分别影响下丘脑促肾上腺皮质激素释放激素(corticotropin releasing hormone,CRH)和垂体促肾上腺皮质激素(adrenocorticotropic hormone,ACTH)的释放。CRH 为下丘脑合成释放的含 41 个氨基酸残基多肽,可选择性地促进腺垂体合成和分泌 ACTH。

ACTH 为腺垂体合成释放的一种 39 肽激素,MW3100。ACTH 作用于肾上腺皮质束状带和网状带细胞膜上的受体,通过 G 蛋白系统激活腺苷酸环化酶-cAMP-蛋白激酶信号转导途径,促进细胞增殖,合成和分泌 GC 及性激素增多。在 GC 分泌的调节机制中,最主要是血游离皮质醇水平对下丘脑 CRH 分泌的负反馈调节。但 GC、甲状腺激素、生长激素等在负反馈调节上,存在一定交叉。此外,前已述及 GC 为一主要应激激素,任何应激状态都可通过下丘脑-垂体-肾上腺皮质轴,促进 GC 大量分泌。生理情况下,ACTH 和 GC 分泌存在明显的昼夜节律(circadian rhythm)。峰值见于晨 6:00～8:00,低谷在午夜 10:00～12:00。

GC 主要在肝细胞中灭活与降解,主要生成多种氢化代谢物,通过另一途径可生成无活性的皮质素(cortisone),在调节皮质醇血浓度上有重要作用。上述代谢物及少量 GC 与葡萄糖醛酸或硫酸根结合后,主要从尿中排泄,少量随胆汁从粪中排出。皮质醇血浆半衰期约 70～90 分钟。

(五)肾上腺皮质功能紊乱

1. 肾上腺皮质功能亢进症 肾上腺皮质功能亢进症(hyperadrenocorticism)又称库欣综合征(Cushing's syndrome),是各种原因致慢性 GC 分泌异常增多产生的综合征统称。按病因分为:①肾上腺皮质增生,由于下丘脑与垂体功能紊乱,CRH 和 ACTH 分泌过多引起双侧肾上腺皮质增生,分泌过多的皮质醇所致,又称库欣病,约占 75% 以上。其病因定位诊断主要依赖临床生化检测。②原发性肾上腺皮质肿瘤,自主性地大量分泌 GC,约占 20%～25%。多见于皮质腺瘤,其次为肾上腺癌。③异源性 ACTH 或 CRH 综合征,由垂体、下丘脑以外的癌瘤细胞分泌释放异源性 ACTH 或 CRH 而致。前者以肺燕麦细胞癌最多见,其次为胸腺癌、胰岛细胞癌等;后者可见于肺癌及类癌。异源性 ACTH 和 CRH 同样表现自主性分泌的特点。

肾上腺皮质功能亢进者,临床上有向心性肥胖,高血压,骨质疏松,皮肤及肌肉因蛋白质大量分解而萎缩,并因此致皮下微血管显露呈对称性紫纹等。因同时伴有肾上腺皮质性激素(主要是雄激素)分泌增多,女性可见多毛、痤疮、月经失调,甚至男性化。

2. 慢性肾上腺皮质功能减退症 慢性肾上腺皮质功能减退症(chronic adrenocortical insufficiency)是指各种原因致肾上腺皮质分泌 GC 持续不足产生的综合征,较少见。包括原发性及继发性两种。原发性者又称艾迪生病(Addison's disease),多因肾上腺结核、自身免疫性肾上腺皮质萎缩、纤维化、转移性肾上腺癌肿、手术切除等破坏肾上腺皮质,造成糖皮质激素和(或)盐皮质激素分泌不足所致。继发性者则是因肿瘤压迫或浸润、缺血、手术切除、放疗等破坏下丘脑、腺垂体,导致 CRH、ACTH 释放不足,影响肾上腺皮质 GC 的分泌。此时常为多种内分泌腺功能减退,极少仅表现为肾上腺皮质功能减退。

3. 先天性肾上腺皮质增生症 先天性肾上腺皮质增生症(congenital adrenal cortical hyperplasia,CAH)为常染色体隐性遗传病。系由于肾上腺皮质激素合成中某些酶先天性缺陷,肾上腺皮质激素合成受阻,分泌不足,反馈性促进 CRH 及 ACTH 释放,后者刺激肾上腺皮质弥漫性增生。比较常见的临床类型为 21-羟化酶缺乏,多伴有肾上腺皮质激素分泌亢进,故 CAH 又称为肾上腺性变态综合征。由于任何酶缺陷都将使其所催化的底物堆积并大量释放入血液,被代谢后从尿中排出,因此血和尿中的此类物质可作为该酶缺陷的生化标志物,见表 12-4。

表 12-4 先天性肾上腺皮质增生症

酶缺陷种类	主要临床表现	血生物化学标志物	尿生物化学标志物
胆固醇裂解酶	肾上腺皮质功能衰竭,早夭	无皮质激素	无皮质激素及代谢物
21-羟化酶	轻型:女性假两性畸形,男性假性早熟	17-羟孕酮	17-羟孕酮硫酸酯或葡萄糖醛酸酯,孕三醇
	重型:同上并出现艾迪生病		
3-β-羟类固醇脱氢酶	男女均呈假两性畸形	脱氢异雄酮、雄烯二酮	16-羟脱氢异雄酮、孕烯三醇、17-酮类固醇
17-α 羟化酶	高血钠、低血钾、低血糖、高血压、性幼稚症	孕酮、11-脱氧皮质酮、皮质酮	同血生物化学标志物及孕二醇
11-β 羟化酶	高血压、女性假两性畸形、男性假性早熟	11-脱氧皮质醇、11-脱氧皮质酮	四氢脱氧皮质醇、17-酮类固醇

二、肾上腺皮质功能紊乱的生物化学检验

(一)血、尿、唾液中糖皮质激素及其代谢物测定

1. 血清(浆)皮质醇测定

【测定方法】 正常人皮质醇的分泌存在昼夜节律,故标本采集时间十分重要。皮质醇测定一般取早上 8:00 和下午 4:00 两次血样进行分析。亦有测定早 8:00 和夜间 0:00 的血标本。由于皮质醇是重要的应激激素之一,因此采集血样时应避免应激因素的刺激。皮质醇增多症时此节律消失为诊断依据之一。皮质醇测定方法很多,现在临床实验室几乎均用放射免疫分析技术检测皮质醇。

【评价】 该方法具有采血量少,操作简便,检验周期短,测定结果重复性好等优点。虽有多种标记物不同的试剂盒供选择,但都使用以保留其抗原性的皮质醇衍生物-蛋白复合物免疫动物制备的抗体,故检测的是血清(浆)中包括与蛋白结合和游离两部分的总皮质醇浓度。

2. 尿、唾液游离皮质醇测定　只有游离皮质醇才能扩散入唾液和经肾小球滤过,唾液和正常尿中几乎无可结合皮质醇的蛋白。因此,用上面介绍的免疫法测得的唾液和尿中皮质醇可视为游离皮质醇,其量与血浆游离皮质醇浓度相关。唾液游离皮质醇(saliva free cortisol,SFC)浓度可代表血浆游离皮质醇浓度;而测定24h尿游离皮质醇(24h urine free cortisol,24hUFC)排泄量,可间接反映全天血浆游离皮质醇浓度的状态,不用考虑昼夜节律波动。

【测定方法】　唾液收集后宜迅速冷冻,测定时解融离心,除去被冷冻沉淀的黏蛋白,降低唾液黏度以便准确取样测定。

【评价】　为排除24h尿收集不完全及肾小球滤过功能的影响,可同时检测尿肌酐,以UFC/g肌酐作为单位校正。

【参考区间】　成人SFC参考区间:晨8:00为4~28nmol/L(1.4~10.1μg/L),午夜为2~6nmol/L(0.7~2.2μg/L)。

成人24hUFC参考区间:55~248nmol/24h(20~90μg/24h)或33~99μg/g肌酐,儿童年龄越小越低。

【临床意义】　①血、尿中皮质醇浓度增高主要见于肾上腺皮质功能亢进、肾上腺肿瘤、应激、妊娠、口服避孕药、长期服用糖皮质激素药物等;②降低主要见于肾上腺皮质功能减退、垂体功能减退等。

3. 尿17-羟皮质类固醇、17-酮皮质类固醇测定　尿中17-羟皮质类固醇(17-hydroxycorticosteroids,17-OHCS)和尿17-酮类固醇(17-ketosteroids,17-KS)为类固醇激素的代谢产物,通常采用分光光度法测定。由于17-OHCS和17-KS大多以葡萄糖醛酸酯或硫酸酯的结合形式排出,因此尿液需加酸水解释放出游离的17-OHCS和17-KS再显色测定,由于受多种因素干扰,现已不主张用尿17-OHCS和17-KS来诊断肾上腺皮质功能紊乱。

（二）血浆 ACTH 测定

【测定方法】　血中ACTH几乎均用免疫法测定。采用针对ACTH肽链C端和N端的单克隆抗体,双抗夹心法有较高的灵敏度和特异性。

因ACTH分泌存在昼夜节律,最好分别收集清晨和午夜血样。由于ACTH极易大量吸附在玻璃器皿上,并且易被血液中的肽酶水解成无免疫活性的代谢物,因此推荐将血样采集于预加有抗凝剂的冷冻聚乙烯试管中,迅速低温离心分离血浆,尽快测定。若需储存批量测定,则应将血浆转入加有抗氧化剂和肽酶抑制剂的预冷的聚乙烯试管中冷冻储存。

【临床意义】　血浆ACTH升高或降低,昼夜节律消失,提示存在肾上腺皮质功能紊乱。但血浆ACTH测定一般不作筛查首选项目,多配合皮质醇测定用于诊断肾上腺皮质功能紊乱的种类及病变部位。ACTH及皮质醇均升高,提示为下丘脑、垂体病变(库欣病)或异源性ACTH综合征所致的肾上腺皮质功能亢进。若需鉴别二者,可通过静脉插管,同时采集岩下窦及外周静脉血,测定ACTH。岩下窦血ACTH为外周血的两倍以上,可诊断为库欣病;岩下窦血ACTH低于外周血,则可确定为异源性ACTH综合征。皮质醇升高而ACTH降低,应考虑为原发性肾上腺皮质功能亢进,但也可见于单纯性肥胖症,二者的鉴别可用下述地塞米松抑制试验。皮质醇降低而ACTH升高,见于原发性肾上腺皮质功能减退或某些CAH。二者均降低提示为下丘脑、垂体病变所致的继发性肾上腺皮质功能减退。

（三）动态功能试验

诊断肾上腺皮质功能紊乱的动态功能试验主要有ACTH兴奋试验和地塞米松抑制试验。

1. ACTH 兴奋试验

【测定方法】 ACTH 可迅速刺激肾上腺皮质合成释放皮质醇。分别检测静脉注射 ACTH 前后的血皮质醇水平,可了解下丘脑-垂体-肾上腺皮质调节轴功能状态。方法为早晨空腹先取静脉血测定基础皮质醇,然后在 2~3 分钟内静脉注射 25IUACTH,并于注射后 30 分钟和 60 分钟取血测定并观察皮质醇浓度的变化。正常反应的标准是基础皮质醇应>50ng/ml,注射后皮质醇浓度>180ng/ml 或较基础值增加 70ng/ml 以上。

【临床意义】 ①艾迪生病患者皮质醇基础值低,并因肾上腺皮质破坏,功能丧失,故对 ACTH 刺激无反应;②继发性肾上腺皮质功能减退者,肾上腺皮质因长期缺乏足够的 ACTH 刺激,皮质醇储备少,可发生一定程度的萎缩,但大剂量 ACTH 作用下可出现延迟反应(在 60 分钟出现正常人样升高);③肾上腺皮质功能亢进者,皮质醇基础值高。其中库欣病及异源性 ACTH 综合征,因长期在高浓度 ACTH 作用下,肾上腺皮质增生且皮质醇储备多,注射大剂量 ACTH 时,皮质醇显著升高;④肾上腺皮质腺瘤或腺癌者,因肿瘤组织呈自主性分泌,注射 ACTH 后血浆皮质醇多无明显改变。

2. 地塞米松抑制试验 地塞米松(dexamethasone,DMT)为人工合成强效 GC 类药,对下丘脑-垂体-肾上腺皮质调节轴可产生皮质醇样的负反馈调节作用,其影响部位主要是抑制腺垂体释放 ACTH,进而间接抑制肾上腺皮质激素的合成和释放,故可用于判定肾上腺皮质功能紊乱是否因下丘脑垂体功能异常所致。

【测定方法】 现在多采用48h 小剂量地塞米松抑制试验。即先连续 2d 分别收集 24h 尿,测定 17-OHCS 浓度,取两数之均值作为基础对照,第三日开始口服地塞米松 0.5mg/6h,连续 2d,并分别收集这两天的 24h 尿,分别测定尿 17-OHCS 含量。

【临床意义】 正常人包括伴皮质醇升高的肥胖症患者,用药后 UFC 或 17-OHCS 应降至用药前的 50% 以下;部分垂体腺瘤性肾上腺皮质功能亢进者,亦可出现抑制反应;异源性 ACTH 及肾上腺皮质腺癌所致者,因自主性分泌特点,无抑制反应。试验期间受试者处于应激状态,将干扰本试验。较长期服用苯妥英钠、苯巴比妥、利福平等肝药酶诱导剂,将加速 DMT 代谢灭活,产生假阴性。近期曾较长期使用糖皮质激素类药物,显然不宜进行本试验。

肾上腺皮质功能紊乱的特殊临床生物化学检查所见小结见表 12-5,供综合分析参考。

表 12-5 肾上腺皮质功能紊乱的临床生化检查

检测项目	皮质醇增多症				肾上腺皮质功能减退症	
	下丘脑垂体性	肾上腺皮质腺瘤	肾上腺皮质腺癌	异源性 ACTH	艾迪生病	继发性
尿 17-OHCS	中度升高	中度升高	明显升高	明显升高	减少	减少
尿 17-KS	升高	略升高	明显升高	明显升高	减少	减少
血皮质醇或 UFC	升高	升高	明显升高	明显升高	减少	减少
血浆 ACTH	升高	降低	降低	明显升高	升高	减少
ACTH 兴奋试验	强反应	无或弱反应	无反应	多无反应	无反应	延迟反应
DMT 抑制试验	无或有反应	无或弱反应	无反应	无或弱反应		

三、肾上腺髓质激素的生物化学检验

（一）肾上腺髓质激素

肾上腺髓质位于肾上腺的中央部,主要由上皮细胞和少量交感神经节细胞组成。该部位上皮细胞形态不一,胞质内有颗粒,若经铬盐处理后,显棕黄色,故称为嗜铬细胞。儿茶酚胺类激素均以酪氨酸为原料,经下列酶促反应分别合成释放多巴胺(dopamine,DA)、去甲肾上腺素(norepinephrine,NE)、肾上腺素(epinephrine,E)。三者在化学结构上均为儿茶酚胺类激素。

$$酪氨酸 \xrightarrow{羟化} 多巴 \xrightarrow{脱羧} DA \xrightarrow{\beta-羟化} NE \xrightarrow{N-甲基化} E$$

肾上腺髓质合成的 E 和 NE 贮存于嗜铬细胞囊泡中,其分泌受交感神经兴奋性控制。作为激素释放的 E 和 NE,亦具有交感神经兴奋样作用及促进能量代谢、升高血糖等作用。进入血液的 E 和 NE 均迅速被单胺氧化酶及儿茶酚胺氧位甲基转移酶代谢,终产物是 3-甲氧基-4-羟苦杏仁酸(香草扁桃酸,vanilmandelic acid,VMA)。多巴胺的主要终产物为 3-甲氧-4-羟基乙酸(高香草酸,HVA)。大部分 VMA 和 HVA 与葡萄糖醛酸或硫酸结合后,随尿排出体外。

（二）嗜铬细胞瘤及其生物化学诊断

嗜铬细胞瘤(pheochromocytoma)是好发于肾上腺髓质的嗜铬组织肿瘤,90%以上为良性肿瘤。嗜铬细胞瘤能自主分泌儿茶酚胺,因过量的 E 及 NE 释放入血,产生持续或阵发性高血压,并伴有血糖、血脂肪酸升高。本病的生物化学检查主要有以下两类。

1. 儿茶酚胺类激素及其代谢物测定　试验前准备:①试验前 48h 内禁食茶、水果、咖啡、茄子等;②采血前 3～7d 应停用各种降压药;③应激状态,甚至体位改变,均可刺激肾上腺髓质释放 E 及 NE,故患者应在清晨平卧 0.5h 以上,安静状态下取血;④取血后应立即放入预冷过并加有抗氧化剂和肝素的抗凝管中,并迅速低温离心分离血浆。

（1）荧光法(乙二胺法和三羟吲哚法)检测血和尿 E 和 NE

【测定方法】　①乙二胺法:血浆常用可分别检测 E 和 NE 的乙烯二胺(EDA)法。该法需先以离子交换柱提取 E 和 NE,在稀酸中氧化后,1 分子 E 和 NE 可分别和 1 分子 EDA 和 2 分子 EDA 缩合,经脱水、脱氢生成荧光物质。在波长 420nm 光激发下,分别在 510nm(E)和 580nm(NE)检测荧光强度,定量分析 E 和 NE;②三羟吲哚法:尿液常用三羟基吲哚(THI)法检测 24h 尿游离儿茶酚胺总量。用酸性氧化铝分离、提纯血浆中肾上腺素和去甲肾上腺素,然后在 pH6.0 用铁氰化钾使它们氧化成具有荧光的三羟吲哚,以荧光法测定含量。

【评价】　荧光法检测 E 和 NE 灵敏度低,易受多种药物干扰,不是一种理想的方法。

（2）24h 尿 VMA 和 HVA 的检测:VMA 和 HVA 是儿茶酚胺代谢终产物中最重要的化合物,可用于估计内源形成的儿茶酚胺,可见于嗜铬细胞瘤和肾上腺髓质增生。

【测定方法】　VMA 测定有比色法和 HPLC 法。

【评价】　由于 HPLC 操作繁杂,临床常规测定多采用比色法,比色法受食物和某些药物的干扰,巧克力、咖啡、茶、香蕉、柠檬、多种拟肾上腺素药品,含多巴胺成分的药品都可导致假阳性,芬氟拉明可致假阴性。测定前应对上述食物和药物加以限制。

VMA 化学法测定操作步骤多,需严格操作程序。由于昼夜 VMA 的分泌率有波动,建议收集 24h 尿液混合送检。收集器应用一个大的具塞洁净玻璃瓶,加入 6mol/L 盐酸 10ml 作为防腐剂。整个留尿过程中,留尿器须置冰箱内。送检尿样须放 4℃ 冰箱或冰冻保存。

2. 动态功能试验

(1) 兴奋试验:常用胰高血糖素激发试验。

【测定方法】　即在疑为本病者非发作期,按上述要求取血并测量血压,静脉注射胰高血糖素 0.5 ~ 1mg,3 分钟后取血,分别测定给药前后血浆 E 和 NE 的浓度及血压的变化。

【临床意义】　由于胰高血糖素可迅速刺激肾上腺髓质释放 E 及 NE,急剧升高血压。用药后血浆 E 和 NE 为用药前的 3 倍以上,则可诊断为嗜铬细胞瘤。本法禁用于糖尿病和基础血压高于 170/100mmHg 者。

(2) 抑制试验:可乐定可抑制递质性儿茶酚胺释放,但不影响嗜铬细胞释放 E 及 NE。因此临床上对怀疑本病者可做可乐定(clonidine)抑制试验。

【测定方法】　清晨起床前,按前述方法分别采集口服 0.3mg 可乐定前和 3h 后的血样,测定血浆 NE 水平。

【临床意义】　非嗜铬细胞瘤性高血压者,血浆 NE 将降低 50% 以上;嗜铬细胞瘤性高血压者,NE 仅轻度减少。本法尤适用于有持续性高血压,其他检测结果又在边缘范围者。由于多种降压药及三环类抗抑郁药可干扰本试验,故做本试验前停用上述药至少 12h 以上。

持续性高血压患者,尿儿茶酚胺及代谢物明显增高,不必再做动态功能试验。

第五节　性激素紊乱的生物化学检验

性激素主要由性腺(睾丸与卵巢)产生,妊娠妇女胎盘可大量分泌,肾上腺皮质也合成少量。性激素除在性器官的发育、正常形态和功能的维持上发挥重要作用外,尚广泛参与体内的代谢调节。本节主要介绍性激素紊乱时临床生物化学及其诊断。

一、性激素的生理与生物化学

(一)性激素的生物合成、运输及代谢

性激素(sex hormone)除少量由肾上腺皮质网状带产生外,男性主要在睾丸生成,非妊娠期女性主要由卵巢产生,妊娠期则主要由胎盘合成分泌。除卵泡滤泡分泌的一种抑制素为非甾体激素外,目前已知的性激素都是类固醇激素,包括雄性激素(androgenic hormone)、雌激素(estrogen)和孕激素即孕酮(progesterone)三类,后二类合称雌性激素(female hormone)。雄性激素主要为睾酮(testosterone)及少量的脱氢表雄酮(dehydroepiandrosterone,DHEA)和雄烯二酮(androstenedione)。雌激素则主要为雌二醇(estradiol,E2)及少量雌三醇(estriol,E3)和雌酮(estrone)。

血浆中的性激素 90% 以上都和血浆蛋白可逆结合。雄性激素和雌激素主要与肝脏合成的一种性激素结合球蛋白(sex hormone binding globulin,SHBG)结合。性激素主要在肝脏代谢,除少量直接和葡萄糖醛酸或硫酸根结合成相应酯排泄外,大多需经过类固醇环上的化学转化,再与上述两种酸根成酯,从尿或胆汁(少量)排泄。

(二)性激素的生理功能与分泌调节

1. 雄激素的生理功能与调节　雄性激素主要是睾酮,其生理功能可概括为:①诱导胚胎期

及出生后男性内、外生殖器官的分化形成和发育,参与男性性功能及第二性征的出现和维持; ②促进白蛋白等蛋白质合成的同化作用,使机体呈正氮平衡,对男性青春期身材迅速长高起重要作用;③促进肾脏合成促红细胞生成素,刺激骨髓造血。

2. 雌性激素的生理功能与分泌调节 雌二醇等雌激素的生理功能主要有:①促进女性生殖器官的形成及发育,第二性征的出现及维持,并与孕激素协同形成月经周期;②对代谢的影响,包括促进肝脏合成多种血浆中的转运蛋白;增加胰岛细胞对葡萄糖的刺激反应;降低血浆胆固醇,促进 HDL-C 的合成;促进钙盐在骨沉积等。

二、性腺功能的生物化学检验

(一)血清(浆)性激素测定

【测定方法】 临床上血清性激素的检测指标主要有睾酮、雌二醇、孕酮、LH 及 FSH,大多采用 RIA 或化学发光免疫分析法测定。

1. 血清睾酮(T)的检测

【临床意义】 ①血清睾酮增加见于性早熟、低分化子宫内膜癌、睾丸良性间质细胞瘤、先天性肾上腺皮质增生、多囊性卵巢综合征、部分女性多毛症等;②血清睾酮降低见于原发性睾丸发育不全、垂体前叶功能减退、垂体性侏儒、甲状腺功能减退、皮质醇增多症、部分男性乳房发育等。

2. 血清雌二醇的检测

【临床意义】 ①血清雌二醇增高见于卵巢癌、妊娠、肝硬化、心肌梗死等;②血清雌二醇降低见于垂体卵巢性闭经、原发性或继发性卵巢功能减退、无排卵性月经以及皮质醇增多症等。

3. 血清 LH 及 FSH 的检测

【临床意义】 FSH 测定主要用于青春期延迟或由于垂体-性腺轴疾病导致的性早熟的诊断,睾丸衰竭的诊断等。对于垂体-性腺轴功能的评价,需与 LH 以及甾体激素同时测定才能判断。对生育年龄妇女则应进行在月经周期中不同时相进行连续测定,单次的测定结果没有临床价值。LH 检测的意义与 FSH 基本相同,但血或尿 LH 测定对预测排卵时间有特殊的意义。

4. 血清孕酮的检测

【临床意义】 ①血清孕酮增高见于妊娠、排卵、卵巢肿瘤等;②血清孕酮降低见于黄体功能不良、胎儿宫内发育迟缓、流产或胎死宫内等;③由于在妊娠期血清中孕酮水平的个体差异很大,而且胎盘又有很强的代偿能力,因而妊娠期血清孕酮水平不是判定胎盘功能的理想指标。

(二)性腺内分泌功能的动态试验

1. GnRH 兴奋试验 GnRH 为下丘脑释放的一种十肽调节激素,可迅速地刺激腺垂体合成并释放贮存的 LH 及 FSH。本试验主要检测腺垂体促性腺激素的贮备功能。

【测定方法】 方法为先取静脉血测定基础 LH 及 FSH,然后静脉注射 GnRH100μg,并于注射后 20 分钟和 60 分钟再分别取血测定血清 LH 和 FSH。

【临床意义】 正常人 GnRH 刺激后 20 分钟出现峰值。与基础值比较 LH 的变化为:正常男、女性青春期的峰值约 3 倍以上,正常成人男性峰值约为 8 ~ 10 倍,而女性成人卵泡中期峰浓度约为 6 倍,黄体中期约为 8 倍左右。男女成人峰值的 FSH 变化约为基础对照值的 2 倍以上。若有垂体病变所致性激素功能紊乱者，GnRH 兴奋试验反应缺乏或低下；下丘脑病变所致者，反应正常或峰值延迟至 60 分钟出现；单纯性青春期延迟者，虽然基础对照值低，但反应正常。

2. 绒毛膜促性腺素兴奋试验　人绒毛膜促性腺激素（human chorionic gonadotropin, hCG）为胎盘分泌的糖蛋白激素。其化学结构和生物学效应均类似 LH。本试验即利用其可促进睾丸间质细胞合成及释放睾酮的作用，了解睾丸间质细胞的睾酮类分泌功能。

【测定方法】　在第一天晨取血作对照后，每日肌内注射 hCG2000IU，连续 4 日，再于第 4、5 日晨 8h 采血，测定对照及 hCG 刺激后血清睾酮浓度。睾丸内分泌功能正常者，第 4、5 日血清睾酮浓度依次增高，可为基础值 3 倍以上。

【临床意义】　因睾丸本身病变或畸形所致的原发性睾丸功能减退者，无或仅有弱反应，而继发性者则大多有正常反应。但本试验禁用于前列腺癌或肥大者。

3. 氯米芬间接兴奋试验　氯米芬（clomifene）又称氯酚胺，为雌激素受体的部分激动剂，可和 E2 竞争性与下丘脑 GnRH 分泌细胞的雌激素受体结合，阻断 E2 对 GnRH 释放的负反馈调节，可用于了解调节性腺功能的下丘脑-腺垂体轴的功能状况。常与 GnRH 兴奋试验配合，用作性腺功能减退症的定位诊断。

【测定方法】　下丘脑-腺垂体功能正常者，男性第 7 日血清 LH 及 FSH 水平应比基础值分别升高 50% 和 20% 以上；女性服用氯米芬的第 3 日血清 LH 和 FSH 应比基础值分别升高 85% 和 50% 以上。

【临床意义】　性腺功能低下者，若对本试验及 GnRH 兴奋试验均无或仅有弱反应，提示病变在垂体；若本试验无或仅有弱反应，而 GnRH 兴奋试验正常或呈延迟反应，则表明病变在下丘脑。

三、性激素紊乱性疾病的生物化学检验

性腺功能异常性疾病种类多，包括先天性性分化异常及遗传性性基因异常所致的各类畸形，后天性性发育异常及性腺功能紊乱性疾病。本节主要讨论与临床生化诊断关系密切的性激素紊乱所致的有关疾病。

（一）性发育异常

指各种原因所致出生后性腺、性器官及第二性征发育异常的统称。包括性早熟、青春期延迟及性幼稚症。

1. 性早熟　性早熟（sexual precosity）即青春期提前出现。正常男女青春期约于 13 岁左右开始。一般认为，女性在 9 岁前出现包括第二性征在内的性发育，10 岁以前月经来潮，男性在 10 岁以前出现性发育，即为性早熟。各种原因通过下丘脑-腺垂体促进性发育提前的性早熟，称真性早熟，常见于睾丸、卵巢、肾上腺肿瘤导致性腺激素自主性大量分泌。若性早熟不是依赖于下丘脑、腺垂体释放的促性腺激素所致，则称假性早熟，医源性及食用性激素保健品或饮料所致的性早熟亦属于后者。

性早熟者，血中性激素水平远远超出同龄、同性别正常参考区间。若同时测定促性腺激素，检测到 LH 及 FSH 水平仍在正常范围或更低，则提示假性早熟。当性激素及促性腺激素水平均达到或超出青春期或成人水平，则应进一步做动态功能试验。如果 GnRH 兴奋试验或氯

米芬间接兴奋试验出现正常成人样阳性反应或更强,提示为真性早熟;若上述兴奋试验无反应或仅有弱反应,则应考虑为假性早熟。

2. 青春期延迟及性幼稚症 青春期延迟(delayed puberty)是指已进入青春期年龄仍无性发育者。一般规定男性到 18 岁,女性到 17 岁后才出现性发育者为青春期延迟。性幼稚症(infantilism)则是指由于下丘脑-垂体-性腺轴中任何环节病变所引起的男性 20 岁,女性 19 岁后,性器官及第二性征仍未发育或发育不全者,多为先天发育异常、遗传缺陷或后天病损所致的原发或继发的性腺功能低下。临床生化检查可对青春期延迟症作出鉴别诊断。

(二)青春期后性功能减退症及继发性闭经

青春期后性功能减退症(post-adolescent hypogonadism)指男性性成熟后,因各种原因致雄性激素分泌不足产生的综合征。继发性闭经(secondary amenorrhea)则指已有规则月经的生育期女性,非孕期或哺乳期出现月经连续停止 6 个月以上。

青春期后性功能减退症可因靶组织中不能产生雄激素受体激动效应(雄激素抵抗综合征)、睾丸、腺垂体及下丘脑病变而致,均表现为阳痿、第二性征减退甚至呈女性化等性功能低下。生物化学检验可帮助确定病因或病变部位。

除妊娠、哺乳等生理性因素外,继发性闭经应考虑为子宫内膜、卵巢、腺垂体或下丘脑病变所致。雌激素-孕激素试验仍不能诱发月经,则提示可能为子宫内膜萎缩等子宫内病变所致;若有月经形成,则病因为下丘脑-腺垂体-卵巢轴中某一环节发生病变或功能失调。

四、病 例 分 析

【病史】 女,11 岁,多汗,消瘦,眼球突出 1 月余。1 月前,患儿开始感觉怕热,多汗,伴有烦躁不安,脾气暴躁,食欲增加:每天由原来的 6 两增至 9 两或 1 斤。同时家长发现患儿双侧眼球外突,不红,不肿,无分泌物。患病以来,精神亢奋,睡眠减少、体重下降 2 公斤。无明显发热,大便呈糊状,每天 3~4 次,小便正常,无咳嗽、气喘、头痛、头晕及呕吐。既往体检,无特殊病史记载,患儿母亲有甲亢疾病史。

【体格检查】 T36.8℃,P110 次/分,R30 次/分,W26kg。精神可,意识清晰,自主体位,查体合作。皮肤黏膜未见瘀点、瘀斑、黄疸,浅表淋巴结不大。头颅无畸形,双眼球突出明显,睑裂增宽,眼向下看时眼睑不能跟随眼球立即下落,上眼睑外翻困难,闭眼时睑缘颤动,眼向上看时,眼额皮肤不能皱起,双瞳孔等大等圆,对光反射灵敏,辐辏反射弱。颈软,气管居中,甲状腺Ⅱ°肿大,无明显震颤和血管杂音。双肺呼吸音轻,心率 110 次/分,心音有力,心尖区可闻及Ⅱ级收缩期杂音。肝脾不大,神经系统未见异常。

【实验室检查】 血清 TT$_4$ 185μg/L,FT$_4$ 28pmol/L,TT$_3$ 2500μg/L,FT$_3$ 11.89pmol/L,uTSH 0.001mu/L。

问题是:诊断是什么? 与哪些疾病相鉴别?

【病例分析】 从病案的主诉,我们可知是以一个与内分泌有关的疾病。根据:

1. 家族遗传史。
2. 交感神经兴奋性增加,基础代谢率增加的表现。
3. 甲状腺肿大。
4. 眼部表现。

5. 实验室检查　血 TT_4,FT_4,TT_3,FT_3升高,TSH 降低。

【初步诊断】　考虑甲状腺功能亢进。

【建议】　测定[131]I 摄取率及甲状腺抗体检测与单纯性甲状腺肿和亚急性、慢性淋巴细胞性甲状腺炎相鉴别。

学习小结

下丘脑、腺垂体分泌多种调节内分泌功能的激素,当下丘脑-垂体-内分泌腺调节轴功能紊乱时,通过实验室诊断指标的检测可以对内分泌系统疾病进行诊断和鉴别诊断。

垂体病变引发生长激素、催乳素分泌紊乱。通过测定血、尿中 GH 水平及 GH 的激发试验、抑制试验可以确诊生长激素紊乱引发的垂体性侏儒症、巨人症及肢端肥大症;测定血清中催乳素的水平可以用来诊断催乳素瘤引发的溢乳-闭经综合征。

甲状腺功能紊乱(甲亢、甲减等)常用临床实验室检测指标为 T3、T4、rT3 和 TSH,同时检测甲状腺素及 TSH 的水平有助于原发性(病变部位在甲状腺)或继发性(病变部位在垂体或下丘脑)甲亢、甲减的鉴别诊断,对于继发性病变,通过 TRH 兴奋试验可以进一步确定病变部位在垂体还是下丘脑。

嗜铬细胞瘤的早期诊断指标为血、尿中儿茶酚胺及尿中其代谢产物的测定;肾上腺皮质功能紊乱(库欣病、艾迪生病等)诊断指标包括血、尿皮质醇及血中 ACTH 的浓度,地塞米松抑制试验可以帮助确定病变部位。

常见的性腺功能紊乱有性发育异常和性功能减退,检测指标包括相应的性激素如睾酮、雌二醇、孕酮等,还有垂体分泌的 FSH 和 LH。由于性发育的个体差异以及女性月经周期的变化,对性激素和促性腺激素异常者,通过动态功能试验,可协助判断性腺内分泌功能紊乱与确定病变部位。

复习题

1. 甲状腺激素分泌不足引起的呆小症和生长激素缺乏引起的侏儒症有什么区别?
2. 试述甲状腺功能紊乱常见的生物化学检验指标。
3. 简述 17 羟类固醇测定的临床意义。
4. 简述巨人症的发病机制及临床生物化学诊断。
5. 肾上腺皮质分泌的激素受什么因素的调节?

（王　佳）

第十三章

骨代谢的生物化学检验

学习目标 ▶

1. **掌握** 骨代谢标志物的种类及特性,钙、磷、镁代谢紊乱的机制,代谢性骨病的生物化学检验。
2. **熟悉** 骨重建的机制,调节钙、磷及骨代谢的主要激素及作用机制;代谢性骨病的病因及实验室检查。
3. **了解** 骨的组成,钙、磷、镁的生理功能及正常代谢,代谢性骨病的临床表现。

骨是一种特殊的胶原组织,与软骨一起组成骨骼系统。承担着机械支撑和保护脏器的重要作用,同时骨组织作为人体内钙、磷、镁等无机矿物质的储藏库和缓冲库,维持机体的离子平衡及酸碱平衡。在成骨与溶骨过程中,骨与细胞外液的钙、磷、镁不断地进行交换,完成骨的正常代谢。随着社会人口老龄化的不断增加,与骨代谢有关的各种疾病普遍增多,骨代谢异常已成为医学研究的重要领域之一。

第一节 概 述

骨组织由细胞和钙化的细胞外基质(extracellular matrix,ECM)组成,其特点是细胞成分少而基质成分多,细胞外基质中有大量骨盐沉积。骨组织细胞在骨形成和骨吸收中起主导作用,骨基质决定骨的形状和韧性,骨的硬度则由骨盐确定。

一、骨的组成及代谢

(一)骨的细胞成分

骨组织内的细胞成分主要有骨细胞、成骨细胞和破骨细胞。

1. 骨细胞(osteocyte) 是骨的主体细胞,是骨组织中数目最多、唯一位于骨组织内的一种细胞,是由成骨细胞在成骨过程中被周围骨基质包埋后逐渐转变而形成。成熟的骨细胞代谢活动十分活跃,在甲状旁腺激素作用下,骨细胞具有一定的溶骨作用;在降钙素作用下,它又进行成骨作用。骨细胞主要功能是用于支撑骨的结构,保持骨的完整性,在骨形成和骨吸收中过程中发挥着重要作用。

2. 成骨细胞(osteoblast)　是实现骨骼发育、生长的主要细胞,起源于多能的骨髓基质干细胞(mesenchymal stem cell,MSC),常单层排列分布于骨组织的表面。其结构特点是胞质内有丰富的粗面内质网和高尔基复合体,并含有大量的内含磷酸钙等成分的致密颗粒及内含碱性磷酸酶、钙结合蛋白、焦磷酸酶、ATP酶、磷脂及微小的钙盐结晶的基质小泡。在降钙素作用下,细胞功能活跃。成骨细胞的主要功能是合成和分泌骨基质的有机成分,形成骨基质内的胶原纤维和基质,即无钙盐沉积的类骨质。除了产生类骨质,成骨细胞还分泌多种细胞因子,调节骨组织的形成和吸收、促进骨组织的钙化。

3. 破骨细胞(osteoclast)　是吸收骨的细胞,是由多个单核细胞融合而成的一种多核的巨细胞,数量较少,散布于骨组织表面。破骨细胞的胞质内含较多溶酶体和大小不等的吞饮泡,细胞贴近骨基质的部分浆膜形成皱褶缘。破骨细胞功能活跃时,细胞从皱褶缘面释放溶酶体酶及乳酸、柠檬酸和H^+等,在这些酶和酸性物质的作用下溶解骨质;破骨细胞还可内吞分解骨基质的有机成分和钙盐晶体。破骨细胞的主要功能是分泌酸性物质溶解矿物质,合成蛋白水解酶消化有机质,促进骨吸收。在骨组织内,破骨细胞和成骨细胞相辅相成,共同参与骨的生长和改建。

(二)骨基质

1. 有机成分　骨有机成分由成骨细胞分泌形成,占骨干重的35%,由胶原蛋白、非胶原蛋白及脂质等构成。胶原蛋白(主要由Ⅰ型胶原蛋白构成)占有机成分的90%~95%,是骨基质纤维网状结构的基本成分,羟磷灰石在纤维网状结构中沉积。非胶原蛋白主要是指一些细胞黏附分子如骨连接蛋白,(osteonectin)、骨钙素(osteocalcin)和骨磷酸蛋白(osteopontin)和蛋白多糖(黏多糖)等,这些物质白不仅调节矿物质(骨盐)的沉积,也参与了成骨细胞和破骨细胞的代谢调控,对骨的生长、再生、发育等有重要作用。

2. 无机成分　又称骨盐,占骨干重量的65%。主要有钙、磷、钠、镁、铁、氟等,其中钙含量最多,其次为磷。骨骼中骨盐含量越多,骨量就高,骨密度也就越高;骨盐的存在形式主要是羟磷灰石结晶(hydroxyapatite crystal)和无定形的磷酸氢钙组成,后者可进一步钙化形成羟磷灰石。

羟磷灰石的结构成分为$Ca_{10}(PO_4)_6(OH)_2$,它们在骨中排列成一定点阵结构的晶体,其表面可吸附多种离子。具有相似电荷大小的离子可以取代晶体表面的Ca^{2+}、PO_4^{3-}、OH^-等离子成分,进而影响骨盐的沉积与代谢。

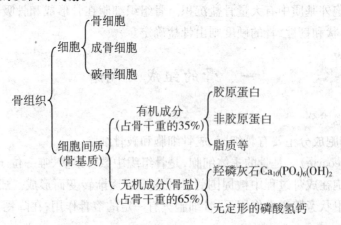

（三）骨的代谢

正常成熟骨的代谢主要以骨重建（bone remodeling）的形式进行。骨重建是骨的循环性代谢方式，在相关激素和局部细胞因子的作用下，骨组织不间断地重复旧骨清除（骨吸收），新骨的生成（骨形成）的骨重建过程，形成了体内骨代谢的稳定状态。

1. 骨吸收（bone resorption）　又称溶骨作用（osteolysis），是指骨的溶解和消失的过程，包括骨盐的溶解和基质的水解。骨吸收是由破骨细胞介导的，破骨细胞与骨表面接触并被激活，黏附在旧骨区域与骨基质之间形成微环境，破骨细胞通过糖分解代谢产生大量乳酸，丙酮酸、柠檬酸、碳酸等酸性物质扩散到溶骨区，使局部酸性增加而酸化微环境，促使羟磷灰石从骨基质中释出。同时，破骨细胞产生柠檬酸能与 Ca^{2+} 结合形成不解离的柠檬酸钙，降低局部 Ca^{2+} 的浓度，从而促进磷酸钙的溶解，羟磷灰石转变为可溶性钙盐，使钙磷等无机成分游离入血。骨盐的溶解暴露出有机质，随后被溶酶体释放出多种水解酶类降解，如胶原酶可水解胶原纤维，糖苷酶水解氨基多糖等。因骨的有机质主要为胶原，溶骨作用增强时，血及尿中羟脯氨酸和其他胶原降解产物增高，这些物质的量可作为骨吸收的标志物。

骨吸收增强是破骨细胞数量增加和活动增强的结果，雌激素、$1,25-(OH)_2D_3$、降钙素、甲状旁腺素、白细胞介素-6 及其他细胞因子均可对此过程起调节作用。

2. 骨形成（bone formation）　是指主要由成骨细胞介导的新骨发生和成熟过程。其过程包括骨的有机（基）质的形成和矿化（骨盐的沉积）。成骨过程中，成骨细胞先合成胶原和其他基质物质，形成"类骨质"（osteoid），胶原汇集成胶原纤维作为骨盐沉积的骨架，成骨细胞被类骨质包埋后转变为骨细胞；随后大量骨盐沉积胶原纤维的表面，先形成无定形骨盐（如磷酸氢钙），继而形成羟磷灰石结晶，完成类骨质的矿化过程，形成新骨。

成骨细胞在骨形成过程中要经历成骨细胞增殖、成骨细胞成熟与细胞外基质产生及细胞外基质矿化三个分化阶段。在成骨细胞分化的不同阶段都有不同的特异性基因表达，在分化早期主要是 ALP 基因表达，产生大量 ALP，因此 ALP 被认为是细胞外基质成熟的早期标志，可促使基质矿化。在成骨细胞分化晚期，细胞内的 ALP 活性下降，而与细胞外基质中羟磷灰石沉积相关的骨钙素等非胶原蛋白基因表达达到高峰，从而促进羟磷灰石结晶形成，而骨钙素则是一个晚期的标志物。

二、骨代谢标志物

破骨细胞不断吸收旧骨和成骨细胞不断形成新骨的过程称为骨转换（bone conversion/turnover）。一般情况下，骨吸收和骨形成保持动态平衡。但在某些情况下，如生长发育、代谢性骨病、制动或治疗干预时，骨转换平衡被打破，造成骨量和骨结构的改变。骨密度和骨 X 线检查可以直观地反映骨量和骨结构的改变，而骨转换的分子标志物则有助于反映骨吸收和骨形成的动态信息，能显示骨代谢的快速改变，其变化显著早于骨密度的改变。反映骨代谢的常用生化指标有骨形成标志物和骨吸收标志物两类。

（一）骨形成标志物

骨形成的标志物是成骨细胞分化发育不同阶段的直接或间接产物，反映了成骨细胞功能和骨的形成。反映骨形成的标志物主要有总碱性磷酸酶、骨性碱性磷酸酶、骨钙素和 I 型前胶原羧基/氨基端前肽等。

1. 碱性磷酸酶　血清总碱性磷酸酶(total alkaline phosphatase,TALP)广泛存在于人体各器官组织中,包括肝脏、骨骼、肾脏、胎盘、小肠等。ALP 有 6 种同工酶,健康成人,血清中 TALP 的 50% 来源于骨,而在儿童或青少年,由于骨骼的生长发育,骨特异性 ALP(B-ALP)可达到 90%。

骨性碱性磷酸酶(bone alkaline phosphatase,B-ALP)由成骨细胞合成和分泌,有促进骨矿化作用,机制是在成骨过程中水解骨组织微环境中的多种磷酸酯,为羟磷灰石沉积提供所需的磷酸,降低焦磷酸盐浓度,维持局部碱性环境,促进骨的矿化。血清中的 B-ALP 的半衰期为 1 ~ 2d,稳定而且不受昼夜变化的影响,在反映成骨细胞活性和骨形成上特异性较高,优于骨钙素。

2. 骨钙素(osteocalcin,OC)　又称骨谷氨酰基蛋白(bone glutamyl protein,BGP),是人骨中含量最多的一种非胶原蛋白质,其总量占骨组织中非胶原蛋白的 15% ~20%。骨钙素是由成骨细胞合成和分泌的一种活性多肽,受 1,25-(OH)$_2$-D$_3$ 调节。完整的骨钙素是由 49 个氨基酸残基组成,分子中具有 3 个依赖于维生素 K 的 γ 的谷氨酸残基,与羟磷灰石中的钙离子结合,对羟基磷灰石有较强的亲和力,约 50% 沉积于骨基质,其余 50% 进入血循环,迅速被肾脏清除,半衰期约 5 分钟。骨钙素的主要功能是抑制异常羟磷灰石结晶的形成,维持骨的正常矿化速度。血中骨钙素是反映骨代谢状态的一个特异和灵敏的生化指标,监测血中骨钙素的浓度,不仅可以直接反映成骨细胞活性和骨形成情况,而且对观察药物治疗前后的动态变化有一定的参考价值,还可了解成骨细胞的状态,是骨更新的敏感指标。但循环中的骨钙素水平受肾功能的影响,并存在明显的昼夜节律,早晨到中午下降,随后逐渐升高,午夜后达高峰,峰值与低值之间的差别大约为 10% ~30%,并受维生素 D、月经周期、酒精和季节等因素的影响。因此,需严格控制采样条件,才能对骨钙素水平做出可靠而真实的评价。

3. Ⅰ型前胶原前肽　Ⅰ型前胶原(procollagen Ⅰ)是由两条 α1 链和一条 α2 链构成的三螺旋结构,分子中含有 N-端(氨基端)和 C-端(羧基端)延伸肽段,由成骨细胞合成和分泌。分泌至细胞外的前胶原分子由特异肽切酶水解下两端的延伸肽段,形成成熟的Ⅰ型胶原。两端被切下的延伸肽称为Ⅰ型前胶原羧基端前肽(procollagen type Ⅰ carboxy-terminal propeptide,PⅠCP)和Ⅰ型前胶原氨基端前肽(procollagen type Ⅰ amino-terminal propeptide,PⅠNP)(图 13-1)。PⅠCP 和 PⅠNP 以等摩尔浓度释入血中,且其分别与所形成的胶原分子存在 1:1 的对应关系,故血清中 PⅠCP/PⅠNP 的水平在一定范围内是反映成骨细胞活动、骨形成以及Ⅰ型胶原合成速率的特异指标,PⅠNP 与骨形成标志物骨型碱性磷酸酶和骨钙素水平呈高度正相关。现多检测 PⅠCP。

PⅠCP 和 PⅠNP 是一种不均一的三聚体蛋白,MW 分别为 11.7 万和 7 万。它们分别通过肝上皮细胞甘露糖受体和清除剂受体结合而被清除,所以易受肝功能的影响,肝病患者两者血清水平可升高。血清中的 PⅠCP 半衰期短,只有 6 ~8 分钟,且存在昼夜节律,午后浓度最低,午夜达高峰。由于Ⅰ型前胶原分子也存在于骨外的结缔组织中,故其在评价骨形成的敏感性和特异性等方面低于 OC 和 B-ALP。

(二) 骨吸收标志物

骨吸收的生化指标主要有血抗酒石酸酸性磷酸酶、尿羟脯氨酸、尿羟赖氨酸糖苷、尿中胶原吡啶交联、Ⅰ型胶原交联羧基/氨基末端肽等。除抗酒石酸酸性磷酸酶外,大部分骨吸收标志物是骨胶原的降解产物,可从血或尿中检出。

1. 抗酒石酸酸性磷酸酶(tartrate-resistant acid phosphatase,TRAP)　是酸性磷酸酶的同工

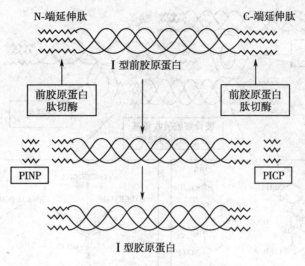

图 13-1 Ⅰ型胶原的分子结构

酶之一,具有抗酒石酸作用。酸性磷酸酶(acid phosphatase,ACP)主要存在于骨、前列腺、溶酶体、红细胞、血小板和脾脏中。血浆 TRAP 主要存在于破骨细胞,是成熟破骨细胞的主要标志,而成骨细胞和骨细胞中含量甚少。当骨吸收时,破骨细胞产生并分泌 TRAP,TRAP 随后进入破骨细胞与骨表面之间的间隙,与其他酶一起参与骨基质中钙磷矿化物的降解;部分 TRAP 进入血清,所以血浆中 TRAP 水平被认为是骨吸收的一项生化指标,主要反映破骨细胞活性和骨吸收状态。

2. Ⅰ型胶原交联降解产物　在骨的有机质中,90% 以上为Ⅰ型胶原。成骨细胞首先合成和分泌的是含有 N-端和 C-端延伸肽的Ⅰ型前胶原,前胶原在细胞外酶的作用下去掉 N-端和 C-端延伸肽而成为胶原,胶原在细胞外基质中自发地形成胶原纤维。胶原纤维的稳定性是通过一系列分子内部和分子之间形成交联而实现的。骨组织中最多的交联物是吡啶酚(pyridinoline,Pyr)和脱氧吡啶酚(deoxypyridinoline,D-Pyr)。3 个羟赖氨酸残基形成吡啶酚,两个羟赖氨酸残基加一个赖氨酸残基形成脱氧吡啶酚,它们将一个胶原分子的非螺旋末端与另一分子的螺旋区相连。当破骨细胞吸收骨基质时,胶原纤维降解,产生大小不等的游离 Pyr 和 D-Pyr,或与端肽结合的吡啶交联物:Ⅰ型胶原交联 C-端肽(cross-linked C-telopeptide of type Ⅰ collagen,CTX)和Ⅰ型胶原交联 N-端肽(cross-linked N-telopeptide of type Ⅰ collagen,NTX),其中游离型占 40%,结合型占 60%。它们被释放到血液循环并从尿中排泄,故可作为骨吸收的指标,见图 13-2。

(1) 吡啶酚(Pyr)和脱氧吡啶酚(D-Pyr):Pyr 和 D-Pyr 是胶原纤维的结构成分,由成熟的骨基质Ⅰ型胶原纤维降解产生,当骨吸收增加时,血液及尿中的含量会随之增加,故能够反映骨吸收的状况。尿中 Pyr 和 D-Pyr 的浓度不受饮食和体力活动的影响,是反映骨胶原降解和骨吸收最灵敏和特异的生化指标之一。Pyr 主要存在于软骨,也存在于其他结缔组织;D-Pyr 主要存在于骨和牙齿中,当赖氨酰氧化酶作用于成熟的胶原时,其中 D-Pyr 成为降解产物释放到血液循环中,不经肝脏进一步降解而直接排泄到尿中。对评价骨吸收,D-Pyr 的特异性和灵敏性优于 Pyr。尿中 D-Pyr 的含量通常以尿肌酐来校正,所以受肌酐水平影响。

(2) Ⅰ型胶原交联 C-端肽(CTX)和Ⅰ型胶原交联 N-端肽(NTX):CTX 和 NTX 是结合型

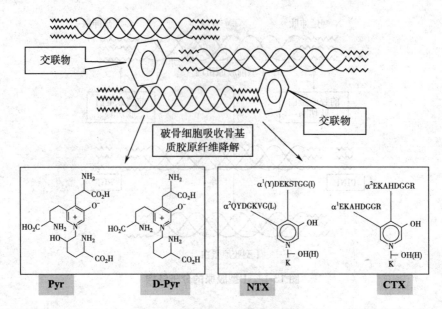

图13-2　Ⅰ型胶原交联降解产物

的吡啶交联。CTX是骨组织中的Ⅰ型胶原羧基末端通过吡啶酚类结构连接起来的肽链部分，Ⅰ型胶原降解时，CTX按Ⅰ型胶原降解的比例1∶1释放入血液中，血清CTX的变化与其他骨吸收生化指标如Pyr和D-Pyr呈正相关。因此，血清CTX水平是破骨细胞性胶原降解的灵敏指标。与Pyr和D-Pyr一样，NTX和CTX不受饮食等因素干扰，但CTX同时存在于肝、肾等组织的胶原纤维中，故其反映骨吸收的特异性低于NTX。

3. 羟赖氨酸葡萄糖苷（glucose hydroxylysine，GHyL）　也是Ⅰ型胶原分子的降解产物，有半乳糖羟赖氨酸（galactose hydroxylysine，Gal-Hyl）和葡萄糖基-半乳糖基-羟赖氨酸（glocose glactose hydroxylysine，Glc-Gal-Hyl）两种形式。Gal-Hyl和Glc-Gal-Hyl是胶原分子中羟赖氨酸翻译后糖基化产物，前者主要存在于骨胶原中，后者主要存在于皮肤胶原中。骨吸收时，胶原降解释放到血液循环中的Gal-Hyl和Glc-Gal-Hyl全部从尿中排泄，不再被肾小管重吸收或肝脏代谢，并且尿中GHyl浓度不受饮食中胶原的影响，已成为反映骨吸收的较好的标志物。

4. Ⅰ型胶原α_1链螺旋区肽620～630　$[\alpha_1(Ⅰ)P_{620~633}]$是一个最新的骨吸收指标，由破骨细胞骨吸收时降解Ⅰ型胶原产生，该肽段来源于Ⅰ型胶原的螺旋区，序列位置为^{620}Ala-Hyp-Gly-Asp-Arg-Gly-Glu-Hyp-Gly-Pro-Hyp-Pro-Ala^{633}，由14个氨基酸组成，是骨Ⅰ型胶原的特异性降解产物，反映破骨细胞活性。

5. 羟脯氨酸（hydroxyproline，HOP）　是胶原所特有的非必需氨基酸，占成熟胶原总氨基酸的13%～14%。破骨细胞骨吸收时，骨Ⅰ型胶原降解时释放出HOP及其寡肽，尿中HOP90%为肽结合形式，10%为游离型，是反映骨吸收的一个非特异性指标。正常情况下，胶原蛋白降解产生的羟脯氨酸大部分在肝中代谢，尿中HOP只有10%来自骨Ⅰ型胶原的降解，而且还有相当量新合成的胶原蛋白很快地又降解，故也受骨形成的影响。另外，受饮食影响也较大，从非骨胶原如皮肤和肌肉中降解而来HOP也一定比例，所以用尿羟脯氨酸反映骨吸收的特异性不佳。因此，HOP只有对骨吸收严重的疾病才是一个有效的指标。

第二节 钙和磷代谢的生物化学检验

钙、磷是骨的主要无机成分,也是其他组织的重要成分,具有广泛的生理功能,其代谢紊乱在临床上较为多见。

一、钙磷代谢及调控

钙(calcium,Ca)和磷(phosphorus,P)是人体含量最多的无机元素,钙约占体重的 1.5% ~ 2.2%,总量达 700 ~ 1400g,磷占体重的 0.8% ~ 1.2%,总量 400g ~ 800g,其中 99% 以上钙和 85% 以上的磷以羟磷灰石 $Ca_{10}(PO_4)_6(OH)_2$ 的形式构成骨盐,存在于骨、牙齿中,极少量的钙和磷以溶解状态分布于体液和软组织中,见表 13-1。

表 13-1　人体内钙磷的分布

部 位	钙		磷	
	含量(g)	占总钙的(%)	含量(g)	占总磷的(%)
骨及牙	1200	99.3	600	85.7
细胞内液	6	0.6	100	14.0
细胞外液	1	0.1	0.2	0.03

血液中的钙、磷含量虽少,但生理功能很重要,它既可反映骨质代谢的状况,又能反映肠道、肾对钙、磷的吸收和排泄状况。

(一)钙代谢

1. 钙的生理功能

(1)细胞内钙:分布于体液中的钙以游离形式或与蛋白质、磷脂等结合形式存在。细胞质内钙浓度为细胞外液的 1/1000,90% 以上的细胞内钙存在于线粒体、肌浆和内质网中。细胞质中低浓度钙的维持有赖于细胞膜钙泵、内质网膜、和线粒体膜上钙泵的双重作用。细胞内钙的主要生理功能有:①第二信使作用,参与细胞信号转导;②作用于细胞膜,影响膜的通透性;③增强心肌收缩;④某些酶的激活剂或抑制剂,如激活脂肪酶、蛋白激酶 C 和腺苷酸环化酶,抑制维生素 D_3-α-羟化酶的活性。

(2)细胞外钙:指存在于血浆等细胞外液的钙,其主要的生理功能是:①稳定神经细胞膜,降低神经肌肉的应激性;②作为凝血因子Ⅳ,参与凝血过程;③降低毛细血管的通透性,减少渗出。

2. 钙的吸收与排泄

(1)钙的吸收:食物中的钙需在消化道内转变成 Ca^{2+} 才能吸收,十二指肠和空肠是钙吸收的主要部位。影响吸收的因素有:①活性维生素 D_3 是促进钙吸收最重要的因素;②食物中钙的吸收随年龄的增加而下降,成人可吸收食物钙的 20%,婴儿和儿童达 40% ~ 50%,40 岁以后钙吸收率每 10 年减少 5% ~ 10%;③食物成分及胃肠道 pH 值影响钙盐在肠道的溶解状态,肠道的酸性环境使钙容易处于溶解状态,胃酸、氨基酸、乳酸等因为与钙形成可溶性钙盐,增加它的溶解度而促进钙的吸收。而植物成分中的植酸盐、纤维素、糖醛酸、藻酸钠和草酸因与钙形成不溶性钙盐而降低钙的吸收;④食物中钙与磷的比例,在食物中的钙往往与磷同时存在,当磷酸盐含量过高时可在肠道形成难溶的磷酸钙复合物,抑制了钙及磷的吸收,食物中的钙/磷比在 1.5/1 时对于钙与磷来说都有最佳的吸收率。

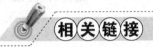

相关链接

钙的需要量

钙的需要量与年龄和生理状态有关。不同年龄对钙的需要量为:婴儿 360～540mg/d;儿童 800mg/d;青春期 1200mg/d;成人 800mg/d;孕妇或乳母 1500mg/d。钙缺乏仍是我国营养健康的隐患。2005 年第四次全国营养调查,我国人均膳食钙摄入量 390mg,远远低于中国营养学会推荐的每天 800mg。钙的摄入不足是导致老年性骨质疏松发生的主要危险因素。

(2) 钙的排泄:钙主要通过肠道和肾脏进行排泄。由消化道排出的钙除食物中未吸收的钙,还有部分肠道分泌的钙,占人体每日排钙总量的 80%。钙的分泌量可因高钙膳食而增加,严重腹泻时因排钙增多可导致缺钙。经肾排泄的钙占体内排钙总量的 20%,但尿中钙的排泄量受血液中钙浓度的直接影响,因钙在肾的重吸收取决于血钙的浓度。当血钙降至 1.9mmol/L(7.5mg/dl)时,钙的重吸收几乎达 100%,尿钙排泄量接近于零。

3. 血钙 血液中的钙几乎全部存在于血浆中,血浆中的钙称为血钙。成人血钙水平保持于 2.25～2.75mmol/L。血钙分为可扩散钙和不扩散钙两大类。不扩散钙是指蛋白质结合的钙,约占血浆总钙的 40%,其中 80% 与血浆白蛋白结合,20% 与球蛋白结合,它们不通过毛细血管壁。血浆(清)总钙的 60% 是可扩散钙,其中一部分(占血浆总钙的 15%)是复合钙,即与柠檬酸根、重碳酸根、乳酸根、磷酸根等形成不解离的钙。另一部分是发挥血钙生理作用的离子钙,占总钙的 45%。人体内钙的存在状态如下:

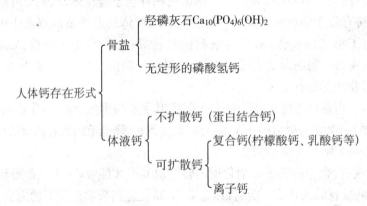

不扩散钙与离子钙之间可以互相转化,血浆蛋白与钙的结合受血浆 pH 值的影响。当 pH 值下降时,血浆蛋白带负电荷减少,与之结合的钙游离出来,使 Ca^{2+} 浓度升高;反之,使 Ca^{2+} 浓度降低。pH 值每改变 0.1 个单位,血浆游离钙浓度将改变 0.05mmol/L。因此,临床上在碱中

毒时,常伴有低血钙造成肌肉抽搐。另外,血浆蛋白浓度会影响总钙浓度,血浆蛋白质浓度下降,蛋白质结合钙减少,血浆总钙下降,但游离钙浓度是正常的,不出现低血钙的症状。

（二）磷代谢

1. 磷的生理功能

（1）细胞内磷酸盐:细胞内磷的含量比细胞外丰富,细胞内磷主要以磷酸盐的形式参与多种代谢活动。主要生理功能是:①构成核苷酸、核酸及核苷酸辅酶类（如 NAD^+、FAD、CoA 等）重要化合物的成分;②以有机磷酸化合物的形式（如磷酸葡萄糖、磷酸甘油、磷酸肌酸等）参与物质代谢和能量代谢;③以磷脂形式构成生物膜的结构,维持膜的功能。

（2）细胞外磷酸盐:在细胞外液中,磷酸盐以有机磷和无机磷两种形式存在,其中以磷酸氢盐和磷酸二氢盐形式存在的磷酸盐称为无机磷。血浆中的磷主要是无机磷,主要生理功能是:①以磷酸盐（HPO_4^{2-}/$H_2PO_4^-$）构成血液的缓冲系统,维持血浆 pH 的恒定,参与酸碱平衡的调节;②细胞外磷酸盐是细胞内及骨矿化所需磷酸盐的来源。

2. 磷的吸收与排泄

（1）磷的吸收:成人每日需磷约 1.0～1.5g。磷主要来自食物中的磷脂、磷蛋白和某些磷酸酯,在肠道内磷酸酶的作用下分解为无机磷酸盐而被吸收。磷的吸收部位主要在小肠上段,磷的吸收较钙容易,因此由于磷的吸收不良而引起缺磷现象少见。但长期口服氢氧化铝凝胶以及食物中有过多的钙、镁离子存在时,容易与磷酸结合,形成不溶性磷酸盐而影响磷的吸收。

（2）磷的排泄:约 60%～80% 的磷经肾脏排泄,另有 20%～40% 由肠道排出。每天经肾脏滤过的磷达 5g,约 85%～90% 的磷被肾小管重吸收。尿磷排出量与血磷浓度、肾小管重吸收有关。当血磷浓度升高,肾小管对磷的重吸收减少;若血磷浓度降低,则肾小管对磷的重吸收增加。肾小管的这种调节作用受甲状旁腺激素的控制,从而维持血磷浓度的相对恒定。

3. 血磷 是指血浆中无机磷酸盐所含的磷,80%～85% 以 HPO_4^{2-} 的形式存在,其余为 $H_2PO_4^-$,而 PO_4^{3-} 仅含微量。血浆磷的浓度不如血浆钙浓度稳定,与年龄有关,随年龄增长磷逐步下降,15 岁时达成人水平。正常成人血磷为 0.96～1.62mmol/L。儿童约为 1.45～2.10mmol/L。儿童时期血磷高是由于儿童处于成骨旺盛期,碱性磷酸酶活性较高所致。血浆中仅 20% 左右的磷酸盐与蛋白质相结合,故血浆蛋白水平对血磷影响不大。在进食、摄糖、注射胰岛素和肾上腺素等情况下,因细胞内利用增加,血磷可出现降低现象。

血浆中钙、磷浓度的关系很密切,也很恒定。骨中约有 1% 的骨盐与血中的钙经常进行交换维持平衡,骨盐在骨中沉积或释放,直接影响血钙、血磷水平,因此血钙浓度与骨代谢密切相关。正常人钙磷浓度（mg/dl）的乘积为 35～40,当两者乘积大于 40,将以骨盐形式过度沉积于骨组织中;若小于 35,则骨盐溶解增加,会产生佝偻病及软骨病。

血钙、血磷浓度的相对稳定除依赖钙、磷的吸收及排泄之外,还取决于骨盐的沉积与溶解,见图 13-3。

（三）钙磷代谢的调节

细胞内外钙、磷的平衡,特别是血钙、血磷水平的恒定,有赖于激素的调节。甲状旁腺激素、降钙素以及 1,25-(OH)$_2$-D$_3$ 是钙、磷代谢的主要调节激素,骨、肾和小肠这些激素的重要靶器官。

1. 甲状旁腺素（parathyroid hormone,PTH） 是由甲状旁腺主细胞合成并分泌的一种蛋白质激素,其合成与分泌受细胞外液 Ca^{2+} 浓度的负反馈调节,血钙浓度降低可促进 PTH 合成与分泌,相反则抑制 PTH 合成与分泌。PTH 在血循环中有 4 种存在形式:①完整的 PTH:由 84 个氨

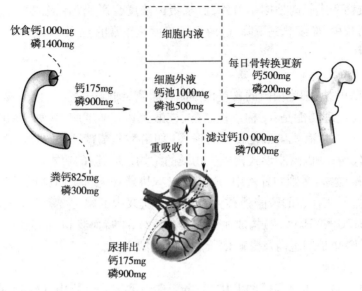

图 13-3　人体的钙、磷代谢

基酸组成;②氨基端 PTH(PTH-N):1~34 氨基酸片段,仅部分有生物活性;③羧基端 PTH(PTH-C):56~84 氨基酸片段;④中段 PTH(PTH-M):后两者占 PTH 的 75%~95%,半衰期长,但无生物活性。前两者半衰期短,不超过 10 分钟。血液中可检测的 PTH 主要是中段和 C 端片段。PTH 是维持血钙正常水平最重要的调节激素,主要靶器官是骨和肾小管,其次是小肠黏膜等。其中对肾脏的作用最快。

PTH 的调节作用主要表现在:①促使破骨细胞数量增加及破骨细胞浆内钙离子增加,刺激溶酶体释放水解酶,并且产生大量乳酸和柠檬酸等酸性物质,促进骨盐溶解,升高血钙;②促进肾远曲小管钙的重吸收增加,抑制近曲小管及远曲小管对磷的重吸收,进而降低血磷,升高血

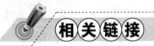

甲状旁腺激素相关蛋白(parathyroid hormone-related protein, PTHrP)

1987 年研究恶性肿瘤引起高钙血症机制的过程中发现一种多肽类物质,因其功能和其氨基末端结构与 PTH 十分相似,被称为甲状旁腺激素相关蛋白。业已证实,PTHrP 由肿瘤细胞分泌后,作为内分泌激素作用于靶组织(骨骼和肾脏),在肿瘤相关性高钙血症发病中起着相当重要的作用。人类 PTHrP 基因定位于 12 号染色体短臂上,其编码产物在细胞内经加工修饰产生三种异构体:139、141 和 173 个氨基酸残基肽类。以 139 氨基酸残基PTHrP 的溶骨作用及致高钙血症作用高于其他异构体。PTHrP 的 N 端前 13 个氨基酸中有8 个与 PTH 同源,故能通过 N 端与 PTH 受体结合,并发挥 PTH 样生物活性,导致高钙血症和低磷血症。

钙;③通过激活肾脏 1α-羟化酶,促进 $1,25$-$(OH)_2D_3$ 的合成,促进小肠对钙、磷的吸收,此效应出现较缓慢。PTH 对钙磷代谢调节的总的结果是增加细胞外液钙的含量,以维持细胞外液钙的浓度,它有升高血钙、降低血磷等作用。PTH 也可通过促进肠道镁吸收,抑制肾镁的排泄。

2. 降钙素(calcitonin,CT) 由甲状腺滤泡旁细胞(C 细胞)合成、分泌的一种单链多肽激素,由 32 个氨基酸残基组成。CT 初合成时,含 141 个氨基酸残基,称前降钙素原,主要由 N 端 84 个氨基酸残基、中段 32 肽的成熟 CT 和 C 端 21 肽的降钙蛋白 3 部分组成。当 CT 分泌时,伴随等分子的降钙蛋白分泌,降钙蛋白能增强 CT 降低血钙的作用。CT 的分泌受血钙水平的调节,与血钙浓度呈正相关。

CT 作用的靶器官主要为骨和肾,其作用与 PTH 相反,通过抑制破骨细胞的活性和数量,直接抑制破骨作用。同时也调节成骨细胞的活性,加速间质细胞转化为成骨细胞,促进骨盐沉积,降低血钙、血磷浓度。生理浓度的 CT 对肾的作用不大,药理剂量的 CT 可直接抑制肾小管对钙、磷离子的重吸收,从而使尿磷、尿钙排出增多,同时还可通过抑制肾 1α-羟化酶而减少 $1,25$-$(OH)_2D_3$ 的生成而间接抑制肠道对钙、磷的吸收率。CT 总的作用表现为降低血钙和血磷。

3. $1,25$-$(OH)_2$-D_3 是维生素 D 在体内的活性形式,是维生素 D_3 在肝、肾经羟化作用转变而成的,再经血液运输到小肠、骨及肾等靶器官发挥生理作用。$1,25$-$(OH)_2$-D_3 的合成受其本身的负反馈调节,PTH 及血钙、血磷降低时可促进 $1,25$-$(OH)_2$-D_3 的生成。$1,25$-$(OH)_2$-D_3 最主要的生理功能是促进小肠对钙、磷的吸收和转运的双重作用。其机制是 $1,25$-$(OH)_2$-D_3 与小肠黏膜细胞内的特异胞浆受体结合进入细胞核内,促进与钙转运有关蛋白质(钙结合蛋白和 Ca^{2+}-ATP 酶)的基因表达,从而促进 Ca^{2+} 的吸收转运。同时 $1,25$-$(OH)_2$-D_3 可影响小肠黏膜细胞膜磷脂的合成及不饱和脂肪酸的量,增加 Ca^{2+} 的通透性,利于肠腔内 Ca^{2+} 的吸收,促进 Ca^{2+} 吸收的同时伴随磷吸收的增强。$1,25$-$(OH)_2$-D_3 对骨组织兼亦有溶骨和成骨的双重作用。当血钙降低时,$1,25$-$(OH)_2$-D_3 刺激破骨细胞活性和加速破骨细胞生成,产生溶骨作用,又通过增加小肠对钙、磷的吸收,提高血钙、血磷浓度,在钙、磷供应充足时,$1,25$-$(OH)_2$-D_3 刺激成骨细胞分泌胶原,促进骨的生成。对肾的作用表现为促进肾小管对钙、磷的重吸收,但此作用较弱,只在骨骼生长和修复期,钙、磷供应不足情况下较明显。$1,25$-$(OH)_2$-D_3 总的调节效果是使血钙、血磷增高,调节骨盐溶解和沉积,促进骨的生长和更新。

在人体内上述三种激素相互协调,相互制约,从而维持钙磷代谢和骨代谢的平衡。$1,25$-$(OH)_2$-D_3、PTH、CT 对钙磷代谢的调节作用小结见表 13-2。

表 13-2 $1,25$-$(OH)_2$-D_3、PTH、CT 对钙磷代谢的调节作用

组织器官 激素	小肠		骨骼		肾脏		血	尿
	钙吸收	磷吸收	成骨	溶骨	Ca 重吸收	P 重吸收	CaP	CaP
$1,25$-$(OH)_2D_3$	↑↑	↑	↑	↑	↑	↓	↓ ↓	↓ ↓
PTH	↑		↓	↑↑	↑	↓	↑ ↓	↑ ↑
CT	↓		↑	↓	↓	↓	↓ ↓	↑ ↑

注:↑表示增加,↑↑表示明显增加,↓表示下降。

二、钙和磷代谢紊乱生物化学检验

(一)钙代谢异常

正常成人血清总钙参考区间为 $2.25 \sim 2.75\text{mmol/L}$,离子钙参考区间为 $0.94 \sim 1.26\text{mmol/}$

L。钙代谢异常主要包括高钙血症、低钙血症,并与代谢性骨病密切相关。

1. 高钙血症　血钙大于 2.75mmol/L 以上时为高钙血症(hypercalcemia)。

病因:高钙血症系多种原因引起的综合征,溶骨作用增强,小肠钙吸收增加以及肾对钙的重吸收增加等均引起高钙血症。大约90%的高钙血症是原发性甲状旁腺功能亢进和恶性肿瘤引起。病因可归纳如下:①原发甲状旁腺功能亢进:主要见于甲状旁腺腺瘤、其次甲状旁腺增生及腺癌等造成 PTH 过多分泌;②恶性肿瘤:见于恶性肿瘤溶骨性骨转移、恶性肿瘤 PTH 异位分泌、多发性骨髓瘤和淋巴瘤等血液系统肿瘤的肿瘤细胞可分泌破骨细胞激活因子,激活破骨细胞,促进骨吸收;③药物引起高钙血症:如维生素 D 中毒使肠道对钙的吸收增加、噻嗪类利尿剂导致肾对钙重吸收增加等;④其他:因甲状腺素具有溶骨作用,甲状腺功能亢进的患者常伴有高钙血症;骨折或骨科手术后患者;生长期的儿童或 paget 病、肉芽肿性疾病等。

2. 低钙血症　血清钙浓度低于 2.25mmol/L 为低钙血症(hypocalcemia)。

病因:PTH 和 $1,25\text{-}(OH)_2D_3$ 缺乏是引起低血钙的常见原因。病因归纳如下:①甲状旁腺功能低下,是因为 PTH 的分泌减少,溶骨作用减弱,成骨作用增强,以低钙和高磷血症为特征,见于原发性甲状旁腺功能减退,甲状旁腺或甲状腺手术失误;②维生素 D 缺乏、代谢和作用障碍,见于维生素 D 的供给不足或肝、肾疾病引起维生素 D 的羟化障碍,活性维生素 D 减少,以低钙和低磷血症为特征,可出现典型的骨畸形(骨软化症、佝偻病);③慢性肾功能不全,肾小球滤过率降低,磷酸盐排出受阻,血磷升高,以及肾小管 1α-羟化酶受损,$1,25\text{-}(OH)_2\text{-}D_3$ 生成不足,血钙降低;④其他,如血镁缺乏可减少 PTH 分泌,PTH 与受体亲和力下降导致低血钙;肝、肾疾病及心功能衰竭等病变造成的低蛋白血症也会引起血清总钙降低,但游离钙的水平多正常。

低钙血症一经确立,便可进行以下鉴别:根据血 PTH 来考虑,如果 PTH 测定值低于正常,则提示为甲状旁腺功能减退;如果 PTH 测定值高,则需考虑各种类型的骨软化症和佝偻病,慢性肾功能不全和各型假性甲状旁腺功能减退症。结合血磷水平考虑对诊断很有帮助,低血磷提示骨软化症和佝偻病,高血磷提示甲状旁腺功能减退症,假性甲状旁腺功能减退症和慢性肾功能不全。

(二)磷代谢异常

血磷通常是指血浆中的无机磷,正常成人血磷的参考区间为 0.96 ~ 1.62mmol/L,儿童约为 1.45 ~ 2.10mmol/L。磷代谢异常表现为血清中以无机磷酸盐形式存在的无机磷水平异常升高或低下。

1. 高磷血症　血磷浓度成人高于 1.62mmol/L,儿童高于 2.10mmol/L 时为高磷血症(hyperphosphoremia)。

病因:①肾脏排磷减少或肾小管磷重吸收增加,是高血磷的最常见原因。主要见于慢性肾功能不全,其次是甲状旁腺功能减退症和肢端肥大症;②磷吸收增加,主要发生在维生素 D 过量和口或静脉补给磷酸盐药或使用含磷酸盐的缓泻剂和灌肠液等;③磷分布异常,常见于肿瘤溶解综合征、横纹肌溶解综合征、挤压综合征、大量溶血、淋巴瘤或白血病化疗、乳酸酸中毒、呼吸性酸中毒、糖尿病酮症酸中毒等导致细胞内磷向细胞外转运,使血磷升高。

2. 低磷血症　血磷浓度低于 0.96mmol/L 时为低磷血症(hypophosphatemia)。病因:低磷血症可因小肠磷吸收减少,尿磷排泄增加、磷向细胞内转移等所引起。①吸收减少:可见于呕吐、腹泻、维生素 D 缺乏、服用磷结合剂(主要为含铝的制酸药物)等;②磷的细胞内外重新分布:常见于营养康复综合征(康复期肠道外营养治疗,使磷进入细胞)、呼吸性碱中毒(细胞内 pH 上升),激活细胞内磷酸果糖激酶,加快糖酵解而增加磷消耗、使用促进合成代谢的胰岛素和糖类等;③肾排磷增加是导致低血磷最主要的原因,见于原发性或继发性甲状旁腺功能亢进、慢性酒精中毒、肾小管性酸中毒、Fanconi 综合征等。

第三节 镁代谢的生物化学检验

镁(magnesium,Mg)在人体内的含量约占体重的 0.03%,正常成人体内含镁总量约为21~28g,约 50% 存在于骨组织,主要以磷酸镁和碳酸镁的形式吸附在羟磷灰石表面;20% 存在于肌肉组织中,少量存在于肝、肾、脑等组织。镁主要以阳离子的形式存在于各种细胞内,是细胞内仅次于钾的主要阳离子,其浓度约为细胞外液的 10 倍。在细胞外液,镁的含量仅次于钠、钾、钙而居第四位。

血浆中镁有 3 种存在形式:①约 55% 以 Mg^{2+} 的形式存在;②约 30% 与血浆蛋白结合;③约 15% 与重碳酸、柠檬酸和磷酸等结合。其中与蛋白质结合的镁不能自由扩散或渗透到其他体液,也不能通过肾小球滤出。

一、镁的生理功能和代谢

(一)镁的生理功能

1. 镁在物质代谢中的作用 镁是体内 300 多种酶的辅助因子或激活剂,几乎涉及核酸、蛋白质、糖、脂肪、能量代谢、离子转运、神经传导、肌肉收缩等各种生理过程。

2. 镁对神经系统的作用 对于神经肌肉应激性,Mg^{2+} 与 Ca^{2+} 是协同的,均具有下调作用。但对于心肌是拮抗的,Mg^{2+} 起下调心肌应激性作用,而 Ca^{2+} 起上调作用。

3. 镁对心血管系统的作用 Mg^{2+} 可作用于周围血管系统引起血管扩张,产生降压作用。因此,注射镁可使血压下降,但过量却可影响心脏传导,使心脏停搏在舒张期。

4. 镁对胃肠道的作用 $Mg(HCO_3)_2$ 是良好的抗酸剂,可中和胃酸。Mg^{2+} 在肠道中吸收缓慢,能使水分潴留在肠腔内。因此,镁盐在临床上用作导泻剂。

(二)镁的代谢

1. 镁的吸收 人体镁主要来源于绿色蔬菜和谷物,每日需要量为 0.2~0.4g。镁的吸收主要在小肠,吸收率为 30% 左右。镁的吸收受多种因素影响,高蛋白饮食能促进镁的吸收,而钙、磷酸盐、植酸、脂肪等可减少镁的吸收。

2. 镁的排泄 镁的排泄途径主要是肾脏。通常有 3 种指标评估镁的排泄情况,分别是:24h 尿镁,空腹 2h 尿镁和随机样品尿镁。肾脏是维持血镁浓度恒定的主要器官,血浆中游离的镁离子可通过肾小球滤过进入肾小管,其中的 95% 又被肾小管重吸收。

二、镁代谢紊乱的生物化学检验

正常成人血镁的参考区间为 0.67~1.04mmol/L,镁代谢紊乱主要是指细胞外液中镁浓度的变化,包括低镁血症(hypomagnesemia)和高镁血症(hypermagnesemia)。

(一)低镁血症

1. 定义　血清镁浓度低于 0.67mmol/L 时,称为低镁血症。

2. 病因　常由胃肠道吸收镁减少而丢失增多和(或)肾镁丢失所引起。低镁血症的原因有:①镁摄入不足,见于营养不良、长期禁食、厌食、长期经静脉营养未注意镁的补充等导致镁摄入不足,而小量的镁仍继续随尿排出;②胃肠道丢失过多,如严重呕吐、长期慢性腹泻、肠瘘、持续胃肠引流等因大量丢失消化液造成镁的丢失;③肾小管重吸收镁减少、肾排镁过多,见于长期服用利尿剂;肾小球肾炎、肾盂肾炎、肾小管坏死等肾脏疾病,高钙血症,原发性和继发性醛固酮增多症,糖尿病酮症酸中毒等。

(二)高镁血症

1. 定义　血清镁浓度高于 1.04mmol/L 时,称为高镁血症。

2. 病因　高镁血症不常见,引起原因:①镁摄入过多:见于静脉内补镁过快过多,这种情况在肾功能受损的患者中易发生;②排镁过少:肾排镁减少是高镁血症最重要的原因,正常时肾有很大的排镁能力,但肾功能不全及急性肾功能不全少尿期,肾清除作用降低;③内分泌紊乱:甲状腺功能减退,因甲状腺素有抑制肾小管重吸收镁,促进尿镁排出的作用,故某些黏液水肿的患者可能发生高镁血症。醛固酮减少,因醛固酮也有抑制肾小管重吸收镁,促进尿镁排出的作用,故某些艾迪生(Addison)病患者可发生高镁血症。

第四节　代谢性骨病的生物化学检验

一、代谢性骨病

代谢性骨病是指各种原因破坏或干扰了正常骨代谢及生物化学状态,导致骨吸收、骨形成、骨矿化异常的全身性骨疾病,临床上以骨转换率异常、骨痛、骨畸形和骨折为主要特征。代谢性骨病包括骨质疏松症、骨软化症和佝偻病、Paget 骨病及肾性骨营养不良症等。

(一)骨质疏松症

骨质疏松症(osteoporosis,OP)是一种以骨量减少和骨微结构退化为特征伴骨脆性增加、骨强度降低和骨折危险性增加的一种全身性骨骼疾病。骨量减少是指骨矿物质和骨基质等比例的减少;骨微结构退化是指骨组织的吸收和形成失衡所导致的骨小梁结构破坏、变细和断裂;骨强度主要取决于两个因素:骨密度和骨质量。

骨质疏松症根据病因可分为原发性骨质疏松症、继发性骨质疏松和特发性骨质疏松 3 大类。

1. 原发性骨质疏松症(primary osteoporosis)　主要是由于体内性激素突然减少及生理性退行性变化所致。可分为 I 型骨质疏松症和 II 型骨质疏松症。

(1)病因:I 型骨质疏松症为高转换型骨质疏松,骨吸收与骨形成均活跃,但以骨吸收为主。常见于 55～70 岁的绝经后妇女,又称绝经后骨质疏松症(postmenopausal osteoporosis,PMOP)。绝经后卵巢功能减退,分泌的雌激素水平低落,导致骨吸收增加、骨量快速丢失。雌激素对骨的调节作用可归纳为:促进降钙素分泌和抑制破骨细胞活性,抑制骨吸收;调节骨对 PTH 敏感性或减少低钙对 PTH 的刺激,减少骨吸收;提高 1α 羟化酶的活性,使 $1,25-(OH)_2-D_3$ 的合成增加,促进肠钙吸收和刺激成骨细胞产生骨基质,促进骨形成。雌激素分泌不足,一方面抑制降钙素分泌,使破骨细胞过于活跃,骨转换率增加;雌激素减少使骨对甲状旁腺素(PTH)的敏感性增加,从而骨吸收加重,影响骨胶原的成熟、转换和骨矿化。另一方面,雌激素分泌不足,使骨钙释出增加,抑制 PTH 的分泌,PTH 分泌减少,使肾脏 1α 羟化酶的活化发生障碍,造成 $1,25-(OH)_2-D_3$ 合成减少,肠钙吸收减少,骨矿含量减少,导致骨质疏松。Ⅰ型骨质疏松症最常发生于妇女绝经后 5~15 年。

Ⅱ型骨质疏松症为低转换型骨质疏松。即骨吸收与骨形成均不活跃,但仍以骨吸收为主,常见于 60 岁以上的老年人,并女性的发病率为男性的 2 倍,又称老年性骨质疏松症(senile osteoporosis,SOP)。导致老年性骨质疏松的因素十分复杂,与老年化有直接关系,主要与骨重建功能衰退、钙和维生素 D 缺乏、肠和肾对矿物质代谢紊乱及继发性甲状旁腺功能亢进等因素有关。导致原发性骨质疏松症危险因素包括:①遗传因素:很多的研究均显示,骨质疏松是一多基因疾病,包括维生素 D 受体基因、维生素 D 连接蛋白基因、骨钙素基因的维生素 D 启动区基因、Ⅰ型胶原基因、雌激素受体基因等基因的突变或多态性可能与骨质疏松发生的危险性增高有关;②生活方式:缺乏体力活动或运动过度者均易发生骨质疏松症;长期大量吸烟可直接导致骨丢失加速,吸烟量越多、时间越长,骨质疏松就越严重;酗酒者或长期中等量饮酒者及长期饮用咖啡者,可增加尿钙的排泄,减少钙的摄入,降低骨密度和增加骨折危险性;③负钙平衡:钙摄入不足、钙吸收减少和钙排出增加是出现负钙平衡的三大原因。我国老年人平均每日从饮食中获得的钙约为 400mg,我国营养学会制定成人每日钙摄入推荐量 800mg,因此钙剂的摄入不足是导致老年性骨质疏松发生的主要危险因素。

(2) 临床表现:骨痛是骨质疏松症最常见、最主要的症状,骨折是骨质疏松症的最严重的后果,几次椎体压缩性骨折就会引起驼背和身高变矮。Ⅰ型骨质疏松症以脊椎压缩性骨折和股骨颈、桡骨远端骨折为主。Ⅱ型骨质疏松症主要累及的部位是脊柱和髋骨。

(3) 实验室检查:血清钙、磷、ALP 一般均在正常参考区间;Ⅰ型骨质疏松症患者,骨形成和骨吸收的生化指标增高,与绝经前妇女比较,血清骨钙素(BGP)、总碱性磷酸酶(TALP)、抗酒石酸酸性磷酸酶(TRAP)及 $25-(OH)-D_3$、尿 NTX/Cr 明显增高,表现骨代谢呈显高转换的状态;血清甲状腺素和 $1,25-(OH)_2-D_3$ 都有降低的倾向;性激素中血清雌二醇(E_2)明显低于绝经前的妇女,促卵泡激素(FSH)和促黄体激素(LH)明显高于绝经前的妇女。Ⅱ型骨质疏松症患者的骨形成与骨吸收的生化指标均有降低倾向,血清 BGP、尿 HOP 和 NTX 均在正常范围,血清 $1,25(OH)_2D_3$ 和 $25(OH)D_3$ 明显下降,血清 PTH 有升高的趋势。性激素如女性雌二醇和男性睾酮均下降。

2. 继发性骨质疏松症(secondary osteoporosis)是由于疾病或药物等原因所致的骨量减少、骨微结构破坏、骨脆性增加和易于骨折的代谢性骨病。

(1) 病因:①内分泌代谢性疾病:如甲状旁腺功能亢进、Cushing 综合征、甲亢、性腺功能减退症和糖尿病等;②营养缺乏:如蛋白质、钙或维生素 C 或 D 缺乏;③肿瘤或占位性骨髓病变;④钙缺乏症、吸收不良、应用类固醇及肝素类药物等。

(2) 临床表现:主要为原发病的多种临床表现。部分患者诉腰背酸痛、乏力、肢体抽搐或活动困难。严重者可以有明显的骨痛,并较原发性骨质疏松症更易发生脊柱、肋骨、髋部或长骨骨折。

（3）实验室检查：主要为原发病的生化异常，骨转换生化指标异常见于原发性骨质疏松症。

3. 特发性骨质疏松症　包括特发性青少年和特发性成人骨质疏松症，分别指青春发育期（8～14岁）和成年女性在绝经前、男性在60岁以前无确切病因的骨质疏松。

（二）骨软化症和佝偻病

骨软化症（osteomalacia）和佝偻病（rickets）二者发病机制相同，骨有机质增多，但骨矿化发生障碍，故骨硬度不足，显微镜下表现为类骨质（非矿化有机质）的增加。佝偻病发生于儿童骨骼正在生长期，骨软化症发生于成年期。

1. 病因

（1）维生素D缺乏：①维生素D营养性缺乏，日光照射不足、食物中维生素D和矿物质缺乏及胃肠切除、肝胆疾病、慢性胰腺功能不全等引起维生素D、钙磷的肠道吸收障碍；②维生素D代谢障碍，依赖维生素DⅠ型佝偻病，以缺乏25-(OH)-1α-羟化酶为特征；依赖维生素DⅡ型佝偻病，1,25-(OH)$_2$-D$_3$受体缺陷，血清中1,25-(OH)$_2$-D$_3$异常升高为特征，出现维生素抵抗。

（2）磷酸盐缺乏：①肠道吸收减少，低磷膳食、吸收不良、含有氢氧化铝抗酸剂的使用等；②肾小管磷酸盐重吸收障碍、肾脏丢失增加，X-连锁性低磷血症性佝偻病，是一种X-连锁显性遗传病，以肾小管磷酸盐转运缺陷，磷酸盐大量排泄为特征；③Fanconi综合征。

2. 临床表现　主要为骨痛和畸形。骨痛常出现于身体负重部位如脊柱腰段、下肢等，脊柱、肋骨和骨盆等易发生应力性骨折；婴幼儿可出现表情淡漠、生长缓慢、颅骨变形变软、囟门增宽和方颅，还形成佝偻病串珠、鸡胸畸形、X形腿或O形腿等。

（3）实验室检查：骨软化症/佝偻病的特征之一是成骨细胞活性增高，实验室异常主要表现为低血钙、低血磷、低尿钙、高碱性磷酸酶、高甲状旁腺激素。评价维生素D的最好方法是直接测定血清1,25-(OH)$_2$-D$_3$或25-(OH)-D$_3$。肾小管磷酸盐转运缺陷最好的评价指标是肾小管磷酸盐最大重吸收（TmPO$_4$）。

（三）Paget骨病

Paget骨病（Paget disease of bone）又称变形性骨炎。该病是一种原因尚不明的慢性进行性骨的局部性疾病。其特点是病灶处所有骨重建过程（吸收、形成和矿化）增加，由于过高的破骨细胞活性及破骨细胞数量增加引起过度的骨吸收，成骨细胞增多和异常的骨形成，导致骨结构紊乱，新生骨呈线状与片状的交织，常伴有血管形成增多和骨髓纤维化，最终导致病变骨增大、畸形和骨强度降低。该病是仅次于骨质疏松症的第二个常见骨病。Paget骨病实验室检查常见的改变是血清ALP、B-ALP、尿脱氧吡啶酚和羟脯氨酸增高，如并发骨肉瘤，ALP可急剧增高。血钙、磷、镁和PTH一般正常，约15%～20%的患者因骨重建对钙的需求增加，血钙廓清加速导致血PTH上升。X线检查可见骨溶解吸收区以及骨硬化区域。检测早期微小损伤的最敏感方法是骨扫描。

（四）肾性骨营养不良

肾性骨营养不良症（renal osteodystrophy，ROD），简称肾性骨病，由于长期肾小球或肾小管病变引起慢性肾功能衰竭，导致钙磷代谢障碍，从而发生骨转化异常、骨质疏松、骨质软化、纤维性骨炎、骨质硬化及骨骼淀粉样变等多种骨质改变。当肾小球滤过率<20%～30%时，磷酸盐排出障碍，导致高血磷，低钙血症，进而引起继发性甲状旁腺功能亢进，PTH分泌增多，骨盐

溶解,进一步加重高血磷。晚期肾病患者肠钙吸收减少,加重钙的负平衡,引起钙磷代谢紊乱。高血磷、低血钙及高 PTH,如此恶性循环,最后导致骨病。实验室检查表现为:血、尿常规及肾功能检查多异常,并有不同程度的酸中毒和其他生化检查异常。可见高磷血症、低钙血症、血清 PTH 水平增高而 $1,25-(OH)_2-D_3$ 浓度降低。在因 $1,25-(OH)_2-D_3$ 不足而诱发甲状旁腺功能亢进或骨软化症的患者中,血清 ALP 升高。因镁由肾清除,故慢性肾功能衰竭的患者通常血镁浓度升高。

二、代谢性骨病相关指标的生物化学检验

代谢性骨病相关指标的生物化学检验包括钙、磷、镁的实验室检测、骨代谢相关激素的检测和骨代谢标志物的检测。

(一)钙、磷、镁的实验室检查

1. 血钙的测定 包括总钙和离子钙的测定。在评价钙的生物学活性方面,以测定离子钙为佳,但从反映机体钙的总体代谢状况上,总钙测定更为客观、两者不能完全相互替代。血清总钙(TCa^{2+})的测定方法有滴定法(氧化还原滴定法、络合滴定法),比色法(最常用的是邻甲酚酞络合酮法、甲基麝香草酚蓝法、偶氮胂Ⅲ法等),火焰光度法、原子吸收分光光度法、同位素稀释质谱法等。IFCC 推荐的钙测定决定性方法为同位素稀释质谱法,参考方法为原子吸收分光光度法。WHO 和我国卫生部临床检验中心推荐的常规方法为邻甲酚酞络合酮(o-cresolphthalein complexone,OCPC)法。血清离子钙(ICa^{2+} 即游离钙)测定方法目前主要有:生物学法、透析法、超滤法、金属指示剂法、离子选择性电极法(ISE)。参考方法是离子选择性电极法。

【测定方法】

(1)OCPC 法:邻甲酚酞络合酮是一种金属络合指示剂,同时也是酸碱指示剂,在碱性溶液(pH12)中可与钙及镁螯合生成紫红色螯合物,在 570~580nm 测定吸光度可定量钙浓度。用 8-羟基喹啉掩蔽以消除 Mg^{2+} 的干扰,加入氰化钾可稳定反应及避免其他重金属的干扰。钙与 O-CPC 按 1:1 和 2:1 结合,1:1 复合物在低浓度时占优势,校正曲线在低浓度时是非线性范围。因此 OCPC 法推荐用多点校正。

(2)原子吸收分光光度法:血清用浓盐酸溶液稀释,送入乙炔火焰,基态钙原子吸收来自空心阴极灯的 422.7nm 光,用检测器测定这种吸收,吸光值与火焰里的钙浓度成正比,根据吸光值可求出样品中待测元素的含量。

(3)离子选择电极法:原理是钙离子选择电极膜与样本中钙离子结合,电极膜内外的钙离子分布不均匀将产生一个跨膜电位,因为电极内溶液离子钙浓度是恒定的,所以膜电位的变化与样品中的离子浓度成正比。

【参考区间】 血清总钙:成人 2.03~2.54mmol/L,儿童 2.25~2.67mmol/L。

血清离子钙:成人 1.12~1.35mmol/L,新生儿 1.07~1.27mmol/L。

【临床意义】 血清钙升高见于原发性甲状旁腺功能亢进、结节病引起肠道钙的过量吸收、维生素 D 过多症、多发性骨髓瘤、恶性肿瘤骨转移等。血清钙降低见于成人佝偻病,骨软化症,软骨病,甲状旁腺功能减退或不全,维生素 D 缺乏症等。肝硬化、肾病综合征等患者血浆白蛋白降低可导致血总钙量降低,但游离钙正常。反之,血浆蛋白增高时血总钙量也增高,可见于

多发性骨髓瘤、结节病等引起球蛋白增高者。

【评价】　OCPC 法简便、快速、稳定,同时适于手工和自动化分析仪。但反应体系受 pH 影响较大,并对温度很敏感,需严格控制反应温度。

原子吸收分光光度法精密度高,是准确测定血清总钙含量的参考方法,但仪器设备成本高,费用昂贵不适用常规工作。

离子选择电极法测定钙离子重复性好,标本用量少,简便、快速、正确和敏感性高。

2. 血磷测定　常用的方法有磷钼酸还原法,非还原法,染料结合法,紫外分光光度法,黄嘌呤氧化酶比色测定法,CV-多元络合超微量测定法,同位素稀释质谱法,原子吸收分光光度法等。决定性方法是同位素稀释质谱法,目前我国卫生部临床检验中心推荐的常规方法是以硫酸亚铁或米吐尔(对甲氨基酚硫酸盐)作还原剂的还原钼蓝法。实验室现多采用紫外分光光度法。

【测定方法】

(1) 紫外分光光度法:血清中无机磷在酸性溶液中与钼酸铵反应生成的磷钼酸铵复合物,在 340nm 或 325nm 波长的吸光度值与无机磷含量成正比,与标准品比较可计算出标本无机磷含量。

(2) 磷钼酸还原法:无机磷在酸性环境中与钼酸铵作用生成磷钼酸复合物,米吐尔将该复合物还原生成钼蓝,在 650nm 波长处有最大吸收,其吸光度值与溶液中磷的浓度成正比,与同样处理的标准比较可得出标本中磷的含量。

(3) 黄嘌呤氧化酶法:在嘌呤核苷磷酸化酶(PNP)催化下,血清无机磷酸盐和次黄嘌呤核苷反应生成次黄嘌呤和 1-磷酸核糖,次黄嘌呤在黄嘌呤氧化酶催化下,生成尿酸和 H_2O_2,再在过氧化物酶催化下,H_2O_2 与色原底物 4-氨基安替比林和 2,4,6-三溴-3-羟基苯甲酸反应,生成红色化合物,在 505nm 波长处有最大吸收。可用比色法测定。

【参考区间】　成人为 0.96 ~ 1.62mmol/L,儿童为 1.45 ~ 2.10mmol/L,脑脊液为 0.29 ~ 0.65mmol/L。

【临床意义】　血清无机磷升高见于甲状旁腺功能减退、过量维生素 D 治疗、过量紫外线照射、多发性骨髓瘤及某些骨病、骨折愈合期、巨人症、肢端肥大症等。血清无机磷降低见于甲状旁腺功能亢进、骨软化症、胰岛素过多症、佝偻病等。

【评价】　甲状腺功能减退症、艾迪生病和未治疗的糖尿病昏迷,血清镁可达 2.5 ~ 4.5mmol/L,治疗后迅速下降)。多发性骨髓瘤、严重脱水症等血清镁也增高。血清镁降低见于:①消化道丢失,如长期禁食、长期丢失胃肠液者、慢性腹泻、吸收不良综合征等;②尿路丢失,如慢性肾炎多尿期,或长期用利尿药治疗者;③内分泌疾病,如甲状腺功能亢进症、甲状旁腺功能亢进症、糖尿病酸中毒纠正后,原发性醛固酮增多症及长期使用皮质激素治疗。

【评价】　甲基麝香草酚蓝比色法具有操作简便、费用低,其准确度和精密度可达临床要求,且适合自动分析或手工操作,在临床实验室广泛应用。但存在试剂空白吸光度高、胆红素和其他阳离子的干扰、试剂稳定性差及试剂中含有腐蚀性或毒性成分等缺点。当血清钙浓度达 4.69mmol/L 时,镁的测定值增高 2.7%;血红蛋白在 3.3g/L 以上时有很大的干扰。采血后应尽快分离,避免溶血。

原子吸收分光光度法最先用于钙的测定,也完全适于镁的测定。在相同的条件下,可对同一份标本同时进行钙镁的测定,因其特异性强,灵敏度和准确性高,已成为镁测定的参考方法。

（二）骨代谢相关激素测定

1. 甲状旁腺素（PTH）测定 PTH 在血循环中有 4 种存在形式,临床上检测的是 PTH-M 和 PTH-C,测定方法主要有放射免疫法（RIA,基于竞争性结合反应原理）、双位点免疫放射分析法（IRMA,基于非竞争性结合反应原理）、酶联免疫吸附试验（ELISA）、化学发光免疫分析（CLIA）法等,目前国外应用最普遍的是 IRMA 法和 CLIA 法测定完整的 PTH 分子。国内应用最普遍的是 RIA 法和 CLIA 法。

【测定方法】

（1）放射免疫法（RIA）：采用竞争性放射免疫法,^{125}I 标记 PTH-M 和 PTH-C 与样本中的 PTH-M 和 PTH-C 竞争抗体结合位点,当反应达到动态平衡后进行结合物与游离物分离,测定结合部分的放射活度,最后从标准曲线查得样本中 PTH-M 和 PTH-C 的浓度。

（2）化学发光免疫分析法（CLIA）：是将发光物质（或触发产生发光的物质）直接标记在 PTH 体上,与标本中的 PTH 进行免疫结合反应,经过孵育后形成抗原-抗体复合物,经洗涤分离复合物与游离物,复合物在激发发光剂的作用下分解发光,测定复合物发光的强度得到 PTH 的浓度。

【参考区间】 RIA 法:成人 PTH-M 为 50 ~ 330ng/L,PTH-C 为 286±93ng/L,PTH-N 为 8 ~ 24ng/L,完整 PTH 为 9 ~ 65ng/L。

CLIA 法:成人为 15 ~ 65ng/L（1.6 ~ 6.9pmol/L）。

【临床意义】 PTH 增高见于原发性和继发性甲状旁腺功能亢进、甲状旁腺瘤、佝偻病、骨软化症、骨质疏松症等。PTH 降低见于甲状旁腺功能减退、先天性甲状旁腺和胸腺发育不全等。

【评价】 放射免疫法方法简单,但核素有污染。化学发光免疫分析法是新近发展起来的方法,具有快速、灵敏、方便、简单、无放射性、无毒性的优点。

2. 降钙素（CT）测定 降钙素在血中的含量甚微,目前临床上最常用的测定方法是放射免疫测定法（RIA）。

【测定方法】 RIA 法是利用液相竞争抑制原理,先将待测样品或标准品与限量的抗血清加在一起反应一段时间后,再加入 ^{125}I 标记的降钙素抗原进行竞争性结合反应,反应完全后,加入免疫分离剂,分离出抗原-抗体复合物,测定复合物的放射性（B）,计算各标准管的结合率（B/B$_0$%）。作出标准曲线,查出样品浓度。

【参考区间】 成人 95.9±26.0ng/L

【临床意义】 降钙素升高见于孕妇、儿童、甲状旁腺功能亢进、血胃泌素过多、肾功能衰竭、慢性炎症、泌尿系统感染、急性肺损伤、甲状腺降钙素分泌细胞癌、白血病、骨髓增殖;肺癌、食管癌、乳腺癌。降低见于甲状腺先天发育不全、甲状腺全切患者、妇女停经以后、低血钙、老年性骨质疏松等。

【评价】 本方法的灵敏度高,准确且能较快速地分析大量的样品。

3. 维生素 D 测定 主要检测体内维生素 D 的活性形式,即 25(OH)D$_3$、1,25(OH)$_2$D$_3$、24,25(OH)$_2$D$_3$ 等。其中 25(OH)D$_3$ 为主要形式,浓度比 1,25(OH)$_2$D$_3$ 高 500 ~ 1000 倍,并且半衰期最长（15 ~ 45d）,是反映皮肤合成和食物摄取维生素 D 营养状态的理想指标,是指导维生素 D 用量的最适指标。1,25(OH)$_2$D$_3$ 与受体的亲和性比 25(OH)D$_3$ 大 500 ~ 1000 倍,这为受体结合测定 1,25(OH)$_2$D$_3$ 提供了依据。目前 25(OH)D$_3$ 或 1,25(OH)$_2$D$_3$ 的测定还没有合适的参考方法,主要测定方法有放射竞争性蛋白结合法(competitive protein-binding assay,CPB)、高效液相色谱法((HPLC)、RIA、放射受体法(RRA)。目前以 RRA 法和 RIA 法最为普遍。

【测定方法】

(1) $25(OH)D_3$测定:放射性免疫法是采用佝偻病大鼠血清中维生素 D 结合蛋白作为特异性结合剂。血清经有机溶剂提取和纯化,样品中的 $25(OH)D_3$和^3H 或^{125}I 标记物共同竞争性地与结合蛋白结合,反应平衡后加炭末分离游离型和结合型标记物,在液体闪烁测量仪上测放射性,从标准曲线上查出血清中 $25-(OH)D_3$浓度。

(2) $1,25(OH)_2D_3$测定:采用人类血清或血浆中的 $1,25(OH)_2D_3$阳离子从高度特异固相单克隆抗-$1,25(OH)_2D_3$的电势交叉反应孵育中萃取,然后用酶联免疫分析方法进行定量。

【参考区间】 血清$25(OH)D_3$:$11 \sim 70\mu g/L$(放射性免疫法)

血清$1,25(OH)_2D$:$39 \sim 193pmol/L$(酶联免疫法)

【临床意义】 $25(OH)D_3$升高见于维生素 D 中毒症($>100ng/ml$)。$25(OH)D_3$降低见于维生素 D 缺乏性佝偻病、骨软化症、手足搐搦症、肾脏疾病、乳儿肝炎、骨肿瘤患者等。血清$25(OH)D_3$有随季节变化的特点,夏秋季高于冬春季;有随年龄增高而后下降的趋势。

$1,25(OH)_2D_3$升高:妊娠期,原发性甲状旁腺功能亢进 VDDRⅡ型及高钙血症性类肉瘤。$1,25(OH)_2D_3$降低见于尿毒症、骨质疏松症、甲状旁腺功能减退、维生素 D 缺乏性佝偻病及 VODRⅠ型等。测定 $1,25(OH)_2D_3$的重要价值在于鉴别诊断。在正常的内环境稳定机制失调时导致 $1,25(OH)_2D_3$生成过量或生成不足,会引起高钙血症或低钙血症。在甲状旁腺功能减退和假性甲状旁腺功能减退、甲状旁腺功能损害或衰竭都与 $1,25(OH)_2D_3$减少及低钙血症有关。而在原发性甲状旁腺功能亢进甲状旁腺素分泌过剩使 $1,25(OH)_2D_3$的生成增加并引起高钙血症。

【评价】 $25(OH)D_3$测定(放射性免疫法):方法简单,结合蛋白较稳定。测定前需对 $25(OH)D_3$进行提取纯化。

(三)骨代谢标志物的检测

1. 骨形成标志物的检测

(1) 骨钙素(BGP)的测定:测定方法主要为免疫标记法,如放射免疫法,双位免疫放射法,酶联免疫法,亲和素-生物素酶免疫测定法(BAEIA),化学发光免疫分析法(CLIA),免疫荧光分析法(FIA)等。目前应用最多是 RIA 和 CLIA 法。

【测定方法】 RIA 法:用碘^{125}I 标记骨钙素和未标记的骨钙素对限量的特异性抗体竞争结合反应。具体同降钙素放射免疫法原理。

CLIA 法:采用双抗体夹心法原理,将标本、生物素化的抗 N-MID 骨钙素单克隆抗体和发光物质标记的抗 N-MID 骨钙素单克隆抗体混匀,形成夹心复合物。加入链霉素亲和素包被的微粒,使形成的复合物结合到微粒上。经过孵育后形成抗原-抗体复合物,经洗涤分离复合物与游离物,复合物在激发发光剂的作用下分解发光,测定复合物的发光强度,得到 BGP 的浓度。

【参考区间】 RIA 法:$3.42 \sim 6.08\mu g/L$。

CLIA 法:女性 $11 \sim 46\mu g/L$,男性 $14 \sim 70\mu g/L$

【临床意义】 血循环中的 BGP 浓度能反映骨形成速率,是反映骨代谢状态的一个特异和灵敏的生化指标,不仅可以直接反映成骨细胞活性和骨形成情况,而且对观察药物治疗前后的动态变化有一定的参考价值。影响血清骨钙素水平的因素很多,如年龄、药物(性激素、糖皮质激素、甲状旁腺素、维生素 D 及钙剂等)、疾病(如肾病,代谢性、内分泌性疾病,肿瘤等)等。

骨钙素升高见于:儿童生长期、肾性骨营养不良、畸形性骨炎、甲状旁腺功能亢进、甲状腺功能亢进、骨折、骨转移癌、低磷血症、肾功能不全等。老年性骨质疏松症可有轻度升高。高转换率的骨质疏松患者,绝经后骨质疏松 BGP 升高明显。骨钙素降低见于:甲状旁腺功能减退、甲状腺功能减退、肝病、长期应用肾上腺皮质激素治疗等。

【评价】　^{125}I 物理半衰期($t_{1/2}$)为 60d。该法不足之处是不能鉴别所测定的降钙素是否具有生物学活性。

CLIA 法:但受溶血干扰,血细胞含有的蛋白酶可分解骨钙素,不受黄疸(胆红素<112μmol/L)干扰。

(2)骨性碱性磷酸酶(B-ALP)的测定:采用物理、化学或生物学方法先识别或分离出 B-ALP,再测定其碱性磷酸酶的活性。热失活法、化学抑制法、电泳法、等电聚焦法、麦胚凝集素法(wheat germ agglutinin,WGA)以及高效液相色谱法都可用于检测 B-ALP。近来建立了对 B-ALP 特异性很强的单克隆抗体的免疫活性分析法,是目前鉴别和定量分析 B-ALP 的最佳方法。

【测定方法】　免疫活性测定法其原理是抗-B-ALP 包被在固相载体上,加入被检标本,抗原 ALP 与抗体特异性结合,洗涤其他 ALP 同工酶,与抗体结合的 B-ALP 催化对硝基酚磷酸二钠,用酶标仪 405nm 比色检测对硝基酚的生成量,查标准曲线得 B-ALP 的活性。

【参考区间】　成年男性:24.9±7.0U/L;成年女性:19.7±5.6U/L。

【临床意义】　碱性磷酸酶活性降低极少见,多数均为骨性碱性磷酸酶增高。血清碱性磷酸酶和骨碱性磷酸酶增高见于:甲状腺功能亢进、甲状旁腺功能亢进、骨转移癌、佝偻病、软骨病、骨折、畸形性骨炎、氟骨症、高骨转换型的骨质疏松患者如绝经后的骨质疏松症(而老年骨质疏松症形成缓慢,ALP 变化不显著)。肝胆疾病时,血清总碱性磷酸酶升高,骨碱性磷酸酶正常。绝经期后碱性磷酸酶增高,但不超过正常值的一倍。骨碱性磷酸酶也可用于骨转移癌患者的病程和治疗效果的监测。

【评价】　免疫活性测定法具有高度的特异性和敏感性,而且操作简便,易于在临床实验室推广,是目前定量分析 B-ALP 最常用的方法。主要不足是抗 B-ALP 抗体特异性不高,与肝脏的 ALP 存在 5% ~20% 的交叉反应。

(3)Ⅰ型前胶原羧基端前肽(PICP)/氨基端前肽(PINP)的测定

【测定方法】　目前 PⅠCP 和 PⅠNP 测定方法主要采用 RIA 法、酶标免疫法和化学发光法。血清中的 PⅠNP 以高分子量和低分子量两种形式存在,制备抗 PⅠNPα$_1$链的抗体建立的免疫标记法是测定 PⅠNP 的主要方法;目前市售的 RIA 试剂盒,均是针对 PⅠNPα$_1$链的特异抗体,只能检测 PⅠNP 的高分子量型。应用纯化的 PⅠNPα$_1$链特异性兔抗体建立了 PⅠNP 的夹心 ELISA 法,可同时检测两种分子形式的 PⅠNP。

【参考区间】　血清 PⅠNP(RIA 法):男 20~76μg/L;女 19~84μg/L。

血清 PⅠCP(RIA 法):男 38~202μg/L;女 50~170μg/L。

【临床意义】　血清 PⅠNP 含量变化可反映骨形成的速率。由于 PⅠNP 的清除对激素变化的敏感性较低,因而 PⅠNP 作为骨形成的生化标志可能优于 PⅠCP。PⅠNP 与骨形成标志物骨型碱性磷酸酶和骨钙素水平呈高度正相关;PⅠNP 水平与 PⅠCP 水平(RIA 法)也呈明显正相关。PⅠCP 增高见于:①儿童发育期,正常儿童血清 PⅠNP 含量平均为正常成人的 2 倍;②妊娠最后 3 个月;③骨肿瘤和肿瘤的骨转移,特别是前列腺癌骨转移、乳腺癌骨转移;④其他：畸形性骨炎、酒精性肝炎、肺纤维化等。PⅠCP降低见于雌激素对骨代谢的影响。如绝经期后骨质疏松患者经雌激素治疗6个月后PⅠCP可降低30%，但其降低的机制尚不清楚。

2. 反映骨吸收的生化指标

（1）血浆抗酒石酸酸性磷酸酶（TRAP）测定

【测定方法】　TRAP测定方法有酶动力学法、电泳法、放射免疫法和酶联免疫法等，酶动力学法应用较为广泛。血浆抗酒石酸酸性磷酸酶的名称来源于该酶具有抗酒石酸的抑制作用，酶动力学法测定时是以L-酒石酸钠作为抑制剂，以4-硝基苯磷酸盐为底物测定酶活性。因凝血过程中血小板释放ACP，血清中的ACP高于血浆，以肝素抗凝剂制备血浆，并血浆分离后应加酸性稳定剂。

【参考区间】　成人血浆TRAP3.1～5.4U/L。

【临床意义】　TRAP增高见于：原发性甲状旁腺功能亢进、慢性肾功能不全、畸形性骨炎、骨转移癌、卵巢切除术后、高转换率的骨质疏松患者。TRAP降低见于：骨吸收降低的疾病，如甲状旁腺功能降低。

（2）Ⅰ型胶原交联降解类产物测定：包括吡啶交联：吡啶酚（Pyr）、脱氧吡啶酚（D-Pyr）及Ⅰ型胶原交联C末端肽（CTX）和Ⅰ型胶原交联N末端肽（NTX）。吡啶交联及CTX、NTX的测定方法有纸层析法、HPLC法、ELISA法和RIA法。

【测定方法】　尿吡啶酚（Pyr）和脱氧吡啶酚（D-Pyr）测定（ELISA法）：用纯化的多克隆抗体包被微孔板，制成固相载体，加入标本、HRP标记的亲和素，经过彻底洗涤后用底物TMB显色。用酶标仪在450nm波长处测定吸光度，计算样品浓度。采用测定尿中游离吡啶交联（Pyr/D-Pyr），同时测定尿中肌酐，求两者的比值。

尿NTX测定采用竞争抑制酶联免疫法（ELISA法），用NTX包被微孔板，标本中的NTX和微孔板的NTX竞争与HRP标记的NTX抗体结合，标本中的NTX的含量与微孔板上结合的抗体量成反比，微孔板经过彻底洗涤后加底物TMB显色，颜色的深浅和样品中的NTX呈负相关。可同时测定尿中肌酐，求两者的比值。

【参考区间】　Pyr/Cr：男性13.6～25.8nmol/mmol；女性（绝经前）16.3～31.9nmol/mmol。D-Pyr/Cr：女性3.0～7.4nmol/mmol；男性22.0～38.5nmol/mmol。

NTX/Cr：男性28.1～35.7nmol/mmol；女性（绝经后）42.2～55.4nmol/mmol。CTX/Cr：男性44～170μg/mmol；女性（绝经前）70～334μg/mmolCr。

【临床意义】　尿中Pyr和D-Pyr的浓度不受饮食和体力活动的影响，较好地反映骨胶原降解和骨吸收状况。目前认为NTX和CTX是更能特异反映骨吸收状况的指标。在绝经后妇女的尿样中，NTX和CTX的含量较游离的Pyr和D-Pyr增加更明显，而在二磷酸盐或雌激素治疗后，NTX和CTX的含量较游离的Pyr和D-Pyr降低更明显。骨吸收的代谢标志物，是反映骨胶原降解和骨吸收的最灵敏和特异的生化指标之一，血清CTX水平是破骨细胞性胶原降解的灵敏指标。吡啶酚水平及交联C端肽和N端肽水平均可用于骨质疏松、Paget病、其他代谢性骨病、原发性甲状旁腺功能亢进、甲状腺功能亢进以及其他伴有骨吸收增加的疾病的诊断或病情评价。

（3）尿羟脯氨酸（HOP）测定

【测定方法】　尿HOP测定常采用有氯胺T化学法、离子交换色谱法和反相高效液相色谱法等。一般采用氯胺T化学法。即在酸性环境中将胶原肽链上的HOP水解下来，用氯胺T（N-氯-对甲基苯磺酰胺钠）将羟脯氨酸氧化，使其形成含吡咯环的氧化物。再用过氯酸破坏多余的氯胺

T,终止氧化过程。同时,使氧化物与对二甲氨基苯甲醛反应,生成红色化合物进行比色定量。尿羟脯氨酸表示方法有 24h 时尿 HOP、空腹 2h 尿羟脯氨酸以及尿羟脯氨酸与肌酐(Cr)的比值。

【参考区间】 24h 尿 HOP:15~43mg(114~300umol)/24h;清晨第 2 次空腹尿 HOP/Cr 比值:16.6±6.6mg/g(HOP/Cr);尿羟脯氨酸与肌酐的比值(HOP/Cr)为 0.06~0.0160。

【临床意义】 尿中 HOP 增加见于各种骨代谢性疾病,如 Paget 病、骨软化症,骨肿瘤等。严重骨折患者尿中也可增加。儿童生长期、甲状旁腺功能亢进、甲亢、骨转移癌、慢性肾功能不全、畸形性骨炎、高转换的骨质疏松症患者、佝偻病和软骨病,绝经后骨质疏松症 HOP 升高。甲状腺功能低下、侏儒症 HOP 显著降低。老年性骨质疏松症 HOP 变化不显著。

【评价】 方法特异性较差,受饮食影响较大,收集 24h 尿之前,应素食 2~3 天。

三、病例分析

【病史】 男性患者,38 岁,主因进行性全身骨痛 10 年骨骼畸形、身材变矮,三年前有多次外伤后骨折病史。

【实验室检查】 血、尿、粪常规正常;血 K3.92mmol/L、Na140mmol/L、Ca2.15mmol/L、P0.47mmol/L、ALP414U/L、PTH8.3mmol/L;口服葡萄糖耐量试验及尿糖正常;血气分析:pH7.43、BE1.5mmol/L、pCO$_2$38.9mmHg;风湿免疫全项:未见异常;肿瘤全项:未见异常;尿 Ca94.8mg/24h、尿 P465mg/L。

X 线检查:胸正侧位:胸廓畸形,脊柱侧弯,所示诸骨骨质密度减低。肋骨多发性骨质不连续,考虑有病理性骨折。

【初步诊断】 骨软化症

【诊断依据】

(1)临床特点:病史长;骨痛、骨折、骨畸形;典型的骨 X 线表现。

(2)实验室检查:Ca 2.15mmol/L、P 0.47mmol/L、ALP 414U/L、PTH 8.3mmol/L。尿 Ca 94.8mg/24h、尿 P 465mg/L。表现低血钙、低血磷、伴高碱性磷酸酶和高 PTH;低尿钙、低尿磷。

学习小结

骨组织由细胞和细胞外基质组成,骨的细胞成分包括骨细胞、成骨细胞和破骨细胞,细胞外基质包括有机成分和无机成分,有机成分形成了骨基质纤维网状结构,基本成分是Ⅰ型胶原蛋白,由成骨细胞合成分泌。无机成分主要是钙、磷、镁以骨盐羟磷灰石沉积于纤维网状结构中。正常骨代谢是骨组织不断地重复骨吸收和骨形成的骨重建过程,通过成骨作用和溶骨作用不断与细胞外液进行钙、磷交换。在骨骼生长时,血中钙、磷等矿物质沉积于骨组织,构成骨盐;在骨骼更新时,骨盐溶解,骨中的钙、磷释放入血。因此,骨的代谢影响着血中钙、磷的浓度,而血中钙、磷含量也影响骨代谢。骨形成的标志物主要有总碱性磷酸酶、骨性碱性磷酸酶、骨钙素和Ⅰ型前胶原羧基/N 端前肽等。反映骨吸收的生化指标主要有血抗酒石酸酸性磷酸酶、尿羟脯氨酸、尿羟赖氨酸糖苷、尿中胶原吡啶交联,Ⅰ型胶原交联羧基/氨基末端肽等。

多种原因可以引起钙、磷、镁的代谢紊乱，表现为低（高）钙血症，低（高）磷血症和低（高）镁血症。骨代谢标志物的发现和应用，在代谢性骨病的早期诊断、骨质量评估、疗效监测等方面发挥了重要的作用。但许多指标存在明显的昼夜节律和季节变化，肝肾功能的影响也可使结果出现偏差，因此，寻找更加灵敏而特异的骨代谢标志物，合理区别和使用骨吸收标志物和骨形成标志物，有效地用于代谢性骨病的早期诊断、药物疗效的监测，制定出更好的预防和治疗措施，是一项重要课题。

 **复习题**

1. 简述破骨细胞、成骨细胞和骨细胞的主要功能。

2. 试述骨重建（骨吸收和骨形成）的机制。

3. 画表说明 PTH、CT 及 $1,25\text{-}(OH)_2\text{-}D_3$ 对钙、磷和骨代谢的调节作用。

4. 为什么说脱氧吡啶酚作为骨吸收标志物具有更高的特异性和灵敏度而尿羟脯氨酸作为骨吸收标志物有何不足之处。

5. 引起低钙血症、高磷血症的原因有哪些？

6. 引起原发骨质疏松的常见原因有哪些？常见生化检查有何变化？

（曾玲莉）

第十四章

胃肠胰疾病的临床生物化学检验

学习目标

1. 掌握　胃酸、胃泌素、淀粉酶、脂肪酶检测方法和临床意义。
2. 熟悉　双标记 Schilling 试验(double label schilling test)、小肠消化与吸收试验的检测方法和临床意义;常见胃肠胰疾病的生物化学诊断。
3. 了解　胃肠胰的组成及生理功能。

　　胃肠胰为人体重要的消化器官,在食物的消化吸收过程中发挥着重要作用。正常情况下,人体所需的各种营养成分均通过消化道对食物进行消化吸收获取。消化道被认为是人体最大、最复杂的内分泌器官,可分泌多种激素,对胃黏膜血流、胃酸分泌及胃的蠕动发挥重要的调节作用。认识消化系统疾病的发生发展,建立有关实验室检测,可为胃肠胰疾病的诊断、预后及疗效监测提供重要临床诊断信息。

第一节　胃肠胰结构与功能概述

　　消化系统的基本生理功能是摄入食物,将其消化、分解成为小分子物质,从中吸收营养成分,经肝脏加工后成为体内自身物质,供给机体需要。而未被吸收的残剩物质则被排出体外。这些生理功能的完成有赖于消化系统协调的运动及各种物质的分泌,最终完成吸收。

　　食物成分在胃肠道的消化分解及营养成分的吸收,有赖于胃肠道腺体、胰腺所分泌的各种消化酶、肝脏分泌的胆汁成分以及肠菌酶参与的酶促反应。这些因素环环相扣,任一环节的障碍都可能会造成消化、吸收不良,因此在食物的消化吸收过程中发挥着重要作用,如图 14-1 所示。其中胃肠胰与食物消化及吸收有关的功能分别概述如下。

一、胃

　　胃具有运动及分泌两大功能。从生理观点来看,胃分为近端胃和远端胃。近端胃又分为贲门、胃底部和胃体部,有着接纳、贮存食物及分泌胃酸的功能;远端胃相当于胃窦部,可分泌

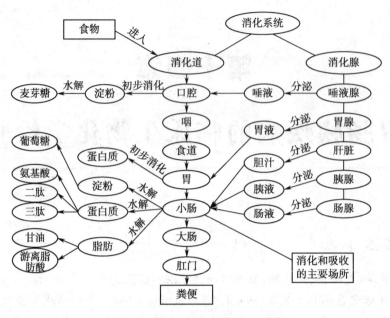

图 14-1 消化系统组成及部分功能

碱性胃液,同时将食物磨碎,与胃液混合搅拌,形成食糜,达到初步消化的作用,并逐步分次地将食糜自幽门排至十二指肠进行进一步的消化。

胃液由胃黏膜分泌,其主要包括胃蛋白酶、盐酸和黏液等成分。正常成人每天大约分泌胃液 1.5~2.5L。胃黏膜存在三种主要的腺体:贲门腺、胃腺(泌酸腺)和幽门腺,除此之外还有多种内分泌细胞。贲门腺和幽门腺主要分泌碱性黏液;胃腺分布于占全胃黏膜 2/3 的胃底和胃体部,由壁细胞、主细胞和黏液细胞组成,它们分别分泌盐酸(HCl),胃蛋白酶原(pepsinogen)和黏液(mucus)。胃液即由这三种腺体及胃黏膜上皮细胞的分泌液构成。胃黏膜内至少有 6 种内分泌细胞,如分泌胃泌素(gastrin)的 G 细胞,分泌生长抑素(somatostatin)的 D 细胞和分泌组胺(histamine)的肥大细胞等。

(一)胃液成分

纯净的胃液是一种无色透明的酸性液体,pH 值为 0.9~1.5。胃液的主要成分除水外主要包括胃酸、消化酶、黏液和内因子等。

1. 胃酸　胃酸即由壁细胞分泌的盐酸(HCl)。胃酸的排泌量受神经体液调节并与壁细胞的数目直接相关。胃液中 H^+ 最大浓度可达 150mmol/L,比血浆中 H^+ 浓度高三四百万倍。胃酸的作用包括:①杀菌;②激活胃蛋白酶原;③进入小肠后会间接地促进胰液和胆汁的分泌;④与铁和钙结合,形成可溶性盐,促进其吸收。但胃酸分泌过多对胃和十二指肠黏膜有侵蚀作用。

2. 胃蛋白酶　是由胃腺底部主细胞分泌的胃蛋白酶原激活而来。它是胃中主要的消化酶之一,它可将食物中的蛋白初步消化,水解为际,胨及少量多肽和氨基酸。

3. 黏液　胃黏液为无色透明黏稠液体,由黏膜上皮细胞和腺体分泌。它覆盖于胃黏膜表面,形成了松软的凝胶层,与表面黏液细胞分泌的 HCO_3^- 形成"黏液-HCO_3^-"屏障,除可润滑食物及减少粗糙食物对胃黏膜的机械损伤外,还可保护胃黏膜免受胃酸的侵蚀。但许多因素(如酗酒、吸烟、阿司匹林、幽门螺杆菌等)存在的情况下会损伤这种屏障作用而引起胃炎和溃疡。

4. 内因子　由壁细胞分泌的一种糖蛋白,它可与 Vit B_{12} 结合形成复合物,保护 Vit B_{12} 在小肠不被破坏,并促进 Vit B_{12} 吸收。当胃黏膜分泌内因子缺乏或能力丧失时,可导致由于 Vit B_{12} 吸收障碍,影响红细胞的生成而引起恶性贫血。

（二）胃液分泌的调节

进食是胃液分泌的自然刺激,而进食可通过神经(交感和副交感)和体液因素来调节胃液的分泌。刺激胃酸分泌的内源性物质主要有乙酰胆碱(acetylcholine,Ach),胃泌素和组胺。

1. 刺激胃酸分泌的内源性物质

(1) 乙酰胆碱:是由支配胃的副交感神经节后纤维末梢释放的递质,主要作用于壁细胞膜上的胆碱能受体,引起 HCl 分泌增加。乙酰胆碱的作用可被胆碱能受体阻断剂阿托品(atropine)阻断。

(2) 胃泌素:主要由胃黏膜 G 细胞分泌,十二指肠和空肠上段黏膜内也有少量 G 细胞。胃泌素释放后主要通过血液循环作用于壁细胞,刺激其分泌 HCl。胃泌素以多种分子形式存在于体内,主要的分子形式有两种:大胃泌素(G-34)和小胃泌素(G-17)。胃黏膜内的胃泌素主要是 G-17,十二指肠黏膜中 G-34 和 G-17 两种形式约各占一半。从生物效应来看,G-17 刺激 HCl 分泌的作用比 G-34 要强 5~6 倍,但 G-34 在体内清除速率较慢,半衰期约为 50 分钟,而 G-17 为 6 分钟。

(3) 组胺:正常情况下,胃黏膜恒定地释放少量组胺,通过局部弥散到达邻近的壁细胞,通过壁细胞上Ⅱ型组胺受体(H_2 受体),促进 HCl 分泌。用西咪替丁等 H_2 受体阻断剂可阻断组胺作用,减少 HCl 分泌。

上述三种促 HCl 分泌物既可以单独作用于壁细胞(图 14-2),又可相互协同起到加强作用。两因子的加强作用的效应大于两个因子单独作用之和。

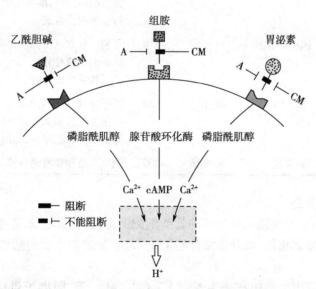

图 14-2　乙酰胆碱、胃泌素、组胺对壁细胞的作用

2. 抑制胃酸分泌的内源性物质　正常消化期的胃液分泌还受到各种抑制性因素的调节,实际的胃液分泌其实是刺激性和抑制性两类因素共同作用的结果,抑制胃液分泌的因素除精

神、情绪因素外,主要由胃酸、脂肪、高张液和前列腺素等,其中胃酸的抑制作用是一种胃酸分泌的负反馈调节。

二、胰　腺

胰腺是人体重要的消化腺,具有内分泌和外分泌双重功能。胰腺的内分泌功能主要是调节代谢,外分泌功能主要是分泌胰液和多种消化酶。

(一)胰腺的内分泌

散布于胰腺的腺泡组织之间的细胞群呈岛状,称为胰岛。其分泌的肽类激素在蛋白质、脂类代谢调节及正常血糖水平维持中发挥重要作用(表 14-1)。人类的胰岛细胞按其染色和形态学特点,主要分为 A 细胞、B 细胞、D 细胞、D_1 细胞和 PP 细胞。A 细胞约占胰岛细胞的 20%,分泌胰高血糖素(glucagon);B 细胞约占胰岛细胞的 75%,分泌胰岛素(insulin);D 细胞占 5% 左右,分泌生长抑素(somatostatin);D_1 细胞、PP 细胞数量均很少,前者怀疑分泌血管活性肠肽(vasoactive intestinal peptide,VIP),后者分泌胰多肽(pancreatic polypeptide,PP)。

表 14-1　胰腺内分泌功能

激素	分泌细胞	残基数	MW	作　用
胰岛素	胰岛 B 细胞	21A 链 30B 链	5700	促进组织摄取、贮存和利用葡萄糖,抑糖异生 促进脂肪的合成(抑制分解) 促进核酸和蛋白质的合成和贮存
胰高血糖素	胰岛 A 细胞	29 单链	3485	促进肝糖原分解,糖异生 促进脂肪分解,酮体生成 抑制蛋白质合成
生长激素释放抑制素	胰岛 D 细胞	14 单链	1638	抑制生长素及全部消化道激素的分泌 抑制消化腺外分泌 促进肠系膜血管收缩
血管活性肠肽	胰岛 D1 细胞	28 单链	3326	扩张血管,增强心肌收缩力 扩张支气管和肺血管,增加肺通气量 降低消化管肌张力,抑制胃酸分泌
胰多肽	PP 细胞	36 单链	4200	调节胃液和胰液的分泌

(二)胰腺的外分泌

胰液是由胰腺的腺泡细胞和小导管的管壁细胞所分泌,为无色无臭透明液体,呈碱性,pH 7.8~8.4,渗透压与血浆相似,每日正常分泌量 1~2L。胰液中主要包括水、电解质和各种消化酶等成分。

1. 电解质　胰液中主要阳离子为 Na^+、K^+、Ca^{2+}、Mg^{2+} 等,阴离子包括 HCO_3^-、Cl^-、SO_4^{2-}、HPO_4^{2-} 等。人胰液中的 HCO_3^- 由胰腺小导管管壁上皮细胞分泌,其主要作用是中和进入十二指肠的酸性食糜,使小肠黏膜免受强酸侵蚀,并为小肠内多种消化酶的活动提供适宜的 pH 环境。

2. 胰液的消化酶　胰液的腺泡细胞分泌多种消化酶,包括糖类消化酶:胰淀粉酶(pancreatic amylase)、胰蔗糖酶;脂肪水解酶:脂肪酶(lipase)、磷脂酶 A_2(phospholipase A_2)等;蛋白质消化酶:胰蛋白酶(trypsin)、糜蛋白酶(chymotrypsin)和弹性蛋白酶等。消化酶对食物中的不同成分的消化起着重要作用。

除上述几种主要的胰酶外,胰液中还有胆固醇酯酶(cholesterol esterase)、羧基肽酶(carboxypolypeptidase)、核糖核酸酶(ribonuclease)和脱氧核糖核酸酶(deoxyribonuclease)等多种酶,它们能使相应的物质水解,从而分子变小以利于吸收。由于胰液中含有水解三种主要营养物质的消化酶,因此胰液是最重要的消化酶。通过临床观察和实验证明,当胰液分泌障碍时,即使其他消化液分泌正常,食物中的脂肪和蛋白质仍不能被完全消化,从而影响吸收。但糖(淀粉)类的消化和吸收一般不受影响。

3. 胰液分泌的调节　在非消化期,胰液很少分泌,进食开始后胰液分泌开始,食物刺激头、胃、肠各部感受器时均可引起胰液分泌,其分泌受神经和体液双重调节,以体液调节为主。

(1)神经调节:与胃液分泌的调节一样,包括条件反射和非条件反射。反射的传出神经主要是迷走神经,可通过末梢释放乙酰胆碱,直接作用于胰腺细胞,另外还可通过胃泌素的释放,间接引起胰腺分泌。

(2)体液调节:调节胰液分泌的体液因素主要有赖于两种激素:胆囊收缩素和促胰液素。胆囊收缩素主要作用为促进胰液中各种酶的分泌和胆囊收缩,促胰液素,主要作用于胰腺小导管的上皮细胞,使其分泌大量的碳酸氢盐和水,对腺泡细胞分泌酶的促进作用很小。

三、肠

肠指的是从胃幽门至肛门的消化管道,肠是消化系统中最长的一段,也是功能最重要的一段,哺乳动物的肠道包括小肠、大肠和直肠三段。大量的消化作用以及几乎全部消化产物的吸收都是在小肠内进行,大肠主要作用是浓缩食物残渣,形成粪便,再通过直肠经肛门排出体外。

(一)小肠

肠道各段在食物消化吸收的过程中发挥不同作用。食糜进入小肠后,其中的糖(淀粉)、经胃初步消化的蛋白质、脂肪和核酸等物质受到胰液、胆汁和小肠液的化学消化及小肠运动的物理消化,逐步被分解成可被吸收的小分子物质。食糜在小肠内停留的时间较长,一般是 3~8h,这提供了充分的吸收时间,使大量的营养成分在小肠被吸收。食糜通过小肠后,消化过程基本完成,未被消化和吸收的物质则从小肠进入大肠。

(二)大肠

大肠的主要功能是进一步吸收水分、电解质、部分维生素和其他物质(如氨、胆汁酸等),形成、贮存和排泄粪便。同时大肠还有一定的分泌功能,如杯状细胞可以分泌黏液中的黏液蛋白,保护黏膜和润滑粪便,使粪便易于下行,保护肠壁减少机械性损伤,免遭细菌侵蚀。食物摄取后直至其消化残渣大部分被排出体外大约需要72h。

消化道对食物的吸收功能见表14-2。

表 14-2　消化道的吸收功能

食物成分	主要吸收形式	主要吸收部位	吸收机制	检测方法
糖(淀粉)	各种单糖	小肠上部	糖转运载体(耗能)	右旋木糖吸收试验
蛋白质	氨基酸、二肽、三肽	小肠	氨基酸转运载体或 γ-谷氨酰基循环转运	^{131}I-白蛋白吸收、代谢试验
脂肪	甘油、甘油一酯、胆固醇、溶血磷脂、脂肪酸	空肠	与胆汁酸乳化成混合微团,体积小,极性大,易吸收	^{131}I-油酸脂试验及 ^{131}I-油酸试验
核酸	核苷酸及其水解产物	小肠	嘌呤、嘧啶被水解,戊糖可再利用	
水溶性维生素	Vit C、Vit B_1、Vit B_2、Vit B_6、Vit B_{12}、Vit H、Vit PP、叶酸、泛酸	小肠	Vit C、Vit B_1、Vit B_2、Vit H、Vit PP、叶酸、泛酸为 Na^+ 依赖主动转运,叶酸也可易化扩散,Vit B_6 为简单扩散,Vit B_{12} 内因子复合物经受体介导在回肠主动吸收	放射性钴 Vit B_{12} 吸收(Schilling)试验
脂溶性维生素	Vit A、D、E、K(K_1 和 K_2)	小肠	Vit A、D、E、K_2 为被动扩散,Vit K_1 为载体介导的摄入	
铁	Fe^{2+}	十二指肠、近端空肠	吸收后可与铁蛋白结合(贮存)或入血转化为 Fe^{3+} 与转铁蛋白结合	
钙	Ca^{2+}	小肠	钙结合蛋白主动转运,吸收受 Vit D 和机体需要量控制	
钠	Na^+	小肠、大肠	需 Na^+-K^+ATP 酶	
水	H_2O	小肠、大肠	随 NaCl 等溶质吸收(被动)	

四、胃肠激素

　　肠道不仅是消化器官,同时肠道拥有大量的神经内分泌细胞,构成人体最大的内分泌器官。在胃肠道的黏膜层内,这些细胞分泌的激素统称为胃肠激素(gastrointestinal hormone)。胃肠激素与神经系统一起,共同调节消化器官的运动、吸收和分泌功能,除此之外,胃肠激素对体内其他器官的活动也具有广泛的影响,其作用主要有三个方面:①调节消化道的运动和消化腺的分泌;②调节其他激素的释放,如食物被消化时,从胃肠释放的抑胃肽(gastric inhibitory poly-peptide,GIP)对胰岛素的分泌有很强的刺激作用,影响其他激素释放的胃肠激素还有生长抑素、血管活性肽等,它们对生长激素、胃泌素等的释放均有调节作用;③营养作用。一些胃肠激素具有刺激消化道组织的代谢及促进生长的作用,称为营养作用。

　　胃肠激素释放后,通过不同方式作用于相应的靶位点而产生效应:①分泌出的胃肠激素进入血液循环,作用于靶细胞而引起生理反应,调节消化器官活动、消化吸收及消化液的分泌等过程,属于内分泌的作用方式;②经细胞间液弥散,影响毗邻的细胞群而起到局部调节作用,则属于旁分泌的作用方式;③胃肠激素随外分泌液由管道排出而发挥调节作用,属于外分泌的作用方式;④一些胃肠激素还是胃肠道肽能神经的递质,由神经末梢释放后,发挥作用,此属于神经分泌的作用方式;⑤胃肠激素由内分泌细胞释放后,沿着细胞与细胞之间的缝隙,弥散入胃肠腔而起作用,则属于腔分泌;⑥胃肠激素从内分泌细胞分泌后,直接作用于自身细胞,属于自体分泌。在调节胃肠功能及协同其他激素调节物质代谢有重要作用的胃肠激素特征,见表14-3。

表14-3 几种主要胃肠激素的分布、作用及释放的刺激物

激 素	组织分布	主 要 作 用	引起激素释放的刺激物
胃泌素	胃窦,十二指肠 G 细胞	促进胃酸和胃蛋白分泌,使胃窦和幽门括约肌收缩,延缓胃排空,促进胃肠运动及胃肠上皮生长	蛋白质消化产物,迷走神经递质,扩张胃
促胰液素	十二指肠、空肠 S 细胞	促进胰腺的 HCO_3^-、酶和胰岛素的分泌,促胰腺生长,促进肝和十二指肠腺的 HCO_3^- 和水的分泌,刺激胆囊、收缩,减弱胃和十二指肠的运动,抑制胃泌素的释放和胃酸的分泌	HCl,脂肪酸
胆囊收缩素	十二指肠,空肠 I 细胞	调节胆囊收缩,增强小肠运动,刺激胰酶、胰岛素、胰高血糖素、胰多肽和 HCO_3^- 的分泌,刺激胰腺生长和十二指肠分泌,刺激(较弱)胃酸和胃蛋白酶原的分泌	蛋白质消化产物,脂肪酸
抑胃肽	十二指肠、空肠 K 细胞	高甘油三酯血症时刺激胰岛素,抑制胃酸、胃蛋白酶和胃液分泌,减弱胃和小肠运动,增强小肠液和电解质的分泌	脂肪酸、葡萄糖、氨基酸

胃肠激素分泌异常往往与一些疾病的临床症状有关,例如十二指肠溃疡患者胃酸分泌过高,可能与胃泌素分泌过多或抑制性肽(生长抑素、促胰液素等)分泌不足有关。目前,某些胃肠激素水平的测定已作为疾病诊断的指标之一,而某些疾病也采用调整或补充胃肠激素进行治疗。

第二节 胃肠胰疾病的生化检测指标

一、胃 酸 测 定

胃酸即胃腺壁细胞分泌的 HCl。胃液中的胃酸有两种形式:游离酸和结合酸(与蛋白结合的盐酸蛋白盐)。两者统称总酸。在纯胃液中,绝大部分胃酸都是游离酸。基础胃酸分泌量及最大胃酸分泌量测定法如下。

【检测方法】

1. 标本收集 先将晨间空腹残余胃液抽空弃去。连续吸取 1h 胃液后,一次性皮下注射五肽胃泌素(pentagastrin)6μg/kg。注射后每15分钟吸取一次胃液标本,连续4次,分别测定每份胃液标本量和氢离子浓度。

2. 计算方法

(1) 基础胃酸分泌量(basic acid output,BAO):指在无食物药物刺激下连续1h胃酸分泌量。注射胃泌素前1h胃液总量乘胃酸浓度(mmol/h)即为BAO。

(2) 最大胃酸分泌量(maximum acid output,MAO):指经五肽胃泌素刺激后1h内壁细胞充分发挥其分泌功能所能分泌的胃酸量。取注射五肽胃泌素后的4次标本,分别计算其胃液量和胃酸浓度的乘积(胃酸量),4份标本胃酸量之和即为MAO(mmol/h)。

(3) 高峰胃酸分泌量(peak acid output,PAO):取MAO测定中最高两次胃酸量之和乘以2即为PAO。

【参考区间】

BAO:2~5mmol/h;

MAO:15~20mmol/h

【临床意义】

1. 胃酸分泌增高　多见于十二指肠溃疡,其BAO、MAO、PAO多明显增高;胃泌素瘤主要以BAO升高为主;幽门梗阻;慢性胆囊炎等。

2. 胃酸分泌减低　见于萎缩性胃炎、胃癌、继发性缺铁性贫血、胃扩张、口腔化脓感染、甲状腺功能亢进及少数正常人。

3. 胃酸缺乏　指注射刺激物(五肽胃泌素)后仍无HCl分泌,见于胃癌、慢性萎缩性胃炎及恶性贫血。

【评价】　胃酸测定是胃酸分泌功能的主要客观评价指标,有助于胃疾病的诊断。在胃酸测定中,刺激物有很多种,但以五肽胃泌素最佳。影响胃酸分泌的因素很多,除病例因素外还受到性别、年龄、精神因素、食欲情况、烟酒嗜好、采集方式等因素的影响,且一个人的BAO随生理节律变化,14:00~23:00分泌最高,因此解释结果应综合分析。

二、血清胃泌素测定

胃泌素是由胃窦部及十二指肠近端黏膜中的G细胞分泌的一种胃肠激素,主要作用是刺激壁细胞分泌HCl,还能刺激胰液和胆汁的分泌,也有轻微地刺激主细胞分泌胃蛋白酶原等作用。

常用放射免疫测定法测定血清胃泌素。空腹血清胃泌素15~100pg/mL。

【临床意义】

1. 高胃酸性高胃泌素血症　见于胃泌素瘤(卓-艾综合征),是其诊断指标。当空腹血清胃泌素大于1000pg/ml,高胃酸分泌量,伴有相应的临床症状者(反复发作的胃、十二指肠多处溃疡伴腹泻等)可确诊为该病。

2. 低胃酸性或无酸性高胃泌素血症　见于慢性萎缩性胃炎A型(壁细胞抗体阳性,胃酸分泌低下,胃泌素水平升高)、胃溃疡、迷走神经切除术后及甲状旁腺功能亢进等。

3. 低胃泌素血症　见于慢性萎缩性胃炎B型、胃食管反流等。

【评价】　多种疾病,例如胃泌素瘤、慢性萎缩性胃炎、恶性贫血、甲状旁腺功能亢进、胃窦

G 细胞增生等均可出现血清胃泌素增高,应注意综合临床症状和其他检测指标加以鉴别诊断。

三、淀　粉　酶

淀粉酶(amylase,AMY,AMS)全称是 1,4-α-D-葡聚糖水解酶,催化淀粉和糖原水解,生成葡萄糖、麦芽糖和含有 1,6-糖苷键支链的糊精,根据作用的方式可分为 α-淀粉酶和 β-淀粉酶。α-淀粉酶广泛分布于动物(唾液、胰腺等)、植物(麦芽、山嵛菜)及微生物,β-淀粉酶主要见于高等植物中(大麦、小麦、甘薯、大豆等)。人体中的淀粉酶属于 α-淀粉酶,又称淀粉内切酶,不仅作用于淀粉末端,还可作用于其内部的 1,4-糖苷键,对 1,4-糖苷键连接的葡聚糖有特异性,但不能水解 1,6-糖苷键连接的葡聚糖。人血清中的淀粉酶主要有两种同工酶:胰型同工酶(P-AMY)和唾液型同工酶(S-AMY),此外血清中有时会出现巨淀粉酶。

【检测方法】　目前国内外临床实验室多采用的是以麦芽多糖为底物的检测方法。血清淀粉酶同工酶检测可采用电泳法、层析法、等电聚焦法等方法。

【参考区间】

4NP-G7:血清 AMY(37℃)(成人)≤220U/L。

尿液 AMY(37℃)(成人)≤1200U/L。

【临床意义】

1. 血、尿中淀粉酶活性显著升高最多见于急性胰腺炎,是急性胰腺炎的重要诊断指标之一。在发病后 6h 活性开始升高,12～24h 达峰值,48h 开始下降,2～5d 恢复正常,淀粉酶活性升高的程度有时候不一定和胰腺损伤程度相关,但升高程度越大,急性胰腺炎的可能性也越大,目前仍然是急性胰腺炎诊断的首选指标。

2. 胰腺癌早期、一些非胰腺疾病(腮腺炎、消化性溃疡穿孔、机械性肠梗阻、胆道梗阻、急性胆囊炎等)及服用镇痛剂(如吗啡等)情况下,淀粉酶活性均会出现轻度或中度升高,但常低于 500U/L。

3. 血清淀粉酶来源多样,所以在淀粉酶活性升高时,同工酶检测有助于疾病的鉴别诊断。P 型同工酶升高或降低时,可能有胰腺疾病。S 型同工酶变化,可能病因源于唾液腺或其他组织。

【评价】　尿液淀粉酶水平波动较大,所以采用血清淀粉酶活性测定为好,或者两者同时检测。虽然体液淀粉酶活性测定目前仍然是急性胰腺炎诊断的首选指标,但其特异性和灵敏度都还不够高;淀粉酶活性测定结果受方法的影响也较大,不同方法的参考区间也有所不同;因此必须了解所用测定方法和其参考区间,联合同工酶及其他实验室检测指标(如脂肪酶等)才能对疾病做出正确的诊断。

四、脂　肪　酶

脂肪酶即三酰基甘油酰基水解酶,是一群特异性较低的酶,广泛存在于动植物和微生物中,植物中含脂肪酶较多的是油料作物的种子(如油菜子、蓖麻籽等),动物体内含脂肪酶较多的是高等动物的胰脏和脂肪组织,在肠液中也含有少量的脂肪酶,主要用于补充胰脂肪酶对脂肪消化的不足。人脂肪酶主要作用是水解多种含长链(8～18 碳链)脂肪酸的甘油酯。

【检测方法】　测定方法很多,包括滴定法、比浊法、电极法、分光光度法和荧光光度法等。

【参考区间】

健康成人(偶联法):1~54U/L;

健康成人(色原底物法):13~63U/L;

健康成人(比浊法):单侧95%上限为7.9U/L

【临床意义】

1. 胰腺是人体脂肪酶最主要来源。血清脂肪酶增高常见于急性胰腺炎及胰腺癌,偶见慢性胰腺炎。急性胰腺炎时,血清淀粉酶和脂肪酶均升高,但血清淀粉酶增加的时间较短,而血清脂肪酶活性上升可持续10~15d。

2. 胆总管结石或癌、十二指肠溃疡穿孔、肠梗阻、肝硬化等有时脂肪酶亦可增高。

【评价】　目前,脂肪酶的测定方法已有了很大改进,准确度、重复性、实用性等都有了很大的提高。在急性胰腺炎的诊断价值上,血清脂肪酶测定已优于淀粉酶测定。

五、小肠消化与吸收试验

(一)^{131}I标记脂肪消化吸收试验

吸收不良综合征发生时,以脂肪的消化吸收障碍最为敏感。中性脂肪(甘油三酯)需在肠管内经胆汁乳化,受胰酶消化后才吸收,因此肝、胆、胰功能也影响其吸收。但脂肪酸可以直接被小肠黏膜吸收,而不受肝、胆、胰功能影响。

【检测方法】　检测前准备:给予受试者口服复方碘溶液(Lugol溶液)封闭甲状腺吸收^{131}I的功能。按0.5ml/kg给予受试者口服^{131}I-甘油三酯,收集72h内粪便标本,然后测定粪中的放射强度,计算由粪便排出的放射量占摄入放射总量的百分比即为粪便^{131}I-甘油三酯排出率。

【参考区间】　粪便^{131}I-甘油三酯排出率<5%。

【临床意义】　若粪便^{131}I-甘油三酯排出率正常,则表明胰液、胆汁及肠管壁对脂肪的消化吸收均无异常。如果有异常,为鉴别脂肪吸收异常是由于肠外因素还是因肠管本身异常引起,则需要按上述方法进行^{131}I-脂肪酸吸收试验,计算血及粪便中的放射量。若^{131}I-脂肪酸吸收试验正常,则其脂肪吸收异常是由于胰液、胆汁的分泌异常所致;若血中放射量低而粪便中放射量高,则提示为小肠黏膜吸收异常所致。

【评价】　方法简单,但准确性比粪脂化学测定法低。

(二)右旋木糖吸收试验

右旋木糖为五碳糖,与淀粉不同,不需经过消化即可在空肠上段被吸收,不被肾小管重吸收,约有40%从尿液中排出。小肠吸收不良时木糖吸收减少,从尿液中排泄量也随之减少。因此,尿液中排出的右旋木糖的多少与空肠被动吸收能力成正比。

【检测方法】　受试者空腹口服25g右旋木糖(溶于250ml水中),再饮水250ml后,收集5h内尿液,尿中右旋木糖采用间苯三酚法、邻甲苯胺法或对溴苯胺法进行测定,计算由尿液排泄的右旋木糖量占总摄入量的百分比。

【参考区间】　成人5h尿中排出率≥25%,或排出量≥5g。

【临床意义】　空肠吸收不良时右旋木糖吸收减少,从尿液中排出量也相应降低,而胰脏疾病时多显示正常值,故可与吸收不良综合征相鉴别。

【评价】　本试验受肾功能不全、胆道感染，右旋木糖副作用的限制，尿毒症、心力衰竭患者慎用。

（三）乳糖耐量试验及乳糖酶加乳糖试验

乳糖耐量试验主要用于评价乳糖不耐受性。小肠乳糖酶能将饮食中摄入的乳糖分解为葡萄糖和半乳糖，乳糖酶活性下降会造成乳糖在未被分解为葡萄糖和半乳糖情况下，直接送入肠道下部，引起发酵性或高渗性腹泻，即为乳糖不耐受。

【检测方法】

乳糖耐量试验：受试者空腹抽血测定血糖浓度，然后口服乳糖 20g，每隔 30 分钟抽血测血糖一次，共四次。

乳糖酶加乳糖试验：取乳糖 20g，配成 10%（W/V）的溶液，再加入 3g 乳糖酶，一半于清晨空腹服下，空腹及服后 30、60、120 分钟分别抽血测血糖，共四次。

【参考区间】

乳糖耐量试验：成人乳糖负荷后与空腹时比较，血糖上升幅度>1.7mmol/L；

乳糖酶加乳糖试验：血糖上升幅度<0.56mmol/L

【临床意义】　乳糖耐量试验中，血糖上升幅度<1.1mmol/L；乳糖酶加乳糖试验中血糖上升幅度>0.56mmol/L，则表明乳糖酶缺乏。

第三节　常见胃肠胰疾病的生物化学诊断

消化功能紊乱是消化系统疾病的病理基础，实验室进行相关生物化学分析检测，可对消化功能状态做出客观评价。

一、消化性溃疡

（一）消化性溃疡概述

消化性溃疡是指发生在消化道暴露于胃酸及胃蛋白酶的任何部位的溃疡。消化性溃疡是一种常见的胃肠道疾病，人群中患病率高达 5%～10%，其中以发生在胃和十二指肠最为多见，分别称为胃溃疡和十二指肠溃疡。

正常情况下，由于胃十二指肠黏膜具有一系列的防御和修复机制，因此胃十二指肠能够抵御很多侵袭因素（如胃酸、胃蛋白酶、微生物、胆盐、乙醇、药物及其他有害物质等）的损害作用。消化性溃疡的发生是由于对胃十二指肠黏膜有损害的侵袭因素与黏膜自身防御-修复因素之间失去平衡所致。这种失衡可能是侵袭因素增强，或者可能是防御-修复因素减弱，或两者兼而有之造成的。胃溃疡和十二指肠溃疡在发病机制上有不同之处，但由于两者的流行病学、临床表现和药物治疗反应有相似之处，所以习惯上还是把它们归并在一起。

（二）消化性溃疡的发病机制

消化性溃疡指胃肠黏膜被胃消化液自身消化而造成的超过黏膜肌层的组织损伤。溃疡可发生于消化道的任何部位，其中以胃及十二指肠最为常见，即胃溃疡和十二指肠溃疡。当机体处于应激状态，或受到物理和化学因素的刺激及某些病原菌（如幽门螺杆菌）的感染时，即可导致胃黏膜损伤,均可引起胃溃疡和十二指肠溃疡。

1. 防御功能减弱

(1) 胃黏膜的屏障保护作用减弱:正常情况下,由于其独特的结构和功能,可在持续极高氢离子浓度的情况下,保护自身不受酸性胃液的消化侵蚀和食物中刺激因素的机械损伤,称为胃黏膜屏障,该屏障的结构包括胃黏膜上皮细胞顶部的类脂质细胞膜和紧密连结的上皮细胞构成的脂蛋白层(细胞屏障)以及覆盖与黏膜表面的碱性黏液(黏液屏障)。若黏膜细胞自身受损及攻击因子作用增强,促使黏膜屏蔽功能破坏、则引起 H^+ 的回渗,加速自身消化,从而导致溃疡的形成。

(2) 胃黏膜血液供给障碍:胃黏膜内正常的酸碱度和黏膜抵抗力依赖于胃黏膜有丰富的血流供应,当胃黏膜血流供应减少后,其抵抗力降低,黏膜修复功能降低,极易受胃酸侵蚀。

(3) 其他防御因子作用减弱:胃黏膜生成的前列腺素(PG)具有黏膜保护作用,并能预防全身性刺激如紧张恐惧、冷刺激等引起的胃黏膜损伤。该保护作用与 PG 能促进黏液分泌、增强黏液屏障、提高黏膜血流量有关。

2. 攻击因子作用增强　胃黏膜经常受到各种损伤因子的攻击,其内源性攻击因子主要是盐酸、胃蛋白酶及胆盐;外源性主要为食物成分、细菌感染、药物、酒精等。

(1) 胃液的消化作用:正常情况下,胃和十二指肠具有屏蔽功能而不会被胃液和胃蛋白酶消化。当这种防御功能遭到破坏时,胃酸中 H^+ 便可以弥散进入胃黏膜,过高的酸度可损伤胃黏膜层中的毛细血管内皮细胞,引起出血及血浆蛋白漏出;同时促使胃黏膜组织中的肥大细胞释放组胺,作用于黏膜中的微血管,引起出血和造成局部血液循环障碍,此外,H^+ 还能刺激胃蛋白酶分泌。这些作用促使胃黏膜糜烂,而形成溃疡。

(2) 幽门螺杆菌感染:幽门螺杆菌(Helicobacter pylori,Hp)是一种单级、多鞭毛、末端钝圆、螺旋形弯曲的细菌,革兰染色阴性。该菌可借助其螺旋状菌体以及鞭毛结构特点,穿透其他细菌不易通过的胃黏膜表面的黏液层而定居于胃黏膜。Hp 能分泌高活性的尿素酶,分解组织内的尿素从而产生氨,氨可使胃黏膜的跨膜电位下降,抑制 Na^+-K^+-ATP 酶活性,阻止 H^+ 由黏膜内向胃液的主动转运,从而促使胃液中的 H^+ 逆向扩散导致溃疡的形成。氨增多也可以通过干扰胃酸对胃泌素的反馈抑制而促进胃泌素分泌及壁细胞增生的方式促进胃酸分泌。

幽门螺杆菌是慢性胃炎和消化性溃疡等上消化道疾病的病因之一,大约 1/6 幽门螺杆菌感染者可能发生消化性溃疡病。治疗幽门螺杆菌感染可加速溃疡的愈合和大大降低溃疡的复发率。

(3) 某些化学因子的损伤作用:一些药物(阿司匹林等非甾体消炎药)可以直接损伤胃黏膜,同时还能通过抑制内源性前列腺素的合成,降低胃和十二指肠黏膜血流量,削减胃黏膜屏蔽功能,诱发消化性溃疡的发生。

乙醇可引起胃黏膜微小静脉收缩,导致血流淤滞,造成黏膜缺血、胃黏膜屏障破坏;并能抑制环氧合酶活性,从而阻碍前列腺素的合成,诱发溃疡发生。

(三)胃溃疡的临床表现

胃溃疡的临床表现不一,主要为腹痛,伴或不伴有呕吐、恶心、反酸、嗳气等症状,部分患者可无症状,或以出血、穿孔等并发症为首发症状。多数胃溃疡有以下一些特点:①慢性过程,一般病史较长,可为几年、十几年甚至几十年;②周期性发作,且有季节性,多在秋冬、冬春温差变化较大的季节发作,可因气候变化、过度劳累、精神与情绪变化、饮食不节、吸烟饮酒、药物等因素诱发。发作期和缓解期交替出现；③节律性疼痛,剑突下正中或偏左位置节律性疼痛是该病的特异性典型症状,与进食有密切关系,表现为餐后痛,餐后 0.5h 疼痛开始,至下一次餐前疼痛消失,周而复始。患者因此常有畏食现象。疼痛性质多为轻中度隐痛、胀痛或烧灼痛。

（四）胃溃疡诊断依据

1. 慢性病程,周期性发作。

2. 餐后 0.5～2h 出现剑突下正中或偏左出现隐痛、烧灼痛或钝痛,服用碱性药物后缓解。

3. 基础胃酸分泌量及最大胃酸分泌量测定有助于诊断。

4. 溃疡活动期大便隐血试验阳性。

5. X 线钡餐检查可见龛影及黏膜皱襞几种等直接征象。

6. 胃镜检查,可于胃部见圆形或椭圆形、底部平整、边缘整齐的溃疡。

（五）胃溃疡的实验室检查

1. 胃酸测定　胃溃疡基础胃酸分泌量正常或稍低,但游离酸往往正常。

2. 大便隐血试验　溃疡活动期大便隐血试验阳性。

3. 幽门螺杆菌检测　幽门螺杆菌(Hp)虽然不是胃溃疡的诊断依据,但由于绝大多数消化性溃疡都与幽门螺杆菌的感染有关,因此已作为该病一种常规检测项目。

4. 血清胃泌素测定　血清胃泌素测定可以帮助胃溃疡与胃泌素瘤鉴别诊断,血清胃泌素 >200pg/ml 则考虑有胃泌素瘤可能,>1000pg/ml 并伴有相应临床症状者,可确证胃泌素瘤。

二、急性胰腺炎

急性胰腺炎是胰酶在胰腺内被激活后引起胰腺组织自身消化的化学性炎症。临床上以急性上腹部突发性剧痛、恶心、呕吐、发热、血和尿淀粉酶增高(通常 ≥正常值上限的 3 倍)为特点。病理变化上分为水肿型和出血坏死型。正常情况下,胰腺依赖以下几种保护机制避免胰酶在胰腺内激活发生自身消化:①蛋白水解酶和磷脂酶 A 均以无活性酶原形式分泌;②蛋白酶原由内质网和酶原颗粒的膜与细胞内其他的蛋白质分隔开;③胰腺及胰分泌物中含有蛋白水解酶的抑制物,使胰腺分泌的各种酶原在进入十二指肠前,不致被激活。

（一）病因

1. 胆道疾病是急性胰腺炎最常见的病因,包括胆石症、胆道感染或胆道蛔虫等。

2. 胰管阻塞,往往由胰管结石或蛔虫、胰管狭窄、肿瘤等引起。

3. 大量饮酒和暴饮暴食。

4. 手术和创伤。

5. 内分泌及代谢障碍,任何引起高钙血症的原因(如甲状旁腺功能亢进、肿瘤、维生素 D 过多等)。

6. 感染(如急性流行性腮腺炎、传染性单核细胞增多症、柯萨奇病毒等)。

7. 药物(如噻嗪类利尿剂、糖皮质激素、磺胺类等)都有可能损伤胰腺组织。

8. 其他因素,包括药物过敏、药物中毒、肾上腺皮质激素、遗传因素等。

（二）诊断依据

1. 急性腹部剧痛发作伴有上腹部压痛或出现腹膜刺激征。

2. 血、尿或腹水中淀粉酶、脂肪酶活性升高。

3. 影像学检查(B 超、CT 等)、手术或活检发现胰腺存在炎症、坏死等直接或间接的改变。

凡符合上述含第一项在内的两项以上的标准,并排除其他急腹症后,急性胰腺炎的诊断即可成立。

（三）急性胰腺炎的实验室检查

1. 淀粉酶　是急性胰腺炎的重要诊断指标之一,在发病后 6h 活性开始升高,12～24h 达峰值,可为参考区间上限的 20 倍,48h 开始下降,2～5d 恢复正常。由于尿淀粉酶波动较大,测定时以血清淀粉酶为主,尿淀粉酶作为参考。血清淀粉酶>500U/L 即有诊断意义,但血清淀粉酶活性高低有时与病情不呈相关性。其他急腹症也有可能引起血清淀粉酶活性增高,需要注意鉴别。

2. 脂肪酶　血清脂肪酶活性测定对于急性胰腺炎也有重要的临床意义,血清淀粉酶增加的时间较短,而血清脂肪酶活性上升可持续 10～15d。且血清脂肪酶特异性较高,可以协助鉴别急性胰腺炎和其他原因引起的淀粉酶活性升高。

3. 其他项目　包括血糖、血清胆红素、肝功能、血钙等生化指标。急性胰腺炎中常出现暂时性血糖升高,持续空腹血糖>10mmol/L 反映胰腺坏死,预后严重。高胆红素血症可见于少数患者,多于发病后 4～7d 恢复正常。血清 ALT、AST 活性可升高,若血清白蛋白浓度下降则病死率高。急性胰腺炎常出现暂时性的低钙血症,低血钙程度与该病严重程度平行,血钙低于 1.75mmol/L 以下见于出血坏死型胰腺炎。

三、吸收不良综合征

消化和吸收关系十分密切。消化不良是指由于消化酶缺乏或胃肠功能紊乱,以致肠腔内营养物不能被很好地裂解或水解为适合吸收的物质。消化不良时吸收必然受影响,吸收不良时消化好也无益。所以,吸收不良从广义上讲应包括消化和吸收两方面。各种疾病所致的小肠消化、吸收功能障碍,造成营养物质不能正常吸收而从粪便中排泄,引起营养物质缺乏的临床综合征。严格意义上的营养不良是指营养物质供应不足。但由于消化、吸收功能障碍时也可导致营养物质摄入不足,最终呈现共同的病理特征:机体营养物质缺乏及功能异常。吸收不良综合征主要病理机制包括三方面:肠腔内消化不良、各种原因致吸收不良和淋巴或血液循环障碍致运送异常,见表 14-4。

（一）诊断依据

1. 腹泻及其他胃肠道症状　腹泻为主要症状,排便 3～4 次/天,粪便多不成形、色淡、有油脂样光泽或泡沫,有恶臭。少数轻症或不典型病理可无腹泻。伴有腹鸣、腹胀、腹部不适,很少有腹痛。部分患者可有食欲缺乏及恶心呕吐。

2. 营养物质缺乏症状　乏力消瘦、体重减轻,可出现贫血、下肢水肿、低蛋白血症。

3. 电解质及维生素缺乏症状　钾离子补充不足可加重软弱无力、生理少尿等;维生素 B 缺乏可出现口角炎、舌炎、周围神经炎等;维生素 B_{12}、叶酸、铁缺乏可引起贫血;维生素 D 及钙缺乏可致骨痛、手足抽搐,甚至病理性骨折等。

4. 继发性吸收不良综合征除上述表现外还具有原发病的相应表现。

（二）实验室检查

1. 血液检查　贫血常见,多为大细胞性贫血,也有正常细胞或混淆性贫血,血清白蛋白浓

表 14-4　吸收不良综合征主要病理机制

消化不良	吸收不良	运送异常
胰酶缺乏 　胰腺功能不足：胰腺炎、胰腺癌、囊性纤维化、胰腺切除 　胃酸过多致脂肪酶失活：胃泌素瘤 胆盐缺乏影响脂肪微粒形成 　胆酸合成与分泌受损：严重慢性肝病 　肠肝循环受阻：远端回肠切除，局限性肠炎，胆道梗阻 小肠细菌过度生长致胆盐去结合： 　小肠动力学异常致肠道淤滞：硬皮病、糖尿病性肠病、小肠假性肠梗阻等 　解剖异常致小肠淤滞：憩室病、狭窄 　胃大部切除术后（尤以 Billroth Ⅱ 式）致盲襻 　小肠污染：肠瘘 　胆盐与药物结合：新霉素、考来烯胺等 食物和胆汁、胰液混合不匀：胃-空肠吻合术后	黏膜表面积减少： 　大段肠切除、肠瘘、短路手术 黏膜损害： 　乳糜泻、热带性脂肪泻、蓝氏贾第鞭毛虫感染、小肠免疫缺陷病（选择性 IGA 缺乏症，低丙种球蛋白血症） 遗传性黏膜生物化学缺陷： 　小肠黏膜刷状缘酶缺乏；乳糖酶或蔗糖酶缺乏，肠激酶缺乏 转运缺陷： 　葡萄糖半乳糖载体缺陷、胱氨酸尿症、Hartn-up 病、无 β 脂蛋白血症、维生素 B$_{12}$ 选择性吸收缺陷等 广泛小肠壁浸润性病变或损伤： Whipple 病、淋巴瘤、淀粉样变、Crohn 病、肠结核、嗜酸细胞性肠炎、放射性肠炎	淋巴系统发育畸形： 　原发性小肠淋巴管扩张症 　Milroy 病 淋巴管阻塞： 　淋巴瘤 　Whipple 病 　结核 肠系膜血循环障碍： 　肠系膜血管硬化（少见） 　动脉炎

度下降，低钠、钾、钙、磷，血清总胆固醇浓度下降，碱性磷酸酶活性升高，凝血酶原时间延长，严重者血清叶酸、胡萝卜素和维生素 B$_{12}$ 水平亦降低。

2. 粪脂定量试验　绝大多数患者存在脂肪泻。粪脂定量试验是唯一证实脂肪泻存在的方法。一般采用 Van De Kamer 测定法，给受试者高脂饮食（每日摄入脂类 100g 以上），收集 24h 粪便定量分析，24h 粪脂量<6g 或吸收率>90% 为正常。但该试验只能提示是否有吸收不良综合征存在，而不能说明其病理生理及作出有针对性的诊断。

3. 右旋木糖吸收试验　肾功能正常并且尿右旋木糖排出率<3g 可确定为小肠吸收不良。

4. 双标记 Schilling 试验　回肠吸收不良或切除后，^{58}Co/^{57}Co 比值下降。

5. 粪便常规检查　应注意形状、红白细胞及未消化食物，寄生虫（卵），苏丹Ⅲ染色检查脂肪球等。

四、卓-艾综合征

卓-艾综合征又称胃泌素瘤，为 Zollinger 和 Ellison 两人于 1955 年首次报道而得名。卓-艾综合征以显著的高胃酸分泌、严重的消化性溃疡和非 β 胰岛细胞瘤为特征的综合征。胃泌素瘤多生于胰腺，约占 20% 发生于十二指肠、胃、脾和卵巢。约 27% 胃泌素瘤患者可伴发其他内分泌肿瘤，如甲状旁腺瘤、肾上腺瘤等。

胃肠胰中广泛存在的内分泌细胞具有演变为肿瘤或病理性增生的潜能,由其形成的肿瘤可分泌胃肠激素所以称内分泌肿瘤或增生。这些肿瘤具有以下的共同特点:①器官、组织的多源性;②肿瘤大多具有功能性;③临床表现的多样性和多变性;④部分肿瘤具有遗传性和家族性;⑤不少肿瘤属于生长缓慢的恶性肿瘤。

(一)诊断依据

对消化性溃疡患者有下列情况者应考虑卓-艾综合征的可能性:①年龄小于 20 岁的十二指肠溃疡患者;②伴水样泻或脂肪泻;③胃酸和胃泌素分泌显著升高;④胃大部切除术后有吻合口溃疡;⑤溃疡巨大或多发,或者溃疡在非常见部位,如十二指肠远端或空肠;⑥十二指肠溃疡伴高钙血症;⑦积极内科治疗无效;⑧迷走神经切断术后迅速复发,出现出血或穿孔等并发症;⑨X 线钡餐检查发现十二指肠内有肿瘤。

(二)实验室检查

1. 胃酸测定 怀疑胃泌素瘤都应作胃酸测定。卓-艾综合征患者夜间 12h 胃酸>200ml/h,总量>1200ml,BAO>15mmol/L,MAO 稍高于正常值,这是由于卓-艾综合征患者空腹基础状态下血液中胃泌素浓度很高,胃酸分泌已高度兴奋,因此再给五肽胃泌素刺激,变化不大。

2. 胃泌素测定 卓-艾综合征患者血清胃泌素可 >500pg/ml,甚至可高达 1000 ~ 2000pg/ml。

3. 内镜及 X 线钡餐检查 可能发现①胃内大量胃酸积聚;②胃黏膜皱襞肥大肥厚,十二指肠和空肠上段肠腔扩大,黏膜肥厚水肿;③十二指肠、空肠溃疡;④十二指肠有肿瘤;⑤胃大部切除术后吻合口有溃疡。

五、病 例 分 析

【病史】 男性,50 岁,患者于 12h 前饮白酒 600g 后出现刀割样剧烈上腹痛,并向后背放射,伴恶心、呕吐,吐出胃内容物后腹痛无缓解。急病容,右侧卧卷曲位,伴明显腹肌紧张及广泛压痛,反跳痛。既往有胆石症多年,无类似腹痛,无溃疡病史。T 38.9℃,BP 110/80mmHg,P 110 次/分,R 32 次/分。

【实验室检查】

1. 血常规检查 白细胞(WBC)$18.9×10^9$/L,中性粒细胞 87%。

2. 生化检查 血淀粉酶 2346U/L,尿淀粉酶 951U/L,总胆红素 12.80 μmol/L,未结合胆红素 7.00 μmol/L,结合胆红素 0.60 μmol/L。

3. 腹部 B 超 胰腺形态失常,明显肿大,尤其以胰头、胰体明显,胰周多量液性暗区,胰管增粗。

【诊断依据】

1. 急性上腹痛,向后腰背部放射,伴恶心呕吐,发热。

2. 全腹肌紧张,压痛,反跳痛。

3. 血淀粉酶明显升高。

4. WBC 升高,中性粒细胞比例增高。

5. 无明显梗阻黄疸,且既往有胆石症史。

【临床诊断】 急性胰腺炎

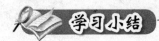

胃肠胰在食物的消化吸收过程中发挥了重要作用。胃液主要含有胃酸、消化酶、黏液和内因子等,能对食物进行初步的消化。胰腺的内分泌功能在蛋白质、脂类代谢调节及正常血糖水平维持中发挥重要作用,外分泌功能主要是分泌具有消化作用的胰液,胰液中主要成分为水、电解质和各种消化酶(如胰淀粉酶、胰脂肪酶、胰蛋白酶、糜蛋白酶等)。肠是消化系统中最长的一段,也是功能最重要的一段,大量的消化作用以及几乎全部消化产物的吸收都是在小肠内进行。大肠的主要功能是进一步吸收水分、电解质、部分维生素和其他物质(如氨、胆汁酸等),形成、贮存和排泄粪便,同时大肠还有一定的分泌功能。胃肠胰的功能受到神经体液的调控。

胃肠道的黏膜层内含有数十种内分泌细胞,这些细胞分泌的激素统称为胃肠激素,胃肠激素与神经系统一起,共同调节消化器官的运动、吸收和分泌功能。重要的胃肠激素有胃泌素、促胰液素、胆囊收缩素、血管活性肠肽等。

对于胃肠胰功能情况的了解及疾病的诊断可采用相应的生化检测指标进行分析,包括胃酸、胃泌素、淀粉酶、脂肪酶的测定,双标记 Schilling 试验及小肠消化与吸收试验等。

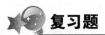

1. 简述胃液的主要成分及其生理功能。

2. 简述三大营养物质如何在小肠被消化吸收。

3. 胃酸测定包括哪几个指标?

4. 与淀粉酶比较,血清脂肪酶用于急性胰腺炎诊断有何特点?

5. ^{131}I 标记脂肪消化吸收试验如何判断吸收不良综合征是肠黏膜吸收异常还是肠外因素所致?

(熊 燏)

第十五章

神经及精神疾病的临床生物化学检验

学习目标 ▐▐▐

1. **掌握** 血脑屏障的结构和功能,脑脊液的功能和实验室检查指标。神经及精神疾病的生化机制及常见神经及精神疾病的生物化学检验。
2. **熟悉** 神经组织的生化代谢特点,神经递质的作用和分类以及神经生长因子和神经营养因子概念。常见神经及精神疾病的基本概念以及生物化学变化和生化检测指标。
3. **了解** 神经系统的结构和功能,脑脊液的形成。基因诊断。

第一节 概 述

神经系统是由中枢神经系统(central nervous system,CNS)和周围神经系统(peripheral nervous system,PNS)两部分组成,脑和脊髓构成中枢神经系统,脑神经、脊神经和内脏神经构成周围神经系统。神经元、胶质细胞及其间质构成神经组织。神经元即神经细胞,是神经系统中具有传导神经冲动、接受和整合信息功能的基本单位。神经胶质细胞无传导神经冲动的能力,主要对神经元起支持、保护和营养等作用。神经系统在其发生及神经网络构建过程中需要神经生长因子和神经营养因子的作用,其功能的正常运转需要血脑屏障来维持包括神经细胞在内的外在环境,如脑脊液及该环境的恒定。组成神经细胞的各种分子及其动态的生物化学过程是神经系统网络运行的分子基础。神经细胞之间的信息传递由神经递质及其受体共同完成,神经组织具有与其功能相适应的生物化学组成及代谢特点。各种内外环境的有害因素可导致神经系统结构与功能紊乱而引发神经或精神疾病。

一、血脑屏障及脑脊液

(一)血脑屏障及其功能

1. **血脑屏障的结构** 神经细胞的正常生理功能有赖于周围微环境的恒定。血液与脑组织之间以及脑脊液之间存在着特殊的组织结构和物质交换途径,这种在血-脑之间存在的一种选择性地阻止某些物质的"屏障",称为血脑屏障(blood-brain barrier,BBB),是维持此微环境稳定的基础。血脑屏障位于血液与脑神经、脊神经细胞之间,由脑毛细血管内皮细胞、基膜及神经胶质细胞突起形成的血管鞘构成。对屏障起主要作用的是无窗孔的血管内皮细胞和细胞间的紧密连接,而基膜和神经胶质细胞则对屏障起辅助作用。血-脑脊液屏障位于脑室脉络丛的血液与脑脊液之间,由脉络丛上皮细胞之间的紧密连接构成。脑-脑脊液屏障位于脑室和蛛网膜下腔的脑脊液与脑神经、脊神经细胞之间,由室管膜上皮、软脑膜和软膜下胶质膜构成,主要为缝隙连接,屏障作用很低,不能有效地限制大分子通过。因此,脑脊液的化学成分与其脑组织的细胞外液大致相同。

2. 血脑屏障的功能　血液中的物质进入脑组织必须通过脑毛细血管内皮细胞。内皮细胞为带负电荷的脂质双层膜,其渗透性受静水压、渗透性梯度、脂溶性、电离程度以及胞膜孔径等影响。因此,脂溶性物质易通过,大分子及带负电荷较多的水溶性物质则不易通过。一般血液中的物质通过血脑屏障具有以下方式:①被动性扩散:取决于分子大小、脂溶性、静水压和电离程度;②载体运输:是顺浓度梯度转运,不耗能;③主动转运:是逆浓度梯度转运,消耗能量。血脑屏障在功能上主要表现为选择通透性:

(1) 蛋白质不易通过:与血浆蛋白结合的物质不能直接通过,如与转运蛋白结合的皮质激素、甲状腺素等;铁、钙等金属离子及药物。而其游离分子可通过特定的方式进入脑组织。

(2) 高脂溶性物质可以被动扩散的方式自由通过:如乙醇、烟碱、碘、安替比林和丙米嗪等。水和气体很容易扩散入脑。

(3) 低脂溶性分子转运由载体介导:脑毛细血管内皮细胞膜上存在多种物质转运的载体,如葡萄糖、氨基酸、胆碱、嘌呤、核苷等。

(4) 金属离子可以主动转运的方式缓慢交换:如 K^+、Na^+、Ca^{2+}、Mg^{2+} 等。

(5) 内皮细胞中代谢调控转运:如多巴胺对帕金森病的疗效不如其前体 L-多巴,是因为脑内缺乏其转运载体。治疗时采用 L-多巴,同时施以 L-多巴脱羧酶的抑制剂以改善此酶性血脑屏障。

血脑屏障通过对物质的选择性通透,完成血液与脑组织之间的物质交换,从而保证了脑的正常代谢和功能。脑内缺氧、创伤、出血、梗死、炎症、肿瘤可致屏障破坏,通透性改变,导致血管源性脑水肿。这种屏障功能的变化可通过脑脊液的成分改变反映出来。屏障将血液与脑细胞间液分隔开,彼此不能直接流通,但脑细胞间液和脑脊液却连通一起。血脑屏障的存在使得脑脊液的化学组成与血浆不同。因此,分析血液和脑脊液中成分的差异,可推知屏障的功能状况。目前常用白蛋白指数(脑脊液/血清白蛋白比率)来反映血脑屏障功能的完整性。

(二)脑脊液的形成及功能

1. 脑脊液的形成　人体脑组织完全被脑脊液(cerebrospinal fluid,CSF)所包围。脑脊液主要由脉络丛生成,其循环途径始于侧脑室,经室间孔至第三脑室,经中脑导水管至第四脑室,再经正中孔与外侧孔至蛛网膜下腔。其中约75%的脑脊液流经脑室各池,并上行至大脑半球的蛛网膜下腔,其余约25%流至脊髓蛛网膜下腔,最后主要经脑凸面的蛛网膜粒吸收而注入静脉系统。因蛛网膜粒起着单向瓣膜作用,只允许脑脊液进入静脉而防止血液倒流。正常情况下,脑脊液不断产生、循环和重吸收保持动态平衡。病理状况下如脑肿瘤、脑膜炎等脑脊液量可成倍增加。健康成人脑脊液总量平均为150ml。

2. 脑脊液的功能　脑脊液与脑及脊髓的细胞间液相互沟通,在脑室及蛛网膜下腔等处互相渗透,是中枢神经系统的内环境。因此,可视为广义的脑细胞外液。脑脊液具有重要的功能：①在中枢神经系统内循环流动，参与物质的转运，并带走其代谢产物，起着犹如淋巴液的功能；②作为一种保护垫，对中枢神经系统具有缓冲保护作用，调整颅内压，免其受外力直接冲击；③对维持脑组织的渗透压及酸碱平衡有重要作用；④通过脑脊液循环，在一定程度上调节颅内压力；⑤是了解脑部病变和治疗用药的一个途径。

二、常见神经及精神疾病的生物化学代谢

（一）神经组织的生物化学代谢特点

神经组织的化学组成包括糖、脂、蛋白质、核酸、水和无机盐等，其代谢特点如下：

1. 糖代谢　神经组织的糖原含量低，其葡萄糖的浓度远低于血浆，实际上它却是神经组织最重要和唯一有效的能量来源。因此，血中葡萄糖的正常水平和通过扩散进入神经组织的少量磷酸己糖，是维持大脑功能运转所必需的。糖代谢主要方式为90%～95%有氧氧化和无氧酵解，其次为5%～10%的磷酸戊糖途径。

2. 脂代谢　神经系统中脂质含量丰富，以磷脂为主，中性脂肪很少，含有较多的糖鞘脂和胆固醇。糖鞘脂是神经组织的特殊脂，即脑苷脂和神经节苷脂。脑脂大多数代谢缓慢。脑脂肪酸大部分在脑内合成，少量来自膳食。很多长链不饱和脂肪酸脑内不能合成，必须依赖外源。神经系统脂质在神经髓鞘和膜相关物质的合成以及能量供应中起重要作用。

3. 蛋白质和氨基酸的代谢　神经组织中蛋白质含量较恒定，但转换快。脑组织蛋白质每85h更新一次，而体蛋白则约74d更新一次，提示蛋白质在神经细胞功能活动中的重要作用。蛋白质几乎占人脑干重的50%，灰质较白质富含蛋白质。神经组织的蛋白质通常包括白蛋白、球蛋白，核蛋白和神经角蛋白等以及如谷胱甘肽、胱硫醚、磷酸乙醇胺等多种神经系统特有蛋白质。蛋白质的合成主要在细胞体进行，轴突中亦可合成。进入脑中的氨基酸可迅速被利用合成蛋白质。脑中的氨基酸由血液和糖代谢两个来源转变而来。与氨基酸衍生为神经递质代谢相关的谷氨酸、天冬氨酸含量较高。

4. 核酸代谢　脑中RNA的含量特别高，在胞浆中以多核糖体形式存在，随脑的特定功能细胞和区域分布而异，其代谢速度亦随神经功能活动程度而变化。光、电刺激、低强度声等因素，会加速脑组织的核苷酸代谢率。脑中RNA含量高说明脑的功能和代谢活跃。脑中的DNA主要存在于神经细胞核内，成熟神经元内的DNA含量相当恒定。神经生长因子、生长激素等部分生长因子可促进脑内核酸的合成与更新。

5. 水和电解质代谢　脑的含水量约78%，灰质多于白质，脊髓的含水量约75%。离子呈区域化的活跃转运。中枢神经系统的Na^+,K^+-ATP酶（即Na^+,K^+泵）集中分布在伴有高离子流的膜区。神经元的Ca^{2+}交换系统（即Ca^{2+}泵）和Na^+,K^+泵协同作用，参与突触功能的调控。

6. 能量代谢　脑是体内能量代谢十分活跃的器官之一，脑内ATP处于高稳定水平，脑内ATP的水平甚高，其合成和利用均很迅速。脑内ATP丰富时，CK（CK-BB）活跃，可生成磷酸肌酸而贮存能量。脑组织的磷酸肌酸水平比ATP高，是ATP末端高能磷酸键的一种储存形式。虽然脑的重量只占体重的2%，但脑的耗氧量却占全身总耗氧量（约250ml/min）的20%。脑组织对缺氧和缺糖极为敏感。血糖下降50%即可致昏迷，而中断流向脑的血流几分钟就可引起死亡。血糖过低时（如饥饿、大量注射胰岛素），酮体可部分替代葡萄糖供能，以避免低血糖昏迷。

（二）神经生长因子与神经营养因子

神经生长因子（nerve growing factors，NGF）是最早发现，研究得最为透彻的神经营养因子，即是一类由神经元、神经支配的靶组织或胶质细胞产生的，并能促进中枢神经和周围神经分化、生长及存活的生物活性物质。20 世纪 50 年代早期，Rita 和 Stanley 发现，将小鸡感觉和交感神经节的发育期的神经元同小鼠肉瘤碎片或蛇毒接触时，可检测到一种能诱发神经纤维从移植物伸延的因子。其后又从雄性小鼠的唾液腺和公牛精液分离出这种肽类激素，称为神经生长因子，通过特异的表面受体刺激细胞增殖。NGF 先同交感神经细胞轴突终端的受体选择性地结合，随即被内吞并沿轴突运送到胞体，以促进 cAMP 生成，诱导 Na^+ 流入，蛋白质磷酸化及一系列酶促反应增强，最后轴突出现广泛的分支和功能性突触形成。神经生长因子（NGF）的主要生物学效应：①对神经元早期发育具有神经营养效应；②促进神经元的分化；③维持成熟神经元的存活；④促进神经损伤的修复与再生。

20 世纪 80 年代，提出了神经营养因子（neurotrophic factors，NTFs）的概念，即是一组能促进神经细胞生长、增殖，延长其生存时间，并调节神经细胞分化和形态重塑的特异性内源性信号蛋白。神经营养因子（NTFs）包括多肽，神经递质，神经肽，细胞基质分子、酶及酶抑制物。通过突触成分、胶质细胞和血液到达特定神经元，与特定受体结合而发挥作用。目前已发现了 30 多种具有神经营养作用的蛋白质因子，其中研究较深入的有神经生长因子、脑源性神经营养因子、神经营养素-3 等。NTFs 是神经细胞发生过程中存活、分化的依赖因子，是发育成熟神经元功能的调控因子，亦是神经元病变或损害中保护其存活和促进其再生的必需因子。应用 NTFs 来减缓和治疗神经元退变已成为一种治疗抗神经元退变的重要方法。

（三）常见神经系统疾病的生物化学机制

神经系统疾病包括神经病和精神病。神经元变性是各种神经系统疾病的基本病理改变，可涉及大脑、小脑、脑干和脊髓等不同部位以及多种分子及代谢的改变，其特点是中枢神经系统某个或某些特定的部位进行性神经元的变性以至坏死，伴有胞质内结构紊乱，可出现包含体等，无炎症或异常物质累积。随着神经生物化学和分子病理学研究的发展，对神经病变的生化缺陷以及发病机制有了更深入的认识，常见神经系统疾病的生物化学机制主要有以下几个方面：

1. 基因突变　分子遗传研究证实，遗传物质的改变可能是部分神经变性病最根本的原因。因基因突变，使参与神经细胞代谢、信号传递以及各种功能活动的蛋白质分子结构或蛋白质表达发生改变，使正常的代谢或功能发生变化，从而导致神经元变性甚至死亡。如阿尔茨海默症病理基因定位于第 21 号、14 号、1 号染色体上。

2. 神经递质的异常　神经递质、递质转运体及受体异常与神经及精神疾病有关。实验表明：帕金森病患者脑脊液中多巴胺的代谢产物降低；抑郁症患者脑脊液中 5-羟色胺含量降低；精神分裂症患者血浆中多巴胺的代谢产物升高，β-内啡肽明显升高，而 5-羟色胺减少；癫痫患者脑脊液中 5-羟色胺降低，疾病发作时患者血液及脑脊液中乙酰胆碱显著升高，而多巴胺及其代谢产物显著降低；精神发育迟滞的患儿血液、脑脊液及尿中 5-羟色胺含量减少等。

3. 能量代谢缺陷　在线粒体中进行的能量代谢，其过程有多达几十种蛋白质参与。在线粒体最终由 ATP 合酶生成 ATP，为细胞功能活动提供能量。以上任何环节出现缺陷将导致线粒体功能障碍。高度依赖氧化代谢的组织、器官更易患线粒体疾病。线粒体的功能障碍不仅影响能量代谢，还可通过影响其他代谢造成神经细胞损伤。线粒体 DNA 由母系遗传，已经证实青年型亨廷顿病、Leber 家族性视神经萎缩、晚发型脊髓小脑变性以及各种线粒体疾病、脑肌病和神经肌病等,都有线粒体内结构损害的直接证据。在其他神经变性病中的有些类型也发现有线粒体能量代谢缺陷,如帕金森患者脑中线粒体 DNA 缺陷,肌肉线粒体中有复合酶 Ⅰ、Ⅱ 的缺失,这种缺陷往往由蛋白编码基因突变引起。

4. 自由基分子代谢 机体在正常生理代谢过程中存在自由基生成与清除的动态平衡。常见的自由基有超氧阴离子自由基($\cdot O_2^-$)、羟自由基($\cdot OH^-$)、过氧化氢自由基(H_2O_2)等。体内的超氧化物歧化酶(SOD)、谷胱甘肽过氧化物、维生素 C(Vit C)、维生素 E(Vit E)等都可清除自由基。疾病情况下,自由基生成与清除平衡受到破坏,过多的自由基直接损伤细胞和间质成分,并促发脂质过氧化反应生成脂质过氧化物,诱发蛋白氧化、水解,ATP 耗能,DNA 破坏等一系列反应,导致细胞损伤;自由基生成还可促进兴奋性氨基酸释放,增强对神经细胞的毒性作用。如阿尔茨海默症患者中自由基浓度增加;一氧化氮(NO)是正常神经递质,但病理条件下高浓度的 NO 能抑制线粒体中电子传递链复合酶 Ⅰ、Ⅲ 和三羧酸循环中酶的活性,通过一系列连锁反应,产生大量自由基,导致神经细胞变性甚至坏死。

5. 异常钙离子通道开放与 Ca^{2+} 效应 正常静息状态下,细胞内外游离的 Ca^{2+} 浓度相差近万倍。外液中的 Ca^{2+} 通过电压门控通道和兴奋性氨基酸受体门控通道进入细胞。当兴奋性氨基酸释放过多,相应受体门控通道开放,Ca^{2+} 内流增加,胞浆内 Ca^{2+} 浓度异常增高。受其调节的蛋白酶、磷脂酶、核酸内切酶等被激活导致磷脂膜分解,细胞骨架破坏,变性,死亡。兴奋性氨基酸,钙通道开放途径是致脑缺血后神经元迟发性坏死的一个重要机制。此外脑缺氧、中毒、水肿及惊厥发作等的发病机制中也都有离子通道异常因素的参与。

6. 兴奋性氨基酸释放过度 兴奋性氨基酸包括了谷氨酸、天冬氨酸和衍生的红藻氨酸、使君子氨酸、鹅膏蕈氨酸、N-甲基-D-天冬氨酸等,其浓度过高并不直接对神经细胞产生毒性,而是作用于相应的受体,诱使离子通道开放,通过异常钙离子通道开放与 Ca^{2+} 效应而产生毒性效应。

7. 神经细胞凋亡 通常由细胞外因子作用于受体并通过信号转导途径将信号传入胞内而启动凋亡程序。研究证明脑缺血引起的迟发性死亡以凋亡为主,而亨廷顿病为凋亡紊乱疾病。

8. 其他因素 神经营养因子、神经生长因子的改变、环境因素、药物性依赖作用等多种因素对神经、精神疾病的发生也有影响。

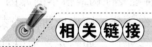 相关链接

　　凋亡又称为细胞程序性死亡,是指经一定途径启动细胞内固有程序而发生的一种特殊细胞死亡形式。在胎儿出生后神经系统的生长发育及神经网络的构建过程中,凋亡起很重要的作用。其主要特征有细胞皱缩,膜泡状化,染色质浓缩形成小体及 DNA 片段化。

　　细胞凋亡的检测方法很多:主要有:形态学检测(光学显微镜观察、荧光显微镜观察、电子显微镜观察、共聚焦激光扫描显微镜检测);生物化学检测方法(DNA 凝胶电泳、凋亡相关基因或蛋白的分析检测、线粒体膜电位变化的检测);免疫学检测方法;分子生物学检测方法;细胞凋亡的流式细胞术分析等。每种方法有其自身的缺点和局限性。在目前情况下由于标本和病变的特点,选择多种适当的方法进行综合检测,常可得到较准确结果。

第二节　神经及精神疾病常用的生物化学检测

实验室生物化学检查作为一种辅助检查对神经及精神疾病的诊断可提供非常有价值的依据,测定的标本常采用脑脊液(CSF)。检测项目多为 CSF 常规检查、神经递质、蛋白质和特殊酶等。检测 CSF 可辅助推知血脑屏障的功能状况及中枢神经系统病变情况。

一、脑脊液生物化学指标

脑脊液是一种无色透明的液体,因血脑屏障的存在,与血浆成分有所不同,但 CSF 不是血浆的简单过滤液。葡萄糖含量仅为血糖的 60% ~70% 即 2.5 ~4.4mmol/L。除含有较血浆多的氯和镁外,其他离子成分均低于血浆。正常人的 CSF 每天转换率为 4~5 次,生成量约 600 ~700ml,这种转换对维持中枢神经系统内环境稳定具有重要作用。通过 CSF 的一般检查可对疾病做出初步判断,可辅助推知血脑屏障的功能状况以及引起中枢神经系统病变的原因。CSF 常规检查及其临床意义见表 15-1。

表 15-1　CSF 常规检查及其临床意义

项目	参考区间	临床意义
外观	无色透明液体	淡红色或血性:颅内或脊髓腔内出血 淡黄色或红黄色:蛋白含量↑ 云雾状或毛玻璃样:WBC↑
压力	60 ~180mmH$_2$O	↑:颅内占位性病变、脑积水
细胞数	WBC:0 ~5/mm^3 RBC:无	WBC↑:炎症 RBC↑:出血
蛋白质	0.15 ~0.45g/L	↑:炎症、颅内占位性病变
葡萄糖	2.5 ~4.4mmol/L	↑:糖尿病、病毒感染 ↓:化脓性脑膜炎、细菌性脑膜炎、霉菌感染、脑膜肿瘤
乳酸	<2.8mmol/L	↑:细菌性脑膜炎、颅内肿瘤 轻度↑:单纯疱疹性脑炎、癫痫持续状态、尿毒症、脑缺氧缺血、蛛网膜下腔出血
氯化物	120 ~130mmol/L	↓:细菌感染
IgA	0.001 ~0.006g/L	↑:脑血管病、变性疾病、Jacob-Greutzfeldt 病 ↓:支原体脊髓膜炎、癫痫、小脑性共济失调
IgG	0.01 ~0.04g/L	显著↑:化脓性脑膜炎 ↑:结核性脑膜炎、多发性硬化症、急性病毒性脑膜炎、种痘后脑炎、麻疹脑炎、神经梅毒、亚急性硬化性全脑炎、脊髓腔梗阻 ↓:癫痫、X 线照射、服类固醇药物

注:↑表示升高;↓表示降低

二、神经递质的测定

神经递质是神经元间或神经元与靶细胞(肌肉、腺细胞)间起信号传递作用的化学物质。神经元间神经递质的作用过程为:当神经冲动传到神经突触时,突触前膜通过释放神经递质至突触间隙,作用于突触后膜上特异性受体,产生突触后膜的兴奋或抑制从而完成信号传递。部分递质在突触处无传递信号的功能,不直接触发靶细胞效应,只对其他递质引发的效应起调制作用,称为神经调质。神经递质对中枢神经系统功能以及人的精神活动起着重要的作用,神经系统病变时,神经递质的产生,释放和受体及其相互作用就会发生改变,从而导致神经及精神疾病。临床上检测神经递质及其代谢物对其诊断具有一定的意义。临床上常用于检测神经及精神疾病的神经递质主要有四类:神经肽、生物胺、氨基酸与胆碱类。神经肽类有 β-内啡肽、L-脑啡肽、生长抑素、P 物质及胆囊收缩素(CCK)等;生物胺类有 5-羟色胺(5-HT)及代谢终产物5-羟基吲哚乙酸(5-HIAA)、多巴胺(DA)及代谢终产物3-甲氧基-4-羟基乙酸(HVA)、去甲肾上腺素(NE);氨基酸类有抑制性递质 γ-氨基丁酸(GABA)、兴奋性递质谷氨酸;胆碱类有乙酰胆碱(Ach)。CSF 常用神经递质检查及其临床意义见表 15-2。

表 15-2 CSF 常用神经递质检查及其临床意义

名称		常用方法	临床意义
神经肽类	β-内啡肽	放射免疫法	↑:躁狂症、精神分裂症
	L-脑啡肽		↓:AD
	生长抑素		↑:癫痫
	P 物质		↓:AD
	CCK		↑:抑郁症、病情严重的 PD 患者
			↓:PD
			↓:精神分裂症
生物胺类	5-HT	HPLC 法、酶法、荧光法	↑:颅脑外伤、脑血管疾病
	5-HIAA		↓:精神分裂症、PD、抑郁症、癫痫
	DA		↑:精神分裂症
	HVA		↓:PD、癫痫
氨基酸类	GABA	HPLC 法、荧光分光光度法、高	↓:癫痫
	谷氨酸	压电泳法	↑:精神分裂症、亨廷顿病
			↓:PD
胆碱类	Ach		↑:癫痫发作时、急性颅脑损伤
			↓:AD、重症肌无力

注:↑表示升高;↓表示降低;PD:帕金森病;AD:阿尔茨海默病

三、脑脊液蛋白质和特殊的酶测定

(一)脑脊液蛋白质测定

正常脑脊液(CSF)中的蛋白质 80% 以上通过超滤作用来源于血浆,80% 为白蛋白,20% 为球蛋白。临床上检测脑脊液总蛋白对神经及精神疾病的诊断具有一定的价值。

1. 蛋白质定量 脑脊液的蛋白质总量随年龄增长而升高。正常成人不同部位脑脊液蛋白质总量为:脑室液 0. 05 ~ 0. 15g/L;脑池液 0. 15 ~ 0. 25g/L;腰池液 0. 15 ~ 0. 45g/L。

脑脊液总蛋白测定临床上常用方法为邻苯三酚红钼络合显色法、考马斯亮蓝 G-250 比色法等。宜使用新鲜脑脊液标本离心后立即测定。值得注意的是,因损伤性穿刺可导致血液混入脑脊液而使其蛋白质含量明显增高。

脑脊液总蛋白测定通常用来鉴别细菌性和非细菌性脑膜炎。脑脊液总蛋白>1g/L 通常可诊断为细菌、真菌或结核性脑膜炎。升高亦可见于出血、感染、占位性病变、蛛网膜粘连及多次电休克治疗等,这与血脑屏障通透性增加、血管性脑水肿、细胞过多和神经细胞坏死过程中脑特异性蛋白的释放有关。

2. 蛋白质指数 包括白蛋白指数、IgG 和白蛋白比率及 Ig 指数(免疫球蛋白指数)。CSF 蛋白质指数计算公式及临床意义见表 15-3。

表 15-3 CSF 蛋白质指数计算公式及临床意义

指数	公 式	临 床 意 义
白蛋白指数	CSF 白蛋白(mg/L)/血清白蛋白(g/dl)	反映血脑屏障功能 <9,无损害 9 ~ 14,轻度损害 15 ~ 30,中度损害 31 ~ 100,严重损害 >100,功能完全丧失
IgG 和白蛋白比率	CSF 中 IgG(mg/dl)/CSF 中白蛋白(mg/dl)	对诊断脱髓鞘疾病有一定价值。70% 多发性硬化症患者>0. 27
Ig 指数	[CSF 中 IgG(mg/dl)×血清白蛋白(g/dl)]/[CSF 中白蛋白(mg/dl)×血清 IgG(g/dl)]	参考区间:0. 30 ~ 0. 77 >0. 77,鞘内 IgG 合成增加,90% 多发性硬化症患者>0. 77

3. 蛋白质电泳 脑脊液的蛋白质含量远低于血浆,临床上采用 CSF 蛋白质电泳对神经及精神疾病的诊断具有一定的价值。CSF 蛋白质电泳组分及临床意义见表 15-4。

表 15-4 CSF 蛋白质电泳组分及临床意义

蛋白组分	CSF	血清	临 床 意 义
前白蛋白	2% ~ 6%	无	↑:脑外伤、脑积水、脑萎缩及中枢神经系统退行性病变 ↓:脑内炎性疾病
白蛋白	44% ~ 62%	56%	↑:脑血管疾病、椎管阻塞及脑瘤 ↓:脑外伤
α_1-球蛋白	4% ~ 8%	4.5%	↑:急性中枢神经系统炎症性病变、脑肿瘤
α_2-球蛋白	5% ~ 11%	9.5%	↓:脑外伤急性期
β-球蛋白	13% ~ 26%	12%	↑:脑萎缩及退行性病变
γ 球蛋白	6% ~ 13%	18%	↑:脱髓鞘疾病及感染
寡克隆区带	无	无	出现多条独特的、局限于 γ 球蛋白区带,提示中枢神经内源性合成的免疫球蛋白,是真正有价值的病理因素。常见于多发性硬化症

注:↑表示升高;↓表示降低

4. 特异性蛋白质 神经系统所特有的特异性蛋白质主要有:髓鞘碱性蛋白(MBP)、胶质纤维酸性蛋白(GFAP)、β-淀粉样蛋白和β-淀粉样蛋白前体、S100蛋白、tau蛋白等。CSF特异性蛋白质及临床意义见表15-5。测定方法可采用酶联免疫法(ELISA)、或放射免疫法(RIA)、单克隆抗体免疫放射夹心法、电泳法或蛋白印迹法。

表 15-5 CSF 特异性蛋白质及临床意义

名 称	说 明	临 床 意 义
MBP	是急性脑实质损伤和脱髓鞘改变的特异性生化指标	↑:主要见于多发性硬化症
GFAP	星形胶质细胞中的一种标志蛋白	↑:AD、脊髓空洞症、神经胶质瘤、脑星形细胞病、血管性疾病、海绵状脑病
S100 蛋白	是中枢神经系统,尤其是胶质细胞破坏的可靠指标	↑:脑出血、急性脑血管病、脊髓压迫症、恶性胶质瘤、脑炎、多发性硬化症急性加重期
β-淀粉样蛋白和 β-淀粉样蛋白前体	老年斑是存在于脑实质细胞外基质中以β-淀粉样蛋白为核心的炎性斑块,是由β-淀粉样蛋白前体水解而成,是AD最主要的神经病理改变之一	↑:AD、颅脑外伤
tau 蛋白	是一种重要的微管相关蛋白,神经元内存在大量的神经纤维缠结是AD的重要特征之一	↑:AD

注:↑表示升高;↓表示降低;AD:阿尔茨海默病

(二)脑脊液中酶的测定

血清中的酶不能通过血脑屏障进入脑脊液,CSF酶测定可反映中枢神经系统疾病。其中有些酶是神经系统病变中所特有,而另一些酶则在多种神经及精神疾病中表现异常。神经系统所特有的酶主要有:神经元特异性烯醇化酶(NSE)、脑型肌酸激酶(CKMB)。NSE是神经元损伤的特异性生化标志。CKMB是神经损伤的特异性生化标志。CSF酶测定及其临床意义见表15-6。

四、基 因 诊 断

随着分子生物学技术的迅速发展,分子杂交、RFLP及PCR等基因诊断技术已成为神经精神研究和诊断的重要手段,越来越多的疾病相关基因缺陷被发现,为神经及精神疾病的诊断提供了特异方法。染色体基因组突变或连锁分析标本一般采用外周血DNA;胎儿产前检查常采用绒毛膜或羊水DNA;线粒体DNA突变分析多采用骨骼肌标本DNA(因其基因突变的非均一性,外周血DNA不一定能检测到)。目前,采用基因诊断的部分神经系统疾病的临床病理特征及基因诊断见表15-7。

表 15-6　CSF 酶测定及其临床意义

名　称	临　床　意　义
NSE	↑:脑梗死、脑肿瘤、癫痫、颅内高压、脑外伤
CKMB	↑:急性脑血管疾病、脑膜炎、颅脑损伤、癫痫、脑肿瘤
LD 及同工酶	↑:脑血管疾病、颅脑外伤、癫痫、脑肿瘤、脑膜炎、脑积水
AST	↑:脑血管疾病、中枢神经系统转移癌、继发性癫痫、脑萎缩、感染中毒性脑病、缺氧性脑病
酸性磷酸酶	↑:脑萎缩、脑肿瘤、脑膜炎、多发性硬化症
核糖核酸酶	↑:癫痫、脑肿瘤、痴呆、脱髓鞘性疾病、脑膜炎
多巴胺-β-羟化酶	↑:精神分裂症 ↓:老年性痴呆
乙酰胆碱酯酶	↑:癫痫 ↓:AD
假胆碱酯酶	↓:AD
β-葡萄糖苷酶	↑:脱髓鞘性疾病、糖尿病性神经病、癫痫、细菌性脑膜炎、脑肿瘤

注:↑表示升高;↓表示降低;AD:阿尔茨海默病

表 15-7　部分神经系统疾病的临床病理特征及基因诊断

病名	临床病理特征	基因型/基因产物	染色体定位	基因诊断
亨廷顿病	舞蹈症,痴呆	CAG 三联体扩展异常(Hun-tingtin 蛋白编码基因中)	4p16.3	突变检出率100%
家族性帕金森病	运动迟缓,震颤,肢体僵直	黑质纹状体多巴胺神经元减少		
PD$_1$ 型		PARK1 基因突变(编码 α-synuclein 蛋白)	4q21	研究中
青年型		PARK2 基因突变(编码 Par-kin 蛋白)	6q25.2-q27	突变检出率约90%
脊髓性肌萎缩 1、2、3 型	肢体无力,肌萎缩反射缺失	基因 SMN 突变,编码 snR 蛋白-RNA 剪接	5q11-q13	突变检出率95%
脊髓小脑变性 I 型	运动失调,痴呆,强痉挛	SCA1 基因 CAG 三联体扩展异常,编码 ataxin 蛋白	6p23	突变检出率100%
脊髓脑干性肌萎缩	上肢肌萎缩,无力	雄激素受体基因 CAG 三核苷酸重复扩展	Xq11-q12	突变检测率100%
肝豆状核变性	运动障碍,震颤,角膜 K-F 环	可能与 P 类 ATP 酶基因突变有关	13q14-q21	连锁分析检出率95%,突变分析检出率60%
肌强直性营养不良	肌强直,无力,白内障,秃顶,智能迟缓	myotonin 蛋白激酶 3′端 CTG 重复扩展	19q13,1	敏感性100%

病名	临床病理特征	基因型/基因产物	染色体定位	基因诊断
家族性肌萎缩侧索硬化	肌萎缩,无力,下肢反射亢进	Cu,Zn-SOD 点突变	21q22.11	应用临床
神经纤维瘤病-2型	多发神经瘤,双侧听神经瘤	merlin 编码基因缺失	22q12.2	应用临床
脆性 X 染色体发育迟缓	智能迟滞,小头,大耳,大睾丸	基因中 CGG 重复扩展,FXMR1 蛋白为 mRNA "伴娘"(Chaperone)蛋白	Xq27.3	应用临床,特异性99%
假肥大性肌营养不良	早期发病,上下肢肌无力,假性肥大	Dystrophin 编码基因突变(缺失、重复)	Xp21.2	部分应用临床

第三节　常见神经系统疾病的生物化学检验

神经系统疾病即神经病是指脑、脊髓及周围神经因遗传、感染、血管病变、外伤、中毒、肿瘤、免疫障碍、变性、营养缺陷和代谢障碍等因素所致的疾病。常见的有帕金森病、阿尔茨海默病、缺血缺氧性脑病等。精神疾病即精神病是指在生物学、心理学以及社会环境等各种因素影响下,大脑功能失调或紊乱,导致认知、情感、意志和行为等精神活动出现不同程度障碍为主要临床表现的一类疾病。常见的有精神分裂症、抑郁症、躁狂症、癔症、情感障碍性精神病等。常见精神疾病的生物化学机制有遗传因素、精神因素和自身因素。

一、帕金森病

帕金森病(Parkinson disease,PD)又称震颤性麻痹,是一种常见于中老年的原发性中枢神经系统神经变性疾病,多在 60 岁以后发病。临床表现为静止性震颤、肌强直、运动迟缓和姿势反射障碍。病理及生化改变为黑质纹状体通路的多巴胺能神经元变性,使作用于纹状体的多巴胺(DA)递质减少,造成纹状体的多巴胺和乙酰胆碱平衡失调而发病。因此,临床抗帕金森病药作用机制通常为:促进多巴胺释放,补充多巴胺递质,抑制乙酰胆碱的释放。发病机制主要为:遗传因素使患病易感性增加,在环境因素及年龄老化的共同作用下,通过氧化应激、线粒体功能缺陷、钙超载、谷氨酸毒性、细胞凋亡、免疫异常等诸多因素导致黑质多巴胺能神经元大量变性并导致疾病。实验室检查可见黑质区域存在特定类型的神经元变性,并可见到具有特征性诊断意义的细胞内嗜伊红包涵体(lewy 小体)。其他的生物化学检验有:①脑脊液(CSF):GABA、多巴胺代谢产物 HVA 和 5-HT 的代谢产物 5-HIAA 明显减少。生长抑素降低。②血清:肾素、酪氨酸减少,谷氨酸脱羧酶活性降低50%。③尿液:多巴胺(DA)及其代谢产物 3-甲氧酪胺、5-HT 以及肾上腺素(E)和去甲肾上腺素(NE)减少。但诊断意义不大。

二、阿尔茨海默病

阿尔茨海默病(Alzheimer disease,AD)是一种最常见的慢性进行性脑原发性、退行性变性疾病,其特征为弥漫性脑萎缩,主要临床表现为痴呆综合征。65 岁以上患病率约为 5%,85 岁以上为 20%,是老年人第四位主要死因。临床诊断主要依赖临床病理检查:①临床表现:慢性进行性痴呆;②神经影像:全脑萎缩;③本病最突出的神经组织病理:老年斑(β-淀粉样斑块)和神经细胞内的神经纤维缠结(NFT)以及淀粉样血管病变(尸检)。β-淀粉样蛋白(β-AP)是老年斑的主要成分,它是 β-淀粉样蛋白前体(APP)的一个水解片段,几乎所有的 AD 病理的软脑膜和血管壁都有 AP 的沉积。tau 蛋白是神经纤维缠结的主要成分,是一种微管相关蛋白。研究证实基底前脑区的胆碱能神经元退行性病变导致乙酰胆碱缺失,从而引起 AD 的核心症状是记忆丧失、行为及认知功能异常。病因和发病机制尚不清楚。主要危险因素有遗传因素、年龄、载脂蛋白 E(ApoE)基因、脑外伤等。分子遗传研究显示,阿尔茨海默氏病的致病基因座定位分为 4 种类型,即 21 号染色体 21q11.2-21q22.2 的类淀粉蛋白前体基因、14 号染色体 14q24.3(AD3 座位)的 S182 基因(即早老素 1 基因)、1 号染色体 1q31-1q42(AD4 座位)的 STM2 基因(即早老素 2 基因),以及 19 号染色体 19q13.2 的 APoE 基因。目前尚未发现 AD 特异性诊断标志物,但实验室检查有助于鉴别诊断。目前有关 AD 的检查有:①tau 蛋白增高;②β-淀粉样蛋白前体(APP)和 β-淀粉样蛋白(β-AP)增高;③脑脊液(CSF)中乙酰胆碱(AchE)及胆碱乙酰基转移酶显著降低,且与痴呆程度相平行;④载脂蛋白 E(ApoE)降低。

三、精神分裂症

精神分裂症(schizophrenia)是一种最常见的精神病,以精神活动,即思维、情感、行为之间的互不协调,以及精神活动脱离现实环境为特征疾病,病因尚不清楚,可能与遗传、环境、发育、解剖、精神、生物化学等因素有关。发病机制主要是遗传因素和神经递质的代谢异常,其中中枢多巴胺功能亢进或异常最为重要。多巴胺 D_2 受体基因和 D_3 受体基因是多巴胺领域的重点研究方向。5-羟色胺是另一个研究较多的候选基因,5-HT 的异常也越来越受到重视。怀疑与精神分裂症相关的候选基因还有 γ-氨基丁酸、谷氨酸、神经营养因子 3 等。据此,可将本病分为两种主要类型:Ⅰ型有 DA 功能的亢进,以阳性症状为主,对阻断多巴胺受体的神经阻断剂反应良好;Ⅱ型多巴胺功能改变不明显,以阴性症状为主,对神经阻断剂反应也不佳,常伴随脑室扩大等脑器质性的改变。目前有关精神分裂症的检查有:①多巴胺(DA)及其代谢产物高香草酸(HVA)测定:精神分裂症患者临床症状越严重,DA 代谢越旺盛,其代谢产物 HVA 也越多。测定血浆 HVA 可间接反映脑内 DA 的代谢状况。②5-羟色胺(5-HT)及其代谢产物 5-羟吲哚乙酸(5-HIAA)测定:脑脊液(CSF)中 5-HT 及 5-HIAA 降低与精神分裂症的发生有关。测定 CSF 中 5-HT 及 5-HIAA 水平可以推测中枢的功能状态。③兴奋性氨基酸谷氨酸的测定:精神分裂症患者 CSF 中谷氨酸明显下降。

四、情感障碍性精神病

情感障碍是以显著而持久的情感或心境改变为主要特征的一组疾病。临床上主要表现为情绪低落或高涨，并伴有相应的认知和行为改变，可有精神病症状，如幻觉和妄想。主要类型有双相情感障碍、躁狂症和抑郁症等。脑内5-羟色胺（5-HT）和去甲肾上腺素（NE）与情感障碍性精神病的发生发展最为密切，5-HT与情绪和精神活动有关，当5-HT代谢失调，可导致智力障碍和精神症状，即情感障碍的单胺学说。该学说认为，某些抑郁症的发生与儿茶酚胺，尤其是NE在重要的大脑区域绝对或相对缺乏有关，而躁狂症则与NE过多有关。5-HT异常与情绪低落以及自杀行为等相关联。5-HT系统的功能低下为NE功能改变所致的情感障碍提供了基础，在此基础上，NE功能低下出现抑郁，而NE功能亢进则表现为躁狂。情感障碍性精神病患者CSF中单胺类代谢产物水平的变化为这一学说提供了较为直接的证据。目前虽然尚未发现抑郁症患者CSF中NE代谢产物MHPG含量变化有一定规律。而对于5-HT代谢产物5-HIAA的CSF含量的研究结果较一致，情感障碍患者CSF中5-HIAA含量明显降低，存在明显的自杀倾向。

尽管有关抑郁症的生物化学研究主要集中在5-HT和NE两种神经递质系统，但也有研究认为多巴胺（DA）在情感障碍性精神病发病中也可能扮演重要角色。研究发现，情感障碍性精神病患者CSF中DA代谢产物高香草酸（HVA）含量下降。提高DA功能的药物如L-多巴等可缓解抑郁症状，而降低DA功能的药物如利舍平可导致抑郁。此外，γ-氨基丁酸（GABA）、乙酰胆碱（Ach）以及神经活性肽类如血管紧张素和内源性阿片样物质在情感障碍发病中也有一定作用。

五、肝豆状核变性（Wilson病）

肝豆状核变性（hepatolenticular degeneration，HLD），亦称Wilson病（Wilson's disease，WD）是一种常染色体隐性遗传的铜代谢障碍所致的肝硬化和基底节为主的脑部变性疾病，特征是铜蓝蛋白（CP）合成不足及胆道铜排泄障碍。临床表现为进行性加重的锥体外系症状、肝硬化、脑退行性病变、肾功能损害及角膜边缘色素环（K-F环），其致病基因定位于13q14-21染色体上。发病机制为：①患者体内缺乏血清CP，不能与铜结合，导致大量铜沉积于肝、脑、肾及角膜等组织。铜代谢障碍引起相应脏器组织和功能的损伤；②患者基因突变，其编码产物P型ATP酶的功能部分或完全丧失，引起血清CP水平降低。铜因此不能由胆道排出而聚集于肝脏，其毒性作用导致肝细胞损害；③与白蛋白和组氨酸等结合的铜离子不能进入肝细胞进行代谢；④血清铜异常沉积于肝、脑、肾等部位，引起相应器官病变；⑤过多的铜对多种酶产生抑制的毒性作用。

实验室检查除肝、肾功能异常外，目前有关WD的检查有：①血清铜蓝蛋白（CP）和铜氧化酶活性测定。正常人血清CP值为$0.26\sim0.36g/L$，患者血清CP显著降低，甚至为零。其值降低是诊断该病的重要依据之一，但与病情、病程及疗效无明显的相关关系。血清铜氧化酶活性的高低与血清CP含量成正比，可间接反映血清CP的含量。②血清铜测定：正常人血清铜为$14.7\sim20.5\mu mol/L$，90%左右的患者血清铜降低。但血清铜与血清CP一样，与病情、病程及疗效无关。血清铜降低亦见于某些原发性胆汁性肝硬化、慢性活动肝炎、严重营养不良、肾病综合征等。③尿铜测定：正常人尿铜排泄量小于 $50\mu g/24h$，大多数患者 24h 尿铜含量显著增加。未经治疗时升高数倍至数十倍，服用排铜药物后尿铜有进一步升高再逐渐降低过程。尿铜变化可作为临床排铜药物剂量调整及估算体内含铜量多少的参考指标。原发性胆汁性肝硬化、慢性活动性肝炎等亦可出现假阳性。④肝铜测定：高肝铜是目前诊断该病的金标准之一。但因肝穿刺难以被患者所接受，而不能成为常规检查方法。因此血清铜、血清铜蓝蛋白（CP）和铜氧化酶活性测定是诊断本病的重要依据。

六、缺血缺氧性脑病

脑缺血缺氧是各种中枢神经系统损伤最根本的原因。糖是中枢神经系统的主要能源物质。脑组织的活动需要大量能量的及时供应。在有氧的情况下，若只用脑本身储备糖供给脑代谢所需要的能量，只能维持脑的正常代谢 2～3 分钟；脑组织对缺糖和缺氧均极敏感，血糖下降 50% 即可致昏迷，而中断流向脑的血流，即糖和氧均被阻断（如缺血），糖储备仅能维持正常脑的能量代谢约 14s。当脑的能量代谢停止后，细胞膜的完整性受到破坏，钾从细胞中渗出，水进入受损的细胞，几秒钟内细胞便开始死亡，几分钟就可引起机体死亡。发病机制为：①能量耗竭和乳酸堆积；②离子稳态遭破坏；③神经递质的释放和神经毒性作用；④自由基生成；⑤脑水肿。

引起中枢神经系统损伤的常见原因有：①急性脑梗死；②心脏骤停引起脑供血完全中断；③血压下降引起脑血流减慢；④大动脉（如颈动脉）狭窄引起脑供血减少；⑤栓子和动脉硬化斑块脱落引起脑血管闭塞导致该血管灌注区缺血；⑥围生期损伤或缺氧；⑦脑外伤。实验室检查主要在判断病情的进展情况及预后方面有重要价值。常见的指标有乳酸、LD、CK、神经元特异性烯醇化酶（NSE）、S-100 蛋白、髓鞘碱性蛋白等。

七、其他神经系统疾病

亨廷顿病（huntington disease，HD）又称慢性进行性舞蹈病或遗传性舞蹈病，是一种以不自主运动、精神异常和进行性痴呆为主要临床特征的显性遗传性神经系统变性病。属基因动态突变病或多谷酰胺重复病的范畴。发病机制目前认为与基因突变密切相关。遗传学检测是确诊亨廷顿病的重要手段。采用 PCR 法检测 IT5 基因中三核苷酸（CAG）重复拷贝数。患者大于 39 个以上，至今尚未发现重叠现象，阳性率高，只需检测患者本人，作为疾病症状出现前的诊断和产前诊断等。脑脊液检查可发现 γ-氨基丁酸水平下降。

脑卒中又称脑血管意外，是一种突然起病的脑血液循环障碍性疾病，是指脑血管疾病的患者，因各种诱发因素引起脑内动脉狭窄，闭塞或破裂，而造成急性的脑血液循环障碍，临床表现为一过性或永久性脑功能障碍的体征和症状。脑卒中分为缺血性和出血性脑卒中。发病与血液动力学异常、脑血管形态结构受损、血液成分改变以及血液黏滞度增加有关。

多发性硬化（multiple sclerosis，MS）是以中枢神经系统白质脱髓鞘病变为特征，遗传易感个体与环境因素作用发生的最常见最主要的自身免疫性疾病。发病与机体遗传因素、环境因素、病毒感染和自身免疫反应等有关。实验室检查主要是 CSF 检查，蛋白含量升高，以球蛋白为主,CSF 电泳出现寡克隆区带。

癫痫是脑神经元突发性异常放电,导致短暂的脑功能障碍的一种慢性疾病。癫痫发作是指脑神经元异常和过度超同步化放电所产生的临床现象,其特征是突发性和一过性。癫痫发作的发生与神经生化、神经生理、神经生物学、免疫学等密切相关。实验室检查主要是血、尿液、CSF 的常规检查。

学习小结

　　神经系统是由中枢和周围神经系统组成,其功能的正常运转需要神经生长因子和营养因子作用以及血脑屏障来维持脑脊液及该环境的恒定。神经细胞之间的信息传递由神经递质及其受体共同完成,神经组织具有与其功能相适应的生物化学组成及代谢特点,特别是脑的氧和能量消耗高,对缺糖缺氧耐受力极差。神经变性及损害主要生物化学机制有:基因突变、神经递质的异常、能量代谢缺陷、自由基分子代谢、异常钙离子通道开放与 Ca^{2+} 效应、兴奋性氨基酸释放过度、神经细胞凋亡以及神经营养因子、神经抑制因子的改变、环境因素、药物性依赖作用等。

　　目前,一般生物化学检验对神经的诊断多无特异性。主要应用于三个方面:①对疾病诊断有重要价值,如脑脊液(CSF)葡萄糖、蛋白质和乳酸检查诊断中枢神经系统感染,肌酶检测诊断神经肌肉疾病,髓鞘碱性蛋白检查诊断多发性硬化症等;②对疾病诊断提供非常有价值的信息,如脑脊液 β-淀粉样蛋白、tau 蛋白用于阿尔茨海默病(AD)的生前诊断,S-100 蛋白、神经元特异性烯醇化酶用于急性脑梗死病灶范围大小的判断等;③在病因和发病机制研究中具有重要意义,如多种神经递质和神经肽在帕金森病、阿尔茨海默病(AD)、精神分裂症和情感障碍等多种疾病的病因和发病机制中具有重要作用。

　　分子遗传研究揭示多种神经疾病的本质为遗传变异。帕金森病和阿尔茨海默病为重要的并具代表性的神经病。帕金森病是一种常见于中老年的神经病,其临床特征是静止性震颤、肌强直、运动迟缓和姿势反射障碍。阿尔茨海默病是一种中枢神经系统原发性、进行性退行性变性疾病,主要临床表现为认知障碍,痴呆综合征。该病可选用 β 淀粉样蛋白、tau 蛋白及神经递质协助诊断。精神分裂症具显著的遗传倾向,生物化学特征为中枢多巴胺功能亢进或异常,可采用多巴胺及其代谢产物、5-羟色胺及其代谢产物及兴奋性氨基酸等的测定。肝豆状核变性是一种常染色体隐性遗传的铜代谢障碍疾病,其特征是铜蓝蛋白合成不足及胆道铜排泄障碍。血清铜、血清铜蓝蛋白(CP)和铜氧化酶活性测定是诊断本病的重要依据。

复习题

1. 何谓血脑屏障? 其结构特点是什么?
2. 何谓神经元和神经胶质细胞?
3. 简述脑脊液的功能。脑脊液一般检查有哪些? 其临床意义是什么?
4. 简述神经组织的生物化学代谢特点。
5. 简述常见神经疾病的生物化学机制。

6. 何谓神经生长因子与神经营养因子？何谓神经递质和神经调质？

7. 脑脊液蛋白质测定方法有哪些？其临床意义是什么？

8. 简述帕金森病的临床特征及实验室检查。

9. 简述阿尔茨海默病的临床特征及实验室检查。

10. 简述肝豆状核变性的临床特征及实验室检查。

（贾成瑶）

第十六章

妊娠期相关疾病的生物化学检验

学习目标

1. 掌握　正常妊娠和异常妊娠的生物化学检验；胎儿的健康评价和新生儿代谢性疾病筛查。
2. 熟悉　正常妊娠和异常妊娠；孕妇的健康评价；新生儿代谢特点。
3. 了解　妊娠期母体的主要生物化学变化；妊娠相关疾病的生物化学检验。

妊娠（pregnancy）是胚胎（embryo）和胎儿（fetus）在母体内发育成长的过程。卵子受精是妊娠的开始，胎儿及其附属物自母体排出是妊娠的终止。妊娠全过程平均约为 38 周，是一个非常复杂却又极为协调的生理过程。对孕妇血液、尿液及羊水等标本进行实验室检测，对于监测妊娠及诊断妊娠相关疾病和监测胎儿生长发育均具有重要价值，对遗传咨询、优生、计划生育及保证母子健康也具有指导意义。

第一节　妊娠及其生物化学变化

妊娠是正常的生理现象，但并不是母亲的正常代谢和胎儿生长发育过程简单的叠加。为适应胎儿生长发育的需要，孕妇体内各系统会发生一系列适应性变化，其中最主要的是生殖器官的局部变化及各器官相应功能、物质代谢状况与内分泌所发生的相应改变。

一、妊　　娠

了解胚胎和胎儿的生长发育、胎盘在妊娠中的作用、羊水的组成，有助于理解实验室检查在妊娠监护上的应用。

（一）胚胎和胎儿的发育

从末次月经期第一天开始计算，正常人类妊娠持续约 40 周左右。胎儿的预计出生日期称为预产期（expected date of confinement，EDC）。通常将妊娠分为三个时间段：

1. 早期妊娠　从末次月经算起 0～12 周，即第一个三月期。受精卵经历桑葚胚、卵黄囊、囊胚、胚胎等阶段最终发育成胎儿。

2. 中期妊娠　即 13~27 周,妊娠的第二个三月期。胎儿生长非常迅速,许多重要的器官开始成熟。

3. 晚期妊娠　即 28~40 周,妊娠的第三个三月期。是胎儿器官完全成熟时期,在此期胎儿生长速度减缓。正常分娩发生于 37~42 周。

(二)胎盘

胎盘由羊膜、叶状绒毛膜和底蜕膜构成,具有多种功能。随着胎儿的成熟,胎儿-胎盘复合体(fetal-placental unit)可合成分泌某些激素、妊娠相关蛋白及一些酶,而影响母体的代谢。

1. 胎盘的功能　胎盘具有多种功能,是维持胎儿在子宫内营养、发育的重要器官。其主要功能包括:代谢功能,表现在气体交换、营养物供应及废物排出等;合成与分泌功能;防御及免疫功能,见图 16-1。母体血循环中的可溶性物质必须穿过滋养层和数层生物膜才能进入胎儿血循环,其通透性取决于母体和胎儿血液中物质的浓度梯度差、血液中结合蛋白的浓度、物质在血液中的溶解性和转运系统,如离子泵和受体介导的细胞摄取作用。胎盘能够有效地阻挡大分子蛋白质及与血浆蛋白结合的疏水化合物通过。母体 IgG 可通过受体介导的细胞摄取作用而进入胎儿体内。由于 IgG 半衰期长,母体产生的 IgG 能够使胎儿在出生后 6 个月内获得被动免疫力。

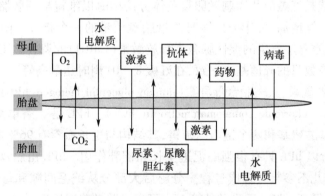

图 16-1　胎盘的物质交换示意图

2. 胎盘激素　胎盘激素有蛋白类激素,包括人绒毛膜促性腺激素(hCG)、胎盘催乳素等(PL);类固醇激素有孕酮、雌酮(E_1)、雌二醇(E_2)和雌三醇(E_3)等。胎盘还能合成前列腺素、多种神经递质、细胞因子和生长因子及产生的酶有缩宫素酶(oxytocinase)、耐热性碱性磷酸酶(heat stable alkaline phos-phatase,HSAP)等。由于母体血管毗邻胎盘产生激素的部位,大部分胎盘激素分泌入母体血液循环,仅小量到达胎儿血液循环。通常随着胎盘质量增大,其产生的激素(如 PL)相应增多,在母体外周血中的浓度也上升。但 hCG 除外,其于早期妊娠末在母体外周血已达最大浓度。

(1) 人绒毛膜促性腺激素:人绒毛膜促性腺激素(human chorionic gonadotropin,hCG)是由胎盘合体滋养层细胞合成的糖蛋白激素,MW 约为 46 000,含糖量约 40%,由 α 与 β 两个亚基以 11~12 个二硫键相连构成异二聚体。hCG 二聚体解聚时,其激素活性丧失;而当其重新聚合时,大部分活性可恢复。编码 hCG 的 α-亚基基因在 6 号染色体,促甲状腺激素(TSH)、黄体生成素(LH)、卵泡刺激素(FSH)和 hCG 四种糖蛋白激素的 α-亚基均由同一个单独的基因编码,所以这四种激素的 α-亚基结构高度同源,可导致交叉免疫反应。这四种激素的区别仅在于 β-亚基结构不同。其中 β-亚基前 115 个氨基酸残基有 80% 相同,差别在于 β-亚基的后 30 个氨基酸残基,而编码 hCGβ-亚基的基因定位于 19 号染色体,β-亚基羧基端的 28~32 个氨基酸残基为其所特有,决定其生物活性和特异性免疫反应特性,这一特性可作为检测 hCG 的理论基础。

hCG 约从受精后的 6~8d 开始分泌,妊娠期的前 8 周,母体血清 hCG 浓度呈对数上升,妊娠 8~10 周时血清 hCG 浓度出现第一个高峰(50~100kU/L)。持续 1~2 周后迅速下降,在妊娠的中晚期 hCG 浓度为峰值的 10%,37 周时出现第二个高峰,分娩前又稍下降。妊娠期血清 β-hCG 的水平也呈双峰曲线。妊娠期间 hCG 以多种形式存在于母体的血液、尿液及其他分泌液中,包括含不同寡糖的末端修饰 hCG 二聚体和不同程度的降解物。寡糖不同使得在正常妊娠中的 hCG 有 7 种异构体,其 pI 为 3.8~4.7 不等。白细胞弹性蛋白酶可将 hCGβ-亚基 47~48、44~45、46~47 和 α-亚基的 70~71 氨基酸之间的肽键水解,成为各种不同的残缺 hCG (nicked hCG,hCGn)。在血清中已发现 hCG 游离的 α-亚基(fhCGα)、游离的 β-亚基(fhCGβ)及各种不同的残缺 hCG(hCGn)。hCG 的清除在肝脏和肾脏进行,肝清除值约为 2ml/(min·m²),肾清除值约为 0.4ml/(min·m²)。首次晨尿 hCG 与血 hCG 具有可比性。hCG、fhCGα 和 fhCGβ 在妊娠末期都会消失。

hCG 的主要功能是妊娠前几周刺激卵巢黄体分泌孕酮以维持早期胚胎发育的需要。α-亚基的生成随妊娠期持续增加,可作为妊娠时衡量胎盘质量的一个指标。β-亚基由合体滋养层细胞产生,处于细胞滋养层产生的促性腺激素释放激素(CnRH)的调控之下。β-hCG 峰值出现的时间和滋养层细胞数目的峰值基本一致,在妊娠 8~10 周时达最高峰。

(2)人类胎盘催乳素:人类胎盘催乳素(human placental lactogen,hPL)又称人类绒毛膜促乳腺生长激素(human chorionic somatomammotropin,hCS)。hPL 是一条单链多肽激素,MW 约 22279,含 191 个氨基酸残基和两个链内二硫键,其结构与生长激素有 96% 的同源性,与催乳素有 67% 的同源性,所以 hPL 具有很强的促进生长和催乳作用。hPL 由胎盘绒毛膜合体滋养层细胞合成与分泌,胎儿不参与其合成过程。分泌后大部分从绒毛间隙和母体血窦进入母血循环,很少进入胎儿血循环。hPL 于受孕的第 12d 可在胚胎滋养层检出,妊娠 5~6 周时可在母血中测出,以后分泌量随妊娠进行性增加,妊娠 34~35 周时达高峰,并维持至分娩。分泌量与胎盘组织的增大及合体滋养层细胞的功能相关。在分娩前胎盘分泌 hPL 量达 1~2g/24h,是所有已知人类激素中分泌量最高的激素,故测定母血的 hPL 浓度可直接、迅速地反映胎盘功能状况。hPL 的半衰期约为 22 分钟,产后 7h 母血中即不能检出。

hPL 的主要生理功能是直接或间接与催乳素协同发挥作用,具有催乳、调节代谢、促进生长、促黄体生成、促红细胞生成和刺激醛固酮分泌等多种生理活性。hPL 通过促进脂肪动员提高血中游离脂酸的浓度,减少母体葡萄糖的消耗,利于胎儿从母血中摄取葡萄糖。

(3)孕酮:孕激素主要有孕酮(progesterone,P)及其代谢产物孕烷二醇,是卵巢和胎盘合成的类固醇激素。正常的月经周期孕酮的含量存在周期性变化,卵泡期极低(2mg/d);排卵后卵巢黄体产生大量孕酮(25mg/d);早期妊娠卵巢黄体在 hCG 的刺激下分泌足量的孕酮(30~50mg/d)来维持妊娠,三个月后黄体分泌孕酮的功能基本消失,主要由胎盘供应孕酮。胎盘能利用母血中的胆固醇合成孕酮,也能从母血中获取孕酮的前身物孕烯醇酮合成孕酮。从妊娠 36d 起胎盘即能生产足够孕酮。非孕妇血浆孕酮值在 0~46.8nmol/L,孕妇于妊娠第 7 周时血

清中的浓度为 76.4 ± 23.7 nmol/L，到 32 孕周时增高到 390.0 ± 115 nmol/L，到 37 孕周达到最高峰为 630.2 ± 146.6 nmol/L，一直保持到临产前才稍降。待胎盘娩出后迅速降至 $31\sim62$ nmol/L。

妊娠期孕酮的主要作用是促进子宫内膜增厚，使其中的血管和腺体增生，对受精卵的着床和为早期胚胎提供营养有重要意义，且能抑制子宫收缩防止流产。若妊娠 3 个月胎盘还不能分泌足够的孕酮，会发生母体对胎儿的免疫排斥反应，有早期流产的危险。胎盘分泌的孕酮大部分进入母体和胎儿代谢，代谢产物为孕烷二醇，在肝脏经生物转化后随尿排出。

（4）雌激素：主要由卵巢、胎盘产生，肾上腺皮质亦合成少量的雌激素。雌激素可分为雌酮（estrone，E_1）、雌二醇（estradiol，E_2）及雌三醇（estriol，E_3）。雌酮、雌二醇是卵巢产生的主要雌激素，其功能是维持女性生殖功能和第二性征。妊娠期雌激素明显增多，妊娠早期体内的雌激素主要由黄体产生，于妊娠 10 周后，胎盘接替卵巢产生大量的雌激素，主要为雌三醇。正常妊娠女性雌激素水平随妊娠月份进展而不断增高，到妊娠末期雌三醇值是非孕女性的 1000 倍，雌二醇和雌酮的量是非孕女性的 100 倍。

妊娠期雌激素是由胎儿-胎盘共同生成。胎盘合成的 E_3 可立即进入母血循环，母血游离的 E_3 流经母体肝脏与硫酸酯或葡萄糖醛酸结合产生结合型 E_3 降解产物，70% 以上由尿排出，另外 25% 以上进入肝-肠循环。因此通过测定母体血液游离 E_3 及尿 E_3 的含量可判断胎儿-胎盘单位的 E_3 生成量，其中母血游离 E_3 浓度与胎儿-胎盘单位的产量有关，而与母体的肝肾功能变化无关。尿 E_3 的水平受母体肝肾功能的影响，故母血游离 E_3 浓度比较客观反映胎儿-胎盘功能。

雌激素可促进孕妇子宫增大和母体乳腺导管发育，还可促进女性胎儿的生殖器官发育，并能松弛某些骨盆韧带，另外雌激素可能对胚胎早期细胞生长具有促进作用。

（三）羊水

充满在羊膜腔内的液体称为羊水（amniotic fluid）。羊水是胎儿在子宫内生活的环境，其体积和化学组成控制在一个较稳定的范围内。其功能是保护胎儿，包括有利于胎儿活动、缓冲可能的伤害并维持恒温；减少胎动引起的母体不适感。

1. 羊水的来源　妊娠早期，羊水主要是母体血浆经胎膜进入羊膜腔的透析液。妊娠 16～18 周后，胎尿成为羊水的主要来源。妊娠晚期胎儿通过吞咽羊水保持其量恒定。

2. 羊水量　妊娠 8 周时羊水量 $5\sim10$ml，妊娠 10 周时约 30ml，20 周时约 400ml，38 周时约 1000ml；此后羊水量逐渐下降，妊娠足月时羊水量约 800ml。在临床中常可见到羊水量的病理性改变：羊水过少见于子宫内膜生长迟缓和胎儿输尿管异常（如双肾发育不全和尿道阻塞）；羊水过多见于妊娠期糖尿病、严重的 Rh 血型不相容、胎儿食管闭锁、多胎妊娠、无脑畸形和脊柱裂等。

3. 羊水的组成　妊娠早期的羊水成分类似于母体血浆透析液。羊水的组成类似于细胞外液。随着胎儿生长，尤其在妊娠后期，胎儿肾脏及肺在羊水形成中起到重要作用，因此羊水组成在多方面发生变化，见表 16-1，最显著的是钠离子浓度和渗透压降低，而羊水尿素、肌酐的浓度增加，但低于母体的浓度。羊水蛋白质可来源于胎儿皮肤、泌尿道、胃肠道及呼吸道，来源于呼吸道的蛋白质主要为 II 型上皮细胞分泌的脂蛋白，为肺表面活性系统的重要成分。胎儿产生的某些蛋白存在与母体交换的现象，如 AFP 等。羊水中已发现有 50 多种酶，目前仅有乙酰胆碱酯酶用于诊断胎儿神经管缺陷。羊水脂质中最重要的是磷脂，其种类和浓度可反映胎儿肺成熟度。羊水中也有很多类固醇和蛋白及多肽类激素，羊水雌激素和雄激素测定曾经被用以判断胎儿性别,但由于每种激素的参考区间相互重叠,不再使用。产前测定羊水中的17-羟化孕酮和雌二醇含量可诊断先天性肾上腺性腺综合征。

表 16-1　妊娠期羊水成分的含量变化

羊水的组成	妊娠期(周)		
	15	25	40
钠(mmol/L)	136	138	126
钾(mmol/L)	3.9	4.0	4.3
氯(mmol/L)	111	109	103
碳酸氢根(mmol/L)	16	16	18
尿素氮(mmol/L)	3.93	3.93	6.42
肌酐(μmol/L)	70.72	79.56	194.48
尿酸(mmol/L)	0.24	0.34	0.64
葡萄糖(mmol/L)	2.61	2.17	1.78
总蛋白(g/L)	5	8	3
胆红素(μmol/L)	2.22	2.39	0.68
渗透压[mOsm/(kg·H$_2$O)]	272	272	255

在早期妊娠,羊水为无色澄清液体,几乎不存在有形物。在妊娠16周时,羊水中出现从羊膜、胎儿脱落的上皮细胞和支气管树脱落的大量细胞,它们在产前诊断上有重要用途。随着妊娠继续,胎儿毛发也脱落到羊水中,可影响羊水的浊度。肺的表面活性剂微粒即薄层小体(LB),能够明显增加羊水的浊度。羊水中还含有一种粗大的油状微粒,称为胎儿皮脂(vernix caseosa),主要由脂肪和胎儿脱落的上皮细胞组成。妊娠足月羊水略混浊、不透明。

二、妊娠期的母体代谢改变

妊娠过程中母体产生大量孕酮、雌激素、催乳素和皮质类固醇激素,影响母体的生物化学代谢及各系统功能。妊娠的生物化学特征主要表现在以下几个方面。

(一)血液学变化

妊娠期母体血液学的变化主要表现为血容量增加及血液成分改变。

1. 血容量　妊娠期循环血容量平均增加约45%,血浆容量平均增加1L,红细胞平均增加0.45L,血浆容量的增加多于红细胞的增加,血液相对稀释。

2. 血液成分　妊娠期孕妇血容量的增加使血液成分也有所变化,尽管红细胞生成增加,因血液稀释之故,血红蛋白浓度、红细胞计数和血细胞比容在正常妊娠时反而略有下降。血红蛋白浓度在妊娠期平均为120g/L(非妊娠时则为130g/L);白细胞计数变化范围较大,为(5.0~12.0)×10^9/L;多种凝血因子(凝血因子Ⅶ、Ⅷ、Ⅸ、Ⅹ)含量明显增加,妊娠晚期凝血酶原时间(PT)及活化部分凝血活酶时间(APTT)轻度缩短,凝血时间无明显改变;血浆纤维蛋白原含量比非孕妇女增加约50%,于妊娠末期平均达4.5g/L(非孕妇女平均约3g/L),纤维蛋白原的增加可加快血沉。纤溶系统成分也有所改变,妊娠期血液纤溶酶原(plasminogen)显著增加,优球蛋白溶解时间(euglobulin lysis time)明显延长,表明妊娠期间母体血液处于高凝及纤溶系统活性降低是正常妊娠的特点。这对预防分娩期失血有利,但使妊娠女性形成血栓的危险性增加。

(二)物质代谢变化

1. 糖代谢　妊娠期胰岛功能旺盛,胰岛素分泌增加,妊娠早期组织对胰岛素的敏感性增强,随着孕期的进展,胎盘激素的分泌增加,抗胰岛素的作用加强,组织对胰岛素的敏感性也下降,以保证足够的葡萄糖来满足胎儿的需要。妊娠期血糖变化的特点是:孕妇空腹血糖浓度稍低于非孕女性;糖耐量试验有两种变化,一是血糖增高幅度大于非孕女性,二是峰值迟缓现象,即血糖浓度达到最高值的时间推迟。妊娠期由于多种激素及代谢的改变,导致妊娠妇女患糖尿病的几率增高,对妊娠女性进行口服葡萄糖耐量试验已成为妊娠期糖尿病(GDM)筛查的常规性试验。糖尿病患者妊娠后可使病情加重或复杂化,妊娠晚期常易发生酮症酸中毒和低血糖。

2. 脂代谢　妊娠期可出现高脂血症,血清甘油三酯、胆固醇、磷脂和游离脂肪酸增加约40%,其中以甘油三酯升高幅度最大。血清脂蛋白 VLDL 水平增高,LDL/HDL 比值由非孕时的2∶1增到5∶1。妊娠女性的血脂升高是一种生理适应性变化,有利于胎儿从母体血中获取脂类,作为胎儿发育所需脂类物质的合成原料,尤其是胎儿脑组织及肺泡表面脂类活性物质的合成。产后血脂逐渐下降,产后2~6周内恢复至妊娠前水平。

3. 蛋白质代谢　妊娠期间蛋白质合成和分解代谢均明显增加,总体上是合成大于分解,呈正氮平衡。妊娠期血蛋白质变化表现为总蛋白下降,主要是白蛋白下降,而 α_1、α_2 及 β 球蛋白则缓慢升高。白蛋白降低,使血浆胶体渗透压下降,孕妇有形成水肿的倾向。妊娠时由于母体雌激素增加,导致肝脏合成转运蛋白增多,其中许多具有运输作用的球蛋白明显增加,包括皮质醇结合球蛋白(cortisol binding globulin,CBG)、甲状腺素结合球蛋白(thyroxine binding globulin,TBG)、性激素结合球蛋白(sex hormone globulin,SHBG)、铜蓝蛋白及转铁蛋白等;免疫球蛋白 IgG 轻度下降,IgD 增高,IgA 与 IgM 水平基本不变。碱性磷酸酶活性升高可达3倍,主要源于胎盘的碱性磷酸酶同工酶升高所致。血清胆碱酯酶活性降低,分娩时使肌酸激酶水平明显增加。

4. 水、无机盐代谢与酸碱平衡　妊娠期孕妇的血容量增加,造血功能活跃以及胎儿生长发育的需求等,使母体对钾、钠、铁、钙、磷以及必需微量元素的需要量均有所增加。若无机盐供应不足,也会产生许多危害孕妇和胎儿的并发症(缺铁性贫血,畸形儿、早产儿易发生缺钙等)。正常孕妇较非孕时通气量每分钟约增加40%、肺泡换气量约增加65%,过度通气使动脉血 PO_2 增高至92mmHg,PCO_2 降至32mmHg,血 H_2CO_3 含量减低,可引起呼吸性碱中毒。但孕妇通过血浆碳酸氢盐的代偿性降低,使 H_2CO_3/$NaHCO_3$ 比值不变,仍保持血液 pH 值正常或稍微上升。

(三)肾功能变化

肾血流量(RPF)及肾小球滤过率(GFR)于整个妊娠期间维持高水平,RPF 比非孕时约增加35%,GFR 约增加50%,使肾脏对尿素、尿酸、肌酐等清除增加,多数孕妇这三种物质的血清浓度会轻度下降,但是在妊娠的最后4周,尿素及肌酐浓度将轻度增加,同时因肾小管对尿酸的重吸收增加,使血清尿酸浓度高于非妊娠期。妊娠期由于肾血流量增加导致 GFR 加大,而肾小管对葡萄糖的重吸收能力却不能相应的增加,约15%孕妇餐后可出现糖尿,应注意与真性糖尿病相鉴别。另外,蛋白质从尿中丢失增加,约 30mg/24h。

(四)内分泌变化

妊娠期各种激素水平有不同程度的改变,母体孕酮、血浆皮质醇及醛固酮增加,肾上腺素和去甲肾上腺素无明显改变。妊娠时由于孕妇血容量和肾小球滤过率的增加及胎儿对钙的需求增加,导致孕妇血钙浓度降低,血浆中 PTH 的浓度在妊娠中、晚期逐渐升高,增加约 40%。因雌激素水平增加使垂体催乳素(PRL)分泌增加,并抑制促性腺激素卵泡刺激素(FSH)和黄体生成素(LH)的分泌,使两者的浓度显著降低。妊娠期甲状腺组织增生、肥大,使甲状腺激素合成和分泌增加,TT_4 和 TT_3 浓度升高,致使:①基础代谢率(BMR)由非妊娠时的 10% ~ 15% 增加至 20% ~ 30%;②血浆蛋白结合碘(PBI)由非妊娠时的 276 ~ 630nmol/L 增至 946 ~ 1103nmol/L;③甲状腺素结合球蛋白(TBG)浓度由 130 ~ 250μg/L 增至 300 ~ 500μg/L,为非孕时的 25 倍。且 TBG 与甲状腺素(T_4)和三碘甲状腺原氨酸(T_3)的结合力增加,故血浆中结合型的 T_3、T_4 量增多。虽然 TT_3、TT_4 量增多,但游离型的 T_3、T_4 并未增多,故孕妇很少发生甲状腺功能亢进,甲状腺功能低下也非常少见,但易出现产后甲状腺功能障碍,而且不易被发现。

第二节 正常及异常妊娠的生物化学检验

妊娠的生物化学检验可协助诊断正常妊娠和异常妊娠。实验室通过对妊娠妇女的血液、尿液及羊水成分的检测,在妊娠诊断、胎盘功能的监测、胎儿异常的早期发现、围生期母体及胎儿监护等方面均发挥了重要的作用。

一、正常妊娠的早期生物化学检验

临床诊断妊娠主要依靠月经变化情况、体检、首次胎心音、超声检查和 hCG 检测。妊娠早期时,确定妊娠最重要的标志是血清或尿 hCG 定量检测。

(一)hCG 定性试验

目前应用最广泛的 hCG 定性试验方法是胶体金免疫层析测定法(GICA)即金标抗体法,是基于免疫反应和物理层析作用相结合的试验方法。此法有两种抗人 β-hCG 单克隆抗体,一种抗体吸附于硝酸纤维膜(NC 膜)上,另一抗体结合于金溶胶颗粒表面(即金标抗体)。尿液中 hCG 先与 NC 膜上的抗体结合,然后再与金标单抗溶液反应,于是形成抗体-hCG-金标抗体夹心式复合物,显现出红色的金斑点或线条。GICA 具有快速、敏感和操作简便的特点,可作为家庭监测受孕应用,目前作为尿液 hCG 的首选检测方法。但缺点是容易出现假阳性和假阴性结果,不易开展质量控制。

(二)hCG 定量检测

【测定方法】 hCG 定量检测主要有放射性免疫法、时间分辨荧光免疫法、化学发光和电化学发光免疫分析法等。

电化学发光免疫分析法(ECLIA)是将待测血清、生物素化的抗 β-hCG 单克隆抗体与三氯联吡啶钌标记的抗 β-hCG 单克隆抗体在反应体系中混匀,形成双抗体夹心抗原抗体复合物。加入链霉亲全素包被的磁性微粒与之结合,在磁场的作用下捕获抗原抗体复合物的磁性微粒被吸附至电极上,各种游离成分被吸弃,电极加压后产生光信号,其强度与检样中一定范围的hCG含量成正比。

【参考区间】 血清hCG浓度<6U/L

【临床意义】

1. 作为早期妊娠诊断及判断胎盘功能的依据,确定妊娠最重要的标志是定量血液或尿液hCG,正常妊娠血清hCG浓度的"双峰"曲线反映了胎盘的功能状态。双胎妊娠血清hCG值比单胎增加一倍以上。

2. 是异位妊娠的诊断及孕期的监护观察指标,hCG阴性可排除异位妊娠,阳性则需要鉴别正常或异位妊娠,异位妊娠时hCG值低于同期正常妊娠值,配合超声检查可提高诊断的准确性;若孕妇血中hCG水平低或连续测定呈下降趋势,预示先兆流产。

3. β-hCG与AFP、游离的雌三醇联合应用是筛查胎儿先天性异常的主要指标。

4. 用于葡萄胎、绒毛膜上皮细胞癌及合体滋养层细胞坏死等的辅助诊断及治疗后随访的观察指标。葡萄胎和滋养层细胞肿瘤时,滋养层细胞高度增殖产生大量hCG,血清hCG远远高于相应孕周的正常参考区间。对滋养层细胞肿瘤来说,hCG为一特异而敏感的肿瘤标志物,能反映病变的消长,是诊断和评价治疗效果的主要参照指标之一,也是理想的随访指标。

二、异常妊娠及其生物化学检验

异常妊娠在此主要介绍异位妊娠(ectopic pregnancy)和妊娠滋养细胞疾病(gestational trophoblastic disease,GTD)。

(一)异位妊娠

受精卵在子宫体腔以外着床称为异位妊娠。异位妊娠按受精卵在子宫体腔外种植部位不同而分为:输卵管妊娠、卵巢妊娠、腹腔妊娠、阔韧带妊娠和宫颈妊娠。输卵管妊娠占异位妊娠的95%左右,其中壶腹部妊娠最多见,约占78%。输卵管炎症是导致输卵管妊娠的主要病因,其次为输卵管发育不良或功能异常、输卵管手术史等。常见的严重并发症是输卵管破裂出血。对异位妊娠早期发现、及时终止妊娠是降低母体大出血和死亡率的有效办法。

(二)妊娠滋养细胞疾病

1. 葡萄胎 因妊娠后胎盘绒毛滋养细胞增生、间质水肿,形成大小不一的水泡,水泡间借蒂相连成串,形如葡萄而得名,也称水泡状胎块。

2. 侵蚀性葡萄胎和绒毛膜癌 葡萄胎组织侵入子宫肌层引起组织破坏,或并发子宫外转移者。侵蚀性葡萄胎继发于葡萄胎后,具有恶性肿瘤行为,但恶性程度不高,多数仅造成局部侵犯,仅4%患者并发远处转移,预后较好。绒毛膜癌(choriocarcinoma)是一种继发于正常或异常妊娠之后的滋养细胞恶性肿瘤。

(三)异常妊娠的生物化学检验

异常妊娠时胎盘分泌的激素在数量和活性等方面将发生较大改变,通过这些激素的测定,可以了解妊娠期母体变化,有助于异常妊娠的早期诊断和治疗。

1. 母体血清及尿液hCG检测

2. 母体血清胎盘催乳素(hPL)测定

【测定方法】 hPL测定方法主要有放射免疫分析法、固相酶联免疫法和化学发光免疫分析法等。

【参考区间】 非孕时:<0.5mg/L;22 孕周:1.0~3.8mg/L;30 孕周:2.8~5.8mg/L;42 孕周:2.8~5.8mg/L。

【临床意义】

（1）诊断滋养层细胞疾病:葡萄胎患者血中 hPL 值较正常妊娠值低,但 hCG 值反而增高,所以 hCG/hPL 比值比正常妊娠时高 100 倍。

（2）早孕时如连续测定 hPL 可预测先兆流产,此时 hPL 值偏低或呈下降趋势。

（3）高危妊娠的监护:妊娠 35 周后孕妇血浆 hPL 值低于 4.0mg/L 提示有先兆子痫、胎盘功能不良或胎儿宫内窒息等情况。

3. 其他性激素的测定

（1）雌激素的测定:妊娠期 E_3 水平的检测是胎盘完善性的监测指标,对预测胎儿宫内生长发育状态、判断胎盘功能具有十分重要的意义。血、尿、唾液及羊水均可作为检测雌激素的标本,检测孕妇不同体液及排泄物中 E_3 含量已成为临床产前监护胎儿-胎盘单位功能的有效手段之一。因孕妇尿 E_3 排泄量在 24h 中有一定的波动,因此一般不主张测定孕妇尿中 E_3 含量,可用随机尿 E_3/Cr 替代。血中 E_3 亦有阵发性波动,多主张连续采血测 3 次取平均值。

【测定方法】 化学发光免疫分析法（CLIA）及荧光免疫分析法（FIA）等。

【参考区间】 见表 16-2。

表 16-2 正常妊娠期血雌三醇含量（CLIA 法）

孕周	含量	孕周	含量
孕 26~28 周	4.1~7.3μg/L	孕 36~38 周	16.7~23.7μg/L
孕 29~31 周	7.4~8.5μg/L	孕 38~40 周	17.7~25.4μg/L
孕 32~36 周	9.3~13.7μg/L	>40 周	19.3~30μg/L

【临床意义】 孕妇产前连续测定 E_3 对观察胎儿宫内状况、高危妊娠的处理及异常妊娠的诊断有重要意义。母体血清或尿 E_3 水平超过正常参考区间的上限提示双胞胎的可能;下降多见于胎儿先天性肾上腺发育不全或胎儿畸形（如无脑儿）而影响肾上腺功能者,E_3 值仅为正常量的 1/10;胎儿宫内生长迟缓、孕妇营养不良、吸烟过多而影响胎儿发育者,E_3 值下降;胎盘功能不良、死胎、妊娠高血压综合征、糖尿病合并妊娠等患者,E_3 值显著下降;过期妊娠 E_3 值逐步下降,明显降低则为胎儿窘迫的表现。

（2）孕酮的测定:孕酮（P）也是维持妊娠所必需的一种激素,孕酮的测定主要用于早期妊娠状况的评价。

【测定方法】 通常采用 RIA 法、CLIA 法及 ECLIA 法

【参考区间】 卵泡期 0.6~4.7nmol/L;排卵期 2.4~9.4nmol/L;黄体期 5.3~86.0nmol/L;绝经期 0.3~2.5nmol/L（ECLIA 法）。

【临床意义】 妊娠期孕酮主要来源于胎盘,血浆孕酮水平监测可用来观察胎盘功能,评价妊娠状况。异位妊娠时孕酮水平较低,如孕酮>78nmol/L 时,基本可排除异位妊娠;先兆流产、胎儿发育迟缓、死胎、严重的妊娠高血压综合征等。患者血中孕酮水平降低,单次血清孕酮水平≤15.6nmol/L,提示死胎,先兆流产时,孕酮持续下降常提示有流产可能。孕酮增高可见于

轻度的妊娠高血压综合征、糖尿病孕妇、多胎妊娠、葡萄胎等。

第三节　妊娠女性与胎儿的健康评价

一、妊娠女性的健康评价

妊娠女性的健康状况评价应包括健康史(月经、婚育史、家庭史、既往病史尤其是否患有糖尿病及丈夫情况等),身体评估即一般的全身性检查(身高、体型、步态、体重、血压、心肺、甲状腺、乳房等)及实验室检查。相关的实验室检查有血尿常规、血糖、肝肾功能、血细胞比容、ABO血型、Rh血型、红细胞抗体筛查、尿液分析、风疹病毒效价、脱落细胞涂片、快速血浆反应素实验、淋球菌培养以及乙肝表面抗原检查等。此外,对高危人群应做肝炎病毒、HIV及禁忌药物的筛查。必要时还应进行地中海贫血和镰状细胞贫血的基因检查。妊娠24~28周时,应进行葡萄糖耐量试验。有时还应在24~30周时筛查患者早产的风险。

二、胎儿的健康评价

胎儿健康评价主要包括胎儿成熟度和胎儿先天性缺陷筛查。

(一)胎儿成熟度评价

1. 胎儿肺成熟度羊水检测　胎儿肺成熟度(fetal lung maturity,FLM)能帮助判断围生期胎儿是否能获得最佳生存,对选择分娩时机,降低新生儿特发性呼吸窘迫综合征(idiopathic respiratory distress syndrome,IRDS),提高早产儿生存率十分重要。常用于:①预产期不确定需进行剖宫产前;②内科或妇科检查有提早分娩迹象,如早产、羊膜早破、母体有严重高血压或肾脏疾病、胎儿宫内生长退化或胎儿呼吸窘迫等。胎儿肺成熟度的评价实验主要通过生物化学或生物物理学方法直接(或间接)检测羊水中来源于胎儿肺表面活性物质的含量或生物特性来进行。

(1) 磷脂酰胆碱/鞘磷脂比值测定:磷脂酰胆碱(lecithin,L)和鞘磷脂(sphingomyelin,S)比值(L/S)是检测胎儿肺成熟度的常用指标。肺表面活性物主要包括脂质、蛋白质及碳水化合物。而具有表面活性作用的脂质主要是磷脂酰胆碱(卵磷脂),其次是磷脂酰甘油,以及少量的磷脂酰肌醇、磷脂酰乙醇胺、磷脂酰丝氨酸、溶血卵磷脂及鞘磷脂。羊水中极大部分卵磷脂及全部鞘磷脂来自于胎儿肺,经支气管排出。妊娠早期,羊水中卵磷脂浓度非常低,在20周时卵磷脂仅为总脂质的21%,而此时鞘磷脂占总脂质的51%。随着妊娠进展,鞘磷脂水平仍然相当恒定,而卵磷脂水平逐渐升高,且在35周后卵磷脂水平出现剧烈上升。在成熟肺,卵磷脂占总表面活性脂质的50%~80%。由于鞘磷脂水平恒定,可作为参照,计算卵磷脂/鞘磷脂比值(L/S)可准确地反映出羊水中卵磷脂的水平。L/S常随妊娠期延长而增加,但不是匀速地逐渐增加,而是在34~36周时突然增加,与胎儿肺成熟度密切相关。

【测定方法】　用氯仿-甲醇混合物从羊水中提取磷脂后,用薄层层析分离磷脂各组分,染色后通过扫描密度仪扫描计算L/S比值。

【参考区间】 由于不同的染色方法结果有差异,故不同染色方法的 L/S 比率参考区间不同。一般将 L/S 比率>2.0 作为肺成熟的判断值。

【临床意义】 ①L/S 比率>2.0 提示肺成熟,L/S 比率预测胎肺成熟符合率达 97% ~ 98%,但在描述胎肺不成熟上并不可靠。如 L/S 比率在 1.5 ~ 2.0 时,约有半数新生儿不会发生 IRDS。②如母亲有糖尿病,胎儿 L/S 比率>2.0,发生 IRDS 的频率仍会增大,必须使用特殊的参考区间,应将 L/S 比率定为 3.0。③多胎妊娠,每个胎儿羊膜腔均应取样。在双胞胎中体重较轻的一个易发生 IRDS。

(2) 泡沫稳定性指数:泡沫稳定性指数(foam stability index,FSI)可间接反映羊水中肺表面活性物的含量。

【测定方法】 当羊水中表面活性物质达足够浓度时,能够形成一个高度稳定的膜,支撑泡沫的构架。羊水中其他物质包括蛋白质、胆盐、游离脂肪酸盐也支持泡沫的稳定,但乙醇能将此类物质从膜中除去。在固定体积的未稀释羊水中逐渐增加乙醇量并混合,在羊水支撑泡沫稳定的情况下,记录所需乙醇的最大体积。实验必须在 20 ~ 25℃进行,温度过高或过低均影响泡沫的稳定性。含血液和胎粪的标本会出现假性成熟结果。

【参考区间】 FSI>0.47

【临床意义】 FSI>0.47 为肺成熟。此法预测肺成熟误差<1%,预测肺不成熟度误差为 66%。

(3) 荧光偏振

【测定方法】 荧光偏振法(fluorescence polarization assay,FPA)是目前最普遍使用的定量方法,比测定 L/S 比率更加精确。在羊水中加入荧光染料 NBD-磷脂酰胆碱(NBD-phosphatidyl-choline,NBD-PC),NBD-PC 可渗入磷脂形成的微粒和聚集体中,具有表面活性的磷脂含量越高,荧光偏振值越低。近来常使用低差别荧光染料 PC-16,此荧光染料不仅可与脂质微粒结合,也可与白蛋白结合,由于羊水中白蛋白含量较为恒定,同样可作为参照,用含磷脂和白蛋白的校正液进行校正,报告单位为 mg/g 白蛋白。大多数利用 FPA 法测定表面活性物质的实验室都用这种方法报告。

【参考区间】 正常妊娠末 NBD-PC 荧光偏振值<260mP,磷脂/白蛋白>70mg/g。

【临床意义】 ①NBD-PC 荧光偏振值<260mP 提示肺明显成熟。在 260 ~ 290mP 之间说明肺正向成熟过渡;>290mP 提示肺不成熟;以 260mP 作为临界值。260mP 临界值很适于高危妊娠。对于需剖宫产的患者,230mP 临界值更合适。②如在羊水中血液污染超过 0.50%,会降低 P 值结果。故以<230mP 为明显成熟、>290mP 为不成熟、230 ~ 290mP 之间很难解释。③糖尿病孕妇的预报值同无糖尿病孕妇。大量研究表明糖尿病不影响 FPA 的医学决定水平。④FPA 法的商品试剂 TDxFLM 用 PC-16 来代替 NBD-P 染料。两种实验的偏振结果呈高度线性相关。TDxFLM 试验报告形式为磷脂/白蛋白(mg/g),推荐的临界值是 70mg/g 白蛋白。对于高危妊娠,50mg/g 白蛋白更适宜。

(4) 薄层小体计数:薄层小体(lamellar body,LB)是肺泡Ⅱ型细胞质中的特殊结构,是肺表面活性物质在细胞内存储的地方,它通过胞吐作用到达肺泡表面,可进入羊水中,因此薄层小体计数是目前临床较为常用的评价胎儿肺成熟度的方法。

【测定方法】 使用标准的血小板计数仪的血小板通道,可以对羊水中的薄层小体微粒直接进行计数测定。这些表面活性物质颗粒从 2 ~ 20fl 不等,用全血细胞的血小板计数和血小板大小测定的方法可对这些颗粒进行定量检测。该法性价比好,结果可靠。

【参考区间】　薄层小体计数≥55 000/μl(离心标本)或≥60 000/μl(未离心标本)。

【临床意义】　羊水 LB≥50 000/μl 表示胎儿肺成熟,16 000～49 000/μl 表示过渡状态,≤15 000/μl 表示胎儿肺不成熟。许多研究者主张用该法快速测定胎儿肺成熟度。

2. 羊水肌酐检测　羊水中的肌酐来自胎尿,因而它的含量可反映胎儿肾脏成熟程度,其准确率为90%。35 孕周前,羊水肌酐值<132.5μmol/L;37 孕周时>176.8μmol/L 为胎儿肾成熟;132.6～176.7μmol/L 为临界值;≤132.5μmol/L 表示胎儿肾未成熟。若妊娠足月羊水中的肌酐浓度较低,除提示胎肾不成熟外,可能存在胎儿生长受限(fetal growth restriction,FGR)。

3. 羊水胆红素检测　母体血清抗 Rh 抗体效价>1∶8或以上,或有继往胎儿溶血史,均应检测现孕胎儿发生溶血性疾病的可能性。可通过间断性采集羊水并检测羊水胆红素来监测胎儿是否发生溶血性疾病。检测方法是在 450nm 处测定羊水的吸光度值。吸光度的增加幅度(△A450,相对于基线吸光度值)与孕周及溶血性疾病的程度有较好的相关性。孕周相同时,△A450 升高幅度越大,溶血程度就越高,A450 升高后若持续下降,表示预后良好,胎儿可幸存。

(二)胎儿先天性缺陷筛查

1. 常见胎儿先天性缺陷　主要有神经管缺陷(neural tube defects,NTDs)、唐氏综合征(Down's syndrome)又称 21-三体综合征(21-trisomy syndrome)及 18-三体综合征(18-trisomy syndrome)。

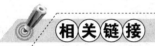

相关链接

常见胎儿先天性缺陷

神经管缺陷是指胚胎时期发育成脑、脊髓和脊椎的中枢神经管不能融合,导致永久性的脑和(或)脊髓发育缺陷,主要包括无脑畸形和脊柱裂。90%的神经管缺陷属于多因素遗传病。叶酸缺乏与神经管缺陷有关,可能是叶酸缺乏导致同型半胱氨酸代谢紊乱所致。新生儿无脑畸形和脊柱裂的发生概率为 1/1800。所有无脑畸形和95%的脊柱裂都是开放性的,没有皮肤覆盖,直接与羊水接触。AFP 可大量进入羊水中,使母体血液循环中 AFP 浓度增加。

唐氏综合征是最常见的由常染色体畸变所导致的出生缺陷类疾病。由于 21 号染色体长臂2区2带第1亚带至第3亚带(q22.1～q22.3)的额外复制所致,绝大部分唐氏综合征患儿存在21号染色体的三次拷贝(即21-三体)。我国活产婴儿中21-三体综合征的发生率约为 0.5‰～0.6‰,男女之比为 3∶2,60%的患儿在胎儿早期即夭折流产。高龄孕妇容易导致胎儿患唐氏综合征。

18-三体综合征是减数分裂时染色体不分裂,造成胎儿第 18 号染色体额外复制,是妊娠过程中常见的染色体缺陷。发生率为 1/8000。其最大危害是在妊娠前 8 周和妊娠中、后期有非常高的流产、早产概率(分别为 80%和 70%)。50%的患儿在出生后 5d 内死亡,其余有 90%在 100d 内死亡。

2. 胎儿先天性缺陷的妊娠母体筛查实验　测定母体血清 AFP、hCG、游离 E_3 是胎儿先天性缺陷筛查最常用的三个指标，AFP 主要由胎肝合成，hCG 由胎盘生成，游离 E_3 是妊娠期间主要的性激素。三种指标检测可以发现大多数的胎儿神经管缺陷、唐氏综合征和 18-三体综合征。结果的报告方式采用孕周正常中位值的倍数（multiple of normal median，MoM）来表示，并结合体重、双胞胎与否、糖尿病和人种等因素，计算出胎儿先天缺陷的危险性，常以 hCG 为基础，组合二联试验（AFP 和 hCG）或三联试验（hCG 和 uE3）。筛查试验的报告应该包含以下信息：分析物的浓度、正常或异常结果的解释、对疾病危险性的评估和影响结果解释的相关信息。上述的生物化学检验对胎儿先天性缺陷仅为早期筛查或风险评估。神经管缺陷畸形的确诊需依靠影像学发现，而唐氏综合征及 18-三体综合征通过羊水细胞染色体检查可获确诊。

（1）甲胎蛋白的检测：甲胎蛋白（α_1-fatoprotein，AFP）是相对 MW 约为 68 000 的一种糖蛋白，理化特性类似于白蛋白，pI4.7～4.8，半衰期 5d。电泳位置在白蛋白与 α_1-球蛋白之间。甲胎蛋白是胎儿血清中主要的蛋白质，由胎儿生长发育中卵黄囊和肝细胞合成。妊娠 13～15 周时胎儿体内甲胎蛋白合成达到高峰，以后将逐渐降低，出生时血浆中浓度仅为高峰期的 1% 左右，周岁时接近成人水平。在胎儿诞生后 18 个月，白蛋白合成逐渐增加，AFP 浓度随之下降，大多小于 $20\mu g/L$。甲胎蛋白（AFP）目前已发现几种 AFP 亚型，但各种亚型的临床意义还不甚明了，初步推测不同 AFP 亚型可能与不同发育阶段、肿瘤疾病、先天异常及各种不同的生物化学过程有关。AFP 可用作胎儿某些先天异常、男性及未妊娠妇女某些肿瘤的过筛试验。

【测定方法】　时间分辨荧光免疫测定、化学及电化学发光免疫测定法。

【参考区间】　AFP MoM：0.5～2.5。

【临床意义】　母体血清 AFP 升高预示胎儿神经管缺陷（NTDs）发生的危险性增加，而母体血清 AFP 降低预示唐氏综合征发生的危险性增加。由于母体 AFP 升高与多种因素有关，如妊娠时间、母体体重与年龄、1 型糖尿病、多胎妊娠等。因此，单凭母体血清 AFP 升高不能用于胎儿异常的确诊，进一步确诊还需进行超声及羊水穿刺检查。在充分考虑上述提及的影响母体 AFP 因素的基础上，如果在妊娠 15～20 周母体血清 AFP 及羊水 AFP 均>2.0moM，且羊水乙酰胆碱酯酶活性升高，则应考虑脊柱裂、无脑儿、腹裂、脐膨出的可能。随着母体年龄的增大及母体血清 AFP<0.4MoM，就应考虑唐氏综合征的可能。

（2）孕期唐氏综合征过筛试验：唐氏综合征发生的主要危险因素是母体的年龄，随着年龄的增大，细胞分裂异常的危险性加大。在 19 岁时唐氏妊娠的危险性为 1/1250；35 岁的产妇，新生儿唐氏综合征的患病率为 1/385；而 40 岁的产妇，患病率则为 1/105。一般在妊娠第 15～20 周进行母体血清三联筛查，包括母体血清 AFP、hCG、游离雌三醇（uE3）水平测定。为更早期地发现唐氏综合征，并为提高唐氏综合征的检出率及准确性，目前已有很多医院进行孕早期唐氏综合征过筛试验，主要检测母体血清 hCG（或 β-hCG）及妊娠相关蛋白 A（pregnancy-associated plasma protein A，PAPPA），并通过超声监测胎儿颈后透明带厚度（nuchal translucency，NT）。检测指标均需转换为 MoM 值，并结合母体年龄、体重、种族、胎儿数等因素计算出唐氏妊娠的危险度。目前一般将>1/275 作为唐氏妊娠高度危险的判断值。

唐氏综合征中母体血清 AFP 及游离 E_3 水平较低，而 hCG 水平则较高。唐氏综合征过筛试验不是唐氏妊娠的确诊性试验，仅仅用于确定唐氏妊娠发生的可能性，进一步确诊试验是进行羊水穿刺及绒毛采样，通过分析胎儿细胞的染色体核型来确诊。母体血清三联筛查诊断的准确性为 60%，假阳性率为 5%。为增加唐氏筛查试验的灵敏度，目前又有一些新的试验进入临床,如抑制素 A、降解 hCG 及妊娠相关蛋白 A 等。

第四节　妊娠相关疾病的生物化学检验

一、妊娠期特有疾病

妊娠期特有疾病主要有妊娠期高血压(pregnancy-induced hypertension,PIH)、溶血-肝脏酶活性升高—血小板减少综合征(hemolysis-elevated liver enzymes-low platelets syndrome,HELLP syndrome)即 HELLP 综合征和妊娠期肝内胆汁淤积症(intrahepatic cholestasis of pregnancy,ancy,ICP)等。

(一)妊娠期高血压

妊娠期高血压(PIH)是妊娠所特有而又常见的疾病。表现为妊娠 20 周后出现水肿、高血压和蛋白尿,严重头痛、头昏、眼花等自觉症状,甚至出现抽搐、昏迷及心肾功能衰竭。PIH 分为妊娠期高血压、轻度子痫前期、重度子痫前期和子痫。

1. 诊断依据

(1) 妊娠期高血压:妊娠期出现高血压,收缩压≥140mmHg 和(或)舒张压≥90mmHg,于产后 12 周恢复正常。

(2) 轻度子痫前期:妊娠 20 周后出现收缩压≥140mmHg 和(或)舒张压≥90mmHg 伴蛋白尿≥0.3g/24h。

(3) 重度子痫前期:子痫前期患者出现下述任一不良情况者可诊断为重度子痫前期:①血压持续升高,收缩压≥160mmHg 和(或)舒张压≥110mmHg;②蛋白尿≥2.0g/24h 或随机蛋白尿≥(++);③持续性头痛或视觉障碍或其他脑神经症状;④持续性上腹部疼痛,肝包膜下血肿或肝破裂症状;⑤肝脏功能异常:肝酶 ALT 或 AST 水平升高;⑥肾脏功能异常:少尿(24h 尿量<400ml 或每小时尿量<17ml)或血肌酐>106μmol/L;⑦低蛋白血症伴胸水或腹水;⑧血液系统异常:血小板呈持续性下降并低于 $100×10^9$/L。血管内溶血、贫血、黄疸或血 LD 升高;⑨心力衰竭、肺水肿;⑩胎儿生长受限等。

(4) 子痫:子痫前期基础上发生不能用其他原因解释的抽搐。

2. 实验室检查

(1) 血液学检查:低血容量及血液黏度高是发生 PIH 的基础。①当血细胞比容≥0.35,全血黏度>3.6,血浆黏度>1.6 时,提示有发生子痫前期的倾向;②血液中纤维蛋白降解产物(FDP)增多,为正常女性的 5~30 倍;③血浆抗凝血酶Ⅲ(AT-Ⅲ)明显下降;④血小板计数随病情加重而呈进行性下降。

(2) 肝肾功能检查:妊娠期高血压发生时,全身小血管痉挛,可导致各脏器受损。肝功能受损时丙氨酸转氨酶(ALT)、天冬氨酸转氨酶(AST)升高,白蛋白下降,A/G 倒置。肾功能受损时,血清肌酐、尿素、尿酸升高,肌酐升高与病情严重程度呈正相关。

(3) 尿液检查:妊娠期高血压患者出现不同程度的蛋白尿,尿蛋白≥300mg/24h,其含量随病情异。同时,尿钙排泄量明显降低。尿 Ca/Cr 的降低早于妊娠期高血压的发生,若≤0.04

有预测子痫前期的价值。

（二）HELLP 综合征

HELLP 综合征以溶血（hemolysis，H）、肝酶升高（elevated liver enzymes，EL）和血小板减少（low platelets，LP）为特点，是妊娠期高血压的严重并发症，发生率为 0.1%。本病病因和病理生理尚不清楚，其发生常与妊娠期高血压、弥散性血管内凝血（DIC）、微血管病理性溶血性贫血以及肝肾损害有关。HELLP 大多发生于妊娠 27~36 周，也可发生在产后。其临床表现多样，典型的临床表现为乏力、右上腹疼痛及恶心呕吐，体重骤增，脉压增宽。生物化学检验：①血管内溶血：外周血涂片见破碎红细胞、球形红细胞，胆红素 ≥20.5μmol/L 或 1.2mg/dl，血清结合珠蛋白<25mg/dl；②肝酶升高：ALT≥40U/L 或 AST≥70U/L，可高达正常上限的 2~10 倍，LD 浓度急剧升高≥600U/L；③血小板计数减少。

（三）妊娠期肝内胆汁淤积症

妊娠期肝内胆汁淤积症（ICP）是妊娠中、晚期特有并发症，以肝内胆汁淤积为主要病理改变，临床以皮肤瘙痒和黄疸为特征。主要危害胎儿，使围生儿发病率和死亡率增高。ICP 有明显的地域和种族差异，以智利和瑞典发病率最高。生物化学检验：①血清胆汁酸测定：ICP 患者血清甘氨胆酸（CG）浓度在 30 孕周时突然升高至 2~2.5μmol/L，可达正常水平 100 倍左右，并持续至产后下降，5~8 周后恢复正常。血清胆汁酸升高是 ICP 最主要的特异性实验室证据，测定母体血胆汁酸对早期诊断 ICP、判断病情和疗效监测均有价值。②肝功能测定：部分 ICP 患者血清胆红素轻度至中度升高，一般 ≤85.55μmol/L，以结合胆红素为主；大多数患者的 AST、ALT 轻度至中度升高，为正常水平的 2~10 倍，ALT 较 AST 更敏感。

二、妊娠合并其他疾病

（一）妊娠期糖尿病

妊娠期糖尿病（gestational diabetes mellitus，GDM） 指在妊娠期间首次发现的任何程度的糖耐量减退或糖尿病发作，不论是否使用胰岛素或饮食治疗，也不论分娩后这一情况是否持续，但不包括妊娠前已知的糖尿病患者。多数 GDM 妇女在分娩后血糖将恢复正常水平，但有约 30% 的患者在 5~10 年后转变成 2 型糖尿病。因此，GDM 者均应在分娩 6 周后复查有关糖尿病指标。

1. 发病机制 妊娠期间，妊娠女性体内抗胰岛素的多种激素如雌激素、孕激素、人绒毛膜促乳腺生长激素等分泌增加，使妊娠女性对胰岛素的敏感性随孕周增加而降低。为维持正常的糖代谢功能，胰岛素需求量相对增加，对于胰岛素分泌受限的妊娠女性，不能维持这一生理代谢变化，导致血糖升高，使原有糖尿病加重或出现 GDM。

2. 危害 妊娠合并糖尿病对母儿的影响及影响程度取决于糖尿病病情及血糖控制情况。糖尿病妊娠女性抵抗力下降，易合并感染，以泌尿系统感染最常见，同时患 PIH 危险性为正常妊娠女性的 3~5 倍。高血糖可使羊水过多、巨大儿发生率增高、胚胎发育异常甚至死亡，流产率达 15%~30%。患糖尿病的妊娠女性易发生酮症酸中毒，是引起妊娠女性死亡的主要原因。

3. 生物化学检验

（1）筛查：①筛查对象：妊娠 24~28 周内有高危妊娠期 DM 倾向（肥胖，有 GDM 病史，尿糖阳性，有糖尿病家族史等）的妊娠期妇女；②筛选方法：空腹条件下，口服 50g 葡萄糖，测定 1h

血浆葡萄糖浓度,若≥7.8mmol/L(140mg/dl),则为筛查异常,需进一步做葡萄糖耐量试验。

(2) 妊娠期糖尿病的诊断标准见表16-3。

表16-3　妊娠期糖尿病的诊断标准(mmol/L)

	空腹(mg/dl)	1h(mg/dl)	2h(mg/dl)	3h(mg/dl)
75g 葡萄糖耐量试验	5.3(95)	10.0(180)	8.6(155)	—
100g 葡萄糖耐量试验	5.3(95)	10.0(180)	8.6(155)	7.8(140)

注:①以上检测结果如果有2项以上阳性为GDM,1项阳性为妊娠糖耐量减退(GIGT),各项均阴性为正常;②临床采用100g和75g葡萄糖耐量试验均可,目前尚无统一标准,以100g进行负荷试验较为常用。妊娠期糖尿病诊断标准长期未统一,上表为美国糖尿病学会(ADA)推荐的Carpenter/Coustan诊断标准

(二)妊娠期病毒性肝炎

病毒性肝炎是妊娠女性肝病和黄疸最常见的原因,在妊娠期间的发生频率和相应年龄段人群相同,其中以乙型肝炎病毒感染最常见。典型的实验室检查为轻度的胆红素血症和转氨酶明显升高。AST和ALT多高于正常上限的10倍,有时达到20倍。在妊娠这一特殊的生理时期感染乙肝病毒或为慢性携带者,不仅使肝炎病情有重症化倾向,危及母体,并可垂直传播感染胎儿,胎儿感染乙肝病毒后,90%的患者为轻型肝炎或慢性肝炎,偶可转为急性重型肝炎(常发生于抗-HBeAg抗体阳性的母亲)。因此对孕妇最好进行HBeAg筛查。

(三)妊娠期肾脏疾病

以急、慢性肾炎引起肾功能损害较炎常见,血清尿素和肌酐值可作为妊娠合并肾功能的判断预后、指导治疗的重要指标。在孕前血清肌酐>265.2μmol/L(3mg/dl)或尿素氮>10.71mmol/L(30mg/dl),妊娠后常致流产或死胎,宜及时终止妊娠。妊娠期间若肌酐<132.6μmol/L,而不再增加,可继续妊娠但应加强监护。

第五节　新生儿代谢特点与新生儿筛查

从分娩出结扎脐带时开始至出生后28d,称为新生儿期。新生儿在代谢的某些方面与成人有较大差异,若参与代谢的某些酶蛋白基因发生突变,破坏了正常代谢功能,可导致全身代谢紊乱,这些也是新生儿疾病发生的生理基础。

一、新生儿代谢特点

(一)胆红素代谢的特点

1. 胆红素产生相对过多　成人每日生成胆红素约65.0μmol/L(3.8mg/kg),新生儿每日生成胆红素约为145.4μmol/L(8.5mg/kg),相当于成人的2倍,因此新生儿肝脏代谢胆红素的负荷大于成人。

2. 胆红素与白蛋白结合运输的能力不足　新生儿出生后的短暂阶段,有轻重不等的酸中毒,影响胆红素与白蛋白结合的数量。早产儿血中白蛋白偏低,更使胆红素的结合运输延缓。

3. 肝细胞摄取未结合胆红素的能力差　新生儿肝细胞内Y蛋白及Z蛋白不足(只有成人

的 5% ~20%)，在生后第 5d 才逐渐合成。由于 Y、Z 蛋白的合成不足，影响了肝细胞对未结合胆红素的摄取处理。

4. 肝脏系统发育不成熟 新生儿肝脏的葡萄糖醛酸转移酶和尿嘧啶核苷二磷酸葡萄糖脱氢酶（UDPG 脱氢酶）生成不足或受抑制，不能将未结合胆红素转变为结合胆红素，以致未结合胆红素潴留血中而发生黄疸。此类酶在生后 1 周左右才开始增多，早产儿更晚。

5. 肠肝循环增加 新生儿生后头几天，肠道内正常菌群尚未建立，因此随胆汁进入肠道的结合胆红素不能被还原为粪胆原；另一方面新生儿肠道中有较多 β-葡萄糖醛酸苷酶，能将结合胆红素水解为未结合胆红素，后者被肠黏膜吸收，经门静脉返回至肝脏，这是新生儿肠-肝循环的特点。其结果是使肝脏代谢胆红素的负担增加，而致未结合胆红素潴留血中。

（二）糖、脂肪及蛋白质消化特点

新生儿胃黏膜上皮细胞刷状缘有二糖酶（乳糖酶、蔗糖酶、麦芽糖酶）存在，对糖类的消化及吸收功能已较成熟，对单糖及双糖均能迅速利用，但对多糖的消化能力较差，加之唾液中淀粉酶含量少，故不宜喂淀粉类食品。新生儿尤其是早产儿因胆酸分泌较少，不能将脂肪乳化，对脂肪的消化吸收功能稍差，故粪便中常可见到小量脂肪酸或中性脂肪球。由于新生儿肠黏膜的通透性高，部分蛋白质不需分解即能吸收，因而有利于初乳中免疫球蛋白的吸收，但其他蛋白质分子也可透过肠壁而引起过敏。

（三）能量代谢特点

胎儿的能量供应主要依靠母体的葡萄糖通过胎盘提供。葡萄糖以糖原形式储存于肝脏，游离脂肪酸也可通过胎盘后以脂肪的形式储存。新生儿喂食前，必须通过糖原分解及糖异生来维持血糖浓度及分解脂肪所产生游离脂肪酸以保证能量供应。新生儿低血糖症是指血糖浓度低于 2mmol/L 者，常见于：①不足月儿，其糖原储备不足；②糖尿病妊娠母亲所生婴儿，有高胰岛素血症。

（四）体液电解质代谢特点

新生儿体液总量占其体重的 80% ，其中 45% 分布于细胞外液。通常出生后第 1 周由于细胞外液减少而致新生儿体重减轻。新生儿体液需要量与其体质量和日龄有关。足月儿每日钠需要量约 1 ~2mmol/kg 体质量，孕期少于 32 周早产儿为 3 ~4mmol/kg 体质量，新生儿对钠的耐受限度较窄，高钠饮食可使细胞外液容量增生钠潴留和水肿；但早产儿则因肾排钠分数高，肾小管对醛固酮反应低下，如不注意补钠，易产生低钠血症。新生儿出生后 10d 内血钾水平较高，一般不需要补充，以后日需要量约为 1 ~2mmol/kg 体质量。早产儿皮质醇和降钙素分泌较高，且靶器官对甲状旁腺素反应低下，易发生低钙血症。新生儿肾脏虽然能有效维持酸碱平衡，有一定酸化尿的能力，但其碳酸氢盐的肾阈值低，肾脏处理酸负荷能力不足，故易发生代谢性酸中毒。

（五）肾功能

妊娠 36 周胎儿肾小球形成，但因肾血流量较少，胎儿在出生时 GFR 较低，使其血清肌酐在出生后 4 周内偏高，4 周后便逐渐降低，直至 5 岁时接近成人水平。近曲小管功能不成熟可导致葡萄糖及 $NaHCO_3$ 重吸收障碍，从而使血清 $[HCO_3^-]$ 降低，正常新生儿可能发生糖尿及氨基酸尿。新生儿的尿浓缩功能较差，尿渗量最高仅达 600Osm/kgH_2O。新生儿的肾排泄水、电解质的能力有限，因而补液治疗时必须特别注意。

（六）呼吸功能

新生儿与胎儿的气体交换均完全不同,是因为新生儿的气体交换是以肺取代胎盘。胎儿的 PO_2 约 34mmHg 左右,PCO_2 约 49mmHg,$[H^+]$ 约为 56nmol/L,但胎儿 Hb 比成人高得多,并且 Hb 具有高氧亲和性,表现为氧解离曲线左移,这有利于胎儿与母体的氧交换。因此,分娩时胎儿能耐受一定程度的低氧及酸中毒。肺的呼吸运动使肺膨胀,只要肺成熟且有充足的肺表面活性物质(卵磷脂和鞘磷脂),肺血管阻力将减少 10 倍,从而有利于气体交换以增加 PO_2 并降低 PCO_2。肺表面活性物质低,即胎肺发育不健全,肺通气量减少可导致呼吸性酸中毒,低氧血症可导致代谢性酸中毒,胎儿发生 RDS 的危险性随其不成熟程度的增大而增大。

二、新生儿筛查

新生儿筛查(neonatal screening)是指在新生儿群体中,对一些危及儿童生命、影响生长发育的一些先天性及遗传性疾病进行的筛检。以便早期诊断及时干预避免或减轻严重后果。我国每年大约有 80 万～120 万新生缺陷儿,而在死亡的婴儿中,大约 10% 是由于遗传代谢病造成的。因此,开展新生儿遗传代谢病筛查对减少新生儿遗传代谢病的发生、提高出生人口素质具有重要意义。

（一）新生儿遗传代谢性疾病的概念

遗传代谢性疾病(inherited metabolic disorders,IMD)是指编码维持机体正常代谢所必需的酶或蛋白质的基因突变或表达紊乱而导致酶或蛋白的生物合成、结构及功能的改变而引起物质代谢紊乱,出现各种临床表现的一类代谢缺陷病。早在 1908 年,Garrod 将这类遗传性疾病称之为先天性代谢缺陷(inborn errors of metabolism,IEM)。遗传代谢性疾病的种类繁多,涉及多种物质在体内的合成、代谢、转运和储存等方面的先天性缺陷,根据所累及代谢物的不同,可分为以下几类:

1. 糖代谢缺陷　糖原贮积症、半乳糖血症、果糖不耐受症、蔗糖和异麦芽糖不耐受症、乳酸及丙酮酸中毒等。

2. 氨基酸代谢缺陷　苯丙酮尿症、酪氨酸血症、黑酸尿症、白化病、枫糖尿症、同型胱氨酸尿症、先天性高氨血症、高甘氨酸血症等。

3. 脂类代谢缺陷　如肾上腺脑白质营养不良、GM_1 神经节苷脂病、GM_2 神经节苷脂病、尼曼匹克病和戈雪病等。

4. 金属代谢病　如肝豆状核变性(Wilson 病)等。

（二）遗传代谢性疾病的生物化学检验方法

1. 常用检测方法　遗传代谢病是由于酶和蛋白质缺陷造成的,以往主要应用生物化学方法检测。随着气相色谱仪(GC)、质谱仪(MS)、高效液相色谱仪、氨基酸分析仪等高精仪器的问世及应用,提高了遗传代谢病的诊断水平,约有 100 多种 IEM 病可得到确诊。遗传代谢病生物化学检验方法:

(1) 常规检验:包括常规生化项目,如血糖、血气分析、血氨、电解质、阴离子间隙、肝肾功能、血乳酸、丙酮酸测定及酶活性测定等。

(2) 筛查试验:疑似病例可用血、尿生化指标进行筛查,如尿苯丙酮酸筛查、尿低聚糖筛查、尿有机酸和酶学分析,血浆长链脂肪酸分析、血浆氨基酸分析等。某些大分子病还可通过外周血涂片或骨髓细胞学检查来查找贮积细胞,通过组织活检或培养细胞进行酶活性测定、DNA 分析等。

（3）确诊试验:部分生化指标可以用于确诊。如主要采用高效液相色谱或氨基酸分析仪、液相色谱-质谱联用仪和串联质谱仪等方法进行血和尿氨基酸水平检测、尿有机酸分析、血浆脂肪酸分析、血浆酰基肉碱分析及血乳清酸测定。

（4）产前诊断:通过羊水中特定代谢产物分析,或通过绒毛或羊水细胞培养进行酶活性测定和 DNA 分析,可以进行遗传代谢病的产前诊断。

2. 串联质谱法　随着筛查疾病种类的增多,临床对遗传代谢病诊断和鉴别诊断的要求在增加,虽然氨基酸分析仪、高效液相色谱仪和毛细管电泳也能检测,但速度慢,测定一个样品需 15 ～ 30 分钟,假阳性也相对较高,难以满足大规模的新生儿筛查。近年来,串联质谱技术（MS/MS）的快速发展,使串联质谱仪有可能成为遗传代谢病的常规诊断工具。串联质谱是将 2 个质谱仪经一个碰撞室串联起来,提高检测的特异性和灵敏性。MS/MS 能在 2 分钟内对一个标本进行几十种代谢产物分析,实现了"一种实验检测多种疾病"的要求,可同时检测 20 多种有机酸血症、氨基酸代谢异常、脂肪酸氧化异常、尿素循环等疾病,适用于群体大样本量筛查。目前,以液相串联质谱技术为核心的新生儿遗传代谢病筛查技术体系已经比较成熟,其检测效率高,灵敏度高,假阳性率低,通过同一份标本可同时检测上百种代谢产物,结合氨基酸分析仪,能对 100 多种遗传代谢病进行快速检测,适于大样本筛查。如今,全国已基本形成了遗传代谢病检测网络,国家妇幼中心专门为遗传检测项目开发了数据库,对各地的检测数据进行分析,并形成检测报告,通过软件传输到对应医院发放给受检者,这样大大提高了遗传代谢病筛查的质量。

三、遗传代谢疾病的生物化学检验

遗传代谢性疾病病因复杂,造成的代谢紊乱各不相同,临床表现也多样。虽然单一病种的患病率不高,但总体发病率较高,大多缺乏根治方法,对人口素质、家庭乃至社会构成很大威胁。目前国内对苯丙酮尿症、半乳糖血症、先天性甲状腺功能减低症等已广泛进行新生儿期的筛查,以便早期发现、早期诊断和治疗,降低出生缺陷几率、提高人口素质。

（一）苯丙酮尿症

苯丙酮尿症（phenylketonuria, PKU）又称高苯丙氨酸血症（hyperphenylalaninemia, HPA）,是一种较常见的常染色体隐性遗传性氨基酸代谢病,我国发病率约为 1/16 500。PKU 是第一个被确认的因代谢障碍而导致智力发育迟缓的遗传性代谢病,也是第一个可通过治疗或控制外部因素（如饮食）可以痊愈的遗传性疾病,还是第一个通过新生儿筛查可确诊的疾病。

1. 病因和发病机制　苯丙氨酸是人体的必需氨基酸之一,正常小儿每日需要的摄入量约为 200 ～ 500mg,其中 1/3 供蛋白合成,2/3 则通过肝细胞中苯丙氨酸羟化酶（phenylalanine hydroxylase, PAH）的作用转化为酪氨酸,以合成甲状腺素、肾上腺素和黑色素等。苯丙氨酸转化为酪氨酸的过程中,除需 PAH 外,还必须有辅酶四氢生物蝶呤（BH4）的参与。本病按酶缺陷不同可分为经典型 PKU 和非经典型 PKU 两种。经典型 PKU 占 98% ～ 99%,是由于患儿肝细胞缺乏 PAH,不能将苯丙氨酸转化为酪氨酸,因此,苯丙氨酸在血、脑脊液、各种组织和尿液中的浓度极度增高,同时产生了大量苯丙酮酸、苯乙酸、苯乳酸和对羟基苯乙酸等旁路代谢产物并自尿中排出。高浓度的苯丙氨酸及其旁路代谢物易导致脑细胞受损。同时,由于酪氨酸来源减少,致使甲状腺素、肾上腺素和黑色素等合成减少。非经典型 PKU 是二氢生物蝶呤还原酶等酶缺陷造成 BH4 缺乏而引起,见图 16-2,比较少见。BH4 是苯丙氨酸、酪氨酸和色氨酸等芳香氨基酸在羟化过程中所必需的共同的辅酶,缺乏时不仅苯丙氨酸不能氧化成酪氨酸,而且造成多巴胺,5-羟色胺等重要神经递质的合成受阻,加重了神经系统的功能损害,故 BH_4 缺乏型 PKU 的临床症状更重、治疗更困难。

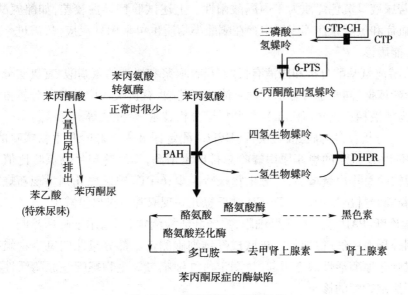

苯丙酮尿症的酶缺陷

图 16-2　苯丙酮尿症发病机制

GTP-CH:鸟苷三磷酸环化水合酶　6-PTS:6-丙酮酸四氢蝶呤合成酶

PAH:苯丙氨酸羟化酶　DHPR:二氢生物蝶呤还原酶

2. 临床特征　PKU 患儿出生时大多表现正常,新生儿期无明显特殊的临床症状,随着喂食的时间延长,血中苯丙氨酸及其代谢产物逐渐升高,临床症状才渐渐表现出来。未经治疗的患儿 3 ~ 4 个月后逐渐表现出智力、运动发育落后,头发由黑变黄,皮肤白,全身和尿液有特殊鼠臭味,常有湿疹。随着年龄增长,患儿智力低下越来越明显,年长儿约 60% 有严重的智能障碍。2/3 患儿有轻微的神经系统体征,例如,肌张力增高、腱反射亢进、小头畸形等,严重者可有脑性瘫痪。

3. 生物化学检验

(1) 血清苯丙氨酸的测定:测定方法有细菌抑制法、定量酶法和荧光分析法。采血时间为出生 72h ~ 7d,并已充分哺乳(至少哺乳 6 ~ 12 次);对于各种原因(早产儿、低体重儿、提前出院者等)没有采血者,最迟不宜超过出生后 20d。于新生儿足跟部采末梢血,滴于特定滤纸上,晾干后可以采用 Guthrie 细菌生长抑制试验或荧光法测定或在苯丙氨酸脱氢酶作用下定量测定干血滤纸片中苯丙氨酸浓度。目前串联质谱可快速检测苯丙氨酸与酪氨酸浓度,并自动计算其比值,可降低假阳性率或假阴性率。正常血浆苯丙氨酸浓度为 0.06 ~ 0.18mmol/L(1 ~ 3mg/dl),通常患儿血浆苯丙氨酸可高达 0.6 ~ 1.8mmol/L(30mg/dl)以上,而酪氨浓度正常或降低。

检测血中苯丙氨酸浓度是诊断 PKU 的首选方法。若能够同时检测血酪氨酸浓度则更好,可分析苯丙氨酸与酪氨酸的比值。如果血苯丙氨酸以 0.258mmol/L 为正常人与 PKU 患者的分界点,则有高达4%假阳性。串联质谱技术(MS/MS)同时测定血苯丙氨酸和酪氨酸,并可计算苯丙氨酸/酪氨酸比值。如果比值2.5为正常儿童与 PKU 患者的分界点,则可将假阳性率减少到1%。目前多用此法筛选新生儿苯丙酮尿症。此方法还可用来筛选半乳糖血症、枫糖尿症、同型胱氨酸尿。

(2) 尿三氯化铁试验:一般用作对较大婴儿和儿童的筛查。将三氯化铁滴入尿液如立即出现蓝绿色反应,则为阳性,表明尿中苯丙酮酸浓度增高。2,4-二硝基苯肼试验也可检测尿中的苯丙酮酸,若尿液呈黄色浑浊为苯丙酮酸阳性。上述试验特异性较差,如酪氨酸血症、枫糖尿症、组氨酸血症和黑酸尿症等因尿中存在酮酸类物质也可呈阳性反应,故需进一步做血苯丙氨酸的测定才能确诊。

(3) 血浆游离氨基酸分析和尿液有机酸分析:血浆和尿液的氨基酸、有机酸分析不仅为本病提供生化诊断依据,同时也可鉴别其他可能的氨基酸、有机酸代谢缺陷。分析方法可采用氨基酸分析仪、高效液相色谱法(HPLC)、串联质谱分析技术、荧光法等。

(4) 尿蝶呤分析:应用高压液相层析(HPLC)测定尿液中新蝶呤和生物蝶呤的含量,可以鉴别各型 PKU:PAH 缺乏的患儿尿中蝶呤总排出量增高,新蝶呤与生物蝶呤比值正常;DHPR 缺乏患儿呈现蝶呤总排出量增加,四氢生物蝶呤减少;6-PTS 缺乏患儿则呈现新蝶呤与生物蝶呤比值增高,新蝶呤排出量增加;GTP-CH 缺乏患儿呈现蝶呤总排出量减少。

(5) 酶学诊断:PAH 仅存在于肝细胞,需经肝活检测定,不适用于临床诊断。其他3种酶的活性可采用外周血中红、白细胞或皮肤成纤维细胞测定。部分患儿四氢生物蝶呤缺乏是由于二氢生物蝶啶还原酶活性缺乏引起,故测定血红细胞二氢生物蝶啶还原酶活性有利于二氢生物蝶啶还原酶缺乏症的诊断。

(6) DNA 分析:DNA 分析改变技术近年来广泛用于 PKU 诊断及杂合子检出的产前诊断。但由于基因的多态性,分析结果必须谨慎。由于绒毛及羊水细胞测不出苯丙氨酸羟化酶活性,所以产前诊断问题长期不能解决。目前我国已鉴定出25种中国人 PKU 致病基因突变型,约占我国苯丙氨酸羟化酶突变基因的80%,已成功用于 PKU 患者家系突变检测和产前诊断。

（二）半乳糖血症

半乳糖血症(galactosemia)是一种由于半乳糖代谢途径中的酶先天性缺陷而导致的糖代谢紊乱性疾病,属常染色体隐性遗传,其发病率大约为1/60 000。

1. 病因与发病机制　半乳糖代谢过程中所需的任何一种酶发生缺陷,均可导致半乳糖的代谢障碍,直接引起血中半乳糖及1-磷酸半乳糖浓度的升高,见图16-3。后者主要沉积于肝、肾、脑等组织,特别是高浓度的半乳糖沉积于晶状体内,在醛糖还原酶作用下变成半乳糖醇(galactitol),被认为是引起白内障和脑水肿的原因。

2. 临床特征　临床表现多样化,新生儿出生时可正常,喂奶后的2~3d 即出现呕吐、黄疸、肝大,在婴幼儿期逐渐呈现生长停滞、智力障碍、肝硬化和白内障等征象。某些病例可因肝功能衰竭在新生儿期内夭折。

3. 生物化学检验

(1) 酶学分析:喂奶后的1h 内取血于特定滤纸上制备滤纸血片,可检测滤纸血片的半乳糖-1-磷酸尿苷酰转移酶活性(Beutler 试验)或滤纸血片半乳糖和1-磷酸半乳糖的含量(Paigen

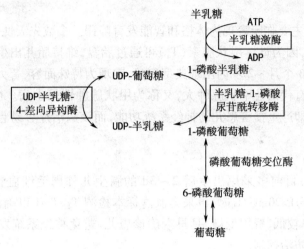

图 16-3 半乳糖的代谢

试验),前者的缺点是假阳性率过高;后者优点是很少假阳性,并且 3 种酶缺陷都可被检出。使用串联质谱仪进行筛查尤为便捷、准确。

采用外周血红细胞、白细胞或培养皮肤成纤维细胞测定半乳糖-1-磷酸尿苷酰转移酶活性。以红细胞最为方便。本病纯合子患儿的酶活性缺如或甚低;杂合子携带者的酶活性则为正常人的 50%。

(2)尿液中还原糖测定:喂奶后的 1h 用班氏试剂测定尿液还原糖,如果显示强阳性,葡萄糖氧化酶法测尿葡萄糖阴性,支持半乳糖血症的诊断。对定性试验阳性的患儿可进一步采用滤纸或薄层层析方法进行鉴定。

(3)DNA 分析:取外周血白细胞 DNA 进行半乳糖-1-磷酸尿苷酰转移酶(GALT)、半乳糖激酶(GALK)及尿苷二磷酸半乳糖表异构酶(EPIM)的基因分析。半乳糖-1-磷酸尿苷酰转移酶(GALT)基因定位于 9p13,大部分患者该酶的突变仅涉及 1 个氨基酸改变。半乳糖激酶(GALK)基因定位于 17q24,该基因突变会影响半乳糖激酶的活性和稳定性,导致半乳糖醇沉积引发半乳糖血症。尿苷二磷酸半乳糖表异构酶(EPIM)基因定位于 1p35-36,该基因突变会导致恶性和良性两种亚型的半乳糖血症。因此,相关基因的突变分析对于半乳糖血症的分类、分型和临床诊断都具有重要意义。

(三)先天性甲状腺功能减低症

先天性甲状腺功能减低症(congenital hypothyroidism,CH)是因为先天性甲状腺发育不良或因甲状腺激素合成途径中酶缺陷所造成,大多数为散发,少数有家族史,国内发病率约为 1/5000,是遗传代谢性疾病中发病率最高的,我国于 1995 年 6 月颁布的"母婴保健法"已将本病列入筛查疾病之一。

1. 病因和发病机制 先天性甲状腺功能减低症主要原因是甲状腺不发育或发育不全,可能与体内存在抑制甲状腺细胞生长的免疫球蛋白及相关遗传基因缺陷有关。其次为甲状腺素合成途径中酶缺陷,如过氧化物酶、偶联酶、脱碘酶及甲状腺球蛋白合成酶等,任何酶缺乏均可引起先天性甲状腺激素水平低下,多为常染色体隐性遗传;促甲状腺激素(TSH)缺乏与甲状腺或靶器官反应低下所致者少见。新生儿可暂时性甲状腺功能减低,这是由于母体内的促甲状腺素受体阻断抗体通过胎盘进入胎儿所造成,这种抗体的半衰期为 6~5d,通常在 3 个月内消失。

2. 临床特征　其主要临床表现为体格和智能发育障碍。多数先天性甲状腺功能减退症患儿在出生时并无症状,因为母体甲状腺素(T_4)可通过胎盘,维持胎儿出生时正常 T_4 浓度中的 25%～75%。多数在6个月～2岁内出现典型症状,表现为特殊面容、智力发育迟缓,生长发育落后,身材矮小,且伴有代偿性甲状腺肿大,又称为甲状腺肿性呆小病。由于先天性甲状腺功能减低症在生命早期即严重损害患儿的神经系统功能,而该病治疗容易且疗效颇佳,因此早期确诊甚为重要。

3. 生物化学检验

(1) 新生儿筛查:目前多采用出生后2～3d 的新生儿外周毛细血管血至特制纸片检测 TSH 浓度作为初筛,TSH>20mU/L 时,再采集血清标本检测 T_4、TSH 以确诊。该法采集标本简便,假阳性和假阴性率较低,费用低廉,是早期确诊患儿、避免神经系统发育严重缺陷、减轻家庭和社会负担的极佳防治措施。

(2) 血清 T_4、T_3 和 TSH 测定:检测方法有酶联免疫吸附法、酶免疫荧光分析法和时间分辨免疫荧光分析法等。新生儿可采用滤纸血斑法,出生后的2～3d 取足跟毛细血管血测定。正常参考区间为 TSH<10mU/L,$T_4$38.6～154nmol/L。血 TSH 增高,FT_4 降低,可诊断为先天性甲状腺功能减低症,包括永久性甲状腺功能减低症和暂时性甲状腺功能减低症。血 TSH 增高、FT_4 正常者,为代偿性甲状腺功能减低症或高 TSH 血症,应定期随访。

(3) TRH 刺激试验:若血清中 T_4、TSH 均低,则疑有 TSH 或 TRH 分泌不足,应进一步做 TRH 刺激试验:可按 $7\mu g/kg$ 静注 TRH,正常者在注射后20～30分钟出现 TSH 上升峰,90分钟后回至基础值。若不出现反应峰时应考虑垂体病变;相反,TSH 反应峰很高或持续时间延长,则指示下丘脑病变。

四、病 例 分 析

【病史】　王某,女,27岁,因停经 35^{+6} 周,头昏、头痛 5d,双下肢水肿 3 个月就诊。体格检查:体温 36.6℃,心率 76 次/分,血压 160/110mmHg。双下肢水肿,宫高 26cm,腹围 92cm。

【实验室检查】　血红蛋白 150g/L,红细胞 4.72×10^{12}/L,血小板 212×10^9/L;尿蛋白 (4+)。血清 TP51.7g/L,ALB29g/L,ALT85U/L,血清总胆固醇 7.6mmol/L,甘油三酯 4.2mmol/L。血肌酐、尿素、活化部分凝血活酶时间、凝血酶原时间、凝血酶时间、纤维蛋白原及电解质均正常。

【初步诊断】

(1) 妊娠晚期高血压。

(2) 重度子痫前期。

【诊断依据】

(1) 停经 35^{+6} 周,临床表现头昏、头痛 5d,双下肢水肿、血压 160/110mmHg。

(2) 实验室检查:尿蛋白(++++),低蛋白血症:TP 51.7g/L,ALB 29g/L。肝功能异常: ALT 85U/L。

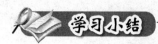 **学习小结**

妊娠时母体的许多生物化学指标随着胎儿的成熟发生变化。羊水是胎儿在子宫内生活的环境。胎盘的功能有隔离母体和胎儿的血液循环、维持胎儿在子宫内营养、清除胎儿废物并合成与分泌妊娠必需的激素。利用孕妇血样、尿液及羊水等为标本进行有关项目的测定,为早孕诊断、发现异常妊娠、了解胎儿宫内发育情况及发现遗传性疾病的提供依据。

胎儿健康评价临床上常用胎儿肺成熟度来了解胎儿成熟情况及胎儿先天性缺陷筛查。胎儿肺成熟度的评价主要通过生物化学或生物物理学方法直接(或间接)检测羊水中来源于胎儿肺表面活性物质的含量或生物特性来进行。用 L/S 比值、泡沫稳定性指数、荧光偏振值或磷脂/白蛋白比值、薄层小体计数等来评价胎肺成熟或不成熟。测定母体血清 AFP、hCG、游离 E_3 是胎儿先天性缺陷筛查最常用的三个指标,AFP 主要由胎肝合成,hCG 由胎盘生成,游离 E_3 是妊娠期间主要的性激素。常以 hCG 为基础,组合二联试验(AFP 和 hCG)或三联试验(AFP、hCG 和游离 E3)。三种指标的测定可以发现大多数的胎儿神经管缺陷、唐氏综合征和 18-三体综合征。其中 hCG 还可以用于诊断正常妊娠、异位妊娠和某些肿瘤。

目前国内对苯丙酮尿症、半乳糖血症、先天性甲状腺功能减低症等已广泛进行新生儿期的筛查,以便早期发现、早期诊断和治疗。

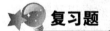 **复习题**

1. 简述妊娠期妇女糖代谢特点及其对妊娠的影响。妊娠妇女为何要定期检测血糖水平?
2. 试述检测孕妇血清 hCG、hPL 的主要临床意义。
3. 试述胎儿肺成熟度检测的意义、方法及评价。
4. 简述胎儿先天缺陷常用筛查指标。
5. 新生儿代谢有何特点? 新生儿代谢性疾病的概念和筛查的意义?
6. 试述先天性甲状腺功能减低症、苯丙酮尿症及半乳糖血症的临床特征及生物化学检验方法。

(曾玲莉)

第十七章

肿瘤的生物化学检测

学习目标 ▌Ⅲ

1. **掌握** 肿瘤标志物的定义和分类;常见肿瘤标志物 AFP、CEA、CA125、HE4、CA19-9、CA15-3、HCG、PSA、SCCA、NSE 等的临床意义。
2. **熟悉** 常见肿瘤标志物临床应用及联合检测;肿瘤的发生机制。
3. **了解** 基因类肿瘤标志物的研究进展及其临床应用。

在当今世界,肿瘤严重威胁着人类的健康,发病率和死亡率呈逐年攀升趋势。肿瘤标志物不仅与肿瘤的诊断有关,对监测肿瘤的发生、发展、扩散与转移、判断肿瘤治疗效果以及随访观察等均有较大价值。因此,寻找灵敏而特异的肿瘤标志物一直是肿瘤学研究领域的热点。

第一节 概 述

肿瘤可分为良性肿瘤和恶性肿瘤。良性肿瘤生长比较缓慢,与正常组织分界明显、常有包膜,手术时容易完整切除,一般不复发,对人体危害较小。以下所描述的肿瘤专指恶性肿瘤。恶性肿瘤是以细胞生长和分裂失去控制为特征的一类疾病,浸润和转移是恶性肿瘤最主要的生物学特性,癌细胞可直接侵袭周围组织或经淋巴和血液循环形成远处转移,累及正常器官,影响其结构和功能或因恶病质而导致机体死亡。早期诊断、及时治疗对肿瘤患者的疗效及预后具有十分重要意义。

一、肿瘤的发生

恶性肿瘤的发生是一个多因素、多步骤、复杂而漫长的生物学过程,细胞通过一系列进行性改变而向恶性发展。肿瘤的发生是环境因素和涉及多基因的遗传因素共同作用的结果。

(一)肿瘤发生的内因

恶性肿瘤发生的遗传因素日益受到重视。既有研究证实,肿瘤的病因实际上可被归结为各种原因引起的基因结构和功能的异常。外源性环境因素对肿瘤的作用最终也体现为基因的改变。在肿瘤发生的复杂过程中,常累及多种基因的改变,主要包括癌基因和抑癌基因两大类。

1. 癌基因(oncogene) 按其来源不同可分为病毒癌基因(virus oncogene,v-onc)和细胞癌基因(cellular oncogene,c-onc)。

(1)病毒癌基因:是一类存在于病毒基因组中的,能使靶细胞发生恶性转化的基因。根据其核酸组成分为 RNA 病毒基因和 DNA 病毒基因。癌基因最初是在逆转录病毒中发现的,即劳斯肉瘤病毒(Rous sarcoma virus,RSV),在其基因组中有一个特殊的基因片段-src 病毒癌基因(v-src),可使细胞发生转化,见图 17-1。

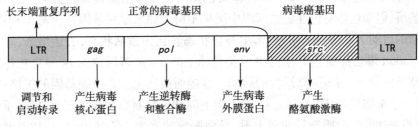

图 17-1 劳斯肉瘤病毒(RSV)基因组结构示意图

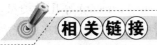

相关链接

癌基因的发现

1910 年 Peyton Rous 发现含有肉瘤病毒的鸡肉瘤无细胞滤液注入鸡体内可诱发新的肿瘤,首次提出鸡肉瘤可能是由病毒引起的,后称这种鸡肉瘤病毒为劳斯肉瘤病毒(Rous sarcoma virus,RSV),由此形成了病毒致癌的理论,Rous 并因此于 1966 年获得了诺贝尔生理医学奖。研究表明 RSV 为逆转录病毒,致瘤的机制在于其病毒基因组中含有病毒癌基因src。1974 年 J. Michael Bishop 和 Harold Varmus 发现正常非病毒感染的鸡细胞基因组中也存在 src 基因的同源片段(后被称为细胞癌基因),并发现细胞癌基因在维持细胞的正常功能方面也发挥着重要作用。病毒癌基因的作用在于进入细胞后激活或改变这些细胞癌基因,最终导致癌症的发生。Bishop 和 Varmus 最终因为发现了癌基因创立了癌症发生的癌基因理论而分享了 1989 年的诺贝尔医学奖。

(2)细胞癌基因:又称原癌基因(proto-oncogenes,pro-onc),是指存在于生物正常细胞基因组中的癌基因。在正常情况下,这些基因处于静止或低表达的状态,对维持细胞正常功能具有重要作用。当其受到致癌因素作用被活化后,则可导致细胞癌变。

根据现有研究结果,细胞癌基因具有以下特点:①广泛存在于生物界,从酵母到人类细胞普遍存在。②在进化过程中,基因序列呈高度保守性。③存在于正常细胞基因组中,其功能是通过其表达的蛋白质产物来体现的,细胞癌基因可以编码生长因子、生长因子受体、细胞内信息分子及转录调节因子等,通过细胞内信号转导刺激细胞增殖。在正常情况下,不仅对细胞无害,而且对维持细胞的正常生理功能起重要作用,是细胞生长、分化、组织再生、创伤愈合等所必需的。④在某些因素(外源致癌因素,如放射线、某些化学物质等)作用下,一旦被激活,使其表达产物发生数量上或结构上的变化时,则可导致正常细胞癌变。

细胞癌基因被活化的机制可分为四类。①获得启动子和(或)增强子:当有的逆转录病毒感染宿主细胞后,经逆转录过程形成的前病毒(双链 DNA)整合到宿主细胞的基因组中,病毒基因组中所携带的长末端重复序列(LTR 内含有较强的启动子和增强子)插入到细胞癌基因附近或内部,可以启动下游邻近基因的转录或影响附近结构基因的转录水平,使原癌基因由不表达变为表达或由低表达变为过度表达,从而导致细胞发生癌变。如鸡白细胞增生病毒引起的淋巴瘤,就是因为该病毒的 DNA 序列整合到宿主正常细胞的 *c-myc* 基因的附近,其 LTR 成为 *c-myc* 基因的启动子,使 *c-myc* 的表达比正常高 30 ~ 100 倍。②染色体易位和基因重排:染色体是基因高度密集和有序排列的场所,但染色体易位在肿瘤组织中屡见不鲜。如果原癌基因发生易位和重排,使其移至染色体上强的启动子或增强子附近,则由静止状态转化为激活状态,表达增强,导致肿瘤的发生。如在人 Burkitt 淋巴瘤细胞中,位于 8 号染色体上的 *c-myc* 基因移到 14 号染色体免疫球蛋白重链基因的调节区附近,与该区高活性的启动子连接而被活化。③原癌基因的扩增:在正常情况下,细胞经过一个细胞周期,DNA 只复制一次,但有时却可复制数次或更多次,增加了原癌基因的拷贝数,从而使表达的蛋白质产量明显上升,导致肿瘤的发生。④基因突变:基因突变是指基因在编码区域一个或几个核苷酸构成的改变,其本质就是碱基的改变。突变的 DNA 分子改变可分为点突变(point mutation)、缺失(deletion)、插入(insertion)和重排(rearrangement)等几种类型。这些改变可使相应蛋白质的一个或数个氨基酸发生变化,出现新的异常表达产物。如在膀胱癌中可见 *H-ras* 原癌基因的点突变,正常细胞 *H-ras* 中的 GGC,在膀胱癌肿瘤细胞中突变为 GTC,编码的 P21 蛋白第 12 位氨基酸则由正常细胞的甘氨酸变为肿瘤细胞的缬氨酸。

2. 抑癌基因(anti-oncogene)　是指抑制细胞过度生长、增殖,从而遏制肿瘤形成的基因。在正常细胞内,原癌基因促进细胞生长和增殖,并阻止其发生终末分化;抑癌基因则抑制增殖、促进分化、成熟和衰老,或发生凋亡,这两类基因在细胞内产生的效应相互拮抗,维持平衡,对正常细胞的生长、增殖和衰亡进行精确地调控。前已述及,原癌基因的激活与肿瘤形成有关,同时,抑癌基因的丢失或失活也可导致肿瘤的发生。

抑癌基因的分离鉴定研究晚于原癌基因,目前公认的抑癌基因有 10 余种。抑癌基因像原癌基因一样存在于正常细胞的基因组中,功能的发挥同样通过其表达的蛋白质产物来体现,其表达的产物主要包括转录调节因子、周期蛋白依赖性激酶抑制因子、细胞增殖信号通路的抑制因子、DNA 修复因子等,影响染色体的稳定性、影响细胞分化、控制细胞增殖。

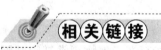
相关链接

P53 基因-"基因卫士"

人类 *P53* 基因定位于 17 号染色体 p13,编码的蛋白质为 P53,是一种核内磷酸化蛋白。*P53* 基因是迄今为止发现的与人类肿瘤相关性最高的基因。正常情况下,细胞中 P53 蛋白含量很低,因其半衰期短,很难被检测出来。但在生长增殖的细胞中,含量可升高 5 ~ 100倍。*P53* 基因时刻监控着细胞染色体 DNA 的完整性,一旦细胞染色体 DNA 受到损伤,P53蛋白与基因的 DNA 相应部位结合,发挥特殊转录因子作用,活化 *P21* 基因转录,使细胞停滞于 G1 期;抑制解螺旋酶活性;并与复制因子 A 相互作用,参与 DNA 的复制与修复。如果修复失败,P53 蛋白即启动凋亡过程诱导细胞自杀,防止细胞癌变。野生型 P53 蛋白在维持细胞正常生长、抑制恶性增殖中承担着重要的作用,被冠以"基因卫士"称号。

(二)肿瘤发生的外因

约 80% 的人类肿瘤是由于与外界致癌物质接触而引起。根据致癌物的性质可将其归纳为化学因素、物理因素和生物因素三大类。

1. 化学因素 从化工原料、化工产品和副产品、工业排放物、农药、食品防腐剂或添加剂、汽车尾气等检出的致癌化合物已有 6 万多种,而且每年还以上千新品种的速度增加,典型的致癌物主要包括以下几种类型。

(1) 亚硝胺类:这是一类致癌性较强、能引起消化系统、肾脏等多种器官肿瘤的化学致癌物质,其在变质食物中含量较高。

(2) 多环芳香烃类:以苯并芘为代表,将它涂抹在动物皮肤上,可引起皮肤癌,皮下注射则可诱发肉瘤。广泛存在于沥青、汽车废气、煤烟、香烟及熏制食品中。

(3) 芳香胺类:如联苯胺、乙萘胺、4-氨基联苯等,可诱发泌尿系统的癌症。

(4) 烷化剂类:如芥子气、环磷酰胺等,可引起白血病、肺癌、乳腺癌等。

(5) 氨基偶氮类:如用二甲基氨基偶氮苯(即奶油黄,可将人工奶油染成黄色的染料)掺入饲料中长期喂养大白鼠,可引起肝癌。

(6) 碱基类似物:如 5-氟尿嘧啶、5-溴尿嘧啶、2-氨基腺嘌呤等,由于其结构与正常的碱基相似,进入细胞能替代正常的碱基掺入到 DNA 链中而干扰 DNA 复制合成。

(7) 氯乙烯:目前应用最广的一种塑料聚氯乙烯。大鼠长期吸入氯乙烯气体后,可诱发肺、皮肤及骨等处的肿瘤。

(8) 某些金属:如铬、镍、砷等也可致癌。

2. 物理因素 常见的致癌因素有电离辐射和紫外线等。

(1) 电离辐射:电离辐射可以引起人体各部位发生肿瘤,其致癌机制是辐射可引起染色体畸变或基因突变,基因表达改变,或激活潜伏的致癌病毒。放射线引起的肿瘤有:白血病、乳腺癌、脑胶质瘤、肺癌、甲状腺肿瘤、骨肿瘤、皮肤癌、多发性骨髓瘤、淋巴瘤等。

(2) 紫外线:紫外线照射可引起细胞 DNA 断裂、交联和染色体畸变,增加恶性黑色素瘤、皮肤鳞癌、基底细胞癌的发生。

3. 生物因素 常见的生物性致癌因素包括病毒、真菌、细菌、寄生虫等感染。其中以病毒与人体肿瘤的关系最为重要,研究也最为深入。凡能引起人或动物肿瘤或在体外能使细胞恶性转化的病毒均称为肿瘤病毒,如 EB 病毒(epstein-barr virus,EBV)、乙肝病毒(hepatitis b virus,HBV)和人乳头瘤病毒(Human papilloma virus,HPV)等。其主要致瘤机制是病毒的遗传信息整合到宿主细胞的染色体中,成为细胞的组成部分,经化学致癌物、射线辐射等因素的作用后,可能病毒癌基因被激活表达而在体内诱发肿瘤;或激活原癌基因而诱发肿瘤。

(三)肿瘤发生的过程

肿瘤发生的整个过程可人为划分为启动期(initiation)、促进期(promotion)和发展期(progression)三个阶段,每阶段相互连续过渡,但又各有其特点。前述的各种外源性致癌物质可作为肿瘤发生的启动剂和促进剂,但不同的致癌物质影响肿瘤发生的强弱程度差异很大,根据它们在致癌过程中的作用,可以分为完全致癌物和不完全致癌物。完全致癌物是指致瘤作用很强,兼具启动和促进肿瘤发生的两种作用,即单独作用就可致癌的一类物质。不完全致癌物则指致瘤作用较弱,只能起到启动或促进肿瘤发生的一种作用,单独作用不可直接致癌的一类物质。

1. 启动期　指某些化学、物理或生物因子等启动剂,直接改变细胞遗传物质 DNA 的成分或结构的过程。该过程比较短暂,其作用似无明确的阈剂量,启动剂引起的细胞改变一般是不可逆的。经此期作用,正常细胞转变为潜伏性癌细胞。

2. 促进期　促进剂本身不能诱发肿瘤,只有在启动剂作用后再以促进剂反复作用,经多层次和多种原癌基因的激活及抑癌基因的失活,方可促使肿瘤发生。促进阶段的初期具有可逆性,而后期不可逆。经此期作用,潜伏性癌细胞转变为肿瘤细胞。

3. 发展期　致癌物在细胞色素 P_{450} 混合功能氧化酶、各种还原酶或水解酶的参与下,经过氧化、还原、水解等化学反应,转化成为最终致癌物,后者可与 DNA、RNA、蛋白质等生物大分子中的亲核基团发生作用,引起 DNA 损伤、染色体畸变,致使细胞突变和癌变。另外,细胞 DNA 的甲基化水平影响基因表达,化学致癌物可以引起细胞中胞嘧啶的甲基化水平降低,从而可能激活某些原癌基因,引起细胞恶变。肿瘤发生过程见图 17-2。

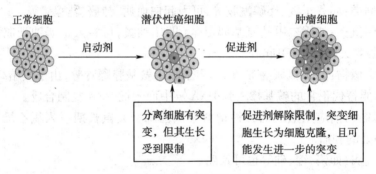

图 17-2　肿瘤发生过程示意图

值得注意的是肿瘤的发生、发展与机体的免疫功能密切相关。肿瘤细胞只有逃避了机体的免疫系统监视才能在机体内得以生存与发展,当机体免疫功能对肿瘤细胞的识别与清除功能增强时,肿瘤细胞的增长将会受到限制乃至被消灭。调节机体的免疫功能在肿瘤的防治中有极其重要的作用。

二、肿瘤标志物

早期诊断、早期发现、早期治疗是肿瘤诊治、提高疗效的基本对策。而肿瘤标志物常常是早期发现肿瘤的唯一线索。

(一)肿瘤标志物的定义

肿瘤标志物(tumor marker,TM)是反映肿瘤存在和生长的一类物质。其产生途径有二:一是在恶性肿瘤发生和发展过程中,由肿瘤组织自身产生的正常细胞不能产生或产生量极微的物质;二是机体自身对肿瘤反应而异常产生或升高的物质。

肿瘤标志物存在于细胞、组织、血液或体液中,可用免疫组织化学、生物化学、免疫学或分子生物学等方法进行定性或定量测定。血液标本具有容易获得和收集方法简单等特点,近年来,国内外众多学者对多种低侵入性的外周血肿瘤标志物的研究及其在肿瘤诊断中的应用做了大量工作。在临床生物化学检验中,通过对血液中肿瘤标志物存在或含量的检测,不仅可用于肿瘤筛查、早期和辅助诊断、良恶性肿瘤鉴别和临床分期,同时对检测疗效、判断预后、预测肿瘤的复发和转移均具有重要价值。

（二）理想肿瘤标志物的特征

作为临床应用的理想肿瘤标志物,应具备以下特征:①敏感性高,能早期检测出肿瘤患者,假阴性率低;②特异性好,能准确鉴别肿瘤和非肿瘤患者,假阳性率低;③具有器官特异性,可对肿瘤进行定位;④其浓度与肿瘤体积大小、临床分期相关,利于判断预后;⑤半衰期短,可反映肿瘤的动态变化,监测治疗效果、复发和转移;⑥取样容易,检测方法精密度、准确度高,操作简便,费用合理。目前,能够完全满足上述特征的标志物很少,临床上,多采用多项肿瘤标志物的联合检测,以提高检测的灵敏度和特异性。

第二节　常见肿瘤标志物及其临床应用

肿瘤标志物的分类方法有多种,目前尚无统一的公认分类标准。可根据其来源、分布、增殖程度、生物化学和免疫学特性等进行分类,其中根据生物化学和免疫学特性的分类方法最为常用,可将肿瘤标志物分为六大类:胚胎性抗原标志物、糖类抗原标志物、酶类标志物、激素类标志物、蛋白类标志物和基因类标志物,见表 17-1。

表 17-1　常见的肿瘤相关标志物

分类	主要标志物	主要的相关肿瘤
胚胎性抗原	甲胎蛋白（AFP）	肝细胞癌、胚细胞癌（非精原细胞）
	癌胚抗原（CEA）	结肠癌、直肠癌、胰腺癌、肺癌、乳腺癌、肝癌等多种
糖类抗原	癌抗原 125（CA125）	卵巢癌、子宫内膜癌
	糖类抗原 19-9（CA19-9）	胰腺癌、胃癌、肝癌、结肠癌、直肠癌
	糖类抗原 15-3（CA15-3）	乳腺癌、卵巢癌
	鳞状细胞癌抗原（SCCA）	宫颈癌、食管癌、肺癌等鳞状细胞癌
	糖类抗原 72-4（CA72-4）	卵巢癌、胃癌、胰腺癌、结肠癌、直肠癌
	糖类抗原 242（CA242）	胰腺癌、结直肠癌
酶类	前列腺特异性抗原（PSA）	前列腺癌
	神经元特异烯醇化酶（NSE）	小细胞肺癌、神经母细胞瘤、神经内分泌肿瘤
	α-L-岩藻糖苷酶（AFU）	肝癌
	前列腺酸性磷酸酶（PAP）	前列腺癌
	骨型碱性磷酸酶（B-ALP）	骨恶性肿瘤
	γ-谷氨酰转肽酶（γ-GT）	肝癌、胆管癌
激素类	人绒毛膜促性腺激素（HCG）	滋养体癌、绒毛膜上皮细胞癌、睾丸癌（非精原细胞）
	儿茶酚胺类物质	嗜铬细胞瘤

分类	主要标志物	主要的相关肿瘤
蛋白质类	细胞角蛋白 19 片段（CYFRA21-1）	非小细胞肺癌、膀胱癌
	人附睾蛋白 4（HE4）	卵巢癌
	组织多肽抗原（TPA）	膀胱癌、胆管癌、胰腺癌、乳腺癌等
	铁蛋白（Ter）	肝癌、白血病、胰腺癌、乳腺癌
	β_2-微球蛋白（β_2-MG）	多发性骨髓瘤、淋巴瘤、白血病
基因类	K-ras	结直肠癌、胰腺癌、肺癌
	H-ras	膀胱癌、乳腺癌
	N-ras	髓性白血病、胃癌、神经母细胞瘤
	c-myc	Burkitt's 淋巴瘤、乳腺癌、结直肠癌、急性粒细胞性白血病
	N-myc	神经母细胞瘤、视网膜母细胞瘤
	L-myc	小细胞肺癌
	P53	结直肠癌、肺癌、骨肉瘤等多种肿瘤
	Rb	视网膜母细胞瘤、骨肉瘤、乳腺癌、肺癌
	DCC	结直肠癌
	APC	结直肠癌

一、胚胎性抗原肿瘤标志物

胚胎性抗原肿瘤标志物主要包括甲胎蛋白和癌胚抗原,因甲胎蛋白和癌胚抗原曾表达于正常人胚胎发育时期,因此而得名。

（一）甲胎蛋白

甲胎蛋白(alpha-fetoprotein,AFP)主要合成于胎儿肝脏,其次是卵黄囊、胃肠道黏膜,肾脏也合成少许。胎儿于 6 周开始合成,12~15 周达高峰,出生后 1~2 年降至成人水平;正常成人肝细胞不产生 AFP。AFP 的编码基因位于第 4 对染色体 4q11~q22,与血清白蛋白、维生素结合蛋白属同一基因家族。AFP 是由 590 个氨基酸残基组成的糖蛋白,含糖量为 4%,MW70000,pI 4.7~4.8,电泳时位于白蛋白与 α-球蛋白之间,其在血清中的半衰期 5d 左右。

【参考区间】　化学发光法　血清 AFP<25μg/L。

【临床意义】　AFP 最大的作用是用于原发性肝癌临床辅助诊断和高危人群筛查。

(1) 原发性肝癌(primary hepatic cancer,PHC)的诊断:若 AFP>500μg/L,且持续一个月以上,并能排除妊娠、活动性肝炎、幼儿的睾丸癌或卵巢畸胎瘤等即可确诊,几乎 80% 的肝癌患者 AFP 升高。AFP 阴性并不排除原发性肝癌,据统计 18%~20% 的 PHC 患者血清 AFP 正常,此时需结合临床及其他检测指标以降低假阴性。AFP 也用于肝癌的治疗效果和预后评估,如果患者血清 AFP>500μg/L,胆红素>2mg/L,提示该患者存活期很短。若 PHC 手术彻底切除后,血清中 AFP 浓度将迅速下降,1 周内可降至正常水平;若手术后,AFP>200μg/L,提示肝癌组织未完全切除或有转移;若 AFP 下降后又回升提示可能复发。

（2）肝脏良性病变：肝脏良性病变时，AFP 也可增高。病毒性肝炎患者 AFP 轻度增高，慢性肝炎患者约有 20% AFP 增高。暴发性肝炎患者 AFP 明显增高，但多在 $300\mu g/L$ 以下，且随着受损细胞的修复，升高的 AFP 逐渐减少直至消失，为一过性增加。

（3）其他肿瘤：胃癌、结肠癌等内胚层衍生的组织发生的癌，即使未发生肝转移也合成 AFP；而非内胚层衍生组织的癌，即使转移到肝脏也不合成 AFP；与绒毛膜促性腺激素联合检测有助于睾丸肿瘤的分型与分期。

（二）癌胚抗原

癌胚抗原（carcinoembryonic antigen，CEA）主要由胎儿胃肠道上皮组织、胰和肝脏细胞合成。胎儿在妊娠 2 个月后开始分泌 CEA，出生后消失。正常成人血清中 CEA 含量极低，而失去极性的肿瘤细胞可大量表达分泌 CEA 进入血液，导致血中 CEA 水平增高。CEA 的编码基因位于 19 号染色体，是免疫球蛋白基因超家族的一部分。CEA 是一种由 641 个氨基酸残基组成、MW20 万的糖蛋白，具有 β-电泳迁移率，其在血清中的半衰期为 14d。

【参考区间】　血清 CEA≤5$\mu g/L$（化学发光法）。

【临床意义】　CEA 并非一种肿瘤特异性抗原，而是一种肿瘤相关抗原，缺乏特异性。因此，CEA 检测不能用作一般人群的癌症筛查项目，而推荐用于辅助诊断、监测癌症患者的治疗效果和预测预后。

（1）判断病变程度和预后：CEA 检测在监控 CEA 浓度发生变化，且已经确诊为恶性肿瘤的患者具有重要价值。治疗后循环中 CEA 持续升高，强烈提示隐匿性转移和（或）残留疾病。持续升高的 CEA 值可能与恶性疾病进展和治疗效果不佳有关，CEA 值降低通常提示预后良好和治疗效果良好。患者治疗前 CEA 处于低水平但在后来出现 CEA 水平升高，则提示疾病进展。

（2）某些癌症的辅助诊断：在结直肠癌、肺癌、胃癌、乳腺癌等患者血清中 CEA 可明显升高，但要注意，在吸烟者和非恶性疾病患者中（如肝硬化），CEA 水平也可升高。基于这些原因，血清 CEA 水平不管值大小，都不能作为判断是否患有癌症的绝对依据。CEA 水平应结合临床评估和其他诊断程序中获得的信息一起使用。

（3）其他：除血液之外，其他体液，如胰液和胆汁 CEA 定量可用于辅助诊断胰腺或胆道癌；尿液 CEA 定量可作为判断膀胱癌预后的参考。血清 CEA 定量结合甲状腺降钙素测定，有助于甲状腺髓样癌的诊断和复发的估计。

二、糖类抗原肿瘤标志物

糖类抗原（carbohydrate antigen，CA）是由于细胞膜成分糖蛋白中糖基异常而形成的抗原。正常细胞膜表面含有丰富的糖蛋白，当正常细胞转化为恶性肿瘤细胞时，细胞表面的糖蛋白发生改变，形成与正常细胞不同的特殊抗原，通常存在于肿瘤细胞表面或由肿瘤细胞分泌。糖类抗原也被称作癌抗原（cancer antigen，CA）。

（一）癌抗原 125

癌抗原 125（cancer antigen125，CA125）是一种高分子量糖蛋白，在胎儿体内，主要分布在羊膜、脐带上皮以及腹膜、胸膜和心包膜等组织；在成人体内，子宫颈内、子宫内膜组织均有 CA125 表达。然而，在胎儿卵巢组织或正常成人卵巢组织以及良性黏液性卵巢肿瘤中无 CA125 表达，但在恶性浆液性卵巢癌，癌变的卵巢上皮细胞高度表达 CA125。CA125 是目前最重要的卵巢癌相关抗原。

【参考区间】 化学发光法:血清 CA125<35 000U/L。

【临床意义】 主要用于卵巢肿瘤的诊断和疗效观察。

(1) 卵巢肿瘤的诊断:自 1980 年以来,CA125 一直用于卵巢癌的诊疗,对浆液性卵巢癌诊断的敏感度为78%,特异性可达90%以上。

(2) 疗效观察和判断预后:CA125 用于监测已经诊断为卵巢癌的患者,CA125 持续增高提示疾病进行性发展或治疗效果不佳,而水平下降则为预后良好和治疗有效的标志。卵巢癌治疗后的 1 年中,应该每 3 个月检测 1 次 CA125,1 年之后每 6 个月测定 1 次,以便早期发现复发,CA125 的升高是肿瘤复发的重要指标;对于行卵巢肿瘤切除术的患者,应于术后第 6d 测定 CA125,如果 CA125 不能恢复到正常范围,表明存在残余瘤。

(3) 与 CA19-9 联合检测用于监测子宫内膜癌患者的病情和分期:子宫内膜癌患者血清 CA125 和 CA19-9 的水平及阳性检出率,与病理类型、临床分期及病灶转移有关。随着临床期别的增高,CA125 和 CA19-9 的水平和阳性率均增高。

(4) 其他:肝癌、胰腺癌、肺癌、乳腺癌、胃癌、胆管癌、子宫内膜癌、结肠癌等非卵巢恶性肿瘤,肝硬化、女性盆腔炎、子宫内膜异位症、子宫肌瘤、慢性肝炎、妊娠早期等非恶性肿瘤疾病 CA125 水平亦会增高,应注意鉴别诊断。与 HE4 联合检测,可鉴别良恶性卵巢癌(见下文 HE4)。

(二)糖类抗原 19-9

糖类抗原 19-9(carbohydrate antigen19-9,CA19-9)是一种黏蛋白型的糖类蛋白肿瘤标志物。该抗原在组织中以单唾液酸神经节苷脂形式出现,在血清中则以富含糖链的高分子量糖蛋白即黏液素形式存在。CA19-9 在正常血清中含量较低,而多种消化系统肿瘤细胞则可大量表达,故 CA19-9 是存在于血液循环中的胃肠道肿瘤相关抗原。

【参考区间】 化学发光法 血清 CA19-9<35 000U/L。

【临床意义】 血清 CA19-9 的检测,有助于提高胃肠道肿瘤的诊断效率,特别是对胰腺癌的诊断。

(1) 协助诊断消化道肿瘤:胰腺癌、结直肠癌、胃癌及肝癌等各种胃肠恶性疾病患者,血清 CA19-9 水平显著升高,尤其是对胰腺癌患者的诊断,阳性率可达85%~95%,故 CA19-9 是目前诊断胰腺癌较好的标志。

(2) 监测肿瘤、观察疗效和判断预后:血清 CA19-9 检测值可用于监测诊断为上述胃肠恶性疾病的患者;在治疗后,CA19-9 水平仍高于正常水平,提示可能有隐性的转移性肿瘤和(或)残余瘤;若持续升高可能和进展性恶性疾病及治疗反应不佳有关,检测值降低提示预后良好和治疗反应良好。

(3) 其他:在患有转移瘤和非恶性疾病如肝炎、肝硬化、胰腺炎和其他胃肠道疾病患者,血清 CA19-9 水平也可升高。另外,CA19-9 水平升高也见于囊性纤维化。应结合其他临床和诊断信息,加以鉴别。

(三)癌抗原 15-3

癌抗原 15-3(cancer antigen15-3,CA15-3)亦属于糖蛋白类抗原,其抗原决定簇是由糖和多肽两部分组成。

【参考区间】 血清 CA15-3<30 000U/L(化学发光法)。

【临床意义】　血清 CA15-3 测定主要用于乳腺癌的监测和预后评价。

（1）乳腺癌监测：乳腺癌患者中血清 CA15-3 水平有 30%～50% 增高，敏感性较低，但有转移者可增高至 80%，且升高早于临床发现转移。

（2）乳腺癌疗效观察：乳腺癌治疗后，血清 CA15-3 水平如有增高，提示乳腺癌有局部或全身复发；检测值降低提示疗效良好。

（3）联合诊断：与 CEA 联合检测时，可提高乳腺癌早期诊断的敏感性和特异性；与 CA125 联合检查，用于卵巢癌复发的早期诊断。

（4）其他：部分肺癌、卵巢癌、结肠癌、肝癌等恶性肿瘤患者，可出现血清 CA15-3 增高。良性乳腺疾病、卵巢疾病等非恶性肿瘤疾病也可引起 CA15-3 水平的增高。

（四）鳞状细胞癌抗原

鳞状细胞癌抗原（squamous cell carcinoma antigen，SCCA）广泛存在于正常（极微量）和恶性病变的妇女子宫颈上皮细胞以及不同器官鳞状上皮细胞癌患者的血清中。SCCA 就生物活性而言属于丝氨酸蛋白酶抑制剂家族，SCCA 参与细胞凋亡调控：SCCA 表达增加可以使癌细胞通过抑制细胞凋亡途径而对机体的几种细胞自杀机制产生抵抗性。

SCCA 在血清中有四种存在形式：游离 $SCCA_1$、游离 $SCCA_2$，以及与其相对应的丝氨酸蛋白酶结合的复合物，其血清水平检测已经广泛用于多种鳞癌的诊断与监测。临床上测定的多是 SCCA 总抗原。

【参考区间】　化学发光法：血清 SCCA<2.5ng/ml。

【临床意义】　SCCA 是一种特异性好的鳞癌肿瘤标志物（但敏感性较低），有助于所有鳞状上皮细胞起源的癌症诊断，包括宫颈癌、肺癌（非小细胞肺癌）、头颈部癌症和食管癌。SCCA 是用于诊断鳞癌最早、也是目前最为有效的肿瘤标志物。

（1）SCCA 与宫颈癌：SCCA 是目前诊断宫颈癌最为有用的肿瘤标志物。原发性宫颈癌诊断敏感性为 44%～69%，复发癌敏感性为 67%～100%，特异性为 90%～96%；血清 SCCA 水平与肿瘤发展阶段、肿瘤大小和治疗后残余肿瘤细胞密切相关，可用于疗效观察、预后监测，血清 SCCA 浓度随病情的加重而增高，宫颈癌根治后 SCCA 显著下降；另外，如治疗前 SCCA 浓度水平升高，预示存活较差，SCCA 可以作为独立风险因子加以应用。

（2）SCCA 与肺癌：诊断阳性率为 26%～57%，阳性率与肺癌分期有关，在进展期可达 61%；SCCA 水平升高主要出现在非小细胞肺癌；联合检测，可提高检测的灵敏度，与 CEA 联合检测用于肺腺癌，与 NSE 联合检测用于小细胞肺癌，与细胞角蛋白 19 片段（CYFRA21-1）联合检测用于肺鳞癌。

（3）SCCA 与食管癌：诊断阳性率为 63.5%，而 CEA 仅为 3.9%；阳性率随病情发展而上升，可由 Ⅱ 期的 25% 上升到 Ⅳ 期的 85.7%。血清 SCCA 水平检测有利于病情预测，但不适合早期诊断。

（4）其他：肝炎、肝硬化、肺炎、肾功能衰竭及结核等非恶性疾病，SCCA 水平也有一定程度的升高，注意鉴别。

（五）糖类抗原 72-4

糖类抗原 72-4（carbohydrate antigen72-4，CA72-4）是由两种单克隆抗体 CC49 和 B72.3 所检测的血清黏蛋白样肿瘤相关糖蛋白 72（tumor associated glycoprotein72，TAG72）。这两种抗体可与以下各类组织发生反应：乳腺癌、结肠癌、非小细胞肺癌、上皮性卵巢癌、子宫内膜癌、胰腺癌、胃癌等,可与胎儿组织如结肠、胃和食管发生反应,但与成人的正常组织无反应。

【参考区间】 化学发光法 血清 CA72-4<6.9U/ml。

【临床意义】 血清 CA72-4 是胃肠道癌和卵巢癌的首选肿瘤标志物之一。

(1) CA72-4 与胃癌:对胃癌诊断的敏感度通常为 40%～46%,与 CA19-9 联合检测时阳性率可达 63%;CA72-4 升高程度与疾病的分期有关;外科手术后,CA72-4 水平迅速下降至正常值,若肿瘤组织被完全切除,CA72-4 可持续维持在正常水平;在 70% 的复发病例中,CA72-4 浓度升高先于临床诊断,术后监测 CA72-4 水平有助于早期发现胃癌复发;另外,术前的 CA72-4 水平可作为预后判断的标准。

(2) CA72-4 与卵巢癌:对卵巢癌诊断的灵敏度通常为 47%～80%,与 CA125 联合检测,可使初始诊断敏感度提高到 73%,因此,CA72-4 与 CA125 联合应用常作为诊断原发性及复发性卵巢肿瘤的标志,两者均阳性时特异性为 100%,两者均阴性时,说明无残余肿瘤。另外,黏液性卵巢癌患者血清 CA72-4 水平升高。

(3) CA72-4 与结直肠癌:对结直肠癌诊断的灵敏度通常为 20%～41%;肿瘤完全切除后,CA72-4 持续升高提示有残余的肿瘤存在;与 CEA 联合检测能使术后肿瘤复发的诊断敏感度从 78% 提高到 87%。

(六)糖类抗原 242

糖类抗原 242(carbohydrate antigen 242,CA242)是一种黏蛋白糖类抗原,其抗原决定簇是一种唾液酸化的糖,为新型肿瘤标志物。

【参考区间】 化学发光法血清 CA242<15 000U/L。

【临床意义】 血清 CA242 检测主要用于筛检胰腺癌和结直肠癌。

(1) CA242 与胰腺癌:对胰腺癌的诊断,CA242 优于 CA19-9,灵敏度可达 66%～100%,且比 CA19-9 更具特异性;血清 CA242 水平检测可用于监测治疗过程和治疗反应以及预测预后,术后 CA242 水平保持在正常值,预示疗效良好;另外,术前 CA242 水平是一个比 CA19-9 更准确的独立预测各阶段胰腺癌预后的指标;CA242 也是鉴别诊断良性和恶性胰腺疾病的一个良好指标。

(2) CA242 与结直肠癌:对结直肠癌的诊断,灵敏度可达 60%～72%,与 CEA 联合应用,可提高诊断的灵敏度和特异性;血清 CA242 水平检测也用于监测治疗期间患者对治疗的反应和及时发现复发以及预测预后。

三、酶类肿瘤标志物

肿瘤发生时,机体内一些酶的活性常会发生较大的变化。由于不同的肿瘤,其来源和影响器官不同,因此,不同肿瘤引起变化的酶的种类存在差异,相关酶的检测作为肿瘤的辅助诊断,对于判断肿瘤发生部位有重要意义。

(一)前列腺特异性抗原

前列腺特异性抗原(prostate specific antigen,PSA)属激肽释放酶家族蛋白,为一种丝氨酸蛋白酶,是由前列腺上皮细胞分泌的单链糖蛋白。在正常情况下,PSA 主要分泌到前列腺液中,精液中的浓度很高,可使精液凝块水解液化,而在血清中的浓度很低。血清 PSA 有两种分子形式:一种是游离 PSA(free prostate specific antigen,fPSA),另一种是与 α_1-抗糜蛋白酶

（ACT）或 α_2-巨球蛋白（MG）结合的 PSA，称之为结合型 PSA（complexed PSA，cPSA）。cPSA 约占血清 PSA 总量的 80%～90%，而血清 fPSA 仅占 10%～20%。迄今为止由于还没有找到一个恰当的检测与 MG 结合的 PSA（即 PSA-MG）方法，临床习惯上认为总 PSA（total PSA，tPSA）即为 fPSA 与 PSA-ACT 之和。血清 tPSA 和 fPSA 的检测在前列腺癌的筛查、诊断和疗效观察中均具有十分重要的意义。

【参考区间】 化学发光法：血清 tPSA<4μg/L，fPSA<0.8μg/L。

【临床意义】 PSA 是目前诊断前列腺癌最敏感的指标，可用于前列腺癌的筛查、早期诊断、治疗监测及复发预测。

（1）前列腺癌的筛查与早期诊断：前列腺癌和前列腺增生时，均可引起血清 tPSA 水平升高。以 4μg/L 为临界值，早期前列腺癌诊断阳性率为 63%～70%，特异性相对较低；若以 10.0μg/L 为临界值，往往又是前列腺癌晚期，失去早期治疗时机。血清 tPSA 值为 4.0～10.0μg/L 范围时，是前列腺癌诊断的灰色区域，很难用 tPSA 指标区分诊断前列腺癌和前列腺增生，常常导致一些不必要的活检和浸润性治疗。为了提高诊断的特异性，总 PSA 和游离 PSA 比值（f/tPSA）明显优于 tPSA。因为前列腺癌患者血清中的 PSA 大部分是与 ACT 结合的，高达 90% 以上，显著高于前列腺增生，而前列腺增生患者血清游离 PSA（fPSA）所占比例则高于前列腺癌。若以 f/tPSA≤0.25 作为预测前列腺癌的指标，早期前列腺癌阳性检出率可达 95%，明显提高了诊断的特异性。值得注意的是，f/tPSA 比值受年龄、前列腺大小和 tPSA 水平影响，建议 50～55 岁 f/tPSA≤0.2，60～69 岁 f/tPSA≤0.25，70～75 岁 f/tPSA≤0.28，固定临界值应为 0.25。

（2）前列腺癌的治疗监测及复发预测：治疗后 PSA 持续增高或治疗后 PSA 值出现一次升高是存在残余瘤或肿瘤复发的征兆。PSA 检测作为监测前列腺癌的辅助手段已被广泛接受。

（二）神经元特异性烯醇化酶

神经元特异性烯醇化酶（neuron specific enolase，NSE）是存在于神经组织中具有烯醇化酶活性的高酸蛋白。自然界中存在五种烯醇化酶同工酶（分别是 αα，ββ，γγ，αβ，αγ），它们均是胞浆二聚体酶，由 α、β、γ 三种亚基组成，均需 Mg^{2+} 作为辅酶因子，脑组织中存在 αα、ββ、αγ 三种烯醇化酶同工酶，神经元特异性烯醇化酶为 γγ 型。血清 NSE 是神经母细胞瘤和小细胞肺癌的最主要的肿瘤标志物。

【参考区间】 化学发光法：血清 NSE<10.0ng/ml。

【临床意义】 定量检测血清中 NSE 对于小细胞肺癌和神经母细胞瘤的诊断、未确诊或已确诊的小细胞肺癌和神经母细胞瘤患者的治疗以及治疗效果的监控和肿瘤复发的监测均具有重要的价值。

（1）小细胞肺癌：小细胞肺癌的大多数患者血清 NSE 水平明显升高，NSE 对于小细胞肺癌的诊断具有较高的敏感性和特异性，敏感性约为 80%，特异性为 80%～90%，且有助于与非小细胞肺癌的鉴别诊断；血清 NSE 水平与小细胞肺癌的临床进程相平行，病情完全缓解后 NSE 水平可达正常值。

（2）神经母细胞瘤：血清 NSE 检测对神经母细胞瘤的早期诊断具有较高的临床应用价值，早期诊断的敏感性可达 90%；且血清 NSE 水平的测定对于监测疗效和预报复发也具有重要参考价值，治疗后血清 NSE 水平降至正常值，转移性神经母细胞瘤患者血清 NSE 水平明显升高；血清 NSE 水平检测，比测定尿液中儿茶酚胺的代谢物更有意义。

（3）神经内分泌肿瘤：胰岛细胞瘤、嗜铬细胞瘤、甲状腺瘤等神经内分泌肿瘤患者血清 NSE 水平均高于正常人，切除肿瘤或有效化疗后血清 NSE 水平明显下降。

（4）其他：脑组织出现机械性损伤时，脑脊液 NSE 明显升高，升高的速度和幅度与损伤程度及部位密切相关，损伤越靠近脑侧室，脑脊液 NSE 上升越快；大多数脑梗死、一过性脑缺血患者脑脊液 NSE 水平升高。

（三）α-L-岩藻糖苷酶

α-L-岩藻糖苷酶（α-L-Fucosidase, AFU）为溶酶体酸性水解酶，是水解糖蛋白或糖脂中 α-L-岩藻糖苷键的酶，广泛存在于人体各组织细胞溶酶体和体液中，胎盘、胎儿组织、脑、肺、肝、胰、肾以及血清、尿液、唾液和泪液中均含有 AFU。原发性肝癌患者血清 AFU 活性显著高于正常值，其升高的机制尚不十分清楚，可能与下列因素有关：肿瘤细胞合成 AFU 的功能亢进；正常肝细胞的变性和坏死使肝摄取和清除 AFU 的能力下降；因代谢紊乱致使正常组织受损引起溶酶体中的 AFU 释放增多；肿瘤细胞可能分泌某种抑制因子，抑制肝细胞对 AFU 的清除或分泌某些刺激因子促进肝细胞或肿瘤细胞合成 AFU。

【参考区间】　连续监测法：血清 AFU 为 5～40U/L。

【临床意义】　血清 AFU 检测是诊断原发性肝癌的一项有效指标。

（1）在原发性肝癌的诊断中，血清 AFU 活性不仅显著高于正常对照，而且也显著高于转移性肝癌、肝硬化、先天性肝囊肿、胆管细胞癌和其他良性占位性病变。对原发性肝癌诊断的阳性率为 70%～85%，特异性约为 90%，故测定血清 AFU 是诊断原发性肝癌的一项有效指标，而且对观察病情和判断预后也有重要的价值。因 AFU 与 AFP 无明显相关，如联合检测，可将原发性肝癌的检出率提高至 90% 以上。

（2）其他：组织细胞、尿液和血清中 AFU 测定可协助诊断岩藻糖苷贮积病。遗传性 AFU 缺乏可使含岩藻糖基的低聚糖、糖肽、糖蛋白和糖苷这些物质从初生儿起就在组织中堆积，引起岩藻糖苷贮积病。

除上述酶类肿瘤标志物外，前列腺酸性磷酸酶（prostate acid phosphatase, PAP）、碱性磷酸酶（alkaline phosphatase, ALP）和 γ-谷氨酰转肽酶（γ-Glutamic-transpeptidase, γ-GT）等酶类在临床上也用于癌症的辅助诊断，如血清 PAP 检测用于辅助诊断前列腺癌；骨型 ALP 检测用于辅助诊断骨肿瘤和骨转移肿瘤；γ-GT 检测多用于 AFP 阴性的肝癌辅助诊断。

四、激素类肿瘤标志物

激素类肿瘤标志物很多，如人绒毛膜促性腺激素、肾上腺素、降钙素、生长激素、胰高血糖素等。但大部分肿瘤和激素的关系并不固定，有时同一种肿瘤可分泌多种激素，有时同一种激素又可由多种肿瘤分泌；有些肿瘤发生时，激素本身并不增加，而增加的是相应激素的受体，如乳腺癌患者雌激素和孕激素水平并不增加或增加很少，但其受体数量可明显增加。另外，恶性肿瘤异位激素（在正常情况下不产生激素的细胞恶性转化后形成的肿瘤细胞合成和分泌的激素或激素样物质）分泌量少，且不恒定。目前临床上应用较多的是人绒毛膜促性腺激素，儿茶酚胺类物质（如肾上腺素）是分泌型嗜铬细胞瘤的一个主要标志物。

人绒毛膜促性腺激素

人绒毛膜促性腺激素（human chorionic gonadotrophin, HCG）是妊娠期胎盘滋养层细胞分泌的糖蛋白类激素,MW46000。受精卵被种植到子宫壁后不久,胎盘的滋养层细胞开始分泌HCG。从生理学角度,HCG 能够维持黄体的生长,保证孕酮和雌激素的合成,支持子宫内膜生长。HCG 完整的分子形式由 α 和 β 两个亚基组成,其 α 亚基与黄体生成激素(LH)、卵泡刺激素(FSH)和促甲状腺激素(TSH)的 α 亚基相同,而 β 亚基是 HCG 活性所特有的。在妊娠正常的女性体内,HCG 以完整的分子形式在血液中循环。由于 HCG 的免疫化学特性由其 β 亚基特异的氨基酸残基决定,因此,临床上检测血清 β-HCG 获得 HCG 测定值。

【参考区间】　血清 β-HCG:阴性<5U/L(健康非孕妇);5～25U/L(早期妊娠阶段);阳性>25U/L(化学发光法)。

【临床意义】　β-HCG 是公认的诊断滋养层细胞肿瘤敏感性最高的标志物。

(1) 100% 滋养体瘤和绒毛膜上皮细胞癌 β-HCG 异常升高。

(2) 70% 的非精原细胞性睾丸癌 β-HCG 低度升高,且常与 AFP 同时升高;10% 的精原细胞瘤 β-HCG 也有升高。

(3) β-HCG 是对妊娠进行早期诊断和检测的可靠标志物:受孕后,β-HCG 水平在血液中迅速上升,β-HCG 含量在 5～25U/L 之间时,说明可能处于早期妊娠阶段;并可辅助发现异位妊娠;HCG 通常在孕早期达到峰值,然后缓慢降低,若血清中 β-HCG 水平急剧下降,提示可能出现妊娠异常情况,如预示自然流产等。

(4) 其他:乳腺癌、卵巢癌、宫颈癌、子宫内膜癌、肝癌、肺癌、白血病和淋巴瘤患者中也可见 β-HCG 水平轻度升高;此外,肝硬化、十二指肠溃疡和一些炎症时也有 β-HCG 水平升高,注意鉴别。

五、其他蛋白类肿瘤标志物

正常细胞在恶性转化过程中,常出现肿瘤相关基因的异常高表达,其中分泌性蛋白可进入宿主体液中,作为肿瘤标志物,监测肿瘤的发生、发展和转归。

(一) 细胞角蛋白 19 片段

细胞角蛋白(cytokeratin,CK)是构成细胞骨架中间丝状体家族的主要成员之一,在正常及恶性的上皮细胞中均有表达,作为结构蛋白,支撑细胞和细胞核。迄今已发现 20 种不同的细胞角蛋白多肽(CK1～CK20),肿瘤细胞中以 CK18 和 CK19 含量最丰富,作为肿瘤标记物的细胞角蛋白主要是 CK19。CK19 为酸性蛋白,MW40000,主要表达于单层上皮中。完整无损的细胞角蛋白多肽可溶性较差,但在血清中可检测其可溶性片段,目前,临床上定量测定的是细胞角蛋白 19 片段-CYFRA21-1。

【参考区间】　化学发光法:血清 CYFRA21-1<3.3μg/L。

【临床意义】　CYFRA21-1 是非小细胞肺癌相关抗原,对非小细胞肺癌的诊断、病情监视和疗效判断有较高的临床应用价值。

(1) 对非小细胞肺癌的诊断和病程监控:血清 CYFRA21-1 检测对非小细胞肺癌有较高的诊断特异性,可达 87%,远高于 CEA 和其他标志物。血清 CYFRA21-1 水平的测定对于判断病情、监测疗效也具有重要价值,当治疗成功时,血清 CYFRA21-1 水平快速下降至正常水平,若治疗后 CYFRA21-1 值保持不变或略有下降或缓慢下降,提示肿瘤未完全清除。

(2) 对膀胱癌诊断和病程监控:以血清 CYFRA21-1 水平大于 4μg/L 为标准,对膀胱癌检出的敏感性可达96%,特异性可达74%。因此血清CYFRA21-1也是诊断、监测膀胱癌的一个较为有效的肿瘤标志物。

（二）人附睾蛋白4

人附睾蛋白4(human epididymis protein 4,HE4)基因最早是在人附睾上皮细胞中发现的,可编码附睾特异性生育相关蛋白HE4,该基因位于染色体20q12-13.1。现已证实HE4是在正常男性和女性生殖道和肺上皮中表达的一种糖蛋白,它由2个乳清酸性蛋白结构域和1个4-二硫化物核心构成。研究发现,HE4在正常卵巢组织中低表达,而在卵巢癌组织中过度表达。

【参考区间】　ELISA:血清HE4<150mol/L。

【临床意义】　HE4是一种新的卵巢癌标志物,特别是对于鉴别诊断良性盆腔肿瘤和卵巢癌病变时具有重要意义。

（1）早期诊断和疗效监测:HE4对于卵巢癌诊断的敏感性和特异性均高于CA125。CA125已广泛应用于女性卵巢癌的诊疗,在卵巢癌晚期具有较高的敏感度;对于因卵巢癌治疗的女性,用于监测疾病复发高度有效。但对于未诊断为卵巢癌的女性而言,CA125不是一个有效的筛查工具,因其假阳性和假阴性率较高,不可接受。许多良性妇科疾病,包括子宫内膜异位症、盆腔炎症性疾病和子宫肌瘤等,也有CA125升高。与CA125不同,HE4在良性妇科疾病中,通常不升高。因此,显著提高了临床诊断卵巢癌的敏感性和特异性。

（2）与CA125联合应用于卵巢恶性肿瘤风险评估法则(risk of ovarian malignancy algorithm,ROMA):ROMA最近已被美国食品药品管理局(FDA)明确为可用于术前评估有盆腔包块的绝经前和绝经后妇女患卵巢上皮恶性肿瘤风险的辅助工具。CA125与HE4联合使用,鉴别良性与恶性疾病的准确性高于所有其他标志物的联检。

根据HE4与CA125检测值和绝经状态,计算ROMA,评估有盆腔肿物的女性患卵巢癌的风险性。ROMA值大于参考区间的患者有恶性肿瘤的危险性大于ROMA值低于参考区间的患者。参考区间因用于测定CA125和HE4的具体检测产品而异。

（三）组织多肽抗原

组织多肽抗原(tissue polypeptide antigen,TPA)属于细胞骨架蛋白类,是存在于胎盘和大部分肿瘤组织细胞膜和细胞质中的一种单链多肽。TPA属于非特异性肿瘤标志物,用于迅速增殖的恶性肿瘤的辅助诊断,特别是已知肿瘤的疗效监测。

【参考区间】　化学发光法:成人血清TPA<100U/L。

【临床意义】　TPA通常被看作细胞增殖的标志,血清TPA与恶性肿瘤类型无相关性,但在疗效观察上有较高的敏感性。

（1）恶性肿瘤的辅助诊断:许多恶性肿瘤可见血清TPA升高,但主要见于膀胱癌、前列腺癌、乳腺癌、卵巢癌和消化道恶性肿瘤,特别是对膀胱转移细胞癌的诊断敏感性较高。

（2）鉴别诊断胆管癌和肝细胞癌:前者TPA升高而后者TPA不升高。

（3）疗效观察和复发预示:由于TPA水平与肿瘤细胞的增殖分化相关,若TPA降至正常,说明治疗有效;若TPA再次增高,提示有肿瘤复发。

（4）其他:在急性肝炎、胰腺炎、肺炎等部分炎症患者TPA水平也可升高;另外,妊娠的最后3个月,可见TPA升高。

（四）铁蛋白

铁蛋白(ferritin,Fer)为机体内一种贮存铁的可溶性组织蛋白,呈球状,外壳由脱铁铁蛋白构成,内核为结晶状的氢氧化高铁。铁蛋白对体内铁的转运、贮存和代谢调节均具有重要作用。正常人,血清中含有少量铁蛋白,当铁蛋白来源增加(如合成增多)或存在清除障碍时,可导致血清铁蛋白含量升高。

【参考区间】　电化学发光法　血清铁蛋白:男 $30 \sim 400\mu g/ml$;女 $13 \sim 150\mu g/ml$ 。

【临床意义】　铁蛋白为非特异性肿瘤标志物,在肝癌、胰腺癌和乳腺癌患者中,血清铁蛋白水平均可升高,但对于食管癌、胃癌、结直肠癌患者,血清铁蛋白水平不升高;急性粒细胞性白血病患者血清铁蛋白水平可明显升高,但慢性粒细胞性白血病患者铁蛋白浓度则通常在正常范围内;慢粒急变时,铁蛋白浓度升高,监测血清铁蛋白浓度可提示慢粒急变。

除上述蛋白类肿瘤标志物外, β_2 -微球蛋白(β_2 -MG)在淋巴细胞增殖性疾病(如多发性骨髓瘤、β 细胞淋巴瘤和慢性淋巴细胞白血病)患者中,表现为合成速率增加,血清 β_2 -MG 水平通常会增高。

六、基因类肿瘤标志物

癌症发生的多基因参与是癌症的重要特点之一,分析确定这些基因是肿瘤诊断的关键。目前,已发现 30 余种基因可引起细胞恶性转化。常见原癌基因类肿瘤标志物见表 17-2。

表 17-2　常见原癌基因类肿瘤标志物

原癌基因	相关肿瘤	作用
K-ras	结直肠癌、胰腺癌、肺癌	编码 Ras 蛋白(与膜结合的 GTP 结合蛋白)
H-ras	膀胱癌、乳腺癌	编码 Ras 蛋白(与膜结合的 GTP 结合蛋白)
N-ras	髓性白血病、胃癌、神经母细胞瘤	编码 Ras 蛋白(与膜结合的 GTP 结合蛋白)
c-myc	Burkitt 淋巴瘤、乳腺癌、结直肠癌、急性粒细胞性白血病	编码转录因子
N-myc	神经母细胞瘤、视网膜母细胞瘤	编码转录因子
L-myc	小细胞肺癌	编码转录因子
c-erbB-2/neu	乳腺癌	编码受体类似物
abl	慢性粒细胞性白血病	编码跨膜受体(具有酪氨酸蛋白激酶活性)

* EGF:表皮生长因子

抑癌基因的研究起步较晚,目前公认的抑癌基因有 10 余种。常见抑癌基因类肿瘤标志物见表 17-3。其中,P53 抑癌基因是研究较多的一种,其作用已在第一节中叙述。被称为"基因卫士"的 P53 基因,是其野生型,当发生突变时,抑癌作用消失,诱发肿瘤。P53 基因的突变位点常见于 175、248、273 位密码子。突变型 P53 蛋白半衰期较长。人体大部分肿瘤患者都可检测到突变型 P53 蛋白,尤其在结直肠癌、肺癌、乳腺癌、骨肉瘤,阳性率为 15% ~ 50%。

临床上检测原癌基因和抑癌基因类肿瘤标志物的方法,目前主要有免疫组织化学法和聚合酶链反应(PCR)及其衍生技术(RT-PCR)。免疫组织化学法是依据抗原抗体反应原理,对原癌基因或抑癌基因表达的蛋白质进行定位并定量的检测。采用 PCR 技术可直接检测组织细胞

表 17-3　常见抑癌基因类肿瘤标志物

抑癌基因	相 关 肿 瘤	作 用
P53	结直肠癌、肺癌、乳腺癌、骨肉瘤等多种肿瘤	编码 P53 蛋白(转录因子)
Rb	视网膜母细胞瘤、骨肉瘤、乳腺癌、肺癌	编码 P105Rb1 蛋白(转录因子)
DCC	结直肠癌	编码表面糖蛋白(细胞黏附因子)
APC	结直肠癌	编码具有 GTP 酶样活性蛋白

中的原癌基因或抑癌基因,结合限制性片段长度多态性、单链构象多态性或基因序列测定等技术进行点突变分析。RT-PCR 技术是通过扩增肿瘤细胞标志物基因表达的 mRNA 以检测组织或血液中存在的肿瘤细胞。利用 RT-PCR 技术检测血液中某肿瘤基因的 mRNA,是目前早期发现肿瘤微转移的最佳方法。

血液循环 DNA 检测作为基因类肿瘤标志物研究的新热点,以其检测标本来源方便、无创性、可以同时检测多个基因改变等特点,为肿瘤诊断提供了良好的靶点,特别是在肿瘤早期诊断、判断预后等方面具有潜在的应用前景。

(一) *Ras* 基因

在 *Ras* 基因家族,与人类肿瘤相关的基因有三种,即 *K-ras*、*H-ras* 和 *N-ras*,分别定位于 12、11 和 1 号染色体上。其编码的 Ras 蛋白是由一条多肽链组成的单体蛋白,MW 21,000,故又名 P21 蛋白。Ras 为膜结合型鸟苷酸结合蛋白,具有 GTP 酶活性,在正常情况下,调控细胞生长的信号转导途径。当某些因素导致 *Ras* 基因在特定部位(12、13、61 位密码子)发生突变时,突变产生的 Ras 蛋白水解 GTP 为 GDP 的能力降低,其结果 Ras 蛋白与 GTP 持续结合,激活下游信号分子,持续刺激细胞生长、发育、增殖,最终导致细胞恶性转化。

【临床意义】 临床上 *Ras* 基因突变多见于结直肠癌、胰腺癌、肺癌、膀胱癌、乳腺癌、神经母细胞瘤、髓性白血病、胃癌等,在肿瘤患者中,突变率约为 15% ~50%,且突变与肿瘤转移和预后不良相关。另外,在某些肿瘤(如膀胱癌、胃癌、乳腺癌)中发现 Ras 蛋白的过表达,且与肿瘤浸润、转移相关。

(二) *myc* 基因

在 *myc* 基因家族,与人类肿瘤相关的基因有三种,即 *c-myc*、*N-myc* 及 *L-myc*,分别定位于 8、2 和 1 号染色体上,其编码产物分别为 439、456 和 364 个氨基酸残基组成的蛋白质。蛋白产物均定位于核内,为核转录因子,能够与特殊的 DNA 调控序列结合。当肿瘤发生时,可见 *myc* 基因家族成员发生染色体基因易位、基因扩增以及表达过度。

【临床意义】 临床上,几乎 100% 的 Burkitt 淋巴瘤患者均有 *c-myc* 基因易位,部分急性粒细胞性白血病患者可见 *c-myc* 基因易位。另外,在小细胞肺癌、乳腺癌、结直肠癌中,*myc* 基因有较高频率的扩增,且基因扩增与临床进展相关,故 myc 蛋白在判断该类肿瘤的复发和转移中有重要意义;在神经母细胞瘤、视网膜母细胞瘤中,均可见 *N-myc* 基因扩展,但与肿瘤预后无关。

(三) 循环 DNA

循环 DNA 是指存在于血液中的细胞外游离 DNA。循环 DNA 具有肿瘤源性(具有肿瘤 DNA 的特征性改变,如含有肿瘤细胞 DNA 相同的基因突变、链的稳定性降低等),来自肿瘤细胞死亡、肿瘤细胞主动释放、循环中肿瘤细胞溶解或微转移病灶排出。健康人外周血中游离DNA 含量甚微且相对稳定,肿瘤患者,由于大量的 DNA 释放入循环系统中,故血清循环 DNA水平明显高于健康人。

【临床意义】 循环 DNA 现多采用 PCR 的方法进行扩增后再进行其他分析。由于 PCR 技术具有高度的敏感性和特异性,理论上可准确检测 1g 组织或 1ml 体积中的 1 个癌细胞,或相当于 0.04pg 水平的循环 DNA,被认为是目前早期检测肿瘤基因的最有效方法,因此,应用 PCR 技术检测循环 DNA,可实现早期诊断。另外,血浆循环 DNA 浓度同样可用于预后判断和疗效监测,当肿瘤患者接受有效的治疗后,循环 DNA 水平可降至原来浓度的 90% 以上,若治疗结束后仍保持在较高水平,则提示有残留病变。

目前,虽然循环 DNA 检测尚未列为临床必需的检测指标,但作为新一代的肿瘤标志物,相信随着分子生物学技术的日臻完善,循环 DNA 测定将成为一种非侵入性、简便快捷、适合临床实验室的肿瘤诊断新方法。

七、肿瘤标志物的临床应用与评价

前已述及,肿瘤标志物的检测在跟踪肿瘤的发生、发展及转归的全过程中,均具有重要价值,概括起来包括以下三个方面:肿瘤的筛查;肿瘤的预后判断和疗效监测;肿瘤的诊断。

(一)肿瘤的筛查

应用理想的肿瘤标志物,可以在亚临床期较早地发现肿瘤,实现早期诊断。但是,目前,大多数肿瘤标志物缺乏肿瘤特异性,在许多良性疾病时,同样会出现血清水平异常,不能准确鉴别肿瘤和非肿瘤患者;且多数肿瘤标志物也缺乏器官特异性,无法判断肿瘤来源;另外,一般肿瘤标志物在癌变初期敏感性低,不能早期检测出肿瘤患者,假阴性率高,故一般不建议对无症状人群进行大范围的肿瘤筛查。然而有些肿瘤标志物具有较高的诊断敏感性和肿瘤特异性,可应用于高危人群某一肿瘤的筛查。如血清甲胎蛋白(AFP)作为原发性肝癌高发人群(HBsAg 阳性、慢性肝炎患者)的筛查标志物,对于肝癌的早期诊断和早期治疗收到较好的效果;总 PSA 和游离 PSA 可作为前列腺癌筛查标志物,特别是对于老年男性。

(二)肿瘤的预后判断和疗效监测

肿瘤标志物的血清水平与肿瘤的发展具有良好的相关性,因此,肿瘤标志物血清水平的检测对于已经确诊为恶性肿瘤患者的预后判断和疗效观察具有重要价值。一般来说,治疗前肿瘤标志物浓度明显异常,提示肿瘤体积较大,患病时间较长或可能已有转移,预后较差,如肝癌患者若血清 AFP>500μg/L,胆红素>2mg/L,提示该患者存活期很短。

血清肿瘤标志物浓度的动态变化与治疗效果相关。如手术彻底切除原发病灶后,相应的肿瘤标志物浓度将迅速下降至正常水平并能维持在正常参考区间,提示预后良好和治疗效果良好;若下降缓慢或不能下降至正常水平,提示肿瘤组织未完全切除或有隐匿性转移,表明治疗不成功或预后不良;若下降后又回升,提示可能有肿瘤复发或转移,该肿瘤标志物浓度的变化先于临床症状的出现,甚至可以提前几个月出现异常,这无疑有利于及时采取新的治疗措施如化疗等。因此,肿瘤标志物对于早期发现肿瘤的复发和转移具有特别重要的意义。

(三)肿瘤的诊断

敏感性和特异性决定着肿瘤标志物的临床应用价值。敏感性反映了试验检测疾病的能力,敏感性越高,漏诊患者越少;特异性反映了识别疾病的辨别能力,特异性越高,误诊的可能性越小。

目前,由于大多数单一肿瘤标志物敏感性或特异性偏低,造成诊断的假阴性率或假阳性率偏高,不能满足临床需要。鉴于同一种肿瘤常出现几种肿瘤标志物异常或一种肿瘤标志物可在不同的肿瘤中出现的情况,临床上,多采用多项肿瘤标志物的联合检测,以提高检测的敏感度和特异性、提升肿瘤标志物的辅助诊断价值。在选择联合检测的指标时,一定要经科学分析、严格筛选,一般选择 3~4 项敏感度、特异性能够互补的肿瘤标志物构成最佳组合,进行联合检测,不建议使用过多的组合,因势必会降低诊断的特异性。常见恶性肿瘤的标志物联合检测见表 17-4。

表 17-4 肿瘤标志物联合检测建议

肿瘤类型	首选标志物	建议组合标志物
乳腺癌	CA15-3	CEA
卵巢癌	CA125,HE4	CA72-4,CEA,CA15-3
前列腺癌	PSA	PAP
胰腺癌	CA242	CA19-9,CEA
结直肠癌	CEA	CA19-9,CA242,CA72-4
肺癌	*NSE,**CYFRA21-1	CEA,SCCA
肝癌	AFP	AFU,CEA,γ-GT
胃癌	CA72-4	CA19-9,CEA,CA242

*NSE:针对小细胞肺癌;**CYFRA21-1:针对非小细胞肺癌

在临床生物化学检验中,肿瘤标志物的测定方法有 ELISA 法、放射免疫测定法和化学发光法。ELISA 法不需特殊设备,简便易行,但相对重复性较差。放免法重复性好,成本低,操作简单,但需放射线防护。目前一般采用发光免疫分析(化学发光免疫分析、酶增强发光免疫分析和电化学发光免疫分析),测定方法快速、准确。发光免疫分析已逐渐成为临床实验室检测肿瘤标志物的主流方法。值得注意的是,不同厂家、不同试剂盒以及不同实验室,肿瘤标志物的参考区间有差异。

八、病 例 分 析

【病史】 王某,女,52 岁,既往有乙肝病史,近来无明显不适。

【实验室检查】

体格检查:心肺无异常,腹平软,肝、脾未及,麦氏点无压痛,肝区叩痛(-),移动性浊音(-)。

血常规检查:白细胞计数 $7.8×10^{12}$/L,红细胞计数 $4.5×10^{12}$/L,血小板 $150×10^9$/L。

血液生化检查:TB12.0μmol/L,DBIL3.3μmol/L,IBIL8.70μmol/L;TP65.0g/L,ALB36.0g/L,ALT40U/L,AST35U/L;HBsAg 阳性,HbeAg 阳性,抗 HBc 阳性;CEA10μg/L,AFP450μg/L,

CA19-932000U/L,PSA3μg/L。

【初步诊断】 原发性肝癌

【诊断依据】

1. 临床特点 本病例没有明显异常体征,但有肝炎病史。

2. 鉴别诊断 实验室检查 HBsAg 阳性,AFP 和 CEA 升高,应考虑肝脏疾病。肝炎、肝硬化患者血清中 AFP 也升高,但一般小于 200μg/L,本病例 AFP 升高达 450μg/L,而 ALT 和 AST 却不升高。

3. 建议 要明确该诊断,患者还应做肝脏 B 超检查,或肝脏 CT、磁共振检查,如果发现占位病变基本可以诊断,但是确诊则必须经肝穿刺活组织病理学检查。

学习小结

　　恶性肿瘤的发生是环境因素和涉及多基因的遗传因素共同作用的结果,整个过程经历启动期、促进期和发展期三个阶段。

　　肿瘤标志物是反映肿瘤存在和生长的一类物质。其产生途径有二:一是在恶性肿瘤发生和发展过程中,由肿瘤组织自身产生的正常细胞不能产生或产生量极微的物质;二是机体自身对肿瘤反应而异常产生或升高的物质。通常将肿瘤标志物分为胚胎性抗原标志物、糖类抗原标志物、酶类标志物、激素类标志物、蛋白类标志物和基因类标志物六类。AFP 主要用于原发性肝癌临床辅助诊断和高危人群筛查。CEA 是一种非器官特异性的肿瘤相关抗原,是结直肠癌的较敏感指标。CA125 主要用于卵巢肿瘤的诊断和疗效观察。HE4 是一种新的卵巢癌标志物,特别是对于鉴别诊断良性盆腔肿瘤和卵巢癌病变时具有重要意义。CA125 与 HE4 联合使用,鉴别良性与恶性疾病的准确性高于所有其他标志物的联检。CA19-9 是胰腺癌、结直肠癌、胃癌及肝癌等胃肠道肿瘤相关抗原,对胰腺癌的诊断阳性率最高。CA15-3 是乳腺癌最重要的标志物,用于乳腺癌的监测和预后评价。SCCA 是一种特异性很好的鳞癌肿瘤标志物,有助于子宫宫颈癌、非小细胞肺癌、头颈部癌症和食管癌等鳞状上皮细胞起源的所有癌症的诊断。CA72-4 是胃肠道癌和卵巢癌的首选肿瘤标志物之一。CA242 主要用于筛检胰腺癌和结直肠癌。PSA 是目前诊断前列腺癌最敏感的指标,可用于前列腺癌的筛查、早期诊断、治疗监测及复发预测。NSE 是神经母细胞瘤和小细胞肺癌的最主要的肿瘤标志物。AFU 是诊断原发性肝癌的一项有效指标。β-HCG 是公认的诊断滋养层细胞肿瘤敏感性最高的标志物。CYFRA21-1 是非小细胞肺癌相关抗原,对非小细胞肺癌的诊断、病情监视和疗效判断有较高的临床应用价值。*Ras*、*myc*、*P53*、循环 DNA 等基因类肿瘤标志物是新的研究热点,在肿瘤早期诊断、判断预后等方面具有潜在的应用前景。

　　肿瘤标志物的检测在肿瘤的筛查、诊断肿瘤及预后判断和疗效监测具有重要的价值。临床上多采用多项肿瘤标志物的联合检测,以提高检测的敏感度和特异性、提升肿瘤标志物的辅助诊断价值。

复习题

1. 何谓肿瘤标志物？根据肿瘤标志物本身的性质通常将肿瘤标志物分为哪几类？
2. 理想的肿瘤标志物应符合哪些条件？
3. 简述肿瘤发生的机制。
4. 肿瘤标志物的临床应用体现在哪几个方面？
5. 试述常用肿瘤标志物的临床意义。
6. 试述肿瘤标志物联合应用的原则和意义。

（常晓彤）

第十八章

治疗药物浓度监测

学习目标 ▐▶

1. 掌握　治疗药物监测的目的和意义；药物在体内的基本过程；药物代谢动力学模型以及治疗药物监测常用参数。
2. 熟悉　治疗药物监测的临床作用和需要监测的主要药物；血药浓度测定的常用技术和治疗药物测定标本处理。
3. 了解　个体化给药方案的调整和应用。

第一节　概　　论

治疗药物监测（therapeutic drug monitoring，TDM）是近年来在临床药理学、药代动力学和临床化学基础上，应用现代先进的体内药物分析技术，形成和发展的一门应用性学科。其主要目的是应用灵敏可靠的分析方法，测定患者血液或其他体液中的药物浓度，获取有关的药动学参数，并应用药代动力学原理和公式使给药方案个体化，以提高药物的疗效，避免或减少毒副反应，同时也为药物过量中毒的诊断和处理提供有价值的实验依据。

实质上 TDM 主要是对药代动力学过程和部分药剂过程的监测，并不针对药效过程和治疗过程进行监测，因此治疗药物监测也被称为药代动力学监测或血药浓度监测。

临床药理学是 TDM 的理论基础，要使测得的血药浓度能真正帮助临床医生用药，必须使血药浓度的评价和应用建立在药代动力学和药效学的基础上。TDM 是通过特定时间内一定次数的血药浓度测定，利用药代动力学公式，求算个体的药代动力学参数，从而设计出个体化的给药方案。随着药代动力学的发展成熟，揭示了药物在体内随时间量变的规律，利用简练的数学表达式描述血药浓度变化与疗效的关系，实现了以血药浓度为客观依据，调整剂量指导临床用药的设想。随着科学技术的发展，将各种高灵敏度、特异性的分析方法引入微量药物的检测是开展 TDM 的先决条件。分析技术的革新、先进仪器的使用，使血药浓度的测定更简便、快速、准确，加快了血药浓度信息向临床反馈的速度并增加了监测药物的品种，提高了 TDM 的临床应用价值。

一、治疗药物浓度监测的目的及意义

药物是治疗疾病的主要手段之一,药物作用部位浓度不足或过量,势必导致药物治疗的无效或产生新的不良反应,甚至引起药源性疾病的发生。有些药物可根据临床观察或临床检验来判断药物效应,但仍有许多药物缺乏衡量药效的客观指标。目前教科书中推荐的以及临床应用的药物剂量大都是平均剂量,但患者的情况千差万别,对药物的反应也有明显的个体差异。大多数药物在治疗中同一剂量同样给药途径,会出现因剂量不足而疗效不佳、或因剂量过大而出现不良反应的现象,如果医生不能及时发现并调整,必然导致错误的判断,甚至危及患者的生命。因此,如何根据每个患者的具体情况,制订有效安全的个体化药物治疗方案,一直是临床医生试图解决的难题。虽然临床上通过按体重、体表面积、年龄等方法,计算调整用药剂量,但往往是经验式的,准确性和可靠性差,无法解决一些强效和毒副作用大的药物常出现的中毒或达不到疗效的问题。

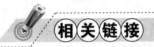

相关链接

药物剂量和药理作用强度有很大的个体差异,并受许多因素的影响。事实证明血药浓度和药效的关系比剂量和药效的关系更为密切,可利用它作为药效的客观指标。通过血药浓度监测,调整用药剂量,在提高疗效的同时避免或减少不良反应,为药物过量中毒的诊断和处理提供有价值的实验室依据。实现给药方案个体化,包括初始方案的设计和随后的调整两个方面。前者是试探性的,以平均剂量为依据,有时根据患者的某些生理、病理特性,按照简单经验公式估算剂量。这种初始方案不一定能得到合适的血药浓度,也不可能保证获得最佳的疗效。因此必须在此基础上进行血药浓度监测,根据实测的数据,结合患者情况,提出调整方案,最终达到比较精确的给药个体化。

二、药物在体内的基本过程

药物可以通过口服、肌内注射、静脉注射、静脉滴注、舌下给药、皮肤给药等途径进入体内。药物在体内代谢主要有吸收、分布、生物转化、排泄等过程。对于非静脉注射、滴注的给药途径,如口服、皮肤给药等都存在药物吸收机制,包括被动扩散、主动转运和促进扩散等作用。

(一)生物膜对药物的转运

生物膜为镶嵌有蛋白质的双层流动态类脂质分子构成,其上有直径约0.6nm的小孔。按是否耗能及生物膜对药物的转运方式可分做主动转运和被动转运两类。

1. 主动转运　耗能并通过生物膜上某些特异载体蛋白的跨膜转运。主要特点是可逆浓度差进行,并在经同一载体转运的药物间存在竞争性抑制。

2. 被动转运　不耗能而仅能顺浓度差进行的跨膜转运。被动转运是体内药物跨膜转运的主要方式。

(1)扩散:指药物穿过生物膜双层类脂质的被动转运。因此,影响因素除膜两侧的浓度差外,主要为药物脂溶性高低。

（2）滤过:指通过小孔进行的被动转运。由于生物膜上的小孔孔径小,只允许少数分子量小于100的药物如乙醇等以此方式转运。但毛细血管内皮细胞间存在约8nm的间隙,除少数大分子蛋白药物外,绝大多数游离药物均能自由通过。因此,药物通过毛细血管的吸收、分布和肾小球排泄时,滤过为主要的转运方式。

（3）易化扩散:为借助膜上特异的载体蛋白但不耗能的被动转运。在药物转运中极少见。

（二）药物吸收

药物吸收(drug absorption)为药物从给药部位进入体循环的过程。血管内用药不存在吸收。血管外注射给药时,主要以滤过方式进入血液,其吸收速度主要受注射部位毛细血管多少和药物分子大小影响。口服药物大多通过胃肠道黏膜上皮细胞以被动扩散方式吸收。某些药物口服通过胃肠黏膜吸收过程中以及第一次随门静脉血流经肝脏时,可有部分被肝细胞及胃肠黏膜中酶代谢转化,使进入体循环的量减少,这一现象称"首过消除"(first pass elimination)。因药物代谢能力存在较大的个体差异,首过消除强的药物,相同剂量在不同个体的血药浓度可有较大的差异。

（三）药物分布

药物分布(drug distribution)是指药物随血液循环输送至全身各部位,并进入细胞间和细胞内的可逆性转运过程。体内药物与蛋白的结合通常是可逆的,体内也只有游离型药物才有药理作用。药物在体内分布可达到转运平衡,但大多并非均匀分布,而以被动转运方式分布的药物,其靶位药物浓度与血药浓度往往是成比例的。药物分布的速度取决于该组织的血流量和膜通透性。

（四）药物生物转化

药物生物转化是指外来化合物在体内变为另一种不同活性物质的化学过程,生物转化提高药物极性和水溶性,使大多数药物失去药理活性,有利于药物的排出体外。生物转化常通过二相反应,第一相是药物氧化、还原和水解;第二相是结合反应。生物转化的主要部位在肝脏,另外,胃肠道、肺、血浆也有部分的生物转化作用。

（五）药物排泄

药物排泄(excretion)是指药物及其代谢物分子从组织反扩散到血液循环后,通过肾、肺、皮肤等排泄器官排出体外的过程。药物排泄的主要器官为肾脏。另外,挥发性的气体药可由肺排泄,汗液也可排泄少量药物。

三、血药浓度与药物效应

体内的药物是同时在吸收、分布、生物转化和排泄的综合影响下,随着时间而变化的,且与药物效应密切相关。从药物剂量到药物效应多个环节可受到许多因素的影响,见图18-1。

血液是药物在体内转运的枢纽,当药物经各种途径吸收入血后,通过血液循环到达作用部位或受体部位。血液中的药物一部分与血浆蛋白结合,另一部分处于游离状态。游离药物可通过扩散进入细胞外液,或进而扩散到细胞内,与受体结合,产生药物效应。药物效应的大小,与药物和受体的结合程度有关。受体与药物结合的程度越高,药物效应越大。作用部位的游离药物浓度与血药浓度(总浓度,包括游离的及与血浆蛋白结合的)保持动态平衡,因此,血药

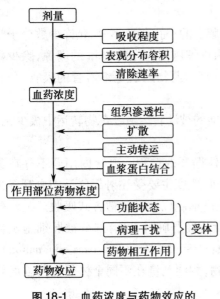

图 18-1 血药浓度与药物效应的 关系及相关影响因素

总浓度可以作为反映药理效应的间接指标。在 TDM 中,常以血浆中药物的总浓度作为观察指标。

药物效应与药物浓度密切相关,相同的血药浓度在不同的种属动物上,可得到极为相似的药物效应。研究表明,许多药物的血药浓度与药物的临床疗效、毒性反应相关,血药浓度测定在制订给药方案方面具有重要意义。

无论是药物的治疗作用还是不良反应,从本质上说,都是通过药物和靶位上的受体等大分子物质间的相互作用而产生的。这种相互作用符合质量作用定律,因此,药物效应是否出现及其强弱,取决于靶位的药物浓度。除靶位直接局部用药外,靶位药物均由血液中的药物分布而至。从这点上讲,理想的 TDM 应直接检测靶器官或组织的药物浓度。当药物在体内达到分布平衡后,虽然血液和靶位的药物浓度往往并不相等,但以被动转运方式分布的药物,其靶位药物浓度与血药浓度的比值则是恒定的。根据治疗作用和毒性反应与血药浓度间的关系,通过长期积累,不少药物的治疗血药浓度范围和最小中毒浓度都已确定,这为 TDM 结果的解释判断提供了依据。

当然,若其他易于获取的体液药物与血液或靶位药物浓度间,也同样存在恒定比值关系,亦可通过检测这些体液中的药物浓度进行 TDM。必须指出,上面提到的治疗血药浓度范围和中毒水平,仅是来自群体资料的参考区间,由于个体间靶器官、组织或细胞对药物反应性存在差异等原因,因此在解释判断 TDM 结果时,不能仅拘泥于上述标准,必须结合患者的具体临床表现及治疗效果,才能做出结论。

四、个体化给药方案的调整

(一)需要进行 TDM 的药物

开展治疗药物监测的目的就是通过血药浓度的测定,指导、制订和调整个体化的给药方案。测定血药浓度能帮助医生制定合理的给药方案,然而并非所有治疗药物都需要进行监测,一是不易做到,二是没有必要。一般认为可考虑 TDM 的药物有:

1. 治疗指数低,安全范围窄,毒副反应强的药物。如强心苷类药物、锂盐等。

2. 以控制疾病发作或复发为目的药物。此类药物多用于预防某些慢性发作性疾病,需要长期用药。如茶碱预防哮喘发作;苯妥英钠控制癫痫大发作。

3. 药代动力学个体差异大的药物。特别是由于遗传特性,造成药物代谢速率明显差异的药物,如普鲁卡因胺的乙酰化代谢。

4. 具有非线性药代动力学特性的药物。尤其是非线性发生在有效血药浓度范围内或小于最低有效血药浓度时,如乙酰水杨酸、苯妥英钠、保泰松等的半衰期都随剂量的增加而延长,机体对药物的清除已达饱和状态,当剂量增加到一定程度时,只要稍有增加,即可引起血药浓度很大的变化。

5. 治疗浓度与中毒症状很接近的药物。如苯妥英钠中毒引起抽搐与癫痫发作不易区分；地高辛用于控制心律失常，若过量中毒也可引起心律失常。

6. 存在影响药物体内过程的病理情况常会引起药代动力学参数的显著变化的药物。

7. 会产生不良相互作用、影响药物疗效的联合用药。许多药物是肝药酶的诱导剂或抑制剂，对合并使用的药物的生物转化产生促进或抑制作用。

8. 怀疑患者未按医嘱用药或滥用药物、常规剂量用药，未达到预期疗效或出现明显毒副反应以及为医疗事故提供法律依据时，也必须进行治疗药物监测。

（二）个体化给药方案的调整程序

1. 对患者明确诊断，根据诊断结果及患者的身体状况等具体因素，选择认为适合的药物及给药途径，再由临床医师和临床药师一起拟定初始给药方案（包括给药剂量和间隔等）。

2. 按一定时间采集适当次数的血液标本，测定血药浓度，根据血药浓度—时间的数据，求出患者的药物动力学参数，并观察疗效。

3. 由临床医师和临床药师共同根据患者的临床表现和动力学数据，结合临床经验和文献资料对初始给药方案做必要的修改，制订出调整后给药方案，用于患者疾病的治疗。

第二节　药物代谢动力学基础及有关参数的应用

药代动力学（pharmacokinetics，PK）简称药动学，是应用动力学原理研究药物在机内吸收、分布、生物转化和排泄等过程的速度规律的科学，狭义的药动学是指以数学模型和公式，研究体内药物随时间的量变规律。药代动力学是 TDM 工作重要的理论基础，主要应用于建立监测个体的体内药量或药物浓度随时间变化的数学表达式，并求算出有关药动学参数，指导个体化给药方案的制订和调整，保证药物治疗的有效性和安全性。

一、药物代谢动力学模型

药物代谢动力学模型是为了定量研究药物体内过程而建立的模拟数学模型。常用的有房室模型和消除动力学模型。

（一）房室模型

房室（compartment）模型是指按药物的转运动力学特征划分的抽象模型，即具有相同或相近的转运速率的器官、组织便组成一个房室。一般采用某种数学模型去拟合药物吸收、分布、生物转化和排泄的速度过程，然后导出用以描述体内药物浓度随时间变化的函数关系式。

通常采用房室模型理论，把药物在体内的处置状况按转运速度不同而分成若干个"隔室"。同一房室可由不同的器官、组织组成，而同一器官的不同结构或组织，可能分属不同的房室。

在体内各部位间均有较高且相近的转运速率的药物属单房室模型。这类药物在体内可迅速达到分布平衡，血药浓度将只受吸收和消除的影响。而某药在不同部位间转运速率存在较大差异的话，则将血液和其他有较高转运速率的部分视做中央室，其余划归周边室，并可进一步分做第一周边室、第二周边室等，此即多室模型。根据房室数，称为二室模型、三室模型等。

多室模型的药物,将首先在中央室内达分布平衡,后在周边室内及中央室与周边室间达到分布平衡,因此血药浓度除受吸收和消除的影响外,在室间未达分布平衡前,还受分布的影响。

（二）消除动力学模型

消除动力学(Elimination kinetics)研究的是体内药物浓度变化速率的规律,可用下列微分方程表示:

$$dC/dt = -kC^n$$

式中 C 为药物浓度,t 为时间,k 为消除速率常数,dC/dt 为消除速率,n 代表消除动力学级数。当 n＝1 时即为一级消除动力学,n＝0 时则为零级消除动力学。药物消除动力学模型即指这两种。

1. 一级消除动力学时,n＝1,其微分表达式为:

$$dC/dt = -kC$$

两边积分并取以 e 为底的指数函数可得:

$$C_t = C_0 e^{-kt}$$

C_0 表示初始血药浓度,由此可知,一级消除动力学的最主要特点是药物浓度按恒定的比值减少,即恒比消除。

2. 零级消除动力学时,n＝0,其微分表达式为:

$$dC/dt = -k \quad 两边积分得:C_t = C_0 - kt$$

C_t 为 t 时的血药浓度,由此可知,零级消除动力学的最基本特点为药物浓度按恒量衰减,即恒量消除。

任何药物当其在体内总量较低,未达到机体最大消除能力时(主要是未超出催化生物转化的酶的饱和限时),都将按一级动力学方式消除;而当其量超过机体最大消除能力时,将只能按最大消除能力这一恒量进行消除,变为零级消除动力学方式,即出现消除动力学模型转换。苯妥英钠、阿司匹林、氨茶碱等常用药,在治疗血药浓度范围内就存在这种消除动力学模型转移,在实际工作中应注意到这种情况。

二、单室模型一级消除动力学

单室模型一级消除动力学分为单剂静脉注射、恒速静脉滴注和血管外单剂用药,其药-时曲线计算表达式及药物动力学参数如下述(图 18-2)。

（一）单剂静脉注射

1. 药-时曲线计算表达式　由于为单室模型,并且药物直接注入血管,所以可不考虑吸收和分布的影响。此时体内药量将仅受包括生物转化和排泄在内的消除影响。其药-时曲线计算表达式为:$C = C_0 e^{-kt}$,该式可改为常用的对数表达式:

$$\lg C = \lg C_0 - \frac{k}{2.303} t$$

2. 药物动力学参数

（1）消除速率常数(k):表示单位时间内机体能消除的药物固定比值,单位为时间的倒

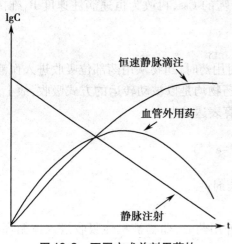

图 18-2 不同方式单剂用药的
药-时关系曲线

数,如 $\min^{-1}$ 或 h^{-1} 等。k 是反映体内药物消除快慢的重要参数,k 值越大,则表明药物消除越快。

（2）半衰期（$t_{1/2}$）：指血浆药物消除半衰期,即血浆中药物浓度下降一半所需要的时间,$t_{1/2} = 0.693/k$,单位为时间单位。$t_{1/2}$ 也是反映体内药物消除快慢的指标。

（3）表观分布容积（V）：是为了用血药浓度计算体内药量而引入的比例常数,表示假设体内药物按血药浓度均匀分布所需要的容积,单位为体积单位。药物在体内分布可达动态平衡,但并非均匀一致,因此表观分布容积仅是一理论容积,并不代表真实的解剖或生理空间。但只要知道某药的表观分布容积 V,应用测定的血药浓度,即可根据 $Xt = Ct \cdot V$,计算得实际工作中无法测定的任一时刻体内的药量,并可按上式计算出欲达某一血药浓度 C 所需使用的剂量 $X = CV$。

表现分布容积还可用于评估药物在体内的分布特点。

（4）药-时曲线下面积（area under the curve, AUC）：指血药浓度-时间曲线与纵轴和横轴间围成的面积,$AUC = C_0/k$,单位为浓度单位×时间单位。一种药物不论以何种剂型和方式用药,只要进入体内都是同一种药物分子,其消除相同,因此,AUC 可代表进入体内的药量多少。

（5）药物清除率（clearance, Cl）：是指单位时间内机体从血浆中消除某种药物的总能力,其数值即等于该时间内机体能将多少体积血浆中的该药完全消除。与 k 和 $t_{1/2}$ 相同,Cl 也是衡量体内药物消除快慢的一个药动学参数,但与 k 和 $t_{1/2}$ 不同的是,Cl 以具体的解剖生理学概念来表示,可更直观形象地反映机体对药物的消除能力。由于药物在体内按血浆浓度分布的总体积为 V,而 k 表示单位时间内药物被消除的分数,故代表单位时间内机体能消除多少体积血浆药物的清除率可按 $Cl = V \cdot k$ 计算,单位通常为体积单位/时间单位（ml/min）。

（二）恒速静脉滴注

1. 药-时曲线计算表达式 恒速静脉滴注用药,是临床特别是危重症抢救中常用的方法。恒速静脉滴注与单剂静脉注射不同,此时药物一方面以恒速的零级动力学方式进入体内,另一方面又以恒比的一级动力学方式从体内消除。因此,通过 TDM 制定和调整滴注药物速度,对确保抢救效果有重要意义。其药-时曲线计算表达式为：$C = \dfrac{R_0}{Vk}(1 - e^{-kt})$,式中 R_0 为滴注速度。

2. 药物动力学参数

（1）稳态血药浓度（Css）：稳态血药浓度是指从体内消除的药量与进入体内的药量相等时的血药浓度。此时血药浓度将维持在坪值或波动在一定范围内（多剂用药时）,当滴注时间 $t \to \infty$ 时,$e^{-kt} \to 0$,$Css = R_0/V \cdot k$。

（2）负荷剂量（D）：从上可知为达 Css,至少需 6 个 $t_{1/2}$ 以上的时间。需迅速达到治疗所需 Css 时,可首先使用增大的剂量,即负荷剂量,$D = Css \cdot V$。静脉滴注时负荷剂量法有以下两种：

1）先静脉注射负荷剂量 D,继之恒速静脉滴注维持。但本法对安全范围小、毒性反应严重的药物应慎用。

2）先以负荷滴注速度 D 在 t 时间内达到治疗所需的 Css，再改为恒速滴注速度 R_0 维持。此法较安全，临床应用较多。

（三）血管外单剂用药

1. 药-时曲线计算表达式 口服、肌肉或皮下注射用药时，药物从用药部位吸收进入血液，存在药物自体内（血液）消除的影响。由于绝大多数药物均是以被动转运的方式吸收，故上述两个过程都按一级动力学方式进行。其药-时曲线计算表达式为：

$$C = \frac{F \cdot ka \cdot X_0}{V(ka-k)}(e^{-kt}-e^{-kat})$$

式中 F 为生物利用度，X_0 为吸收率常数，k_a 为用药剂量。

2. 药物动力学参数

（1）生物利用度（F）：又称吸收分数，表示血管外用药时，药物被机体吸收进入体循环的分数。

（2）吸收速率常数（k_a）：表示单位时间内机体从用药部位吸收的固定比值，单位为时间的倒数。反映药物被吸收的快慢。

（3）达峰时间（t_p）：血管外用药时，其血药浓度首先上升，达到某一浓度后转为下降，达到最高血药浓度所需的时间即为达峰时间。

（4）峰浓度（C_{max}）：指血管外用药时所能达到的最大浓度。

三、多剂重复用药的消除动力学

为保持或巩固疗效，临床常需反复多次较长期用药。此时体内药量或血药浓度将出现波动式上升，每次用药间隔中出现从峰值向谷值的变化。若体内药量不超过一级消除动力学范围，随着用药次数增多，血药浓度逐渐升高，但最终将稳定在一定范围内波动，即进入稳态浓度。指导合理的多次用药方案的制订和调整，使稳态血药浓度波动在治疗浓度范围内，是 TDM 在临床治疗学中最主要的任务。单剂用药时的有关药动学参数仍适用于多剂给药，并且是多剂用药药动学的基础。

（一）多剂量函数及多剂用药的药-时关系表达式

当按恒量固定间隔时间 τ 多次用药，无论是静脉注射，还是肌内注射、口服等血管外用药，均可推导得多剂量函数（r）：即多剂用药时，给药时间间隔 τ 和用药次数 n，对体内血药浓度或药量影响的通用函数表达式。

$$r = \frac{1-e^{-nki\tau}}{1-e^{-ki\tau}} \tag{1}$$

式（1）中 ki 代表消除速率常数或吸收速率常数，当 $n\tau \geqslant 6t_{1/2}$ 时，$e^{-ki\tau} \to 0$，

上式变为：

$$r = \frac{1}{1-e^{-ki\tau}} \tag{2}$$

式（2）即为多剂用药稳态函数式。多剂量函数为多剂用药时，用药间隔时间 τ 和用药次数 n 对体内药量或血药浓度的影响的通用函数表达式。具体应用时，只需将单剂用药有关公式中含有速率常数的指数或对数项乘以多剂量函数 r 即可。但要注意：①此时多剂量函数 r 中的 ki

均应换成该项之 k 或 ka；②对数项时，多剂量函数 r 应放在对数内与有关速率常数相乘；③相应各公式中 t 应为第 n 次用药后的时间。

（二）药物动力学参数

对半衰期较长或急需迅速发挥疗效的药物，需使用负荷剂量（D）。多剂用药时欲使第一次用药后便达到稳态浓度范围并维持该浓度，可分别按下式计算出负荷剂量：

$$静脉注射: D = \frac{X_0}{(1-e^{-k\tau})}$$

$$血管外给药: D = \frac{X_0}{(1-e^{-k\tau})(1-e^{-ka\tau})}$$

实际工作中，根据所需稳态血药浓度水平确定的 X_0 及 τ，按上述公式计算出负荷剂量 X_0 首剂使用后，再按 X_0 及 τ，恒量固定间隔用药，可在负荷剂量使用后即达稳态浓度并维持之，获得迅速而稳定的疗效。

四、非线性动力学消除

药物的消除并非固定按一级或零级动力学过程进行的，当药物在体内的量较少，未达到机体最大消除能力时，都将按一级动力学方式消除；而当其量超过机体最大消除能力即饱和时，将只能按最大消除能力这一恒量进行消除，变为零级消除动力学方式，即出现消除动力学模型转换。这是由于药物的生物转化、肾小管排泄和胆汁分泌均涉及酶和载体系统，这些系统对药物消除有特异性，并有一定容量，称为容量限制。这种存在动力学转换，药物不能用一种统一简单的线性过程描述的消除，称为非线性动力学（nonlinear pharmacokinetics）消除。若某种药物使用的剂量能使其在体内的消除由一级动力学转为零级，继续使用该剂量，血药浓度将会持续上升，而不能达到稳定浓度。对于安全范围窄的药物来说是十分危险的。如水杨酸盐、苯妥英钠、氨茶碱等药物在体内的消除过程即有非线性动力学特性。

在容量限制系统中，药物在体内的消除过程，通常用米-曼（Michaelis-Menten）方程来描述：

$$\frac{dC}{dt} = -\frac{Vm \cdot C}{Km+C}$$

式中，dC/dt 为 t 时间药物浓度消除速率，Vm 为该过程中理论上最大消除速率，Km 为米-曼常数，它的定义是消除速率等于最大消除速率一半时的药物浓度。非线性消除动力学药物的药动学参数并非常数，而是随药物浓度变化的变量，在这些药物的 TDM 工作中，Vm 和 Km 是两个重要的基本常数。由于药物的体内代谢过程复杂，影响因素多，个体差异大，因此，对于需长期用药或安全范围窄的药物，确定具体个体的 Vm 和 Km 值十分必要。

第三节　治疗药物测定标本处理

一般情况下，血药浓度一般比较低，需要更特异、灵敏度更高的检测技术，为了降低干扰、改善检测质量，需要对标本进行一定的处理。

一、常 用 标 本

一般情况下，以血浆或血清为检测标本，也可采用全血标本。另外，唾液、尿液和脑脊液也可以作为检测标本。

（一）血清（浆）

药物在体内的代谢过程中，血液起了中央枢纽的作用，可反映药物在体内的变化。大多数药物在达到分布平衡后，虽然不是均匀分布，但血药浓度和靶位药物浓度成比例，且也与药效间呈比例关系。目前已经建立了大量药物的治疗血药浓度范围及中毒水平的群体资料，而且血液样本也易于采集，因此血液是 TDM 工作中最常使用的标本。在实际工作中，由于药物不与血浆纤维蛋白结合，血浆和血清中的药物浓度几乎相等，为避免抗凝剂与待测药物反应及对测定方法的干扰，通常以血清为检测标本。

大部分药物在血液中与蛋白质形成可逆结合，游离药物浓度与效应间的关系更加密切。因此，TDM 工作中测定游离血药浓度更为合理。

采集血液标本时，静脉注射或滴注用药时不宜在同一静脉取血，肌内注射或皮下用药后，也应尽量避免在注射部位静脉取血。

（二）唾液

唾液可无损伤采集，易于被患者接受。因唾液中的药物几乎均以游离状态存在，并和血浆中游离药物浓度相关，可较好地反映靶位药物浓度。但是唾液样本的采集比较困难，并且有关唾液药物浓度与药物效应间关系的资料较少，临床常规测定较少应用。

（三）尿液

尿液也可无损伤收集。随着尿液的浓缩，尿药浓度逐渐升高，大多远远高出血药浓度，因此易于测定，这也是其优点。但尿液生成不可能是均匀的，并且未考虑肾小管对药物重吸收的影响因素，特别是尿液 pH 改变对其中的药物解离度的影响所致被动扩散重吸收的变化。事实上，尿液 pH 随饮食成分、水电解质和酸碱平衡状态的改变而变化，pH 的波动较唾液更大。因此，在 TDM 的实际工作中以尿为标本甚少。但对用作治疗泌尿道感染的药物及可产生肾小管损害的药物，检测尿药浓度则有其特殊意义。

（四）脑脊液及其他体液

直接测定脑脊液中的药物浓度，可排除血脑屏障对药物分布的影响，而且脑脊液中蛋白质少，对作用于中枢神经系统的药物，更接近于靶位浓度。但因取样特别是多次取样难以实现，而有关脑脊液中药物的药动学资料少而不完全，故在 TDM 工作中不易推广。因同样原因，直接测定其他靶位组织或体液药物浓度，在 TDM 中也极少应用。

二、取 样 时 间

取样时间是 TDM 工作中必须重视的问题。药物在体内的变化是一动态过程，取样时间准确与否对血药浓度测定结果的解释、应用关系甚大。取样时间的确定主要由以下因素决定：

1. 根据临床需要解决的问题确定　在监测、调整用药方案时，应该在达到稳态药浓度后再取样。恒速静脉滴注时，稳态血药浓度维持在几乎恒定的水平，只要进入稳态后任何时刻均可取样测定。对于多剂间隔用药,若要确定血药浓度是否在治疗浓度范围内,常在达到稳态浓度后的某次用药前取样测定。对治疗浓度范围小,上限与最小中毒浓度十分接近的药物,还需测定峰浓度。血管外用药应在达稳态后某次用药后的达峰时间取样。如要诊断急性药物中毒,应立即取样测定。要监测治疗效果则可根据临床需要确定取样时间。

2. 要保证当时的血药浓度与药物作用之间的对应关系 TDM 实际工作中,血药浓度是药物作用强度的一个指标,取样时间由药物的药动学、药效学性质决定,对于大多数药物,药物治疗作用与分布相后的血药浓度值明显相关。如一室模型的药物静脉注射给药,当血循环 1 周后即可在对侧肢体取血测定峰浓度。在药物静脉给药结束一段时间后才达到最大临床作用,此时取样测定出的血药浓度,是 TDM 要求的峰浓度,而不是药动学理论上的峰浓度。药物血管外给药时,测定峰浓度的取样时间也要考虑分布相与吸收相,而且药物的剂型等其他因素也影响达峰时间。肌注给药的达峰时间通常在 30 ~ 60 分钟左右,但不同药物肌注的达峰时间不确定,每种药物的峰浓度应根据具体情况而在不同的时间取血。峰浓度时间与剂型等因素相关,在解释血药浓度测定结果时应注意。如盐酸奎尼丁片的达峰时间为 1h 左右,其缓释制剂为 3 ~ 4h。如服药与进食同时进行,大多数药物的达峰时间后延 30 ~ 60 分钟。测定血药浓度判断药物作用强度,应在药物数次给药后血药浓度达到稳态时取血。除氨基糖苷类抗菌药外,怀疑药物作用差或患者未按医嘱用药,测定谷浓度;怀疑药物中毒,测定峰浓度。

总之,测定血药浓度计算药代动力学数据,应根据具体要求确定取样时间。取样时间正确与否,直接关系到血药浓度测定结果是否能够正确地解释和利用,是个不可忽略的问题。

三、样品预处理

TDM 工作中,除少数方法可直接应用收集的标本供测定外,大多需进行必要的预处理。预处理的目的是在不破坏欲测定药物的化学结构的前提下,用适当的方法尽量减少干扰组分,浓缩纯化待测物,以提高检测的灵敏度及特异性,并减少对仪器的损害。预处理包括去蛋白、提取和化学衍生化。

(一)去除蛋白质

血液样品中含有大量的蛋白质,对许多测定方法造成干扰。特别在色谱分析中,蛋白质不仅直接干扰测定,而且影响色谱柱的寿命。去除蛋白质的方法有沉淀离心法、层析法、超速离心法和超滤法。

1. 沉淀离心法 通过蛋白沉淀剂改变蛋白质的等电点或脱水变性凝固沉淀蛋白,经离心去除蛋白。常用的沉淀剂有三氯醋酸、高氯酸、磺基水杨酸、钨酸盐等,以及有机溶剂乙腈、甲醇、丙酮、乙醇等。有些沉淀剂会对测定方法产生干扰,如三氯醋酸常含有不易分离的荧光性杂质,用荧光法测定时不宜采用。在沉淀蛋白的过程中能使与蛋白质疏松结合的药物被释放出来,因此,用沉淀离心法去除蛋白后,测得的药物浓度包括游离的和与蛋白结合的药物的总浓度。若要测定游离药物浓度,应选用温和的层析法、超速离心法或超滤法。

2. 层析法 利用生物样品中的待测药物与层析柱中的填充剂进行离子交换、吸附或分配等原理进行分离清除。蛋白质或一些不被吸附的内源性和外源性物质通过柱子被直接洗脱,然后用适当的有机溶剂洗脱待测样品进行分析。

3. 超速离心法 根据不同蛋白质分子量沉降系数的不同,使用超速离心机对不同分子质量的蛋白质进行分离或检定。本法多用于科研。

4. 超滤法 利用高分子微孔滤膜孔径大小不同而截留蛋白质分子,本法操作简便,可用于游离药物测定,但成本较高。

（二）提取

通过提取可大幅度浓集待测组分,提高分析方法的灵敏度和特异性。

1. 溶剂提取 药物大多为有机化合物,在不同的 pH 溶液中将发生程度不同的解离。选用对待测组分分配比高,与样本不混溶也不发生乳化的有机溶剂,调节提取液水相 pH 值,使样本中待测组分呈分子态存在,便于溶入有机溶剂,而极性高的干扰组分则留在水相中。离心分离有机提取相和水相样本,即可达到提取目的。

2. 离子对提取 在血样中,某些药物呈离子态存在,水溶性很强,几乎不溶于有机溶剂中。但若加入含有有机阳离子或阴离子的离子对试剂后可形成大分子缔合物而减少极性,增加其在有机溶剂的溶解度而被提取。

3. 液-固提取 根据吸附色谱法原理,将试样和固体吸附剂接触,通过被测组分与吸附剂及洗脱剂之间的亲和力不同,将待测组分从样本中分离出来。一般采用柱分离法,常用吸附剂有活性炭、硅藻土等。

（三）化学衍生物化学反应

用光谱法或色谱法检测药物时,常需根据待测物的化学结构和分析方法的要求,通过化学反应,引入某些显色、发光基团,用以提高检测的灵敏度和特异性。如气相色谱分析中常需将待测组分硅烷化、烷化、卤化或酰化,以增加其热稳定性和挥发性,改善分离效果并满足检测器要求。

第四节 药物浓度测定常用技术

血药浓度测定比常规药物分析更为困难,原因是血液中干扰物质多,样品中所含微量的药物存在于大量的生物介质中,内源性干扰物质多且随疾病情况有所不同。很多药物在体内经代谢可产生一种或多种代谢物,母体药物和代谢物往往结构相似,且它们又能同蛋白质结合,使药物从生物介质中分离和测定十分困难。此外,临床上常是联合用药,药物间亦会互相干扰,对分析方法的选择性要求更高。多数药物的血浆浓度在 ng/ml 至 μg/ml 之间,因此对测定方法的灵敏度要求很高。此外,对于临床常规 TDM 工作,要求测定方法简便、快速,能够尽快提供有关数据,提高临床实用价值。下面对 TDM 中常用的测定方法进行评价性介绍。

一、光　谱　法

可见-紫外分光光度法用于生物样品中药物的测定,灵敏度低、特异性差。虽然可通过双波长法、导数法等加以改进,但效果有限。不过此法操作简便,检测成本低,所需仪器一般实验室均具备,在血药浓度较高及安全范围不是太狭窄的药物,仍有其实用价值。

荧光分光光度法是较为灵敏的方法之一。某些含有芳香环、芳香杂环及一些长的共轭双键的药物具有发射荧光的特性,可利用自身发射的荧光直接进行测定。对于自身无荧光的药物,可加入荧光试剂形成荧光衍生物再测定。荧光法灵敏度较高,操作简便,虽然体液中干扰因素较多,但通过样品的预处理,在 TDM 中仍有一定应用。

火焰发射光谱法和原子吸收光谱法的灵敏度和特异性都较好,但测定范围有限,在 TDM 中一般用于个别含有体内仅微量存在的金属离子的药物,如锂盐等。

二、色 谱 法

又称层析法,包括定量薄层层析法、气相色谱法、高效液相色谱法(high performance liquid chromatography,HPLC),特点是分离度好、特异性强、常可同时测定几种药物。色谱法是利用物质在固定相和流动相之间借助于分配、吸附、离子交换和排阻等相互作用而发生不同程度的滞留进行分离并加以检测。尤其是 HPLC 法发展很快,因其高灵敏度、高特异性、可同时对同一样本中多种药物及其代谢物进行测定,成为 TDM 中主要的检测方法,并作为评估其他方法的主要参考方法。但 HPLC 法测定成本高,仪器专用性强,测定技术要求高。近年来液质联用(high performance liquid chromatography-mass spectrometry,HPLC-MS)技术为体内药物检测提供了更加灵敏、特异、高效的浓度测定方法,该方法价格昂贵,操作技术要求高,短期难以普及和广泛使用。

三、免疫化学法

免疫学方法包括放射免疫法、酶免疫法、荧光免疫法、发光免疫法等。放射免疫法灵敏度高,标记技术成熟,检测成本低;但因存在放射性污染,操作繁杂、重复性差等缺点,现已少用。酶免疫法虽灵敏度较低,但所需标本量少,操作简便;准确性和重复性好,使用的仪器较简单,已有多种商品化的药物监测试剂盒供应,尤其适用于临床常规测定,是目前 TDM 工作中最常用的方法。荧光偏振免疫法(fluorescence polarization immunoassay,FPIA)是 20 世纪 80 年代发展起来的一种超微量测定技术,其基本原理是根据标记了荧光素的抗原经单一平面偏振光(485nm)照射后,发射出单一平面的偏振荧光(525nm)已知荧光偏振度的大小取决于分子的旋转程度,而旋转程度与分子大小成反比。分子越大,旋转越慢,荧光偏振程度越强。在 FPIA 测定系统内,荧光素标记抗原与未标记抗原(如药物标准品、质控品或样品)共同竞争其特异抗体的结合点。当血样中药物浓度低时,荧光标记物与抗体结合率大,形成大分子复合物多,旋转慢,荧光偏振程度就高。反之,当血样中药物浓度高时,荧光标记物与抗体结合几率小,荧光偏振度就低。因此,血药浓度与荧光偏振强度成反比。FPIA 法具有测定速度快、取样量少、灵敏度和测定精确度高、抗干扰能力强、试剂盒稳定、测定项目多等优点,在 TDM 中得到广泛应用,成为首选方法之一。

四、其 他 方 法

1. 抑菌试验 曾用于测定体液中的抗菌药物浓度。该方法简便易行,可利用临床细菌室即可开展。但其特异性、灵敏度、重复性均差,定量粗糙,并易受同时使用的其他抗菌药物的干扰,在 TDM 中已较少使用。一些本身即为内源性物质的药物,如钾、钠、钙、激素药等,在临床检验中已有成熟的检测方法,则可借用。

2. 毛细管电泳技术(capillary electrophoresis,CE) 其特点是高效分离、自动化、操作简单、样品量少、精确度高、分析速度快,不需要有机溶媒而仅需缓冲溶液,所用材料成本低廉。主要用于离子型生物大分子如手性对映体药物、多肽、蛋白质、核酸等的分析,还用于糖类、碱性药物、磺胺类、多种氨基酸等药物的分离。因此,毛细管电泳技术近年来在 TDM 中得到较广泛的应用。

3. 离子选择性电极 已有专供检测锂盐用的锂离子选择性电极及仪器,能在床旁 1 分钟内即完成测定。

可供药物浓度测定的方法很多,每一种药物都有几种测定方法,而各种方法都有其优缺点,应经过全面权衡加以选择。在开展药物浓度测定前,还应了解被测药物的理化性质,包括脂溶性、挥发性、稳定性、紫外吸收、荧光呈现及电化学。

表 18-1 常用药物的药物代谢动力学参数和检测方法

药物名称	半衰期 (h)	达峰时间 (h)	达稳态时间 (h)	标本 类型	采血时间 (服药后 h)	检测技术
地高辛	36	2~3	7~11d	血清	谷值:下次服药前,峰值:2~3	免疫学法
苯妥英钠	18~30	3~12	4~6d	血清	谷值:下次服药前,峰值:3~12	光谱法、HPLC、CE
环孢素	平均6	1~6		全血	谷值:下次服药前,峰值:3	HPLC、CE 和免疫学法
茶碱	3~13	2~3	15~20	血清	谷值:下次服药前,峰值:2~3	免疫法、HPLC、CE、紫外光谱法
庆大霉素	2~3	1	10~15	血清		HPLC
碳酸锂	18~20	2~4	2~7d	血清	末次服药后 12	火焰发射光谱法、原子吸收光谱法及离子选择性电极法
利多卡因	1~2	10~30min	5~10	血清		HPLC 和 CE
甲氨蝶呤	1.5~15	1~2		血清	给药24	HPLC

第五节 TDM 的结果分析

TDM 价值的大小很大程度上取决于结果分析水平的高低,正确地分析 TDM 结果,对指导临床正确用药、提高疗效,以及避免和减少药物中毒有重要的意义。TDM 分析应掌握两个基本原则:①必须熟悉所监测药物的药代动力学;②必须结合临床资料,综合分析 TDM 结果。

一、必须掌握的临床资料

要正确分析 TDM 结果,必须掌握必要的临床资料,这对评价血药浓度结果很有帮助。需要掌握的资料包括:

1. 患者的一般资料 性别、年龄、体重、种族、身高、所患疾病、合并症和治疗情况等。

2. 用药情况 药物、剂量、剂型、用药途径、用药时间以及其他用药情况等。

3. 标本采集时间

4. 联合用药情况 相互作用的药物以及干扰检测的药物。

5. 实验室检查结果 肝功能、肾功能和心脏功能等。

6. 药物检测的方法 特异性、灵敏度、准确性以及精密度。

7. 群体药代动力学参数 生物利用度、吸收速率常数、血浆蛋白结合率、分布容积、总清除率、肾廓清率。

二、影响 TDM 结果的因素

TDM 结果除了与用药是否恰当、采集标本时间是否合适、标本处理以及检测方法是否正确有密切关系外,其他因素也会影响 TDM 结果。

1. 用药因素

(1) 用药途径:不同的用药途径对血药浓度的升高影响很大,静脉用药升高速度最快,其次是肌内注射,口服最慢。

(2) 用药剂量和次数:每次用药剂量和每天用药次数可明显的影响 TDM 达到稳态的结果和时间。

(3) 药物之间的干扰:同时使用几种不同的药物,其间可以发生相互干扰作用,影响药物的摄取、利用、代谢和清除等。

2. 药物的代谢因素 药物代谢对 TDM 的影响包括药物的吸收、药物的转运、药物的摄取、药物的利用和药物的清除。在 TDM 结果分析时要熟悉所用药物的代谢情况,不同的用药途径明显影响药物的吸收,药物转运中结合部分和游离部分比例是否恒定,血液循环的情况,药物作用靶器官的功能,以及肝脏对药物的灭活情况、肾功能代谢情况等。

3. 生理因素 年龄、体重和体表面积对血药浓度影响较大,应该科学合理的计算用药剂量。另外不同的年龄和性别对药物的敏感程度不同,儿童和老人对药物比较敏感,女性对某些药物的敏感性也高于男性,因此在分析 TDM 时应特别注意。

4. 遗传因素 个体间的药代动力学的差异主要是遗传因素所致,药效也受遗传因素的影响。

5. 检测方法因素 可供 TDM 选择的方法很多,如气相色谱法、HPLC、放射免疫法、酶联免疫法、荧光免疫法等。根据每种方法的特点,结合药物的结构、理化性质以及有效血药浓度,选择灵敏度高、重复性好、特异性强和准确性好的方法。另外,不同方法检测的成分可能有差异,分析时要引起注意。

6. 标本采集因素 一般情况下,以血浆或血清为检测标本,也可采用全血标本。另外,唾液、尿液和脑脊液也可以作为检测标本。采集标本量及时间应根据监测目的、要求和具体药物以及数据处理方法而定。具体采集是需要注意:①准确记录用药和标本采集时间,一般要达到稳态血药浓度时采集。②疗效范围小、半衰期短的药物应在峰值和谷值分别采集标本。静脉用药的峰值一般在用药后 15~30 分钟,肌内注射后 1~2 小时,口服药后 1.5 小时;谷值一般在下次用药前。③出现药物中毒症状时应即刻采血。

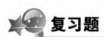 学习小结

　　治疗药物监测是以药代动力学为基础,结合临床化学,应用现代先进的药物分析技术,测定血液或体液中药物的浓度,获取有关的药动学参数,指导临床合理用药方案的制订和调整,提高药物的疗效,避免或减少毒副反应,最终达到个体化给药的目的。

　　临床用药大体上可分为两类:一类是低毒性、有效浓度范围宽、安全性高的药物,大多数药物属于此类。另一类是毒性较大、治疗范围窄、个体差异大的药物。此类药物就需要通过 TDM 进行用药剂量、用药方案的调整和监控,从而降低毒副作用,提高疗效,最终达到个体化治疗的目的。

　　临床药理学是 TDM 的理论基础,应用药代动力学原理,TDM 通过分析特定时间内一定次数的血药浓度测定,利用药代动力学公式,求算个体的药代动力学参数。反映了药物及其代谢产物在机体内转运、吸收、分布、生物转化及排泄的影响因素及体内药物浓度随时间的变化过程。利用简练的数学表达式描述血药浓度变化与疗效的关系,实现了以血药浓度为客观依据,调整剂量指导临床用药的设想。因此,与药代动力学相关的一些基本概念、房室模型以及一级和零级动力学方程等,是掌握不同药物浓度-时间变化关系及不同模式间相互转换的关键。

　　科学技术的发展,将各种高灵敏度、特异性的分析方法引入微量药物的检测是开展 TDM 的先决条件。免疫法是目前 TDM 最常用的测定技术,应根据实验室条件及测定要求选择合适的分析方法。血药浓度测定中还应注意掌握正确的样本采集时间和方法,做好样本的预处理,确保测定结果准确可靠。

　　在临床上需要进行 TDM 的药物中,强心苷类、抗癫痫药、免疫抑制剂、治疗情感性精神障碍药、抗心律失常药、茶碱、氨基糖苷类抗生素等是重要的研究对象。

　　从实质上讲,TDM 只是对药物体内过程即药动学的监测,并不对药效学过程进行监测。因此血药浓度绝不能代替临床上对药效的观察,解释结果时应密切结合患者的临床表现,做出正确的判断。

复习题

1. 简述药物在体内的基本过程。
2. 简述血药浓度与药物效应的关系。
3. 为什么要进行 TDM? 依据是什么?
4. 如何进行个体化给药方案的调整?
5. 请归纳总结药物代谢动力学模型及其相关药动学参数。
6. 请以表格的形式对需要进行 TDM 的主要药物及其药动学参数进行归纳总结。

(王玉明)

第十九章

生物化学检验质量控制

学习目标

1. 掌握 临床生化检验分析前的质量控制、室内质量控制、室间质量评价样品的检测,原因分析和持续改进。
2. 熟悉 全面质量控制,分析后的质量控制,室间质量评价的作用,室间质量评价的评价方法。
3. 了解 室间质量评价的类型。

医学实验室的任务是为临床诊断和治疗提供准确可靠的实验数据,必须实施全面质量管理(total quality management,TQM)。全面质量管理又称过程控制,它是指从临床医生开出检验申请医嘱开始至实验室检测完成,并将检验结果发至临床整个过程中一系列保证检验质量的方法和措施。质量控制的目的就是检测分析过程中的误差,控制各环节中影响测定误差的因素,使出现的误差尽量控制在一定的范围,从而确保实验结果的准确可靠。

第一节 全面质量控制

在生物化学临床检验工作中,每一项检验报告都要经历从医生申请检查项目、标本采集与运送、标本处理、标本检测、标本保存、结果记录、发送报告到实验数据准确地运用于临床等多个过程。

一、全面质量控制的主要内容

全面质量控制是一种有效地发现误差、减少误差、确保测定质量的科学管理方法。实行全面质量控制应以预防性质量控制为主,回顾性质量控制为辅。因此,必须进行以下几方面的工作:

(一)加强实验室管理

一个管理良好的实验室是保证测定质量的重要条件。首先是健全规章制度,建立岗位责任制和测定结果检查核对制度;规定具体的、全面的仪器使用及维护条例;明确规定试剂配制、标化及定期更换等条例;建立、健全实验室安全管理制度和质量管理制度,并明确专项负责人等。尽量从管理制度上杜绝质量事故的发生,并在以后的常规工作中不断补充和完善这些制度。

（二）提高技术人员素质

提高技术人员素质,要使每个工作人员对质量控制的重要性及基础知识有充分的了解,并在质量控制工作过程中不断提高对误差的分析、及时发现质控问题和失控后迅速查找原因的能力。

（三）实验室设置

实验室环境要求有足够的空间,布局合理,采光充分。同时对诸如消毒、灰尘、电磁干扰、辐射、湿度、供电、温度、噪声和振动等因素应予重视,使其适应于相关的技术活动。还应将不相容活动的相邻区域进行隔离,并采取措施防止交叉污染。

（四）仪器设备的质量保证

所有计量仪器都必须校正,对主要仪器应定期进行检查和校正,保证仪器在使用时处于正常状态。应严格按操作说明书使用和维护仪器。精密、贵重仪器要专人专用,执行使用登记制度。

（五）实验材料的质量符合要求

试剂、溶液、校准品、质控品、实验用水等应加以标记,内容包括储存要求、制备日期、失效期及其他与正确使用有关的信息。应根据仪器说明或权威机构的要求来选择和使用校准品和质控品。试剂、校准品、质控品等超过有效期不能使用。没有生产许可证和注册登记证的商品试剂盒也不能使用。

（六）检测方法的选择和评价

对于常规方法的选择应掌握以下原则:要优先选用世界卫生组织、国际临床化学委员会或国家权威机构推荐的方法;兼顾实用性与可靠性;新方法的使用必须进行方法评价及与参考方法或已知性能的常规方法进行对比试验后才能确定是否采用。

（七）开展室内质量控制

选择合适的室内质量控制方法,常规开展室内质控,应涵盖所有项目和标本类型,认真总结室内质控过程中出现的各种问题,及时采取措施处理失控结果并分析发生的原因。

（八）参加实验室间的质量评价活动

参加有关部门组织的室间质量评价活动,认真分析回报结果,通过室间质评不断提高实验室的分析水平。

（九）加强临床沟通

采用多种方式沟通,对反馈的问题,结合室内质控、室间质评进行综合评估,由临床、患者、检验三方共同努力协作,才能保证结果的准确性。

二、分析前的质量控制

分析前阶段是指从医师选择检测项目提出检测申请直至实验室收到检测标本这一阶段。这一阶段分析前阶段是实验室无法监控的,除了检验人员外,还需医师、护士、患者的参与和配合,因此要采取必要的措施控制影响质量的因素。

(一)患者准备

1. 生物学因素的影响 生物学因素包括昼夜节律、情绪、年龄、性别、种族、妊娠、季节、海拔高度等均可引起体内部分物质的含量发生变化。

2. 生活习性 包括饮食、饥饿、运动、吸烟、饮酒、饮茶和咖啡等。不同的生活习性可对检验项目的结果产生影响,所以患者须在采样前做相应的准备。

3. 药物的影响 几乎所有药物都会对患者的某些检测项目产生影响。主要通过以下途径影响测定结果:①通过对反应系统待测成分物理性质的影响而干扰测定结果;②通过参与检验方法的化学反应而影响检验结果;③通过影响机体组织器官的生理功能和(或)细胞活动中的物质代谢而影响检验结果。

(二)标本的采集

1. 采集时间 ①空腹标本:一般指空腹8h后采集的标本;②随时或急诊标本:指无时间限制或无法规定时间而必须采集的标本,被检者一般无法进行准备;③特殊采样时间:即指定采集时间的标本,根据不同的检测要求有不同的指定时间,例如餐后血糖的检测。

2. 采样量 合适或准确的采样量是检验质量的保证。如采样量过少,不能满足检验要求,无法进行必要的复查,无法进行确证试验,无法进行标本溯源和回顾性分析,部分实验阳性率降低;部分试验则要求样本量十分准确,否则无法进行实验室间的平行比对。

3. 标本采集时需注意采取具代表性的标本,正确应用抗凝剂,避免溶血与容器污染,防止过失性采样。

4. 采血方式对检测结果的影响 采血时间、体位、止血带的使用、采血部位和输液都会影响测试结果。止血带的松紧会造成血液某些成分的变化,甚至引起溶血,因此应在止血带使用后1分钟内采血,见回血后要立即松开。尽可能避免在输液过程中采血,尤其不能在输液的肢体采血。输液不仅使血液被稀释,而且输入液体的成分会严重干扰测试结果。

(三)标本前处理

当标本进入实验室后,从标本签收到上机检测前这一过程称为实验室内标本前处理,包括:标本的签收、标本的分类整理、编号、核对标本及申请、患者信息登录、标本离心、血清分离等。建立标本的处理标准化操作规程进行接收、核查和处理标本。避免标本处理过程中造成破损、污染、溶血、标签丢失等。规定适的标本处理时限,选择适合的离心力和离心时间,适合的水浴时间和温度等,避免实验室人为因素造成的标本状态改变。

(四)标本的传送和保存

采集标本后,应尽量减少运输和储存时间,及时处理与检验。

1. 标本传送 在标本传送工作中不应患者自己送样。对负责标本传送的人员,医院(尤其是临床实验室)应对其进行业务培训,内容包括各种检验标本的来源,标本传送的要求,标本采集合格与否的判断,送检标本的生物危险性及其防护等。传运时间越短越好。在标本传送过程中应密闭、防震、防漏、防污染、避光和保温。要记录收到标本的日期和时间、送检人和接收人。

2. 标本保存 对不能在规定时限及时检验标本的保存,必须对标本进行预处理或以适当方式保存。应密闭、冷藏、避光、直立,或分离血清或血浆保存。

(五)不合格标本的拒收标准及处理办法

1. 标本拒收标准 ①标本标签信息与检验申请单信息不一致;②标本量不准确,标本量太少不足以完成检验目的所要求的检测、未按规定要求留取标本、凝血检验标本量过多或过少；③抗凝标本凝固；④标本容器破损，标本流失或受污染；⑤采集时间或接收时间超出规定时间等。

2. 对不合格标本的处理 及时与送检部门相关人员联系，建议其重新核实或重新取样；对特殊标本或再次取样确有困难则可与临床医生协商进行部分内容的检验，但须在检验报告上注明标本不合格原因，标明对检验结果的影响；登记不合格标本原因并定期进行统计分析，持续改进工作，确保标本质量。

三、分析后的质量控制

分析后阶段是指患者标本分析后检验结果的发出直至临床应用这一阶段。分析后过程包括系统评审，规范格式和解释，授权发布、报告结果和传送结果。

（一）检验结果的审核和报告

检验结果报告是临床实验室工作的最终产品，检验结果的正确和及时发出是分析后程序的质量保证工作的核心。

1. 结果的审核与发出 检验结果的审核与签发是检验结束后必须做的首要事情，也是检验报告发出前的最后一环节。因此，必须严格审核发放检验报告单，以保证发出的检验结果"完整、准确、及时、有效"。

（1）建立相关制度：①报告单签发审核制度；②异常检验结果的复核或复查制度；③特殊项目的检验报告制度；④急诊和危急值紧急报告制度。某些检验结果出现明显异常时（过高或过低），可能危及患者生命的检验数值称为危急值。此时，临床实验室必须迅速将结果报告给临床医生，危急值项目的制定由各医疗机构根据实际情况确定。要建立信息监控系统自动识别"危急值"或"特殊结果"，及时发出警告。

（2）正确判断检验结果并发出检验报告，综合室内质控、室间质评和临床反馈进行评估，保证发出的检验报告准确。

2. 检验结果审核者 临床实验室主任授权经验丰富，技术水平和业务能力较高的人员负责检验报告的审核，审核者应对检验报告单的质量负责。

3. 数据的修改和权限 临床实验室应建立检验数据管理制度，所有检验报告和原始记录应归档保存，检验结果数据、质控和能力验证记录至少要保存 2 年，仪器维修和状态记录要保留到仪器使用终身。实验室信息系统数据拷贝至少要 3 份并保存在不同地方。以防各种灾难性事件带来巨大损失，也便于日后查找核对。由于各种原因导致检验仪器出现错误的检测结果，由操作人员进行修改，并报告该项结果的签发人员，征得其同意后，将修正后的内容，输入检验结果报告中，经报告签发者签字后发出。

4. 检验报告单的发放和管理 应建立检验报告单发放及管理制度，明确发放程序与责任，规定各种检验报告时间，规定检验报告单领取签收，急诊检验报告和危急值的报告方式和途径，要保护患者的隐私权。

5. 检验结果的查询 易于随时检索，完全复现，保护数据和存储媒介，防止非法使用。在规定适合时限和地点，患者和实验室数据可在线检索查询和打印。

（二）分析后标本的储存

检验后标本储存应首先建立标本储存的规章制度，专人专管，敏感或重要标本可加锁重点保管;其次在标本保存前要进行必要的分类和处理,密闭、冷藏、避光、分离血清、添加防腐剂等;再次,应做好标本和标识并有规律存放,将标本的原始标识一并保存。最后,对保存标本要定期清除以减少不必要的资源消耗。通常一般临床生化检验血液标本放在 $4 \sim 8℃$ 冰箱保存,保存不应超过一周为宜,注意标本的生物安全和无公害化处理。

（三）检验结果的解释和咨询服务

临床检验工作者应全方位地面向临床医师和患者提供检验医学咨询服务,通过检验咨询服务可充分发挥检验医学在疾病诊治中的巨大作用。除诊断性报告外,由于对患者临床病情全面了解不足,不要轻易做出确定诊断的答复,更不要轻易提供治疗意见。应注意"窗口期"(window phase)的问题。

正确的抱怨处理可以帮助检验人员查找导致质量问题的原因或影响因素,在整改的过程中不断积累经验,从而持续改进和提高检验质量。

实验室与临床科室的信息沟通在分析后的质量保证中具有重要作用。可以通过电话联系、召开检验临床对话会、或者是全院性的工作会议、检验医学专题讲座、编印检验信息发放到临床科室、检验人员参与临床查房或会诊、通过医院信息管理系统(HIS)在网上进行实验室与临床的沟通。

第二节　室内质量控制

室内质量控制(internal quality control,IQC)是实验室的工作人员采用一系列统计学的方法,连续地评价本实验室测定工作的可靠程度,判断检验报告能否发出,以及排除影响质量因素的过程。

一、质　控　品

质控品(control material)是保证做好质控工作的重要物质基础,各实验室应根据不同的检测对象,选择适当的质控品。

（一）质控品的种类

常用的质控品包括人源性或动物源性的血清或血清模拟物、全血或全血模拟物、体液或体液的模拟物、标准菌株等。质控品的形态可以是液体、冰冻、冻干粉等多种形式,通常包装于小瓶中供方便使用。

（二）质控品的特性

1. 基质与基质效应　对某一分析物进行检测时,处于该分析物周围的其他成分就是该分析物的基体或基质(matrix)。这些基质成分的存在对分析物检测时的影响称为基质效应(matrix effects)。理想的质控品最好和常规待检标本具有相同的基体状态,临床生化检验的质控品最好选用人源性血清作为基体的质控品。

2. 稳定性　质控品最重要的性能指标之一。不同基质的质控品稳定期各不相同,选用稳定期越长越好。

3. 瓶间差　只有将瓶间差异控制到最小,检测结果间的变异才可最大程度地反映日常检验操作的不精密度。对冻干质控品复溶操作要严加控制,注意复溶操作的标准化,操作的可重复性,复溶条件尽可能相同。制定出质控品开瓶(或复溶)后的最长使用时限。

4. 定值和非定值质控品 定值质控品标示的预期范围,只说明测定值落在预期范围内,说明质控品是好的,没有变质或失效等情况发生,千万不能将预期范围误认为是控制的允许范围。即使用户的均值和公司提供的均值相似或接近,也不能证明用户检测结果准确;不相似也不能说明用户的准确度有问题。其实,非定值质控品的质量和定值质控品的质量是一样的,只是生产厂商没有邀请具有实力的多家实验室对各项目进行检测和定值而已。用户都必须在自己的检测系统中通过累积重新确定均值和标准差,并在日常的质量控制工作中加以使用。

5. 分析物水平 在选择质控品水平时,应考虑以下内容:两个或多个水平的质控品、浓度(水平)的分布要足够宽、重要项目最好在医学决定水平附近有质控品进行监控,或者在参考区间上下限附近设置有质控品。

(三)质控品的正确使用与保存

合格的质控品是质量控制工作的基础,在实际使用和保存过程中,必须注意以下问题:严格按质控品说明书的规定使用与保存;复溶使用正确的溶剂;复溶溶剂的量要准确,保证操作的可重复性;复溶时应轻摇使内容物完全均匀溶解;质控品的测定条件应与患者标本相同。

二、质控图的选择和应用

(一)质控图的概述

1. 定义 质控图是质量控制图的简称,是针对检验过程质量加以设计、记录,进而评估检验过程是否处于控制状态的统计图。如图19-1所示,质控图上一般应标有中心线、上控制界限和下控制界限共计三条线,这三条线统称为控制线。

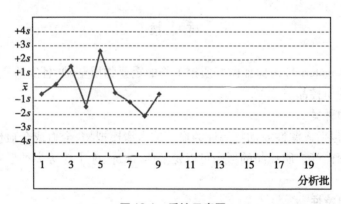

图 19-1 质控示意图

2. 功能 质控图作用是预防性的,作出及时警告。评估一个过程的稳定性,当过程发生质量异常波动时,必须对过程进行调整,消除异常因素的影响,确认某一过程改进的效果。

3. 分类 常用的有:Levey-Jennings 质控图、Westgard 质控图、Z-分数图、Youden 图、Monica 图等,可根据需要选择使用,下面将介绍常用的几种质控图。

(二)Levey-Jennings 质控图

Levey-Jennings 图是临床实验室最常用的质控图,也叫常规质控图、$\bar{x} \pm s$ 质控图或单值质控图。

图 19-2 为 Levey-Jennings 质控图的示意图。其中 X 轴为质控分析批次,Y 轴为控制物的浓度。图中的控制限包括:$\bar{x}$、$\bar{x} \pm 1s$、$\bar{x} \pm 2s$ 和 $\bar{x} \pm 3s$。为了使用方便,可用颜色对控制限加以区分,常用颜色为:$\bar{x}$ 为绿色、$\bar{x} \pm 1s$ 为蓝色、$\bar{x} \pm Ss$ 为黄色、$\bar{x} \pm 3s$ 为红色。

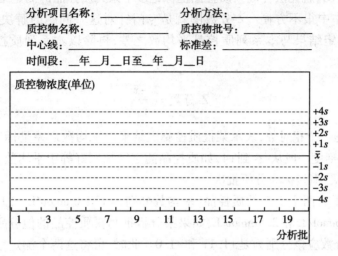

图 19-2　Levey-Jennings 质控图

质控图中心线和标准差的确立　质控图的中心线对应于质控品测定结果的平均数。中心线和标准差必须由实验室使用自己的检测系统对质控品进行检测和确定。各实验室应使用本室现行的测定方法,对新批号的质控品的各个测定项目自行确定均值和控制限。

（1）稳定性较长的质控品:对于稳定性较长的新批号质控品,应与即将用完的旧批号质控品一起平行测定一段时间。根据 20 次或更多独立批次获得的至少 20 个结果,剔除离群值（$\pm 3s$ 外的测定结果）后计算出平均数作为质控图的暂定中心线,计算出标准差作为质控图的暂定标准差;以此作为下月质控图的中心线和控制限进行室内质控工作,当第二个月结束后,将该月同批号所有在控结果与前 20 次测定结果累积在一起,重新计算平均数和标准差作为第三个月的质控图中心线和标准差,重复前述操作 3~5 个月后,将最初 20 个测定结果和前 3~5 个月的在控数据累积在一起,计算出中心线和标准差,作为质控图的常规中心线和标准差。对个别在有效期内浓度水平不断变化的项目,可以适当调整质控图的中心线。这种中心线和标准差的确立方法常用于定量项目,适用于长效期质控品。

（2）稳定性较短的质控品:对于稳定期较短的质控品,则需在 3~4d 内,每天分析同一水平的质控品 3~4 瓶,每瓶重复测定 2~3 次。至少收集 20 个数据,剔除离群值后（$\pm 3s$ 外的测定结果）计算出平均数作为质控图的中心线,根据上批次的变异系数和本批次的平均数计算出标准差用于质控图。这种中心线和标准差的确立方法常用于血细胞分析。

质控图的控制限通常是标准差的倍数,但控制限的设定通常需要根据所采用的质控规则来决定。

（三）Westgard 质控图

Westgard 质控图的制作方法和图形与 Levey-Jennings 质控图非常相似,只是用于判断的质控规则略有不同:Westgard 质控图运用"多个"质控规则,Levey-Jennings 质控图则往往运用"单个"质控规则。详见后面质控规则部分。

（四）Z-分数图

为了保证不同浓度水平的患者标本结果可靠,实验室一般会使用不同浓度水平的多个质控品进行质量控制。由于不同浓度水平的质控品的中心线（平均数）和标准差不同,如果使用 Levey-Jennings 质控图,就无法在同一质控图上标记多个系列质控品的测定结果,需使用多个质控图,这在实际工作中很不方便。Z-分数图就是专门针对这一问题的解决方案。所谓"Z-分数",是指质控品测定结果与本系列质控品平均数之差,再除以本系列质控品的标准差而得到,即:

$$Z\text{-分数} = \frac{x_i - \bar{x}}{s}$$

可见,Z-分数是一个相对数,表示某批质控测定结果与平均数之差是标准差的多少倍。Z-分数控制图纵坐标刻度一般从-4 到+4,如质控品测定结果刚好等于平均数,此时 Z-分数为 0,以±1、±2、±3 为界限,横坐标为分析批次。

例如,某钠离子有两个水平的质控品,平均数分别为 120.0mmol/L 和 148.5mmol/L,累积标准差分别为 1.8mmol/L 和 2.5mmol/L,如果某分析批测得质控品的值分别为 122mmol/L 和 146mmol/L,则 Z-分数应该分别为是+1.11 和-1.0。此时,可将这两个测定结果转换为 Z-分数描在 Z-分数控制图上。如图 19-3 所示。

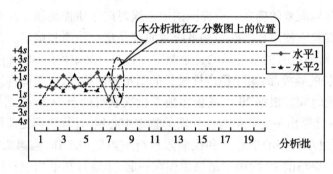

图 19-3 Z 分数质控图

三、常用质量控制规则

控制规则是解释质控数据和判断分析批是否在控的标准,常以符号 A_L 表示。其中 A 是超过某控制界限的质控测定结果的个数,L 是控制界限。例如,1_{2s} 表示的含义是:有 1 个质控测定结果超过 2s,在这里 A=1,L=2s。

（一）常用质控规则的符号和含义

1. 1_{2s} 1 个质控测定结果超过 $\bar{x}+2s$ 或 $\bar{x}-2s$ 控制限,一般用作"警告"规则,并启动其他规则进一步检验质控数据是否在控,见图 19-4。

2. 1_{3s} 1 个质控测定结果超过 $\bar{x}+3s$ 或 $\bar{x}-3s$ 控制限,由于超过±3s 是小概率事件,因此常用作失控规则,此规则对随机误差敏感,见图 19-5。

3. 2_{2s} 2 个连续的质控测定结果同时超过 $\bar{x}+2s$ 或 $\bar{x}-2s$ 控制限,由于连续同时超过±2s 是

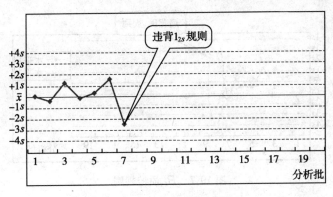

图 19-4 1$_{2s}$质控规则

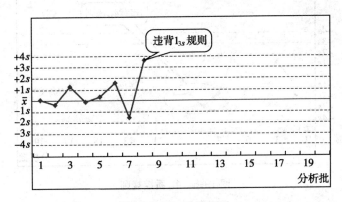

图 19-5 1$_{3s}$质控规则

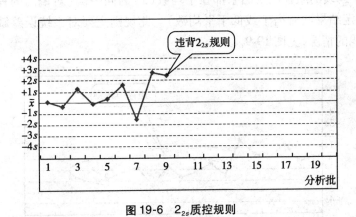

图 19-6 2$_{2s}$质控规则

小概率事件,因此常用作失控规则,此规则主要对系统误差敏感,图 19-6 显示第 9 分析批违背了 2$_{2s}$规则。

4. R_{4s} 该规则是指同一分析批中两水平的质控测定结果,其中一个结果超过 $\bar{x}+2s$,另一个结果超过 $\bar{x}-2s$,这也是统计学中的小概率事件,常用作失控规则,此规则主要对随机误差敏感,见图 19-7。

5. 4$_{1s}$ 4 个连续的质控测定结果同时超过 $\bar{x}+1s$ 或 $\bar{x}-1s$,此规则主要对系统误差敏感,用于发现检测系统偏离中心线的情况,见图 19-8。

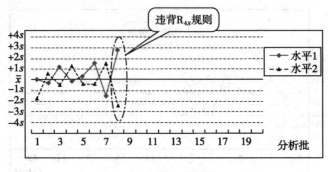

图 19-7 R_{4s} 质控规则

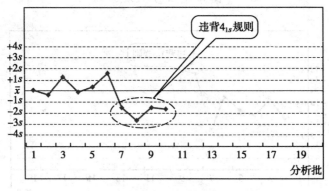

图 19-8 4_{1s} 质控规则

6. $10_{\bar{x}}$ 10 个连续的质控测定结果都在平均数($\bar{x}$)的同一侧(对偏离的程度没有限制,但必须连续 10 个测定结果同时高于或低于平均数)。此规则主要对系统误差敏感,用于发现检测系统偏离中心线的情况,见图 19-9。

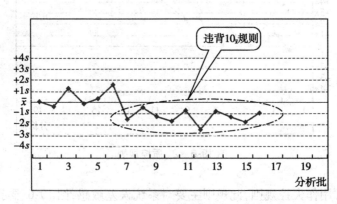

图 19-9 10_x 质控规则

除此之外,还有 $6_{\bar{x}}$、$8_{\bar{x}}$、$9_{\bar{x}}$、$12_{\bar{x}}$ 等规则,其含义可以根据 $10_{\bar{x}}$ 类推。

7. 7_T 7 个连续的质控测定值呈现出向同一方向(渐进性升高或下降)变化的趋势,见图 19-10。这往往是由于该检测系统中有一个或多个因素发生渐进性改变造成的,比如:试剂的挥发、吸水、沉淀析出,质控品缓慢变质,光路逐渐老化等。而校准品和试剂的批号更换等操作一般不造成这种渐进性改变。

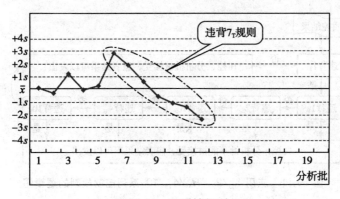

图 19-10 7_T 质控规则

（二）Levey-Jennings 质控规则

临床检验中最简单和较常用的是 Levey-Jennings 质控方法,该法的主要质控规则为单独的 1_{3s} 或 1_{2s},简单易行。较早的 Levey-Jennings 质控图是单值质控图,仅使用 1 个质控品,此时以 1_{2s} 为失控规则,只要有质控结果超出 $\bar{x}+2s$ 或 $\bar{x}-2s$,就定为失控。如果使用 2 个质控品,则以 1_{3s} 为失控规则,即只要有质控结果超过 $\bar{x}+3s$ 或 $\bar{x}-3s$,就定为失控。从概率的角度理解,如果仅仅以 $\bar{x}+2s$ 或 $\bar{x}-2s$ 为失控限,虽然能提高误差的检出概率,但误判的机会加大,会出现较多的假失控,阻碍常规工作的开展;如果仅仅以超过 $\bar{x}+3s$ 或 $\bar{x}-3s$ 为失控限,对误差识别的灵敏度又不够。可见,较早意义上的 Levey-Jennings 质控规则显得比较简单和粗糙,在灵敏度方面存在过严或过松的两种不合理现象。

（三）Westgard 质控多规则

Westgard 于 20 世纪 80 年代提出的多规则程序是充分利用各个规则的特性,将它们组合起来,以计算机作为逻辑检索,以此提高控制效率。Westgard 多规则要求受控项目每次最好使用 2 个水平的质控品(1 个水平也可以,但误差检出的敏感性下降)。Westgard 多规则推荐使用 6 个质控规则,即:1_{2s}、1_{3s}、2_{2s}、R_{4s}、4_{1s}、$10_{\bar{x}}$,其含义和解释与前面提及的相同,一般表达为:$1_{2s}/1_{3s}/2_{2s}/R_{4s}/4_{1s}/10_{\bar{x}}$。

Westgard 多规则对 6 个质控规则的用途有较明确的规定,其中 1_{2s} 被认为是警告规则,当有 1 个质控结果超出 $\bar{x}+2s$ 或 $\bar{x}-2s$ 时,警示本批次检验结果可能有问题,但不能肯定是否失控,此时需要启动其他规则进一步分析判断;对于 4_{1s} 和 $10_{\bar{x}}$,Westgard 多规则认为是系统误差的表现,应该判定为失控。该体系认为,1_{3s} 或 R_{4s} 规则常常检出随机误差,2_{2s}、4_{1s}、$10_{\bar{x}}$ 规则常常检出系统误差,当系统误差非常大时,也可由 1_{3s} 或多个 1_{3s} 规则检出。

图 19-11 显示了应用 Westgard 多规则进行检索逻辑的方法和步骤。1_{2s} 规则作为警告规则,是启动其他质控规则来检查控制数据的基础。如果没有质控结果超过 $\bar{x}+2s$ 或 $\bar{x}-2s$ 控制限,则判断该批次分析在控,可发出患者报告;如果一个质控结果在 $\bar{x}+2s$ 或 $\bar{x}-2s$ 控制限之外,应依次启动 1_{3s}、2_{2s}、R_{4s}、4_{1s} 和 $10_{\bar{x}}$ 规则进一步判断质控数据是否在控,如果均没有违背这些规则,则判断该批次分析在控;如果违背 1_{3s}、2_{2s}、R_{4s}、4_{1s} 和 $10_{\bar{x}}$ 中的任一规则,则判断该批次分析失控,患者的检测结果不可发出,并根据违背规则的情况初步推断误差的类型(随机误差或偶然误差)。

（四）修改后的多规则质控方法

Westgard 多规则($1_{2s}/1_{3s}/2_{2s}/R_{4s}/4_{1s}/10_{\bar{x}}$)联合使用多个规则对质控图进行判断,这种组合

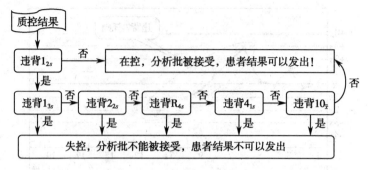

图 19-11 应用 $1_{3s}/2_{2s}/R_{4s}/4_{1s}/10_{\bar{x}}$ 系列控制规则的逻辑图

对随机误差和系统误差的检出均较敏感,有效地提高了误差的检出概率,是非常有用的控制方法。为了改善它们在实际工作中的可操作性,可适当改变各质控判断规则在其中的具体用途,甚至可以排除一些质控判断规则。比如:目前大部分实验室将 4_{1s} 和 $10_{\bar{x}}$ 规则修改为警告规则,用于启动预防性维护过程,这样大大增强了它的实用性和可操作性。修改后的逻辑检索和方法见图 19-12。

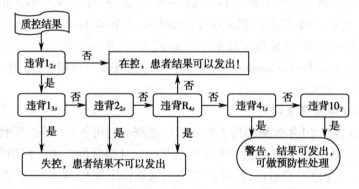

图 19-12 修改的 $1_{3s}/2_{2s}/R_{4s}/4_{1s}/10_{\bar{x}}$ 多规则方法

(五)质控方法性能评价指标

理想情况下,我们期望所用的质控规则及组合能完全正确地识别"真失控",不误报"假失控"。但实际情况是,任何质控规则及组合都存在不同程度的"假失控"或"假在控"。

1. 误差检出概率 误差检出概率(probability for error detection,Ped)是指常规分析中分析误差发生时,质控规则及组合能有效发现或检出的概率,相当于临床诊断试验的灵敏度。理想的质量控制方法 Ped 应为 1.00,即可以 100% 地检出有误差的分析批次,在临床检验质量控制的实际操作中,Ped 在 90% ~99% 之间一般认为是可以接受的。

2. 假失控概率 当分析过程正确进行时,除了方法的固有误差外,在没有其他误差加入的情况下,如果质量控制规则判断为失控,称为"假失控",假失控出现的可能性称为假失控概率(probability for false rejection,Pfr)。这相当于临床诊断试验的特异性。理想的质量控制方法 Pfr 应为 0,即所选质控规则对无误差分析批次均判定为在控。在临床检验质量控制的实际工作中,小于 5% 的假失控概率是可以接受的。

3. 临床检验质量控制方法评价和设计的工具有:功效函数图法、操作过程规范(OPSpecs)图法、六西格玛质量控制等。临床实验室应根据实验室不同检测项目的性能,借助合适的评价和设计工具,选用合适的质量控制规则。

各实验室应充分了解和熟悉各质控规则的特性,结合行业标准和实验室自身对质量控制的要求,设计出本实验室的质量控制方法,持续提高检验质量,在不断修正质量控制方法的基础上,提升质量控制效率。

四、失控后的处理

(一)失控处理的工作流程

实验室以自己制定的质控规则和方法为依据,判断质控结果是否在控。当发现质控结果违背控制规则时,应按照自己实验室制定的质控失控处理流程进行处理。一般失控处理流程包括以下主要内容:

1. 立即停止该分析批次报告的审核、发布和打印。

2. 查找分析失控原因,根据违背的质控规则大致判断误差来源和类型,有针对性地处理。

3. 处理后再次做质控验证,直至质控结果在控为止。

4. 填写失控及处理记录表,交专业组组长(或预先指定高年资工作人员)审核、签字。

5. 审核者查验处理流程和结果,对处理方式和最终结果进行签字确认。

6. 由审核者决定是否发出与失控同批次的患者检验报告。

7. 由审核者决定是否收回失控发现前已发出的患者检验报告,以及是否根据随机原则挑选出一定比例的失控前患者标本进行重新测定和验证,并根据既定标准判断失控前测定结果是否可接受,对失控做出恰当的判断。

(二)失控原因分析

失控信号的出现受多种因素的影响,这些因素包括:操作失误、试剂、校准物、质控品失效、水电等供应不符合要求,仪器维护不良以及采用的控制规则、控制限范围、一次测定的质控标本数不当等。失控原因分析过程包括:

1. 仔细查看质控图上质控数据点的分布,分析所违背的质控规则,大致确定误差的类型,区分是随机误差还是系统误差。分析时应注意不同的质控规则对不同的误差类型的敏感性不同。

2. 建立常见失控原因与误差类型的联系,由于随机误差和系统误差往往由不同的原因引起,因此在确定误差类型后就较易分析出误差的来源。

3. 分析系统的新进改变与失控之间的关系,在确定误差类型之后,还应仔细分析失控前整个检测系统的某些改变是否是引起失控的原因。

4. 对于大型自动分析仪器,应分析在室内质控失控之前有无改变分析系统的完整性。

5. 对于手工操作介入较多项目,应认真回顾操作的全过程,有无更换操作人员、有无定时定量方面的错误、有无计算方面的失误,排除人为因素后,分析是否存在校准品、试剂、比色计等方面的原因。

(三)失控处理的常见措施与意义

在分析出失控原因的基础上,有针对性地采取一些处理措施,并在处理后再次测定质控品加以验证。常见的处理措施和主要意义如下:

1. 重新测定同一质控品,排除偶然误差。

2. 新开质控品,重测失控项目,排除质控品是否失效。

3. 更换试剂,重测失控项目,排除试剂是否失效。

4. 进行仪器维护,重测失控项目,排除仪器原因。

5. 重新校准,校准后重测质控品加以验证,可以解决系统漂移的问题;必要时也可以新开瓶校准品,以排除校准品变质。

6. 如果实验室用尽常规手段,仍然无法纠正失控,请求技术支持。

五、室内质量控制的数据管理

临床生化检验室内质量控制是长期的日常工作,每天都会产生大量的质控数据,这既是每日室内质量控制工作的记录性文件,也是日后向服务对象提供质量保障措施的证明性文件。因此,在周期性小结和分析之后,应该作为实验室十分重要的质量证据予以妥善保存。

(一)每月室内质控数据统计处理

临床生化实验室应统计当月各测定项目原始质控数据的平均数、标准差和变异系数,剔除失控数据后,当月各测定项目的平均数、标准差和变异系数,在新批号长效质控品投入使用前 3~5 个月,还应计算当月及以前各测定项目所有在控数据的累积平均数、标准差和变异系数。

(二)每月室内质控数据的保存

实验室应保留当月所有项目原始质控数据、当月所有项目的质控图、上述所有计算的数据、当月的失控处理记录表、每台分析仪器的全月质控小结,质控数据和资料应保存至少 2 年。

(三)每月上报的质控数据图表

每月应将本月的所有质控数据汇总整理,将当月所有测定项目质控数据汇总表和所有测定项目全月的失控情况汇总表上报实验室负责人。

(四)室内质控数据的周期性评价

每月质控工作结束后,要对全月室内质控数据的平均数、标准差、变异系数及累积平均数、累积标准差进行评价。必要时可以对控制图的中心线、标准差或质控限进行微调,或对控制方法重新进行设计,以期符合持续质量改进的原则。

第三节　室间质量评价

室间质量评价又称外部质量评价(external quality assessment,EQA),是多家实验室分析同一样本,由外部独立机构收集和反馈实验室测定结果,并以此评价实验室对某类或某些检验项目的检测能力,因此,室间质量评价也称为能力验证(proficiency test,PT)。能力验证指南中对能力验证的定义:利用实验室间的比对,判定实验室的校准、检测能力或检查机构的检测能力的活动。

一、室间质量评价的作用

（一）评价实验室的检测能力

室间质量评价报告可以帮助实验室管理人员和技术人员正确判断本实验室的检测能力，哪些差异在可以接受的范围内，哪些差异不可以接受；室间质量评价报告还能说明参评实验室在相同条件下（相同系统，或相同分析原理）其结果所处的位置，及时发现本实验室与总体检测水平的差异，客观地反映出该实验室的检测能力。

（二）发现问题并采取相应的改进措施

如果本实验室的检测结果与靶值或公认值存在显著差异，甚至没有通过室间质量评价，则表明本实验室的检测系统可能存在问题，因而需要认真分析原因，找出可能存在的问题并有针对性地采取改进措施。常见的原因包括：①检测仪器未经校准并缺乏周期性维护；②未建立该项目的室内质控或室内质量控制不佳；③试剂质量不稳定，或试剂批间差较大；④实验人员的能力不能满足实验要求，常见于形态学方面的经验欠缺；⑤上报检测结果计算或抄写错误，如某些项目本室的惯用单位与质评回报要求的单位不同，存在数量级上的差异等；⑥室间质评的样品保存、运输，以及分析前的处理不当；室间质评样品本身质存在质量问题，或公认值有误等。

（三）为实验室改进实验方法提供参考

当实验室在选用新的实验方法或选购新仪器，以及拟改变实验方法时，可以从室间质评总体信息中找到参考依据。通过分析室间质评不同方法、仪器、试剂的统计资料，可以帮助实验室选择到更适合于本实验室要求的实验方法和（或）仪器。在选择新的检测系统时，可重点参考室间质量评价的相关统计资料：①选择多数实验室在用的检测系统；②选择主流检测系统，或者按检测系统统计结果时，平均值与主流检测系统平均值的差异较小的检测系统；③调查了解不同实验室检测系统的区别和性能特征。

（四）确定重点投入和培训需求

室间质量评价报告可以帮助实验室确定哪部分检测项目或亚专业需要重点关注，加强培训和考核工作。如某一亚专业组或者某一分析仪器在室间质量评价活动中多次成绩不理想，问题较多，这就需要实验室管理者予以更多的关注和投入，有针对性地加强对实验人员的培训，尽快提升人员素质，提高检验质量。

（五）实验室质量保证的客观证据

室间质量评价结果可以作为实验室质量稳定与否的客观证据，在医患纠纷和医疗事故处理中，实验室可以将参加室间质量评价计划作为本实验室的质量保证的依据，并以获得满意的成绩来证明实验室检测系统的准确性和可靠性。即使某次室间质评成绩不理想，只要实验室认真查找问题，采取改进措施并加以记录，也可在举证时作为检验质量保证的有利证据。

（六）支持实验室认可

在实验室认可活动中，室间质量评价及成绩越来越受到认可组织的重视，是实验室认可活动中重要的参考依据，如 ISO15199 认可准则（医学实验室质量与能力认可准则）就对实验室间比对提出了明确要求，其中室间质量评价就是最重要的实验室室间比对方式之一。室间质量评价成绩之所以受到认可组织的重视，一方面是因为它可以反映实验室是否胜任从事拟认可项目检测的能力,另一方面是在实验室认可评审现场,评审技术专家受评审时间等方面的限制,往往借助室间质量评价结果考察检测系统的准确性和可靠性。

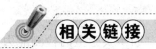
相关链接

实验室认可

实验室认可是指经授权的认可机构对实验室的管理能力和技术能力按照约定的标准进行评价,并将评价结果向社会公告并正式承认其能力的活动,以表明经认可的实验室具有从事特定任务的能力。其意义在于提高医学实验室质量管理和技术水平、提高医学实验室的信誉、促进国际间的交流、为能力评估和认可提供参考。

对于医学实验室开展的认可活动是依据 ISO15189《医学实验室质量和能力的专用要求》。美国病理学家协会(College of American Pathologists,CAP)的实验室认可计划(Laboratory Accreditation Program,LAP)作为一个权威的认可模式在全球也被临床实验室所采用。

中国合格评定国家认可委员会(China National Accreditation Service for Conformity Assessment CNAS)2007 年正式发表了 CNAS-CL02《医学实验室质量和能力认可准则》,即针对医学实验室质量和能力认可的专用要求,申请认可的单位可根据客户的要求和自身的需要自愿决定自身采用的准则。

我国实验室认可原则是:自愿申请、非歧视原则、专家评审和国家认可原则。认可过程可分为申请认可阶段、受理阶段、评审阶段、推荐阶段、资料上报阶段、批准发证阶段。

(七)增加实验室内部和实验室用户的信心

室间质量评价成绩可以客观反映实验室检测能力,满意的室间质量评价成绩不仅可以树立实验室管理者和技术人员的信心,还可以鼓励实验室的用户,即医生和患者充分利用实验室提供的检测信息帮助临床诊断和治疗。在实际使用中应注意,单次室间质量评价的成绩可能存在一定的局限性,可以利用多次室间质评的结果客观分析实验室的检测水平。

(八)实验室质量保证的外部监督工具

美国国会 1988 年通过的《临床实验室改进法案修正案》规定,未能获得满意室间质量评价成绩的实验室,要追踪检查,甚至责令实验室暂停该检测项目。我国目前尚无类似的法律法规,但室间质量评价成绩仍可作为各级管理部门对实验室质量实施监督的重要工具。

(九)室间质评的局限性

室间质量评价虽然有诸多重要作用,但也有其局限性,因为其属于回顾性分析,仅描述实验室分析过程,不能反映分析前和分析后存在的问题;一些人为的因素也可能导致室间质评结果的不真实。如某些参评实验室为了取得较好的室间质评成绩,检测时没有按照常规样本的处理流程,而是挑选高年资的实验人员、专门维护并校准检测系统、或采用多次检测求均值的方式来完成室间质量评价。因此,在这种情况下的室间质评成绩不能真实地反映实验室的常规检测能力。此外,方法学、技术能力、上报时录入错误和质控品等存在的问题都可以导致室间质量评价的结果不满意或失败。

二、室间质量评价的类型

室间质量评价的类型因分类标准不同而不同,通常可以将室间质量评价计划分为以下:实验室间检测计划、已知值计划、分割样品检测计划、定性计划和部分过程计划。在我国,原卫生部临床检验中心和各省市临床检验中心组织的室间质量评价多属于实验室间检测计划或已知值计划。

(一)实验室间检测计划

实验室间检测计划是由组织者准备质控品,同时分发给参与室间质评计划的实验室进行检测,实验室在规定时间内检测后将结果回报给组织机构,通过与靶值或公议值比较,确定本实验室该项检测结果与其他实验室结果的异同。每次比对中组织者提供给参加者的质控品必须数量充足,各瓶间无差异或差异极小,当出现不满意结果时才能排除质控品的原因。卫生主管部门、实验室认可机构等在判定实验室的检测能力时,通常采用该类型的实验室间检测计划。

(二)已知值计划

已知值计划是指组织者将经过参考实验室定值的检测物品发放给参与室间质评的其他实验室,并将各实验室的测定结果与参考实验室的定值进行比对。被检测物品通常是新鲜血、质控品或参考物质。如卫生部老年医学研究所研制的胆固醇参考物质可以用作已知值计划的实施。这样的能力验证实验往往不需要太多的实验室参与。

(三)分割样品检测计划

分割样品计划是指将样品分成两份或几份,每个检测系统或实验室分析其中的一份。与实验室间检测计划不同,分割样品检测计划主要用于少数实验室间的比对,或大型医院内各分院检验科之间的比对;或实验室内部,检测同一项目的多个检测系统间比对,如实验室内多个生化分析系统间的比对。由于参加比对的实验室和检测系统较少,往往采用不含任何添加剂的新鲜血作为样品。这种计划可识别参与实验室或不同检测系统间检验结果的不一致。

此类计划需要保留足够的剩余样品,当参与实验室或检测系统间发现较大差异时,应将剩余留存样品交由其他实验室做进一步的分析和确认。在该计划中如某个实验室由于使用了参考方法或更为先进的设备,或某个检测系统参与了全球在线的质量控制体系并获得满意结果,则可以认为该实验室或该检测系统的结果是在较高的技术水平或较可靠的检测系统条件下获得,因而可选作参考区间使用。

三、室间质量评价样品的检测

实验室在收到室间质评样品后,应按要求将样品保存在适宜的条件下。对于冻存的样品,在检测前应取出复温平衡足够的时间,需要复溶的样品,应该使用适当的溶剂和经校验的移液装置进行溶解,放置足够的时间使其充分溶解。参评实验室必须将室间质评样品与其患者样品在完全相同的条件下检测。在样品检测过程中,特别强调以下内容:

1. 室间质评样品必须使用实验室的常规检测流程和方法,由当日在岗的常规工作人员检测。实验室主任和样品检测人员必须在室间质评组织机构指定的文件上签字,确认室间质评的标本是按常规标本处理。

2. 实验室在检测室间质评样品的次数上必须与常规检测患者样品的次数一样,对于定量检测的项目,禁止多次测定上报平均值的做法。

3. 实验室在回报结果前,一定不能交流各实验室对质评样品的测定结果。实验室应有记录性文件证明回报的结果与实验室信息系统、分析仪上的原始结果一致,即应保证回报结果有逐级溯源性。

4. 实验室应独立分析室间质评样本,不能将室间质评样品或样品的一部分送到其他实验室分析。否则组织者有权宣布该实验室本次成绩为不合格。

5. 实验室进行室间质评样品检测时,必须将样品的处理、准备、检测、审核等每一步骤以及结果与报告文件化。实验室应该保存所有记录资料或复印件至少 2 年。

6. 要求只在检测患者标本的主要检测方法或系统上进行室间质评样品的检测,其余检测方法或系统可以通过实验室内部比对来保证检验结果的准确度和正确性。

四、室间质量评价的评价方法

(一)室间质量评价成绩的评价方式

1. 样本数和样本检测频率　对于临床生化定量检测项目,每次活动最好不少于 5 个样本,应涵盖高、中、低不同的浓度水平,每年在相同的时间间隔内最好有三次活动。

2. 分析项目的成绩计算　临床生化检验为定量项目,其成绩计算包括:

(1) 样品的定值:样品定值准确才能很好地评价和指导参与实验室的工作。目前室间质量评价的定值常用以下两种方法:①由参考实验室用参考方法对质评样品进行定值,以此作为靶值;②根据测定方法将所有参与室间质评活动的实验室结果进行分类统计,计算出总均值,反复剔除±3s 的离群值后再计算不同测定方法的均值作为该组方法的靶值。

(2) 偏倚评分方法:以测定结果偏离靶值的距离确定每一分析项目结果的正确性。即对每一个测定项目确定了靶值后,通过使用基于偏离靶值的百分偏倚的固定准则进行评价。这种评分方法目前在室间质量评价活动中较常采用。卫生部临床检验中心推荐使用的准则是美国 CLIA'88 中能力比对时对分析质量的要求,这些要求可在相关资料中查阅。如果某项目的测定结果距离靶值的百分偏倚在可接受的范围内,得分为 100 分,检测结果可接受,若超出可接受范围,则得分为 0,检测结果不可接受。

(3) 变异指数得分法(variance index score,VIS)评价成绩:是世界卫生组织推荐的评价方法,20 世纪在我国室间质量评价活动中广泛使用,现在很少使用,仅仅作为一个参考手段。

(二)室间质评计划的成绩要求

1. 以偏倚评分方法计算成绩,每次活动每个分析项目在可接受范围内的检测结果应该大于等于80% ,否则称为本次活动该分析项目室间质评成绩不满意。

2. 每次室间质评所有评价项目的总成绩需大于等于 80% 为可接受成绩,否则称为本次室间质评成绩不满意。

3. 在规定的回报时间内实验室未能将室间质评的结果回报给室间质评组织者,将定为不满意,室间质评成绩得分为 0。

4. 对同一分析项目,连续两次活动或连续三次活动中的两次未达到满意,则称为室间质量评价活动不成功。

5. 所有参与评价的项目连续两次活动或连续三次中的两次活动未达到满意的成绩则称为不成功的室间质量评价成绩。

6. 对于不满意的室间质量评价成绩,实验室必须及时查找原因并采取纠正措施,必要时进行培训并保留文件记录。文件记录必须保存 2 年以上。

五、分析原因、持续改进、提升检验质量

实验室偶尔会有不可接受或不满意的室间质评成绩,通过认真查找原因,可以发现参评实验室在标本处理、检测或结果报告过程中的不当;即使室间质评结果是可接受的,实验室也应注意分析结果有无趋势性变化。

(一)建立实验室内室间质评标准操作程序和记录性文件

室间质评样本需经储存、制备、检测和结果报告等环节,比患者标本需要经历更多的手工处理。当得到室间质评成绩时,距离测定时间已经较长,操作者可能已无法详细回忆具体的操作过程。因此,各实验室应该建立室间质评操作程序,每一操作步骤均按程序文件执行,并以文件的形式详细记录下来,这样才有利于随后的室间质评结果回顾性分析。同时,实验室应保留发送给室间质评组织者所有文件的复印件。室间质量评价应规定和记录下述内容:质评标本的接受、保存及复溶;检测人员、检测当日室内质控情况、检测结果在分析仪器或实验室信息系统中对应的样本号;结果的记录、审核和回报人员以及结果报告正确性的验证人员;对每次室间质评结果的总结,包括查找不合格项目、有趋势性改变或长期偏于靶值一侧项目的原因,已经采取的改进措施及效果验证等内容。

(二)分析研究室间质评结果

实验室在收到室间质评结果时,应详细系统地分析室间质量评价结果。当出现不合格室间质评项目,或潜在的质量安全隐患时,实验室应启动识别、理解和纠正已发现问题的特殊步骤和程序。

1. 收集和审核数据　应审核程序所规定的所有记录性文件:如仪器打印的原始结果,工作单和以电子形式储存的有关数据;处理或测试标本的各种记录,如质控记录,校准状况及仪器状态等的记录;抄写误差的检查及审核记录等。如可能,应重新分析留存标本。如果没有保留原样本或原样本保留缺乏稳定性,实验室可向室间质评组织者申请额外的相同批号的质控品,以确认错误的原因和改正效果。

2. 问题分类　实验室应对不可接受的室间质评项目进行原因分析,以便提出正确的改进措施,持续提高检验质量。对于连续几次所有测定结果均偏于靶值一侧,或有逐渐超出可接受范围趋势的项目,也应进行类似分析。常见的原因包括:

(1) 检测系统问题可以归纳为以下几方面:①仪器:初始功能不在可接受范围内(如温度未稳定,空白读数超范围等);仪器的定期维护保养不到位致偶然误差增多;仪器校准不正确;加样不准确或标本间携带污染严重;仪器管道堵塞等。②试剂:试剂过期或变质,刚换用新批号试剂未经评价即做室间质评标本等。③校准及校准品:校准物复溶或保存不恰当;校准物超出有效期;校准方式错误等。④检测方法:检测方法一般在检测灵敏度低限附近结果不稳定;质评标本的测定值超过线性范围等等。

（2）技术问题可进一步归纳为：①复溶室间质评物时温度、稀释液不正确，或手工移液/稀释不准确，或复溶后放置时间不符合规定；②当日室内质控失控未及时发现；或实验室内的质量质控品没有涵盖质评标本的测定结果的范围；质控数据在可接受限之内，但仍提示有明显的趋势或漂移未及时处理；不适当的质控界限/规则，未能及时检出失控。

（3）室间质评物的问题包括以下几大类：①基质效应：有些仪器/方法的性能会受到室间质评样本基质的影响，可能导致不及格的结果。因此，在条件允许的情况下，室间质评组织者应以相同分组的平均值对参评单位的结果进行评价。②质评物不均匀：如装液的变异性、不恰当的混匀，尤其是在液体分装后冻干时条件不一致等均可致试验物不均匀。③质评物变质：如细菌污染等也可导致结果失控。

（4）室间质评组织者造成的失误包括：①分组不适当，或者某些区域的室间质评由于参评单位较少而没有进行分组；②靶值不适当，主要由不均匀的测试材料引起，或者在统计过程中没有剔除异常值；③评价范围不适当，如果数据剔除不合理或过多，会引起可接受的范围太窄，或者对于较精密的方法使用±2s 等，均会因评价范围过窄而致超出可接受范围；④室间质评组织者数据输入不正确，这主要见于纸质回报结果时，组织者将纸质结果录入计算机统计时的错误。

（5）实验室的人为失误：①检测过程中质评样本的顺序放错；②从分析仪器抄写结果到报告单时的抄写错误；③在填写室间质评报告时，将本实验室的方法原理或仪器填错；④实验室惯用单位与室间质评要求的单位存在数量级上的差异，在填写结果报告时只注意了数字的正确性，未注意单位的差异。

（6）不明原因，不可解释的问题：并非所有超出可接受范围的室间质评项目均可以找到明确的原因。有研究表明，经调查不可解释的室间质评问题约占 20% 左右。当排除了所有可识别的误差后，单个不及格的结果可能是随机误差引起，在这种情况下，不应该采取纠正措施。

3. 患者结果评价　当获知实验室某次室间质评结果不及格时，实验室应审核在室间质评样本测定前后一段时间内的患者数据，目的是确定这段时间内患者的结果是否受到影响，如果确实影响到患者数据，应尽可能追踪纠正，并以文件的形式记录相关过程。

4. 结论和措施　实验室应尽可能寻找出现不及格结果的原因，并对每次室间质评报告进行总结。一旦原因明确，就应积极采取纠正措施保证患者结果的准确性，必要时还要制定预防措施防止类似问题的再发生。调查、结论和纠正措施应有完整的文件记录。实验室应使用标准化格式记录每一不及格 EQA 结果的调查。只有认真调查，仔细分析原因，及时采取预防纠正措施，才能在持续改进中提高检验质量，增加区域性检验结果的可比性。

学习小结

全面质量控制（TQM）是指从临床医生开单申请检验开始至实验室完成检测，以及登记、审核发出报告和抱怨处理等全过程中一系列保证检验质量的方法和措施。分析前质量管理成为影响检验质量的重要环节，标本采集包括患者准备、标本采集时间等，应建立严格标本验收制度和不合格标本的拒收等制度。保证检验报告的正确和及时地发出，是分析后阶段的质量保证工作的核心，还必须对检验报告审核，是否完整、有效和检测过程是否在控情况进行评审。检验医疗文件基本内容必须完整无缺。还必须做好咨询服务及与临床沟通工作。

在室内质量控制中,临床实验室在选择质控品时应关注基质效应、瓶间差、稳定性、质控品的水平数等。质控图和质控规则是实验室内部质量控制的重要内容,对质控规则的正确理解是判断质控结果的基础,应熟悉使用多规则的逻辑图,以及检验项目失控处理的工作流程,要掌握根据所违背的质控规则识别误差的类型,正确分析失控的原因和采取相应的处理措施。室内质量控制数据除妥善保存外,还应定期总结,持续改进。

室间质量评价是对实验室检测结果准确性的综合评估,因此实验室在检测室间质量评价样品时,应与常规样本同等对待,只有这样才可以帮助实验室识别检验结果的差异,持续改进,全面提升检验质量的目的。

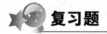 复习题

1. 什么是全面质量控制?
2. 标本采集前患者准备应注意什么?
3. 不合格标本的拒收标准及处理办法有哪些?
4. 在选择和使用质控品中,应该考虑的问题包括哪些?
5. 如何确立质控图中心线和标准差?常用质控规则的含义是什么?
6. 医学实验室室内质控失控后的处理流程是什么?
7. 室内质量控制的数据管理包括哪些内容?
8. 室间质量评价的目的和作用有哪些?
9. 实验室在检测室间质量评价样品时应遵循的要求有哪些?
10. 在实际工作中,如何充分利用室间质评,持续改进,提高检验质量?

(李山　赖战峰)

参考文献

1. 府伟灵,徐克前.临床生物化学检验.第 5 版.北京:人民卫生出版社,2012

2. 郑铁生,鄢盛恺.临床生物化学检验.第 2 版.北京:中国医药科技出版社,2011

3. 金惠铭,王建枝.病理生理学.第 7 版.北京:人民卫生出版社,2008

4. 李艳.生物化学检验.北京:人民卫生出版社,2003

5. 周新,府伟灵.临床生物化学与检验.第 4 版.北京:人民卫生出版社,2008

6. 周新,涂植光.临床生物化学与生物化学检验.第 3 版.北京:人民卫生出版社,2003

7. 王吉耀.内科学(上、下册).北京:人民卫生出版社,2005

8. 钱士匀.临床生物化学和生物化学检验实习指导.北京:人民卫生出版社,2003

9. 冯文莉,樊绮诗.医学检验实验教程(上、下册).北京:人民卫生出版社,2012

10. 王鸿利.实验诊断学.第 2 版.北京:人民卫生出版社,2010

11. 姚光弼.临床肝病学.第 2 版.上海:上海科学技术出版社,2011

12. 叶应妩.全国临床检验操作规程.第 3 版.南京:东南大学出版社,2006

13. 中华医学会肾脏病学分会.临床诊疗指南-肾脏病学分册.北京:人民卫生出版社,2011

14. 中华医学会肾脏病学分会.临床技术操作规范-肾脏病学分册.北京:人民军医出版社,2009

15. 黎磊石,刘志红.中国肾脏病学.北京:人民军医出版社,2008

16. 邱明才,戴晨琳.代谢性骨病学.北京:人民卫生出版社,2012

17. 郑铁生,樊绮诗,姜旭金.临床生物化学实验诊断与病例解析.北京:中国医药科技出版社,2010

18. Textbook of Clinical Chemistry.4th ed.Philadelphia:W. B. Saunders Company,2005

19. 吕世静,等.临床免疫检验.北京:中国医药科技出版社,2004

20. Lawrence A. Kaplan,Amadeo J. Pesce. Clinical Chemistry:Theory,Analysis,Correlation. 5th ed. Mosby,2010

21. Carl A. Burtis,Edward R. Ashwood,David E. Bruns. Tietz Textbook of Clinical Chemistry and Molecular Diagnostics (TIETZ TEXTBOOK OF CLINICAL CHEMISTRY (BURTIS)).4th ed. Elsevier Health,2006

22. Burtis C A,Asbwood E R. Tietz textbook of Clinical Chemistry and Molecular Diagmosis. 4th ed,2006

23. 顾学范.新生儿疾病筛查.上海:上海科学技术出版社,2008

24. 乐杰.妇产科学.第 7 版.北京:人民卫生出版社,2008

25. 郑铁生,陈筱菲.临床生物化学检验.北京:高等教育出版社,2012

26. 刘克辛,韩国柱.临床药物代谢动力学.第2版.北京:科学出版社,2009

27. 李艳,李山.临床实验室管理学.第3版.北京:人民卫生出版社,2012

28. 丛玉隆,王前.实用实验室管理学.北京:人民卫生出版社,2011

29. 王治国.临床检验质量控制技术.第2版.北京:人民卫生出版社,2008

30. 陆再英,钟南山.内科学.第7版.北京:人民卫生出版社,2007

31. 朱大年.生理学.第7版.北京:人民卫生出版社,2008

32. 钱士匀.临床生物化学检验实验指导.北京:人民卫生出版社,2011

33. 中华人民共和国卫生部医政司.全国临床检验操作规程.第3版.南京:东南大学出版社,2006

34. 鄢盛凯.关于临床血脂测定的建议.中华医学检验杂志,2003,26:192-194

35. 周新.动脉粥样硬化与生物化学检验.武汉:湖北科学技术出版社,1997

36. 丛玉隆.检验医学高级教程.北京:人民军医出版社,2010

37. 涂植光.临床检验生物化学.北京:高等教育出版社,2006

索 引

12检